疑难病秘验精方大全

修订典藏版
·第2版·

主编　王惟恒　李艳

精选特效良方三千首
妙治疑难杂病八十种

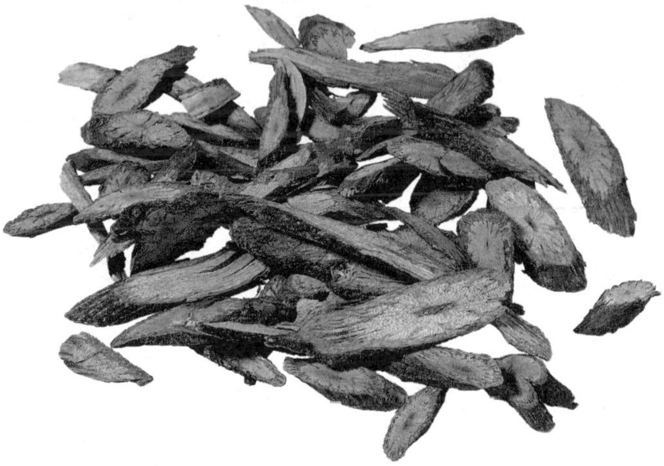

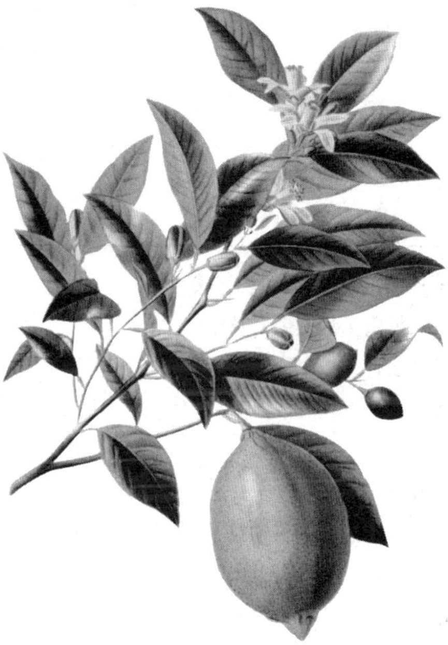

本书主审　李济仁

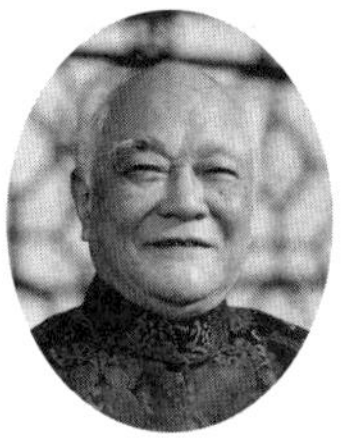

○ 国医大师，首批全国500位名老中医
○ 国家名老中医学术经验继承人指导老师
○ 中国百年百名中医临床家
○ 国家级非物质文化遗产「张一贴内科」代表性传承人

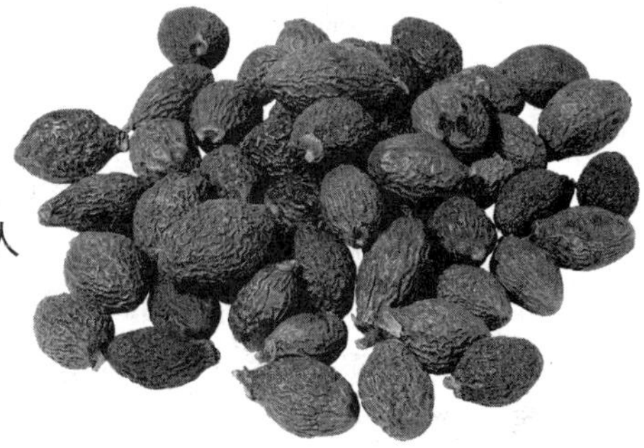

中国科学技术出版社
CHINA SCIENCE AND TECHNOLOGY PRESS

图书在版编目（CIP）数据

疑难病秘验精方大全 / 王惟恒，李艳主编 . —北京：中国科学技术出版社，2017.3

ISBN 978-7-5046-7355-8

Ⅰ . ①疑… Ⅱ . ①王… ②李… Ⅲ . ①疑难病—验方—汇编 Ⅳ . ① R289.5

中国版本图书馆 CIP 数据核字（2016）第 312216 号

策划编辑 焦健姿 王久红
责任编辑 焦健姿 黄维佳
装帧设计 长天印艺
责任校对 龚利霞
责任印制 李春利

出 版 中国科学技术出版社
发 行 科学普及出版社发行部
地 址 北京市海淀区中关村南大街 16 号
邮 编 100081
发行电话 010-62103130
传 真 010-62179148
网 址 http://www.cspbooks.com.cn

开 本 850mm × 1168mm 1/16
字 数 542 千字
印 张 23.25
版、印次 2017 年 3 月第 2 版第 1 次印刷
印 数 0001-5000
印 刷 北京威远印刷有限公司
书 号 ISBN 978-7-5046-7355-8 / R·1977
定 价 49.50 元

编著者名单

本书主审

国医大师　新安 李济仁

主　编　王惟恒　李　艳
副主编　王尚全　周　骋　胡顺强
编　者　（以姓氏笔画为序）
王惟恒　王　芳　王　君　王赛赛
王　婷　杨吉祥　李　艳　李　梃
张涵雨　张卫阳　肖心雨　汪　文
陆霞英　周　骋　胡顺强　胡　芳
黄　芳　强　刚　董海燕　谭洪福

内容提要

◇本书是在第 1 版的基础上修订而成。全书囊括内、外、妇、儿、五官科和皮肤科 80 余种疑难病。

◇精选了中医治疗疑难病的近 3000 首特效良方，包括中药内服、外敷、熏洗、食疗方及简易的经穴疗法等。

◇既有古今名家的临床效方、验方，也有颇具实效的民间单方、偏方、秘方。

◇选方用药强调有据可考，有效可靠，突出“简、便、廉、验”的特色。

◇全部采用白话文编写，适合医护人员参考，更适合被疑难病困扰的广大患者及中医药爱好者阅读。

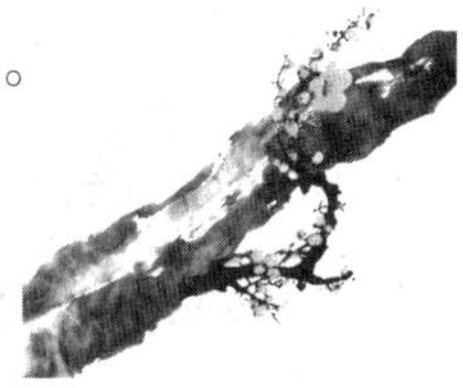

出版前言

疑难病秘验精方大全

单方 · 秘方 · 经验方 · 食疗方 · 外用方

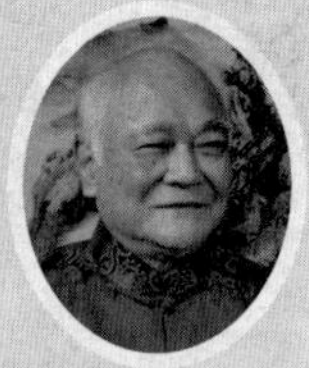

国医大师李济仁
亲自审定

“疑难病”一般是指在诊疗中，病因复杂未明、诊断难以统一、医治难度较大的一类疾病。它并不是一个规范的学术名词，而仅仅是医学界和民间广泛流行的口头术语。可以说，疑难病涉及了人体的各个系统，包括了现代医学的许多疾病，概括了临床上众多的奇病、怪病、宿疾、顽症以及病情复杂的疾病，也包括某些功能性疾病、慢性疾病、精神疾病和诸多诊断不明的疾病、恶性肿瘤（因肿瘤病种较多，限于篇幅，故不列入本书）及众多的综合征等疾病，都是给人类健康构成极大危害的疾病。

中医药在疑难症的诊治方面历史悠久，古今名医辈出，留给我们大量宝贵的遗产，积累了丰富的经验，诸家文献记载和民间流传的治疗疑难病的验方、秘方、效验单方更是不胜枚举。中医学通过辨证论治、因人而异、动态调整和整体把握等方法来治疗疑难病，其实就是以人为本，治病求本的过程，自然是优势明显。

本书囊括了内、外、妇、儿、五官科和皮肤科各类疑难病 80 余种，精选了中医治疗疑难病的近 3000 首特效良方，包括中药内服、外敷、熏洗、食疗方以及简易的经穴疗法与按摩等，既有古今名家的临床效方、验方，也有颇具实效的民间单方、偏方、秘方。在选方用药上择善缀录，强调有据可考，疗效可靠，突出“简、便、廉、验”的特色，立足于科学性、实用性、可操作性。书中还对较难理解的病证名和医学术语做了简明的解释，语言通俗易懂，深入浅出，内容丰富，实用性强，适合普通家庭配方使用，而且穿插介绍了各种疾病预防保健的小常识，让您轻松掌握防治良策，远离疾病，摆脱疑难病证的困扰。

本书不仅适合各级医护人员、中西医结合医务人员、医学生临床参考，更适合被疑难病困扰的广大患者、家属和中医药爱好者阅读学习。

目录速查

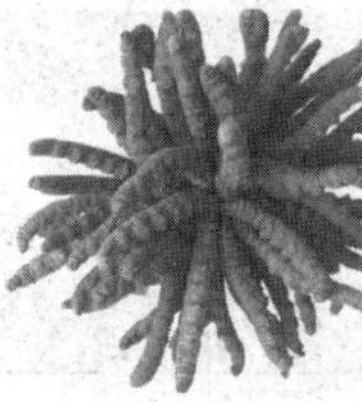
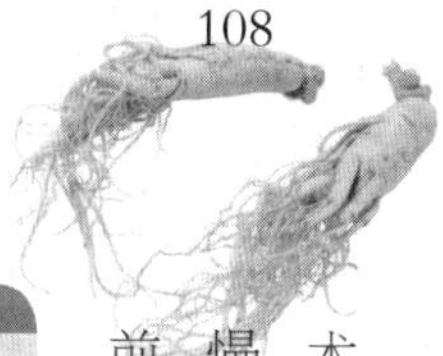
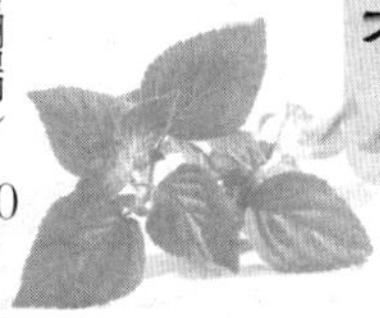
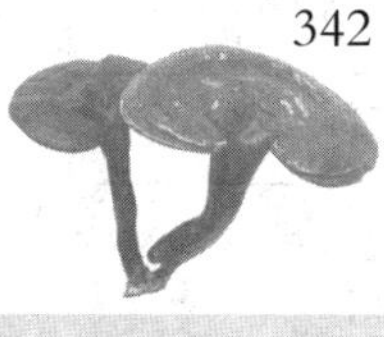

本书中药常用名与规范名对照表

常用名	规范名	常用名	规范名
川　贝	川贝母	熟　地	熟地黄
浙　贝	浙贝母	生　地	生地黄
瓜　壳	瓜蒌壳	仙灵脾	淫羊藿
碎　补	骨碎补	胡　桃	核　桃
蚤　休	重　楼	橘　皮	陈　皮
七叶一枝花	重　楼	麦门冬	麦　冬
小　茴	小茴香	夜交藤	首乌藤
蕲　艾	艾　叶	扁　豆	白扁豆
粟　壳	罂粟壳	吴　萸	吴茱萸
地　丁	紫花地丁	苡　仁	薏苡仁
灶心土	伏龙肝	云　苓	云茯苓
龟　胶	龟甲胶	山　甲	穿山甲
棕　炭	棕榈炭	苡米仁	薏苡仁
山萸肉	山茱萸	米　壳	罂粟壳
旱莲草	墨旱莲	元　胡	延胡索
川　断	川续断	诃黎勒	诃　子
苡米根	薏苡根	红　枣	大　枣
蝉　衣	蝉　蜕	桑根白皮	桑白皮
川　朴	川厚朴	桂圆肉	龙眼肉
薏　米	薏苡仁	银　花	金银花
崩大碗	积雪草	胆　星	胆南星
龟　板	龟　甲	功劳叶	十大功劳叶
杞　子	枸杞子	归　尾	当　归
川　连	川黄连	丹　皮	牡丹皮

目　录

疑难病秘验精方大全

单方 · 秘方 · 经验方 · 食疗方 · 外用方

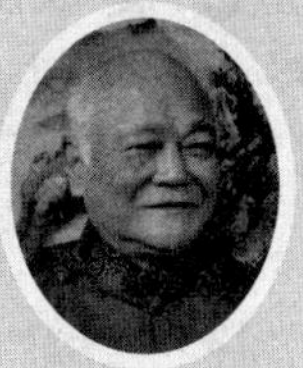

国医大师李济仁
亲自审定

第 1 章　内科疑难病秘验精方

14 慢性阻塞性肺疾病

18 慢性肺源性心脏病

23 慢性萎缩性胃炎

27 溃疡性结肠炎

92 类风湿关节炎

102 强直性脊柱炎

108 痛风与痛风性关节炎

115 系统性红斑狼疮

121 干燥综合征

126 重症肌无力（痿病）

130 帕金森病（震颤麻痹）

158 精神分裂症（狂证）

163 甲状腺功能亢进症（甲亢）

170 甲状腺功能减退症（甲减）

第2章 外科疑难病秘验精方

175 颈淋巴结结核（瘰疬）

180 乳腺增生病

186 男子乳腺发育症

224 慢性盆腔炎

230 功能失调性子宫出血（崩漏）

237 闭经

273 黄褐斑

277 白癜风

281 神经性皮炎（牛皮癣）

285 银屑病（白疕）

289 梅毒

294 淋病

298 肛门尖锐湿疣

303 肛门瘙痒症

第6章 五官科疑难病秘验精方

309 剥脱性唇炎（唇风）

312 口腔扁平苔藓（口蕈）

315 复发性口腔溃疡（口疮）

319 病毒性角膜炎（聚星障）

322 耳鸣、耳聋

328 梅尼埃病（耳眩晕）

332 过敏性鼻炎（鼻鼽）

337 慢性鼻炎（鼻渊）

342 慢性咽炎（慢喉痦）

慢性支气管炎

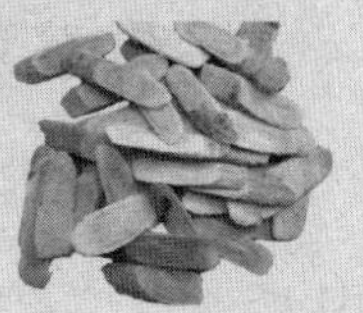

单方 · 秘方 · 经验方 · 食疗方 · 外用方

慢性支气管炎（简称“慢支”）是指气管、支气管黏膜及其周围组织的慢性非特异性炎症，属中医“内伤咳嗽”“喘证”“痰饮”等范畴。临床上以反复发作的咳嗽、咳痰或伴见喘息及反复发作的慢性过程为特征。病情进展缓慢，严重者可发展成为阻塞性肺气肿以至肺源性心脏病。

慢性支气管炎在临床上以“咳”“痰”“喘”（每年发病持续3个月，并连续2年或以上）持续性、反复性发作为主要症状。中医辨证应抓住脏腑、虚实、痰瘀等病机关键，在辨证施治的同时，注重全身调理。

中医临床常将慢性支气管炎分为以下5型。

1. 痰湿蕴肺　咳嗽反复发作，咳声重浊，胸闷憋气，晨起咳甚，痰多，痰清稀或黏稠，色白或带灰白色，痰出则舒。舌苔白腻，脉濡滑。治宜燥湿化痰，理气止咳。常用二陈汤合三子养亲汤加减。

2. 痰热郁肺　咳嗽气粗息促，喉中痰鸣，痰多质黏或黄稠，咳吐不爽，或有热腥味，胸胁胀满，咳时引痛，面赤身热，口干口渴，舌质红，苔黄腻，脉滑数。治宜清热肃肺，豁痰止咳。方用清金化痰汤加减。

3. 肝火犯肺　咳逆阵作，上气面赤，咽干口苦，痰少而黏，咳之难出，胸胁胀痛，咳时引痛。症状可随情绪波动而增减。舌红或舌边红，苔少或薄黄，脉弦数。治宜清肝泻肺，化痰止咳。方用黛蛤散合黄芩泻白散加减。

4. 肺阴亏耗　干咳，咳声短促，或痰中带血丝，低热，午后颧红，盗汗，口干，舌红少苔，脉细数。治宜滋阴润肺，化痰止咳。方用沙参麦冬汤加减。

5. 肺肾虚寒　咳嗽痰多，痰色白清稀，伴喘息，动则尤甚，四肢背部冷感，腰酸腿软，口淡不渴，喜热饮，舌质胖嫩，苔白润滑，脉沉细无力。治宜温阳散寒，化气行水。方用真武汤加减。

景岳六安煎治慢性支气管炎

◎ 陈皮4.5克，半夏6~9克，茯苓6克，甘草3克，杏仁（去皮、尖，切）3克，芥子（老年气弱者不用）1.5~2.1克。用法：用水300毫升，加生姜3~7片，煎至200毫升，空腹时服。功效：化痰止咳，理肺散邪。主治：慢性支气管炎。风寒痰湿之邪所致之咳嗽及痰滞气逆者。（《景岳全书》卷五十一）

半夏丸治慢性支气管炎肺气不调

◎ 白矾（枯过）450 克，半夏（汤洗七遍去滑）1500 克。用法：上药捣为细末，生姜自然汁为丸，如梧桐子大。每服 20 丸，可渐加至 30 丸，食后与临卧时生姜汤下。功效：化痰止嗽。主治：肺气不调，咳嗽喘满，痰涎壅塞，心下坚满，短气烦闷；风壅痰实，头目昏眩，咽膈不利，呕吐恶心，神思昏瞶，心忪而热，涕唾稠黏。(《太平惠民和剂局方》卷四）

清气化痰丸治慢性支气管炎痰热咳喘

◎ 陈皮（去白）、杏仁（去皮尖）、枳实（麸炒）、黄芩（酒炒）、瓜蒌仁（去油）、茯苓各 30 克，胆南星、制半夏各 45 克。用法：姜汁为丸。每服 6 克，温开水送下。现代用法：以上 8 味，除瓜蒌仁霜外，其余 7 味药粉碎成细粉，与瓜蒌仁霜混匀，过筛。另取生姜 100 克，捣碎加水适量，压榨取汁，与上述粉末泛丸，干燥即得。每服 6~9 克，每日 2 次，小儿酌减；亦可做汤剂，加生姜水煎服，用量按原方比例酌减。功效：清热化痰，理气止咳。主治：痰热咳嗽，咳嗽气喘，咳痰黄稠，胸膈痞闷，甚则气急呕恶，烦躁不宁，舌质红，苔黄腻，脉滑数。(《医方考》)

按：本方为治疗痰热咳嗽的常用方。临床应用以咳痰黄稠，胸膈痞闷，舌红苔黄腻，脉滑数为辨证要点。现代常用于肺炎、急性支气管炎、慢性支气管炎急性发作等属痰热内结者。

泻青各半汤治慢性支气管炎胁痛

◎ 黄芩、山栀、桑白皮、地骨皮、甘草各 6 克。用法：上药研为粗末，水煎，每日 1 剂，分 2 次服。功效：清肝泻火。主治：用于木火刑金，咳嗽胁痛，痛引小腹，或寒热往来，脉弦者。现代用于慢性支气管炎久咳胁痛者。(《症因脉治》)

蛇胆川贝散清热化痰治慢性支气管炎

◎ 蛇胆汁 100 毫升，川贝母 600 克。制法：以上 2 味，川贝母粉碎成细粉，与蛇胆汁混匀，干燥，粉碎，过筛，即得。用法：每次 0.3~0.6 克，每日 2~3 次。功效：清热润肺，止咳化痰。主治：肺热咳嗽，痰多。(《中医肺病良方》)

百部汤治慢性支气管炎咳嗽痰多

◎ 百部 20 克。用法：将百部水煎 2 次，合并药液约 60 毫升，每次服 20 毫升，每日 3 次。可加少许白糖或蜂蜜矫味。据临床报道，用此方治疗慢性气管炎 110 例，近期控制 36 例，显效 35 例，好转25例，无效14例。

病案举例：李某，女，50岁，咳嗽3年。近1个月来加重，咳嗽胸闷，吐痰较多，每天可达200毫升以上。每至冬季复发，春夏季可减轻。检查：心脏无异常，双肺布干啰音。胸透：示双肺纹理重。诊为慢性支气管炎（单纯型）。投以上方，服1个疗程达到近控标准；为巩固疗效，又连服2个疗程。随访4年未复发，达到临床痊愈。（《陕西中医》1986年第10期）

沉香蛤蚧丸补肺肾治慢性支气管炎

◎ 沉香24克，蛤蚧2对，人参、地龙各50克，补骨脂、核桃仁、丹参、黄芪各100克，肉桂、麻黄各40克，厚朴80克，炙甘草30克。用法：上药研末，白蜜500克炼为丸，每丸重约6克。早、晚用温开水各送服2丸。据报道，用此方治疗慢性支气管炎7例，均收到满意疗效。

病案举例：赵某，男，49岁。喘促反复发作10余年，每遇冬天病情加重。诊见形瘦神疲，面色黧黑，足胫微肿，呼多吸少（动则尤甚），唇色发绀，舌苔白滑，脉沉细无力；X线提示慢性支气管炎及肺源性心脏病。证属肺、脾、肾三脏阳气虚衰，痰湿失于温化所致。治宜温脾补肾，宣肺化瘀定喘。服上方10天后咳喘基本缓解，足胫肿退。再服2剂以固疗效，1年余未复发。第3年冬因受凉复发，又服上方1剂，随访未见复发。（《陕西中医》1985年第6期）

补肾合剂治慢性支气管炎属肾虚型

◎ 制附子（先煎半小时）10~30克，补骨脂10~15克，菟丝子、山药、枸杞子、麦冬各15~30克，五味子、杏仁、米壳各10克，党参、黄芪、仙鹤草各20~30克，牛蒡子9克，核桃（去壳）3枚。用法：每日1剂，水煎早、晚分服。此方治疗肾虚型慢性支气管炎58例，临床控制12例，显效14例，好转29例，无效3例。（《陕西中医》1985年第3期）

当归贝母苦参汤治慢性支气管炎咳喘

◎ 当归、川贝母各15克，苦参10克。用法：水煎服，每日1剂，早、晚分服。功效：润肺开郁，止咳化痰，启下缓上。主治：慢性支气管炎，咳喘，夜间为甚，时吐白色黏痰，口干咽燥，大便干结，舌红、苔薄等。（《浙江中医杂志》1993年第3期）

柴胡清肺饮治慢性支气管炎久咳

◎ 柴胡9克，前胡9克，赤芍18克，平地木30克，黄芩18克，青皮9克，陈皮9克，姜竹茹9克，姜半夏9克，佛耳草18克，蚤休9克，半边莲30克，江剪刀草30克。用法：每日1剂，上药水煎煮后，分2次服用。功效：平肝解郁，清肺化痰。主治：外感后迁延性咳嗽、慢性支气管炎、不明原因的久咳怪咳等有肝郁肺热证者。（《上海中医药杂志》2001年第3期）

简便食疗方治慢性支气管炎咳喘

验方1　麻黄蜜

◎ 麻黄200克，白蜜200克。将麻黄研成细末，二药拌匀，加水3碗，器皿封盖，饭锅中蒸9次即得。每日服2匙，以愈为度。治慢性支气管炎哮喘明显者。

验方2　百合党参猪肺汤

◎ 百合50克，党参30克，猪肺半斤。先将猪肺洗净，再放入百合、党参加水炖1小时，然后放食盐少许调味，饮汤食猪肺，治老年慢性支气管炎之肺虚咳嗽反复难愈者。

验方3　梨子川贝汤

◎ 梨子（去皮切片）1个，川贝母（打碎）12克，加入白糖30克，共炖汤服。适用于老年慢性支气管炎肺热干咳少痰者。

验方4　莲子百合煲瘦肉

◎ 莲子30克，百合30克，猪瘦肉200克，加适量水炖1.5小时。可以养神、益气、固肾。适用于干咳烦躁、渴饮、失眠多梦、肺燥阴虚型慢性支气管炎。

验方5　大蒜瓜秧止咳平喘

◎ 大蒜30克，丝瓜秧、冬瓜秧、南瓜秧各1000克，前胡、甘草各30克。取秋季瓜秧最好，将瓜秧汁榨出，取700毫升，石膏90克，大蒜、前胡、甘草、石膏用纱布包好，放入瓜秧汁，入蒸锅隔水蒸制。每日可服用2次，每次50毫升，治慢性气管炎咳嗽气喘。

验方6　落花生衣治久咳

◎ 落花生衣100克，加水煎约10小时以上，过滤后浓缩到100毫升，加糖。适宜慢性支气管炎之人食用。曾用此法试服于407例慢性支气管炎患者，每日2次分服，10日为1个疗程，结果近期控制8例，显效47例，好转230例。（河南省开封市卫生局《医药卫生科技资料选编》）

> **按：**《本草纲目拾遗》中曾记载："有一妇咳嗽痰多，医束手不治。庵尼云上劝服花生，每日食二三两，渐觉稀少，不半年，服花生二十余斤，咳嗽与痰喘皆除。"

验方7　蒜汤煮胎盘治虚喘

◎ 大蒜50克，胎盘1个，淮山药30克，红枣7个，生姜10克，白酒适量。胎盘洗净过沸水焯过，加入大蒜、淮山药、红枣、生姜、白酒用砂锅温火慢炖，略加少许盐。分2次服用。对肾阳虚，咳喘日久，动辄气短喘促，伴腰膝酸痛，肢冷不温者，可温肾、纳气、定喘。

验方8　大蒜牛肺饭治肺虚咳喘

◎ 大蒜 30 克，牛肺 200 克，姜汁 10 毫升，粳米适量。将牛肺切成小块与粳米、大蒜焖成米饭，出锅加入姜汁拌匀，可做饭食，定量食用。方中牛肺益肺；止咳喘。主肺虚咳嗽喘逆。《本草拾遗》说牛肺能“补肺”；《本草蒙筌》说它“止咳逆”。故常食大蒜牛肺饭可治慢性支气管炎肺虚咳喘。

验方9　止咳茶

◎ 满山红花、绿茶、暴马子树叶各等量。将满山红花与暴马子树叶（树叶蒸熟晒干）拌匀即得。用法：每次取上药 10~20 克，以沸水冲泡 10~15 分钟即可饮服；温服，每日 2 次。功效：止咳化痰。用于慢性支气管炎咳嗽、气喘。

注：暴马子树叶为木犀科丁香属植物暴马丁香树的叶片。又名荷花丁香、白丁香。味苦，微寒。入肺经。功效：宣肺化痰，止咳平喘，利水。用于治痰鸣喘嗽，心脏性水肿。

验方10　茶籽百合丸

◎ 茶籽、百合各等量。用法：研为细末，加蜜调为丸，如梧桐子大，每服 7 丸，新汲水（刚打的井水）送下。功效：止咳润肺。用于肺阴虚之咳嗽、久咳不止，痰少而黏。

验方11　银杏膏

◎ 陈细茶（略焙为细末）120 克、白果肉（一半去白膜，一半去红膜擂烂）120 克、核桃仁（擂）120 克，加蜜 250 克，生姜汁 150 毫升。用法：入锅内炼成膏，不拘时服，每次 2 汤匙。功效：补肾，润肺，止咳，平喘。用于支气管炎陈年久咳嗽吐痰。

验方12　款冬花茶

◎ 款冬花 9 克，紫菀 5 克，炙甘草 5 克，绿茶 1 克，蜂蜜 25 克。用法：以上 4 味加水 400 毫升，煎煮 3 分钟，经纱布过滤后加入蜂蜜，再煮沸即可饮用，代茶饮。功效：止咳化痰，降逆润肺。适用于多种慢性咳嗽、气喘及肺虚久咳等。

验方13　久喘桃肉茶

◎ 核桃肉 30 克，雨前茶 15 克，炼蜜 5 茶匙。用法：将前 2 味研为末，拌匀，加炼蜜以沸水冲泡，当茶饮。每日 1 剂，不拘时温服。功效：润肺平喘，止咳。适用于肾虚久喘，动辄气短喘促，口干、腰酸、耳鸣等。

按：雨前茶，即谷雨前（4月5日以后至4月20日）采用细嫩芽尖制成的茶叶。雨前茶虽不及明前茶（清明前采摘的茶）那么细嫩，但由于这时气温高，芽叶生长相对较快，积累的内含物也较丰富，因此雨前茶往往滋味鲜浓而耐泡。明代许次纾在《茶疏》中谈到采茶时节时说：“清明太早，立夏太迟，谷雨前后，其时适中。”这对江浙一带普通的炒青绿茶来说，清明后、谷雨前，确实是最适宜的采制春茶的季节。据说，从时间上分，明前茶是茶中的极品，雨前茶是茶中的上品。

验方14　润肺化痰茶

◎ 五倍子500克，绿茶30克。用法：共研末，加酵糟120克，拌匀捣烂制成小方块，每块约5克，晒干备用。服法：每日服2次，每次1块，沸水冲泡温服。功效：敛肺止咳。用于肺虚久咳痰多、咽痛、咽喉炎等。

验方15　鲜藕鸭梨生姜膏

◎ 鸭梨20个，鲜藕1000克，生姜300克，冰糖400克。将前3味同切碎，加水煎熬取汁，再加入冰糖充分搅匀，文火浓缩成膏贮瓶备用。每次服30克，每日早、晚各1次。主治慢性支气管炎咳嗽、气喘。

冬病夏治膏贴敷治咳喘

◎ 炙白芥子、元胡各21克，甘遂、细辛各12克。将4味药共研细末在三伏天使用，每次用1/3的药面，加生姜汁调成膏状，分别将药面放在6块直径5厘米的油纸上贴在背部肺俞、心俞、膈俞（均为双侧）6个穴位上，然后用胶布固定4~6小时后去掉，每于初伏、中伏、末伏共贴3次，连续贴治3年。药贴源于中医的经络学说，既有穴位刺激的作用，又有药物被局部吸收面发挥的药理作用。经研究证明，贴药后能调整大脑皮质和自主神经系统的功能，改善机体的反应性，降低机体过敏状态，增强机体的抗病能力，从而达到冬病夏治的预防性作用。

注：肺俞的位置在背部第3胸椎棘突旁开1.5寸；心俞在背部，当第5胸椎棘突下，旁开1.5寸；膈俞在背部，当第7胸椎棘突下，旁开1.5寸。

麝香蒜泥外敷防治咳喘

◎ 麝香1~1.5克，紫皮蒜10~15头（所用量根据患者年龄及蒜头大小而定）。将麝香研成细末；蒜去皮捣成烂泥。农历五月初五（即端午节）中午近12时，患者俯卧，用肥皂水、盐水清洗局部皮肤。中午12时整，将麝香末均匀撒在第7颈椎到第2胸椎棘突的区域内，继将蒜泥敷于麝香上，外盖纱布，胶布固定。60~70分钟后将药物取下，清洗局部，以消毒硼酸软膏涂上，再敷一层塑料薄膜，并以胶布固定。此法属中医“冬病夏治”法。适用于治慢性支气管炎及陈旧性哮喘。

经临床验证，用此法可使大部分患者做1次哮喘即减轻，有的不再发作。为巩固疗效，可连续贴治3年。

闻蒜泥味治慢性支气管炎咳喘

◎ 将大蒜瓣捣成糊状，装入一个空药瓶内，把瓶口对准鼻孔，尽量吸嗅大蒜辛辣的味道，可视病情每天嗅闻4~5次。蒜的辛辣味变淡后再换上新的蒜泥。使用的瓶子不可太大，瓶口以对准两鼻孔为宜。(《呼吸病千家妙方》)

按：一患者68岁，在30岁就患有慢性支气管炎，轻度肺气肿。得此方后，从深秋开始到初春，天天如此，坚持2个冬天，病患彻底根除，近10年从未复发。

专家 zhuan jia 温馨提示

预防慢性支气管炎的发生，首先要增强体质、预防感冒，大力宣传吸烟的危害性，搞好室内外卫生。同时做好劳动保护，防止有害气体，减少和避免上呼吸道理化因子刺激。患急性呼吸道感染时，要适当休息，注意保暖，多饮水，合理选择抗生素，以防止病情发展，减少并发症。

老年咳喘患者一般都存在气道高反应性，对于正常人无“明显影响”的各种刺激均可能是诱发因素。所以居室内要保持空气新鲜、流通，室内无刺激性气味。另外，室内要尽量减少可能致敏的物质，不铺地毯，不放花草，不用陈旧被褥，不用羽绒制品。采用湿式扫除，不让尘埃飞扬。注意保暖，避免冷空气刺激。其次是饮食调理：慢性支气管炎患者饮食要清淡，易于消化，饮食不宜过饱、过甜、过咸或过于油腻，治疗期间不宜进食刺激性的食物如辣椒、大蒜、洋葱等，不宜饮用具有刺激性的饮料如浓茶、咖啡、酒、可乐等。可常食杏仁粥、苏子粥等药膳，以达到宣肺化痰、降气平喘的目的。

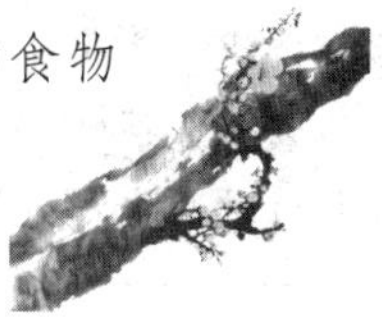

第 1 章　内科疑难病秘验精方

支气管哮喘

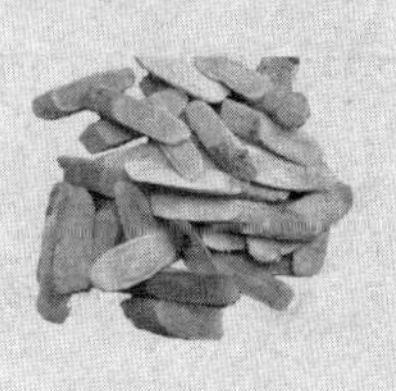

单方 · 秘方 · 经验方 · 食疗方 · 外用方

支气管哮喘是一种常见的过敏性疾病。其临床特征是反复发作的伴有哮鸣音的、以呼气性为主的呼吸困难。本病可发生于任何年龄，但以 12 岁前开始发病者居多；大多数好发于秋冬季，春季次之，夏季最少。哮喘发作时若能及时诊治，一般预后良好。支气管哮喘属中医“哮证”范畴。

哮喘的临床分型以寒哮、热哮两型最为多见。

1. 寒哮（寒痰伏肺）　病见呼吸急促，喉中哮鸣有声，胸膈满闷如塞，咳不甚，痰少，咳吐不爽，面色晦滞带青，口不渴，或渴喜热饮，天冷或受寒易发，形寒怕冷。舌苔白滑，脉弦紧或浮紧。

2. 热哮（痰热壅肺） 症见气粗息涌，喉中痰鸣如吼，胸高胁胀，咳呛阵作，咳痰色黄或白，黏浊稠厚，排吐不利，烦闷不安，汗出，面赤，口苦，口渴喜饮，不恶寒。舌苔黄腻，质红，脉滑数或弦滑。

以上二型见于哮喘发作期。哮喘缓解期主要分为肺虚（肺卫虚弱）、脾虚（脾虚气弱）、肾虚（肾元不足）等三型。

中医治疗本病，发作期以祛邪为主，缓解期以扶正为主；根据辨证之寒热、痰郁以治之，根据阴阳气血，所病脏腑分别调补。

麻杏二三汤治寒痰壅肺之哮喘

◎ 炙麻黄 10 克，杏仁 10 克，化橘红 12 克，半夏 10 克，茯苓 15 克，炒苏子 10 克，莱菔子 10 克，白芥子 6 克，茶叶 6 克，诃子 6 克，甘草 5 克。用法：水煎服，每日 1 剂，每日服 2 次。病情较重者，每日 1.5 剂，每日服 3 次。功效：化痰蠲饮，降气平喘，兼益肺脾。用于治疗支气管哮喘。症见呼吸急促，频繁咳喘，吐白沫痰，口干苦，纳差，腹胀，舌质暗，苔白厚而干，脉细滑数。（当代著名中医学家焦树德先生经验方）

按：方中白芥子、炒紫苏子、莱菔子、诃子、茶叶降气化痰；半夏、化橘红健脾化痰、行气祛湿，炙麻黄宣肺平喘，杏仁化痰止咳，与炙麻黄一宣一降，调理肺气。全方合用共奏化痰逐饮、止咳平喘之功，适用于支气管哮喘属寒痰壅肺者。

青龙丹温肺化痰治哮喘

◎ 薄荷 48 克，桔梗 15 克，川芎 9 克，皂荚、龙脑各 1.5 克，甘草、细辛各 1.2 克，麝香 0.15 克。用法：上药研为细末，炼蜜为丸如梧桐子大。每次 6 克，每日 2 次，温开水送服。功效：温肺化痰。用于咳嗽痰喘不得卧者。（《名家选方》）

截喘汤治支气管哮喘

◎ 佛耳草、碧桃干、老鹳草各 15 克，旋覆花、全瓜蒌、姜半夏、防风各 10 克，五味子 6 克，开金锁 15 克。用法：水煎服，每日 1 剂。主治：支气管哮喘，咳嗽痰多，气逆喘促。哮喘发作期用本方一般 3~7 剂即可见效，如结合辨证加减运用，则疗效尤显。本方如用于哮喘稳定期，能起预防及巩固作用。

加减：气虚者加白参3克，黄芪30克；肾虚者加苁蓉15克，巴戟天15克，补骨脂15克，亦可加蛤蚧3~5克；阴虚有热者加黄柏、知母、元参、生地黄各9克；咳甚引起喘促无痰或痰不多者可加南天竹子6克，马勃6克，天浆壳3只；热喘加石膏15克，知母、黄芩各10克；寒喘加炮附片9克，肉桂3克，并以鹅管石9克研粉服或加服紫金丹（须特制，砒石5克，明矾10克，豆豉100克，糊丸绿豆大小，每服七八丸，每日服2次，有肝肾病者勿服，有效与否一个星期为止，切勿多服常服）；痰多咳不爽者，加苏子、白芥子、莱菔子各10克；胃实便秘者加服调胃承气汤一剂；喘止后常服河车大造丸、左归丸或右归丸，每服3克，每日2次。（《大众医学》1999年第10期。我国著名中医姜春华教授经验方）

病案举例： 陈某，男，46岁，干部。患支气管哮喘30多年，每届秋冬必大发，曾用氨茶碱、皮质激素类药物治疗，但仅能当时缓解，药停又喘。某日因天冷受寒，哮喘大发已有4天，每晚看急诊。于1980年12月25日请姜老会诊。症见哮喘咳嗽，喉间痰多气塞，痰色白，恶寒，周身酸楚，胸闷夜不能平卧，苔薄腻，脉浮紧。西医诊断：支气管哮喘，肺部感染；中医诊断：哮证（风寒夹痰）。处方：炙麻黄9克，防风9克，佛耳草15克，老鹳草15克，碧桃干15克，旋覆花9克，半夏9克，开金锁15克，合欢皮9克，细辛1.5克，皂荚3克。此方服3剂后，支气管哮喘即有明显缓解，服至7剂，哮喘平止，胸部X线片示“肺部感染消失”，其余症状也明显改善。又续服7剂巩固疗效，以后服用右归丸及人参蛤蚧散扶正固本，随访3年未曾复发。

加味前胡汤治痰火哮喘

◎ 前胡12克，杏仁9克，桑叶12克，知母12克，麦冬9克，黄芩9克，银花15克，款冬花15克，枇杷叶12克，桔梗9克，甘草6克。用法：水煎服，每日1剂，每日服2次。功效：清热化痰，宣肺利气。用于痰火犯肺，瘀塞肺窍，肺失肃降之哮喘。（《老中医经验汇编·第一集》郑侨经验方）

地龙煎治热哮

◎ 地龙30克，钩藤30克，葶苈子15克。每日1剂，水煎取，每日分3次服。用于热哮，呼吸气粗，喉中痰鸣，舌红、苔黄腻。（《中医诊治100病》）

七子定喘汤治痰浊哮喘

◎ 葶苈子10克，莱菔子9克，苍耳子8克，五味子5克，黄荆子9克，白芥子8克，紫苏子9克。用法：布包，水煎服，每日1剂，每日服2次。功效：顺气降逆，化痰消食。用于哮喘属痰浊壅肺，肺失肃降者。（《肺病千家妙主》覃义昌经验方）

清喘汤治痰饮喘咳

◎ 炙麻黄9克，细辛9克，射干9克，生石膏24克，五味子9克，炙甘草9克，法半夏9克。用法：水煎服，每日1剂，每日服3次。功效：宣肺化痰，平喘止咳。用于痰饮喘咳。（《百病效验方》陕西省中医药研究院苏礼研究员经验方）

玉屏风散加减治肺虚哮喘

◎ 黄芪18克，白术12克，防风6克，桂枝6克，白芍12克，生姜6克，大枣5枚。用法：水煎服，每日1剂。功效：补肺固卫。适用于哮喘缓解期属肺虚者，症见气短声低，咳痰清稀色白，面白神疲，平素自汗，怕风，常易感冒，每因气候变化而诱发，发作喷嚏频作，鼻塞流清涕，舌淡、苔

白，脉细弱或虚大。(《中医诊治 100 病》)

鳖甲杏仁散治上气喘急

◎ 鳖甲（涂醋炙令黄，去裙襕）30 克，杏仁（汤浸，去皮、尖，麸炒微黄）15 克，赤茯苓 30 克，木香 30 克。用法：上药捣筛为散，每服 15 克，以水 200 毫升，入生姜 3 克，灯心 1 束，煎至 120 毫升，去滓，不计时候，温服。治上气喘急，不得睡卧，腹胁有积气。(《太平圣惠方》)

鳖甲散治水饮喘急

◎ 鳖甲（涂醋，炙令黄，去裙襕）45 克，桑根白皮（锉）60 克，诃黎勒皮 45 克，赤茯苓 45 克，吴茱萸（汤浸 7 遍，焙干，微炒）15 克，大腹皮 45 克，郁李仁（汤浸，去皮，微炒）45 克，川大黄（锉碎，微炒）45 克。用法：上为散。每次 15 克，以水 1 大盏，煎至 1.5 克，去滓温服，如人行 2~2.5 千米再服。主治：水饮内停，心下痞坚，上气喘急，眠卧不安，大肠秘涩。(《太平圣惠方》卷五十四)

金匮皂角丸治哮喘

◎ 红枣 500 克，炙皂角粉 90 克。用法：将红枣隔水蒸熟，去皮、核，捣成泥状，和入皂角粉，做丸如绿豆大，焙干。每次 3 克，每日 3 次，温开水送服。功效：宣肺化痰定喘。主治：顽固性哮喘，咳喘气促，咳痰频作，痰色白，咳不畅，夜间不能卧，苔白腻等。(《浙江中医杂志》1985 年第 1 期)

紫蛤散治哮喘

◎ 紫河车 500 克，蛤蚧 200 克，桔梗、陈皮各 150 克。用法：诸药分别研成细末，共拌匀，装入胶囊，每粒 0.25 克。发作期每次 3~4 粒，每日 2 次；缓解期每次 1~2 粒，每日 2 次，均空腹服用。功效：化痰定喘，补肾纳气。主治：哮喘，气喘不能平卧，甚则端坐呼吸，咳嗽，痰多呈白沫状，纳呆，言语无力，脉沉弱等。(《吉林中医杂志》1987 年第 5 期)

芍药甘草汤治哮喘

◎ 白芍 300 克，甘草 150 克。用法：按比例研为细末，每次 30 克，加开水 100~150 毫升，煮沸 3~5 分钟，澄清温服，每日 2 次。功效：缓急解痉。主治：支气管哮喘，咳嗽气喘，喉中痰鸣或哮鸣有声，咳不畅等。(《中医杂志》1987 年第 9 期)

麻黄白果冬瓜子治哮喘

◎ 麻黄 6 克，白果仁 12 克，冬瓜子 15 克，白糖或蜂蜜适量。用法：麻黄、冬瓜子用纱布包，

与去壳白果同煮沸后文火煮 30 分钟，药包去除，加白糖或蜂蜜，连汤服食。功效：清肺平喘化痰。(《肺病千家妙方》)

冬花茶祛痰平喘

◎ 款冬花 6 克，茶叶 6 克。用法：用沸水冲泡 5 分钟即成。每日 1 剂，多次服。功效：祛痰，平喘。适用于一般性支气管哮喘。

蜂蜜蒜定哮喘

◎ 大蒜 50 克，蜂蜜 30 克。用法：将大蒜剥皮洗净切成蒜片，同蜂蜜放入碗中隔水蒸熟，每日 1 剂。专治哮喘。

蒜汤煮胎盘治虚喘

◎ 大蒜 50 克，胎盘 1 个，淮山药 30 克，红枣 7 个，生姜 10 克，白酒适量。用法：胎盘洗净过沸水焯过，加入大蒜、淮山药、红枣、生姜、白酒，用砂锅温火慢炖，略加少许盐。分 2 次服用。对肾阳虚，咳喘日久，动辄气短喘促，伴腰膝酸痛，肢冷不温者，可温肾、纳气、定喘。

花生粥止咳平喘

◎ 花生米 50 克，桑叶、冰糖各 15 克。用法：取饱满花生米洗净，沥去水分，桑叶拣去杂质；花生米加水烧沸，入桑叶及冰糖，改小火同煮至烂熟，去桑叶，其余服食。功效：止咳平喘，润肠通便。是肺燥咳嗽、哮喘发作、百日咳、大便干结等病证良好的辅助治疗食品。

百合花生赤豆粥润肺定喘

◎ 百合 10 克，花生仁 50 克，赤小豆 60 克，白糖适量。制法：花生仁、赤小豆洗净，加水适量用大火煮沸，再改用小火煮至半熟，加百合、白糖煮至粥熟即成。用法：早、晚餐食用。功效：润肺止咳，除痰利湿。用于支气管哮喘。

蛤蚧炖龟肉治虚喘

◎ 草龟 500 克，蛤蚧 1 对（中药店有售），猪瘦肉 100 克，火腿肉 30 克，生姜 3 片。烹制：草龟肉由售者宰洗净；蛤蚧以酒洗；猪瘦肉洗净，切块。一起与火腿、生姜放进炖盅，加入冷开水 1250 毫升（约 5 碗量），加盖隔水炖 2.5 小时便可。进饮时方下盐。分为 3~4 次饮用。

按：中医学认为，龟肉性平味咸，具滋阴降火、补益肺肾、补阴血、增津液等功效，患有支气管哮喘的患者，如能经常吃些龟肉，对于改变体质、预防哮喘发作是很有益处的。而蛤蚧能补肺肾、定喘嗽，亦常用于肾虚气喘、肺虚喘咳、虚劳咳嗽等证的治疗。蛤蚧炖龟肉有补益肺肾、降气平喘之功，既是平日养生之佳品，又是体虚多喘咳、支气管哮喘的辅助防治汤水。

萝卜治哮喘小偏方选粹

验方1　萝卜蜜汁

◎ 萝卜汁300毫升，加蜂蜜30克，加温开水调匀服之，每次服100毫升，每日3次，可连用5~7天。具有润肺定喘、化痰止咳之功能。可用于哮喘的辅助治疗。

验方2　豆腐萝卜糖水

◎ 豆腐500克，生萝卜汁100毫升，麦芽糖100克，混合煮开，为1日量，分早、晚2次服。能润肺清热，化痰平喘和中。适用于肺热型哮喘病患者。

验方3　萝卜炖猪肺

◎ 鲜萝卜500~1000克，猪肺1具。萝卜洗净切块，猪肺反复洗净切块，一起炖烂熟调味食用。能补肺定喘、顺气化痰。可治虚性哮喘。

验方4　豆腐萝卜猪肺

◎ 豆腐（切块）300克，猪肺（切碎）200克，鲜萝卜汁300毫升，鸭梨汁100毫升，饴糖100克，杏仁10克，姜汁20毫升，共入锅煮沸，每日3次服食，连续服用1周即愈。适用于风寒痰浊性哮喘。

验方5　萝卜鸡蛋绿豆汤

◎ 冬至日，将萝卜去头尾洗净切片，再以线穿成串，晾干后收藏备用。三伏第一天开始，用萝卜干10克，鸡蛋1个，绿豆50克，共同放入砂锅内，加水煮30分钟至蛋熟、豆烂。服时剥去蛋壳，连同萝卜、绿豆及汤一起食用。每日1剂，从三伏第一天开始服用，连续服用30天。平时服用也有很好的效果。

按：方中萝卜具有降气化痰的功效，鸡蛋不仅滋补，还能润肺利咽，养阴滋肾。绿豆有利水、解毒、润燥的功效。能清热补肺、止咳平喘。可防治哮喘性支气管炎及慢性支气管炎等。本品冬病夏治，并有预防意义，对冬天容易感冒咳喘者有良效。据有关文献介绍，萝卜煮鸡蛋经北京王友虞老中医多年的临床应用证明，长期服用，可解除咳喘痛苦。

验方6　萝卜葶苈子汤

◎ 萝卜250克，葶苈子（布包）30克，将萝卜洗净与葶苈子共煎煮，萝卜熟后去葶苈子，加蜂蜜20~30克，饮汤食萝卜，每天1次，可利肺降逆、补肺定喘。

验方7　萝卜半夏沉香煲猪心

◎ 猪心1只，白萝卜200克，沉香、半夏各3克，姜、葱、精盐、料酒、胡椒面、鸡精粉各适量。将猪心切厚片，冲洗干净；白萝卜去皮洗净，切块；沉香、半夏捣碎，用纱布包住。把猪心、沉香、半夏包放入煲中，掺入清水，放入姜（拍破）、葱（挽结）、料酒、胡椒面，小火煲至猪心熟时，拣去姜、葱、沉香、半夏包不用，放入萝卜块，调入精盐、鸡精粉，续煲至萝卜熟透时即可。此煲新鲜味美，有降气化痰平喘的作用。适用于支气管哮喘急性发作期体质虚寒者食用。

验方8　萝卜蜜汁冲服蛤蚧粉

◎ 蛤蚧数只，焙干研末，每次取蛤蚧粉6克，用蜂蜜30毫升，萝卜汁200毫升煎水冲服。功效：补肺止喘。用于肺肾两虚之喘促气短。

百合大枣银杏羹润肺止喘

◎ 百合50克，大枣10枚，白果50克，牛肉300克，姜3克，盐3克。将新鲜牛肉用开水洗干净之后，切薄片；白果去壳，用水浸去外层薄膜，再用清水洗净；百合、大枣和生姜分别用清水洗干净；大枣去核；生姜去皮，切片。砂锅内加入适量清水，先用猛火煲至水滚，放入百合、大枣、白果和生姜片，改用中火煲百合至将熟，加入牛肉，继续煲至牛肉熟，放入盐少许，即可盛出即食。有补血养阴，滋润养颜，润肺益气，止喘，涩精的功效。

蛤蚧龙眼纳气止喘

◎ 蛤蚧1对，鱼鳔胶80克，龙眼肉20克，淮山药16克，枸杞子16克，大枣20克，党参20克，姜4克，盐4克。将花胶（鱼鳔胶）隔夜用水浸透，切块，用水洗净；蛤蚧擦去鳞片、去头、去爪，用水洗净，切块；龙眼肉、淮山药、枸杞子、党参、生姜和大枣用水洗净；淮山药、党参切成片；生姜去皮，切片；大枣去核。将全部材料放入电子瓦煲内，加入开水，炖5小时。加入细盐调味，即可饮用。此汤补血强心、补气止喘、健脾、宁神。对身体虚弱、心肺气虚、呼吸无力、喘促、精神疲乏、气力不足、心跳不安、失眠、头晕眼花、耳鸣、面色苍白、食欲缺乏等证有帮助。平常人食用也有滋补强壮、健脾开胃的作用。

大蒜白萝卜敷脐治肺气肿咳喘

◎ 将白萝卜洗净，切成2~3毫米薄片，再切成碎末，取约有1个核桃大小的量，与鲜姜和蒜一起捣碎，用干净纱布包好，患者仰卧，放在肚脐神阙穴上溻渍（溻是将饱含药液的纱布或棉絮敷于患处，渍是将患处浸泡于药液之中，前者相当于现代常用的湿敷法，因两法往往同时进行，故合称之为溻渍法），为避免浸湿被子，可扣上一个小茶杯，每天上、下午各溻渍一次，每次约2小时。中间可翻动和挤按，几天即可见效。以后溻渍的时间也可以少一点，需坚持20天。方中生姜辛温，能够祛痰下气，治咳逆上气，而大蒜具有健脾消谷的功效，配合白萝卜的通气化痰，能够起到温肺化痰，健脾理气的作用。肚脐神阙穴，按摩可以温阳救逆，利水固脱。

专家 zhuan jia 温馨提示

注意避免感冒，并可以根据具体情况，做适当的体育锻炼，青壮年人可经常进行耐寒、体育、呼吸三锻炼，不断增强体质，改善肺功能。饮食宜清淡，忌肥甘厚味，如酒、鱼、虾、肥肉、浓茶等，勿过饥过饱。保持良好情绪。平时要避免接触刺激性气体及易导致过敏的灰尘、花粉等。居住环境的空气宜新鲜，有吸烟嗜好者，应坚决戒烟。哮喘发作时，应及时中西医结合治疗；平时可长期服用切合具体情况的扶正固本中药，以增强机体抗病能力，减少发作，但切忌杂药乱投，损伤正气。

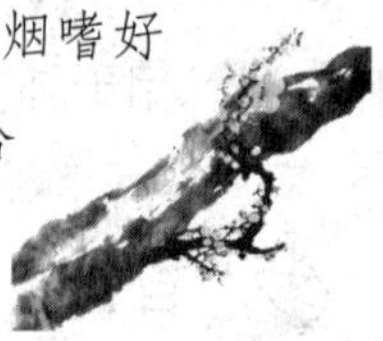

第 1 章 内科疑难病秘验精方

慢性阻塞性肺疾病

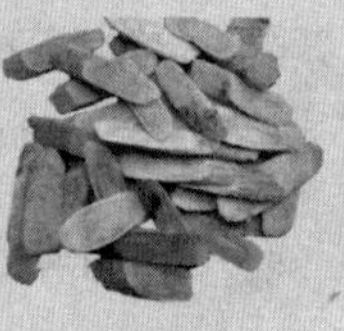

单方 · 秘方 · 经验方 · 食疗方 · 外用方

慢性阻塞性肺疾病系终末细支气管远端部分（包括呼吸性细支气管、肺泡管、肺泡囊和肺泡）膨胀，并伴有气腔壁的破坏。近数十年来阻塞性肺疾病的发病率显著增高，这是由于大气污染、吸烟和肺部慢性感染等诱发慢性支气管炎，进一步演变为本病。

本病又称“慢阻肺”，起病隐潜，以慢性支气管炎为病因者，有多年的咳嗽咳痰史。吸烟者常在晨起后咳嗽和咳黏液痰。并发呼吸道感染时痰呈黏液脓性。咳嗽、咳痰症状多在冬季加重，翌年气候转暖时逐渐减轻。病变严重者咳嗽、咳痰长年存在，无冬重夏轻季节性变化的规律。患者常有气急症状，早期多在活动后如登楼或快步行走时感气急，以后发展到走平路时亦感气急。若在说话、穿衣、洗脸乃至静息时有气急，提示慢性阻塞性肺疾病也相当严重。此外尚有疲乏、纳差和体重减轻等全身症状。急性发作期并发呼吸衰竭或右心衰竭可出现相应症状。

本病属于中医学的“肺胀”范畴。病名首见于《黄帝内经》，如《灵枢·胀论》说：“肺胀者，虚满而喘咳。”《灵枢·脉经》又说：“肺手太阴肺……是动则病肺胀满膨膨而喘咳。”《金匮要略·肺痿肺痈咳嗽上气病》指出本病的主症为“咳而上气，此为肺胀。其人喘，目如脱状”。本病的发生，多因久病肺虚，痰浊潴留，复感外邪而诱发。病变首先在肺，继则影响脾、肾，后期病及心。其病理因素主要为痰浊、水饮与血瘀互为影响，兼见同病。

本病是多种慢性肺系疾病后期转归而成，病程缠绵不休，经常反复发作，难于根治。如治疗不当，极容易发生变端，出现喘脱的危象。因此，治疗应有侧重地分别选用扶正祛邪的不同治疗方法，在缓解期，则应以扶正为主，提高抗病能力，并重视原发病的治疗，尽量减少发作；在发作期，则应着重针对具体症状辨证治疗。

宣肺平喘法治慢性阻塞性肺疾病

◎ 麻黄6克，杏仁10克，苏子10克，法半夏10克，前胡10克，牛蒡子10克，炙甘草5克。用法：水煎服，每日1剂。若出现黄痰，加瓜蒌皮、川贝母、黄芩各10克，以清化痰热。功效：发散风寒，宣通肺气，除痰定喘。适用于慢性阻塞性肺疾病合并感染者。症见咳嗽气喘，咳吐白痰，遇寒则喘促加重，伴恶寒发热，舌苔白腻黄，脉浮滑。(《家庭医生报》2007年第5期，谢兆丰主任医师荐方)

小青龙汤治慢性阻塞性肺疾病

◎ 麻黄、芍药各9克，细辛、干姜、炙甘草各6克，桂枝9克，五味子6克，半夏9克。用法：水煎服，每日1剂。功效：解表散寒，温肺化饮。主治：原方出自《伤寒论》。现代常用于慢性阻塞性肺疾病属外感风寒，内停水饮者。症见恶寒发热，无汗，咳嗽喘促，痰多而稀，不渴或渴不欲饮，或身体痛重，肢体水肿，或胸闷呕逆，舌苔白，脉浮滑等。

皂荚丸治慢性阻塞性肺疾病

◎ 皂角250克，刮去黑皮，涂以芝麻油，置火上烤焦黄，研为细末，炼蜜为丸。每丸重9克，以枣膏和汤送服。每次1丸，每日4次，口服。主治：肺胀，痰浊阻塞而致喘憋者。

按： 皂荚丸出自《金匮要略·肺痿肺痈咳嗽上气病脉证治》“咳而上气，时时吐浊，但坐不得眠，皂荚丸主之”，系涤痰峻剂，疗效确切，价廉易得，使用方便。患者服皂荚丸后，痰液变稀易咳，大便溏，每日2~4次不等。患者往往因之而喘憋减，腹胀纳差等证亦随之而除，全身情况好转，除个别患者有咽痒或轻度恶心外，未见损伤正气之弊病。

肺胀为本虚标实之证，皂荚丸只治痰浊阻塞而致喘憋之标。证情缓解后需调补肺、脾、肾以固本善后，可选用参蛤散、麦门冬汤、补中益气汤、金匮肾气丸、麦味地黄丸等。

三子降气汤治慢性阻塞性肺疾病

◎ 苏子10克，芥子10克，莱菔子10克，生山药60克，玄参30克。用法：水煎服，每日1剂，每日服2次。功效：扶正祛邪，标本兼顾。用于慢性阻塞性肺疾病属痰涎壅盛者。症见咳嗽气喘，呼吸困难，痰多而黏，色白有泡，胸闷不适。(《千家妙方》刘长天经验方)

温肾纳气法治肺气肿

◎ 肉桂5克，制附片10克，熟地黄10克，山茱萸10克，茯苓10克，补骨脂10克，沉香2克，五味子5克。用法：水煎服，每日1剂。用法：若见心悸、汗出，加龙骨（先煎）30克，远志10克；若喘息气短重者，可加服参蛤散（人参、蛤蚧共研末），每次服3克，每日服2~3次，以纳气归肾；若出现口唇发绀，加当归、丹参、红花各10克以活血散瘀。功效：温阳益肾，纳气平喘。适用于慢性阻塞性肺疾病患者动则气喘，气不接续。症见咳喘气短，动则更甚，形寒怕冷，手足欠温，腰膝酸软，舌淡苔白，脉沉细。(《家庭医生报》2007年第5期，谢兆丰主任医师荐方)

健脾化痰法治慢性阻塞性肺疾病

◎ 党参10克，苍术10克，白术10克，茯苓10克，陈皮10克，半夏10克，百部10克，杏仁10克，款冬花10克，炙甘草6克，生姜3片。用法：水煎服，每日1剂。加减：若痰多气急加苏子10克降气化痰；若胸闷腹胀，纳少，加莱菔子、厚朴各10克以行气消胀。功效：健脾燥湿化痰。适用于慢性阻塞性肺疾病患者咳喘缓解期。症见咳嗽、痰多，咳痰稀白，短气痞满，或呕恶纳少，肢体倦怠，舌苔白腻，脉濡滑。(《家庭医生报》2007年第5期，谢兆丰主任医师荐方)

经验方药治肺气肿

验方1　麻杏苏子汤

◎ 炙麻黄6克，杏仁、苏子、法半夏、前胡、牛蒡子各10克，炙甘草5克。用法：水煎，分3次服，每日1剂。加减：若出现黄痰，加瓜蒌皮、浙贝母、黄芩各10克以清化痰热。功效：发散风寒，宣通肺气，除痰定喘。可用于治疗老年慢性支气管炎慢性阻塞性肺疾病，中医辨证属风寒袭肺，肺失宣降型。临床症见患者咳嗽气喘，咳吐白痰，遇寒则喘促加重，伴恶寒发热，舌苔白腻黄，脉浮滑。

验方2　山药资生汤

◎ 怀山药90~150克，玄参25克，白术15克，炒牛蒡子15克，鸡内金10克。用法：每日1剂，每剂两煎，取药液300~400毫升，分2~3次温服。功效：健脾化痰，安肺定喘。主治：肺气肿，反复咳喘，动则益甚，咯痰量多，胸闷气急，倦怠乏力，纳呆等。(《中医杂志》1997年第11期)

简便单方治慢性阻塞性肺疾病

验方1　五味子

◎ 五味子250克，加水煎半小时，冷却，放入鸡蛋10个，浸泡10天后，每晨取1个，糖水或热黄酒冲服。适用于肺气耗散证。

验方2　胡桃肉

◎ 紫衣胡桃肉 10 个，每晚临睡前口中缓嚼后，淡盐水送服。适用于肾虚失纳证。

验方3　紫河车粉

◎ 紫河车粉 1.5 克，开水送服，每日 2~3 次。适用于肾精亏虚证。

验方4　莱菔子粥

◎ 莱菔子（研末）15 克，粳米 100 克。做法：将莱菔子末与粳米同煮为粥。用法：早、晚温热食用。功效：化痰平喘，行气消食。现代研究证实，莱菔子有祛痰作用，适用于老年慢性气管炎、慢性阻塞性肺疾病咳喘伴痰多者。

验方5　虫草鸭

◎ 冬虫夏草 10 克，老公鸭 1 只。用法：先将冬虫夏草洗净，放入铁锅内用香油炒至稍变色；放入切好的公鸭肉块炒一会儿，再加入适量的水炖煮，加适量佐料和食盐调味。待鸭肉炖熟，即可食用。每天早、晚各 1 次，每次半小碗，加热后食肉饮汤。（《家庭医生报》2007 年第 7 期）

验方6　猪肺三子汤

◎ 猪肺半具，诃子（捣碎）3 克，五味子（捣碎）5 克，葶苈子 6 克。先将猪肺洗净，切成条状。药物用纱布包好，一同置于砂锅内，用文火煎煮，待猪肺熟烂后去药袋，食汤吃肺，每日 1 剂，分 2~3 次服，每周 2~4 剂。适用于老年慢性阻塞性肺疾病患者。一般服 1~2 剂后，胸闷、气急、咳喘等症状即可明显减轻，服 3~4 剂后症状会全消失。（《家庭医生报》总第 1136 期）

外治妙方治慢性阻塞性肺疾病

验方1　菖蒲膏

◎ 水菖蒲根粉 120 克，干姜粉 12 克，樟脑 90 克，松香 300 克。制成膏药，贴于鸠尾及上脘穴，肺俞及胃俞穴，喘息重者加贴膻中及定喘穴，每晚在膏药外热敷 30 分钟，以促进药物渗入机体，一般贴 3~5 日，间隔 2~3 日换药 1 次，10 次为 1 个疗程。若贴治期间局部有灼感或痛痒感，可提前将膏药取下。在症状缓解之后的 3 年内，每年夏季再贴 4~6 次，以巩固疗效。

验方2　菖蒲热敷散

◎ 水菖蒲根 700 克，洋金花籽 20 克，生姜 250 克，酒醋适量。上药共粉碎，掺入麦麸 1500 克，用酒、醋各半拌至潮湿，放入锅内炒熟，分装于两个 25 厘米 ×35 厘米的布袋内，分别敷于胸腹部膻中至中脘穴区和背部肺俞至胃俞穴区，外用塑料薄膜敷盖，再包以棉被保暖，每晚湿热敷 1 小时，敷时注意保暖，防止受凉，敷后要将皮肤擦干，30 次为 1 个疗程。

验方3　三子热敷方

◎ 紫苏子、萝卜子（即中药莱菔子）各60克，白芥子30克。同炒热，熨背部，每日1次。

专家 zhuan jia 温馨提示

慢性阻塞性肺疾病患者平时应该适当运动，宜经常进行体育锻炼及呼吸训练。避免受凉感冒及情志刺激。还要戒酒戒烟。平素饮食宜清淡，不宜过咸，并要定时定量。多吃蔬菜水果，少食海鲜之类，如海虾、黄鱼、带鱼等。平时多选用具有健脾、益肺、补肾、理气、化痰的食物，如枇杷、橘子、梨、百合、大枣、莲子、杏仁、核桃、蜂蜜等，有助于增强体质，改善症状。

饮食禁忌包括以下几个方面。

◇忌食刺激性食物。忌食辣椒、葱、蒜、酒等辛辣刺激性食物，因刺激气管黏膜，会加重咳嗽、气喘、心悸等症状，诱发哮喘，故当忌食。

◇忌食海腥油腻之品。非清蒸做法做出的海鲜，由于用油量过大，容易引起上火。此外，有过敏体质的人以及合并有血尿酸高的人（如痛风患者）也应少吃油量大的黄鱼、带鱼、虾、蟹以及肥肉等，以免助火生痰。

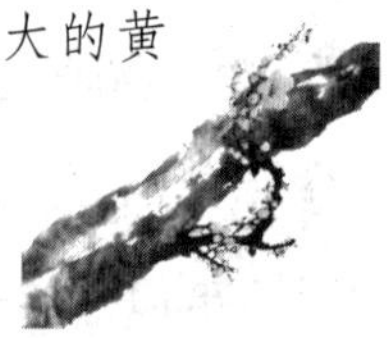

◇避免食用产气食物。如红薯、韭菜等，因其对肺气宣降不利，应多食用碱性食物。

第 1 章　内科疑难病秘验精方

慢性肺源性心脏病

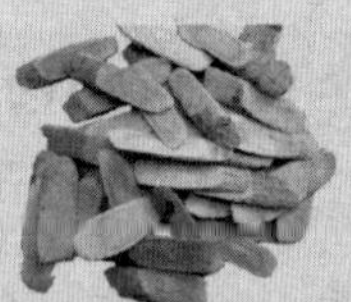

单方 · 秘方 · 经验方 · 食疗方 · 外用方

慢性肺源性心脏病（简称“肺心病”）是由于肺、胸廓或肺动脉的慢性病变所致的肺循环阻力增加、肺动脉高压，进而引起右心室肥厚、扩大，甚至发展为右侧心力衰竭的疾病。临床上以反复咳喘、咳痰、水肿、发绀等为特征。可分为代偿及失代偿两个方面。发病年龄多在40岁以上。本病常年存在，急性发作以冬春季多见。慢性肺源性心脏病病程中多数环节是可逆的，通过适当治疗，心功能可有一定程度的恢复；后期病情危重。慢性肺源性心脏病属中医“喘证”“痰饮”“肺胀”“水肿”等范畴。

中医学认为，慢性肺源性心脏病的病因为机体正气不足，反复感受风寒，肺伤气弱，痰饮留滞，气道不畅。肺伤日久必及于心，肺脏血瘀，损及心气而致病。中医学一般将慢性肺源性心脏病分为以下几型。

1. 寒痰壅肺　症见咳喘气急，劳则即著，胸部胀闷，痰白而稀，纳少倦怠。舌苔薄白而腻，脉弦滑。多见于肺功能不全合并呼吸道感染。治宜温肺化痰。常用小青龙汤加减。

2. 热痰蕴肺　症见咳嗽气促，痰黄而稠，不易咳出，大便干燥，小便黄赤，口干。舌红，苔黄或黄腻，脉滑数或弦数。多见于肺功能不全合并呼吸道感染。治宜清肺化痰，降逆平喘。方用桑白皮汤加减。

3. 痰蒙清窍　症见神志恍惚，烦躁不安，或表情淡漠，嗜睡，甚至昏迷，或肢体抽搐，咳喘气促，咳痰不爽。舌质黯红或淡紫，苔白腻或黄腻，脉细滑数。多见于肺性脑病。治宜化痰开窍，息风活血。方用涤痰汤加减送服（或鼻饲）至宝丹或安宫牛黄丸。

4. 肺肾气虚　症见咳嗽气短，活动后加重，甚则张口抬肩，不能平卧，痰白而稀，无力咳出，胸闷心悸，汗出。舌淡或黯，脉沉细数或有结代。补肺益肾，去湿化痰。方用补肺汤合肾气丸加减。

5. 脾肾阳虚　症见面浮肢肿，心悸喘咳，咳痰清稀，脘痞纳差，形寒肢冷，腰膝酸软，小便清长，大便稀溏。舌胖质黯，苔白滑，脉沉细。温肾健脾，化饮利水。方用真武汤加减。

清龙散治慢性肺源性心脏病

◎ 人参30克，陈皮30克，北五味30克，紫苏30克。用法：每次30克，以水150毫升，加生姜5片，水煎取汁100毫升，食后服。功效：补气敛肺，行气宽胸。主治：咳嗽上气不得卧。现代用于慢性肺源性心脏病咳逆短气者有效。（《国医宗旨》卷二）

增损乐令汤治慢性肺源性心脏病

◎ 黄芪、人参、橘皮、当归、桂心、细辛、前胡、甘草（炙）、茯苓、麦门冬（去心）、白芍各60克，附子（炮，去皮、脐）、熟地黄各30克，半夏（汤洗）75克，远志（去心）23克。用法：上药共研为散。每次12克，用水400毫升，加生姜5片，大枣2个，煎至280毫升，去滓，空腹时服。主治：咳逆上气，胸中烦悸，面色萎黄，唇干口燥，手足逆冷，体常自汗，腰背强急，骨肉酸疼，咳嗽喘乏，不能饮食。现代用于慢性肺源性心脏病咳逆上气者有效。（《三因极一病证方论》

血府逐瘀汤加减方治慢性肺源性心脏病

◎ 桃仁、赤芍、桔梗、枳壳各12克，红花6克，当归9克，生地黄、龙利叶、岗梅根各15克，牛膝10克，柴胡3克。用法：水煎服，每日1剂。并用5%葡萄糖250毫升加丹参注射液30毫升混合静脉滴注，每日1次。15日为1个疗程。同时进行常规治疗：休息、吸氧，保持呼吸道通畅，保持营养，调整水、电解质酸碱平衡，抗感染，化痰平喘，强心利尿等。主治：肺源性心脏病中度、重度患者。症见咳嗽、咳痰、气促，活动后更甚，胸闷如窒，唇甲舌中度发绀，肢体颜面轻度水肿，双肺啰音局限或散在。或见咳嗽、咳痰，呼吸困难，甚至端坐位，胸闷、心悸、心慌，或有烦燥，面色晦暗，唇甲、肢端中重度发绀。肢体颜面中重度水肿，小便少，或伴肝大；颈静脉怒张，双肺啰音广泛。日常生活不能自理。(《湖北中医杂志》1999年第3期)

按：慢性肺源性心脏病属于中医肺胀范畴，肺胀的病理基础是心脉瘀阻，痰浊阻肺。肺胀患者因长期慢性肺系疾病，病久势深，痰浊蕴肺，肺气郁滞，多可导致气滞血瘀。故见心悸，面色晦暗，唇、舌、甲床发绀，颈静脉怒张等诸症。《丹溪心法·咳嗽》云："肺胀而嗽，或左或右不得眠，此痰夹瘀血碍气而病。"笔者临床选用血府逐瘀汤为基础方，并加用中草药龙利叶、岗梅根，本方活血化瘀而不伤血，疏肝解郁而不耗气，理气化痰而不伤正，故适用于慢性肺源性心脏病之体虚标实之人。丹参注射液具活血祛瘀作用。

现代研究表明，血府逐瘀汤中的活血化瘀药具有扩张血管、减少血管阻力，增加血流量作用，可改善微循环和血液动力，减轻炎症反应，减少渗出，促进炎症吸收，使病灶局限化，有利于炎症的恢复。

瓜蒌蒲公英汤治慢性肺源性心脏病

◎ 全瓜蒌20克，款冬花、杏仁、百部、甘草、麦冬、紫菀、桔梗各10克，地龙12克，黄芩15克，丹参、赤芍各12克，蒲公英15克，知母15克。用法：水煎服，每日2次，每15~20天为1个疗程。适用于慢性肺源性心脏病并发感染，咳嗽痰黄，胸闷喘促者。(《实用中医家庭保健手册》)

李孔定经验方治慢性肺源性心脏病

◎ 南沙参50克，黄精、苏子、赤芍各30克，木蝴蝶10克，地龙12克，制南星、葶苈子各15克，黄芩30克，甘草15克，沉香(为末，分6次冲服)6克。用法：水煎服。第一次加水适量，煎沸15分钟后取汁；再加水适量煎沸20分钟取汁；再加水适量煎沸25分钟取汁。3煎药汁合在一容器内振摇后分6次服。病重者白天服3次夜晚服1次，病轻者每日服3次。药汁混合后趁温服1/6，余汁置冰箱内分5次煎煮后温服。功效：养阴益气，清热止痰，降气活血，纳气归肾。主治：肺气肿、肺源性心脏病之不兼外感者均适用本方。

按：本方为四川著名中医李孔定验方。病减勿停服，只在方中去葶苈子，减苏子、地龙、黄芩、赤芍、甘草量之半，另加白术15克、女贞子10克，增强肺、脾、肾功能，抗御外邪，减少复发。心悸气短较甚者南沙参加至100克，葶苈子加至30克；痰多咳嗽不爽者制南星加至30克；长期应用激素的病例，甘草可用至30克，酌减或停服激素，并逐减甘草量；痰瘀阻碍肺气，瘀滞心肺而见唇甲发绀、胁下痞块等症者加桃仁、五加皮；阳虚水泛而见面浮胫肿者减甘草量，加茯苓、附片；心阳欲脱者加人参或合生脉散再加附片、龙骨；痰蒙清窍、神志恍惚，时清时乱者加石菖蒲、远志。

金水交泰汤治慢性肺源性心脏病

◎ 南沙参50克，黄精、地龙、苏子、赤芍、黄芩各30克，木蝴蝶10克，制南星、葶苈子、甘草各15克，沉香（研末，冲服）6克。用法：每日1剂，水煎2次，共取汁300毫升，分3次温服。功效：益气宁心，化痰祛瘀。主治：肺源性心脏病。（《名老中医效验秘方精选·续集》）

按：本方用南沙参养阴清肺，甘草益气祛痰，黄精并补气血阴阳，三药合用，补其既虚之脏，促其本固则足以抗邪。制南星、苏子性味辛温，化痰燥湿；葶苈子、地龙性味辛寒，泻肺通络。两组药一阴一阳，一缓一峻，使水饮得化，顽痰可蠲。痰浊水饮蕴肺，易于化热，阻闭气道，故用黄芩清肺泄热，防止化火刑金；木蝴蝶宽胸快膈，疏通气道壅闭。痰壅则气滞、气滞则血郁，故用赤芍活血解挛；母病及子，肺病则肾虚，肾虚则难纳气，故用沉香以纳气归肾。全方补泻并施，清温并用，治上顾下，标本兼顾，共奏扶正以抗邪，祛邪以扶正之功效。

二参当归河车散治慢性肺源性心脏病

◎ 党参9克，当归24克，丹参、生乳香、百部各15克，琥珀9克，肉苁蓉15克，紫河车9克，鼠妇虫24克。用法：共研细末，分成90包，每日3次，每次1包，温开水送服，30天为1个疗程。适用于慢性肺源性心脏病缓解期。（《实用中医家庭保健手册》）

补肺丸治慢性肺源性心脏病

◎ 黄芪200克，党参200克，白术150克，防风30克，蛤蚧5对。制法：上为细末，炼蜜为丸，每丸重6克。用法：早、晚各1丸，温开水送下。功效：补肺益气，散风解表。主治：慢性肺源性心脏病属缓解期，肺气虚，咳后气短，久咳，咳痰清稀，动则喘甚，倦怠无力，自汗，语音低微，容易感冒等。（《广西中医药》1983年第3期）

千金补肺丸治慢性肺源性心脏病

◎ 麦冬（去心）60克，款冬花60克，白石英60克，桑根白皮60克，桂心60克，五味子30克，钟乳石（研为粉）50克，干姜30克，大枣（去核）100枚。制法：上药共研为细末，以枣膏为丸，如梧桐籽大。用法：每服15丸，以饮送下，每日3次。主治：肺气不足，失声胸痛，上气息鸣。现代可用于慢性肺源性心脏病上气息鸣，喘闷不得卧。（《千金翼方》卷十五）

真武汤治慢性肺源性心脏病

◎ 炮附子（先煎）、茯苓各10克，白术、白芍各15克，生姜6克。用法：水煎至300毫升，早、晚分服，每日1剂。功效：温肾助阳，化气行水。主治：慢性肺源性心脏病，心慌气急，咳喘不能平

卧，畏寒身冷，唇甲青紫，肢肿尿少，舌胖质紫等。(《浙江中医杂志》1992 年第 4 期）

简便单方治慢性肺源性心脏病

验方1　水蛭粉

◎ 水蛭适量，烘干研末。每次 1 克，每日 3 次。功效：破血消瘀，通利血脉。用于慢性肺源性心脏病，胸闷，气促，口唇发绀等。(《浙江中医杂志》1982 年第 3 期）

验方2　老茶树根

◎ 老茶树根（挖取 10 年以上的茶叶树根，愈老愈佳）30 克，水煎去渣，以米酒（黄酒）和入，每日 2 次分服，或睡前 1 次服，连服 1~2 个月。用于慢性肺源性心脏病，对改善症状有一定效果。一般服药 3~7 天后心悸、气短及睡眠不好等即逐步改善；尿量增多，3~5 天开始浮肿逐渐消退；胸透复查，心脏阴影较治前有明显缩小或改善。未见不良反应或中毒现象。(民间验方）

验方3　猫儿眼草蛋

◎ 猫儿眼草（泽漆）茎叶 30~60 克，鸡蛋 2 个。把猫儿眼草洗净切碎，加水 500 毫升，再加鸡蛋同煮，蛋熟去壳并刺小孔数个，续放入药锅中煮数沸，去渣。先食鸡蛋，后服药汤，每日 1 剂。(《草药偏方治百病》)

验方4　鱼腥草四味汤

◎ 鱼腥草 30 克，金银花 12 克，茜草 15 克，丹参 12 克。水煎服，每日 1 剂，分 2 次服。功效：清肺化痰活血。(经验方）

验方5　猪胰大枣酒

◎ 猪胰 3 具，大枣 100 枚，酒 300~500 克。浸泡数日，绞去渣，每次服 20 毫升，每日 2~3 次。(《实用中医家庭保健手册》)

验方6　虫草老鸭汤

◎ 冬虫夏草 9 克，黄芪 18 克，老鸭 1 只。共煮汤服，每周 1~2 剂。可益气血补肺肾。(民间方）

外治妙方治慢性肺源性心脏病

验方1　咳喘膏

◎ 炙芥子、元胡各 21 克，甘遂、细辛各 12 克，洋金花、干姜各 9 克，樟脑 3 克，非那根（异丙嗪）125 毫克。将芥子、元胡、甘遂、细辛，共研细末，再和洋金花、干姜、樟脑及非那根，制成胶膏剂，选甲、乙两组穴位交替贴治；甲组穴为心俞（双）、肺俞（双）、膈俞（双）；乙组穴为天突、膻中、大椎、灵台、膏肓（双），贴前以手摩擦穴位，使皮肤发红，或在穴位上拔罐。每次贴治 4~6

小时，每周1~2次，6次为1个疗程；亦可在夏季每1剂贴1次，共贴3次，连续贴3个夏季。(《实用中医家庭保健手册》)

验方2 洋金花散

◎ 洋金花100克，芥子150克，香附50克，生石膏50克，黄芩30克，冰片30克。用法：上药共研细末，过筛，贮瓶备用。每次取药末5克，加足量甘油、酒调成糊状，贴敷双侧肺俞、喘息及中府穴。(《中医临床备要·基本篇》)

验方3 中药雾化吸入

◎ 寒性咳喘用麻黄、桂枝、杏仁、甘草各10克，橘红5克；热性咳喘用麻黄5克，杏仁10克，黄芩10克，石膏30克，桑白皮15克，金银花20克。两方分别水煎，共2次，合2次煎液，浓缩过滤沉淀取汁500毫升，装瓶，超声雾化口腔吸入，每次40分钟。(《百病外治500问》)

专家 zhuan jia 温馨提示

积极防治原发病（如慢性支气管炎、支气管哮喘等）是避免慢性肺源性心脏病发生的根本措施。慎避风寒，注意随气候变化增减衣物，积极防治感冒及其他呼吸道感染，减少各类诱发因素。患者应坚持锻炼，根据个人身体状况做一些适当的活动，以提高机体的抗病能力。例如清晨散步、打太极拳、做深呼吸运动。可增强体质，锻炼心肺功能，但锻炼时应注意量力而行，避免过分劳累。要保持居室整洁安静，无烟尘。冬季应注意居室的温度、湿度，定时开窗通风，保持空气流通新鲜。恢复期时应提高机体抗病能力，改善肺功能，预防感冒的发生。

第 1 章 内科疑难病秘验精方

慢性萎缩性胃炎

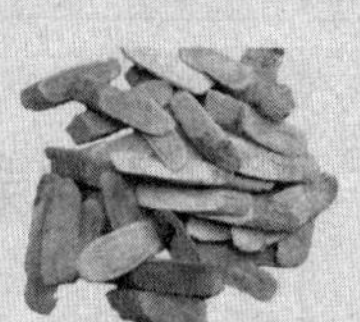

单方 · 秘方 · 经验方 · 食疗方 · 外用方

萎缩性胃炎即位于胃黏膜的腺体因炎症浸润等原因萎缩或消失。主要症状表现为上腹部饱胀、不适或疼痛，餐后明显，同时伴有其他消化不良症状如嗳气、反酸、恶心、呕吐、食欲缺乏等。其发病率随年龄的增大而明显增多，多呈慢性反复发作，迁延难愈。慢性萎缩性胃炎的胃癌发生率为6%~10%。

慢性萎缩性胃炎演变为胃癌的过程是：萎缩性胃炎—胃黏膜肠上皮化生和不典型增生—胃癌。胃黏膜被肠型黏膜所替代，就是所谓的胃黏膜肠上皮化生。酶系统不健全而使吸收的致癌物质在局部累积，可致不典型增生。肠上皮化生和不典型增生是慢性萎缩性胃炎发展为胃癌的“桥梁”。1978年，世界卫生组织（WHO）将慢性萎缩性胃炎列为癌前状态或曰癌前疾病，而在慢性萎缩性胃炎伴发的肠上皮化生或异型增生则为胃癌的癌前病变。

中医治疗萎缩性胃炎及胃癌前病变具有明显优势。中医学认为，慢性萎缩性胃炎多由情志不遂、饮食不节，致脾胃功能运化失常、升降失和、气机不畅。经过长期临床和实验研究发现，慢性萎缩性胃炎病因、病机关键在于“因滞致虚、因虚夹邪”。应用具有益气、养阴、行消作用的中药制剂治疗慢性萎缩性胃炎，能有效降低慢性萎缩性胃炎的萎缩程度，并能阻断胃癌前病变，可取得良好的疗效。

党参贞芪汤治慢性萎缩性胃炎

◎ 党参30克，女贞子30克，生黄芪30克，薏苡仁30克，莪蒬20克。用法：水煎服，每日1剂。功效：温中散寒。主治：慢性萎缩性胃炎属阳虚型，胃脘部隐痛或胀痛，遇冷加重，食少便溏，畏寒肢冷，神疲乏力，舌淡嫩、舌边有齿印，脉沉细或迟者。（《实用中医药杂志》1994年第2期）

滋胃饮治慢性萎缩性胃炎

◎ 乌梅肉6克，炒白芍10克，北沙参10克，大麦冬10克，金钗石斛10克，丹参10克，生麦芽10克，炙鸡内金5克，炙甘草3克，玫瑰花3克。用法：每日1剂，水煎分服。主治：慢性萎缩性胃炎或溃疡病并发慢性胃炎，久而不愈、胃酸缺乏者。临床以胃脘隐隐作痛，烦渴思饮，口燥咽干，食少、便秘、舌红少苔、脉细数为主症。其病机为：胃痛日久不愈，或气郁化火，迫灼胃阴，下汲肾水，而致胃液枯槁。（《首批国家级名老中医效验秘方精选》）

按：临床应注意加减运用本方。口渴甚，阴虚重者加大生地10克；伴郁火，脘中烧灼热辣疼痛，痛势急迫，心中懊侬，口苦而燥，加黑山栀6克，黄连5克；舌苔厚腻而黄，呕恶频作，湿热留滞者，加黄连、厚朴、佛手各3克；津虚不能化气或气虚不能生津，津气两虚，兼见神疲气短、头晕、肢软、大便不畅或便溏者，加太子参、山药各10克。

养阴荣胃煎治慢性萎缩性胃炎

◎ 制半夏6克，生地黄18克，沙参18克，当归10克，夜交藤18克，木瓜10克，麦冬10克，川楝子6克，白芍18克，麦芽10克，炙甘草10克，炒扁豆6克。用法：每剂煎取药汁500毫升，早、晚各250毫升，饭前30分钟口服，每日1剂。（《中医抗癌300问》）

按：临床报道，用养阴荣胃煎治疗并设西药对照组比较，结果治疗总有效率达83.7%，对照组总有效率为44.1%，明显优于照常组。研究认为，此方能明显增强胃黏膜屏障功能，促进气血流动，濡养胃黏膜，使萎缩的黏膜得以修复，因此能够有效地治疗慢性萎缩性胃炎伴肠上皮化生的异型增生。

舒胃散治慢性萎缩性胃炎

◎ 生黄芪90克，莪术50克，潞党参、淮山药、蒲公英、枸杞子各90克，鸡内金、刺猬皮、生蒲黄、五灵脂、徐长卿各60克，炮山甲（代）、玉蝴蝶、凤凰衣各45克，甘草30克。用法：共碾极细末，每服4克，每日3次，饭前半小时服用。加减：阴虚者加北沙参、麦冬各60克，生白芍90克；偏阳虚则加良姜、炒白术各60克，荜茇30克。功效：益气消瘀，养胃制肝，温脾化湿。主治：慢性萎缩性胃炎及溃疡病。(《朱良春精方验案实录》)

按：国医大师朱良春先生认为，慢性萎缩性胃炎以脾虚夹瘀、阴虚木横、阳虚夹湿等3型较为常见，用药上按型分别施治，各有侧重。就其病理而言则一，故凡病理切片报告，见有肠上皮化生或不典型增生者，均应加刺猬皮、炮山甲（代），以软坚散结，消息肉，化瘀滞。舌质红，脉弦者，可再加白花蛇舌草、蒲公英、白英等。黄芪配莪术，能益气化瘀，剂量宜视症情而增减，有祛瘀生新之功，坚持服用，对病变往往可消弭于无形。疼痛甚著，应加用活血化瘀、散结止痛之失笑散，因其不仅善于止痛，而且有改善微循环，调节代谢失调和神经血管营养，从而促使肠化生和增生性病变的转化和吸收。余之经验，凡脘胀甚者，徐长卿必不可少，以其善于行气消胀，缓急止痛。至于凤凰衣、玉蝴蝶二药，功擅养阴清肺，通常均用于久咳、咽痛、音哑，其实还有补虚、宽中，消除慢性炎症及促进食欲之功，朱老说临床对于溃疡病及慢性萎缩性胃炎，屡用得效。

连氏经验方治慢性萎缩性胃炎

◎ 党参20克，炒白术10克，茯苓15克，炙甘草5克，陈皮6克，山药15克，炒扁豆12克，炒米仁20克，砂仁（后下）6克，白豆蔻（后下）6克，桔梗6克，广藿香10克，川连3克，鸡内金6克。用法：将上药加水淹没药物3厘米浸泡15分钟，先用武火烧开后再加砂仁、白豆蔻，继续用文火煎15分钟，取汁分早、晚2次饭后温服。适用于慢性萎缩性胃炎。(国家级名老中医连建伟教授经验方)

益中活血汤治慢性萎缩性胃炎

◎ 黄芪30克，肉桂8克，吴茱萸10克，丹参15克，乳香、没药各8克，生蒲黄13克，三棱10克；莪术10克，川芎12克，乌药10克。用法：水煎服，每日1剂，每日服2次。功效：补气温中，活血散瘀，消肿生肌。适用于慢性萎缩性胃炎属脾胃虚寒，气滞血瘀证。胃脘冷痛，喜温喜按，或时有刺痛，舌淡紫，或有瘀点。(孙咸茂经验方)

疏肝和胃汤治慢性萎缩性胃炎

◎ 柴胡10克，瓜蒌仁15克，川黄连10克，枳壳10克，木香15克，青皮10克，陈皮10克，草豆蔻10克，半夏15克，槟榔片10克，莱菔子10克，黄芩10克。用法：水煎服，每日1剂，每日服2次。功效：疏肝理气，和胃散寒。适用于萎缩性胃炎属肝郁胃寒型。胃脘闷胀或脘腹痞满，嘈

杂不舒，似痛非痛，饭后饱胀，食欲缺乏，口苦口黏，大便不畅或时有干结，舌质淡红，舌苔厚腻，脉弦滑。（王兆松方）

疏肝健胃汤治慢性萎缩性胃炎

◎ 柴胡 10 克，党参 10 克，百合 15 克，山药 10 克，当归 10 克，郁金 10 克，乌药 10 克，乌梅 10 克，赤芍 10 克，甘松 5 克，甘草 6 克。用法：水煎服，每日 1 剂，每日服 2 次。功效：疏肝健胃，益气活血。适用于萎缩性胃炎属肝郁胃虚型。胃脘胀痛，胁肋不舒，食欲缺乏，嗳气频频，舌红苔薄，脉弦。（夏度衡方）

食疗妙方治萎缩性胃炎

验方1　姜枣猪肚汤

◎ 用猪肚 150 克，生姜 15 克，大枣 20 克。用法：隔水炖熟后分 2 次食用。功效：温胃散寒。可用于萎缩性胃炎因胃阳虚所致的吐清水等症。

验方2　参须石斛滋胃汤

◎ 人参须 10~15 克，石斛 12~15 克，玉竹 12 克，淮山药 12 克，乌梅 3 枚，大枣 6 枚。用法：水煎，分 2 次服用。功效：益气养阴和胃。适用于萎缩性胃炎气阴不足所致的纳少和胃脘不舒及食欲缺乏等。

验方3　胡萝卜山药内金汤

◎ 胡萝卜 250 克，淮山药 20~30 克，鸡内金 10~15 克。用法：胡萝卜洗净切块与鸡内金、淮山药同煮，半小时后加红糖少许，饮汤。功效：健脾胃、助消化。适用于脾胃气虚所致的纳差、消化不良等，具有防恶变之功效。

验方4　益中补血汤

◎ 黄芪 30 克，肉桂 8 克，丹参 15 克，乳香、没药各 8 克，大枣 4 枚，薏苡仁 100 克。用法：先将上药（除薏米仁外）煎汁，再加薏米仁共煮粥，每日 1 剂，分 2 次服，30 天为 1 个疗程。主治萎缩性胃炎。

验方5　党参粟米茶

◎ 党参（粉碎）20~30 克，粟米（炒熟）100 克，加水 1000 毫升煮取汁，当茶饮。适用于脾胃虚弱、食欲缺乏、胃痛。可作为慢性胃炎、萎缩性胃炎、胃及十二指肠溃疡及胃气虚者的辅助治疗。

验方6　洋参灵芝香菇散

◎ 西洋参、灵芝、香菇各 30 克。将上药焙干共研细末，每服 2~3 克，每日 2 次，温开水送服。

功效：益气滋阴，补益脾胃。可用于萎缩性胃炎食欲缺乏者。

验方7　黄精鸡

◎ 黄精100克，鸡1只。将鸡切块，置碗中，放上黄精，加适量水，蒸熟分数次食用。功效：滋补肝肾，补益脾胃。适用于萎缩性胃炎属肝肾虚者或脾胃虚者调补。

验方8　糯米百合莲子粥

◎ 糯米100克，百合25~50克，莲子（去心）20~25克，红糖适量。用法：共煮粥食用，每日1次，连服7~15天。功效：养胃缓痛，补心安神。适用于萎缩性胃炎脾胃虚弱之胃脘痛，或心脾虚或心阴不足、心烦不眠等症。

验方9　威灵仙蛋汤

◎ 威灵仙30克，加水200毫升，煎半小时去渣取汁，加生鸡蛋2只去壳，兑入药汁，加红糖5克，共煮成蛋汤，每日服1剂，连服2剂。适用于萎缩性胃炎者辅助食疗。

验方10　猪肚煨胡椒

◎ 猪肚1只，洗净，胡椒9~15克，研末放入猪肚内，用线扎紧，文火煨炖，熟后加调味品，饮汤食猪肚，每2~3日食1次。具有温脾胃、去寒通脉之功效，可用于萎缩性胃炎所致的胃脘冷痛之症。

专家 zhuan jia 温馨提示

患者饮食要选富有营养、易消化的细软食物为主，多吃含植物蛋白、维生素多的食物。可以吃煮熟的栗子、大米粥、羊奶、酸乳、白乳酪、开菲乳。如果症状严重，吃一些软性食物，例如米汤、酪梨、香蕉、马铃薯、南瓜类。将所有蔬菜搅碎，再烹调。偶尔吃一些蒸熟的蔬菜，例如胡萝卜及绿花椰菜。节制饮酒，不吸烟，以避免尼古丁对胃黏膜的损害；避免长期服用消炎止痛药，如阿司匹林及皮质激素类药物等，以减少胃黏膜损害。定期检查，必要时做胃镜检查。遇有症状加重、消瘦、厌食、黑粪等情况时应及时到医院就诊。

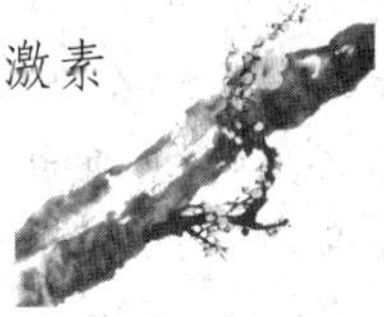

第 1 章　内科疑难病秘验精方

溃疡性结肠炎

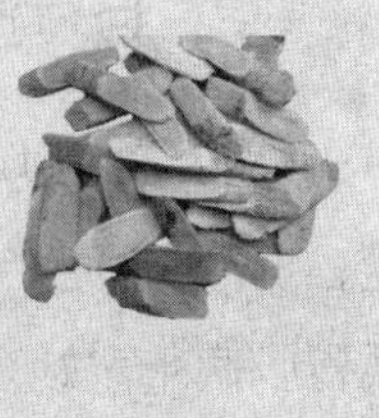

单方 · 秘方 · 经验方 · 食疗方 · 外用方

溃疡性结肠炎

溃疡性结肠炎又称慢性非特异性结肠炎，是一种原因不明的直肠或结肠炎性病变。其特点是起病缓慢，反复发作，腹痛腹泻难以根治。

本病属中医“泄泻”“痢疾”“肠风”的范畴。患者以20—40岁居多。主要临床表现是腹泻、黏液脓血便、腹痛和里急后重，易反复，很多患者病程较长，重型患者可出现发热、身痛、消瘦、贫血、衰弱等症。有上述症状的患者，通过详细检查，在排除了慢性细菌性痢疾、慢性阿米巴痢疾、克罗恩病、结肠癌、血吸虫病、肠结核等情况下，应首先考虑患溃疡性结肠炎的可能。

中医学认为，本病的主要致病因素为湿邪。这在古代文献中早有记载，《素问·阴阳应象大论》说：“清气在下，则生飧泄……湿胜则濡泄。”《难经》亦指出：“湿多成五泄。”溃疡性结肠炎病初或发作时多属湿热证，以祛邪为急；病久或缓解期多见脾胃虚弱证或脾肾阳虚证，治以扶正为先。

仙桔汤治慢性结肠炎

◎ 仙鹤草30克，桔梗8克，乌梅炭4.5克，白槿花9克，炒白术9克，广木香5克，生白芍9克，炒槟榔10克，甘草4克。用法：水煎服，每日1剂。加减：见肝郁脾滞，湿热蕴结之候，加柴胡5克以疏肝解郁；大便失禁不固者，加诃子肉12克，或石榴皮10克；腹痛甚者倍白芍；气虚甚者酌加党参、黄芪、升麻。注意：凡久泄证属脾肾阳虚或为肾阳不振者，则非本方适应证，当以附子理中或四神丸治之。本方治慢性溃疡性结肠炎疗效颇著。(《朱良春精方验案实录》)

按：凡慢性肠炎，迭治不愈，缠绵难解者，往往既有脾虚气弱的一面，又有湿热稽留的存在，呈现虚实夹杂之象。因此，在治疗立法上，既要补脾敛阴，又需消化湿热，方能奏效。仙桔汤即据此而拟订。方中仙鹤草除善止血外，并有治痢、强壮之功，《滇南本草》载“仙鹤草治赤白痢下”，因此，本品不但可治痢下赤白，还能促进肠吸收功能的恢复，对慢性泄泻亦有效。桔梗《别录》载：能“利五脏肠胃，补血气……温中消谷”；《大明》载：桔梗“养血排脓”；《本草备要》载：桔梗治“下痢腹痛”。因此，本方用桔梗不是取其升提之功，而是取其排脓治痢之效，凡泄痢大便夹杂黏冻者，取桔梗甚效。白术、木香健脾而调气；白芍、乌梅、甘草酸甘敛阴，善疗泻痢而缓解腹痛；白槿花味甘性平无毒，能清热利湿凉血，常用于肠风泻血、血痢、带下，用治痢疾，有一定疗效，其不仅能迅速控制症状，且长于退热；槟榔本为散结破滞，下泄杀虫之物，若用小剂量则善于行气消胀，故对痢疾、泄泻而腹胀较甚者，颇有功效。诸药合之，共奏补脾敛阴、清化湿热之功。

白芍椿皮汤治慢性结肠炎

◎ 生白芍12克，椿根皮9克，海螵蛸15克，侧柏叶15克，防风9克，赤石脂30克，甘草3克，槐花15克。用法：水煎，口服，每日1剂。功效：清热凉血，柔肝止泻。适用于溃疡性结肠炎。(《胃肠病千家妙方》)

解毒清热汤治慢性结肠炎

◎ 金钱草30克，柴胡10克，黄芩15克，葛根15克，白头翁20克，金银花25克，秦皮10克，黄柏15克，黄连6克，甘草6克。用法：水煎服，每日1剂，每日服2次，或频服，或饭后半小时服。可用30~50毫升保留灌肠。功效：解毒，清热，祛湿。适用于溃疡性结肠炎。(《便秘泄泻千家妙方》)

薏苡附子败酱汤治慢性结肠炎

◎ 薏苡仁30克，制附子6克，败酱草15克。加减：脾胃虚寒偏甚者加党参、白术、砂仁、炙甘草；湿热内蕴偏甚者加黄柏、红藤、白头翁；瘀血内结者加红藤、赤芍、三七；腹胀明显者加木香、佛手。用法：每周服药5天，每日1剂，水煎至300毫升，分2次内服。以8周为1个疗程。功效：清热化湿。主治：溃疡性结肠炎，腹痛腹泻，反复发作，便中夹脓夹血，里急后重，身热，肛门灼热，口苦口臭，脘痞呕恶，小便短赤，舌红苔黄腻，脉动数或滑数。(《湖南中医药导报》1997年第6期)

陈荷散治溃疡性结肠炎

◎ 陈皮5克，干荷叶10克，砂仁2克。用法：上药用沸水150毫升冲泡服，每日2剂。功效：清热，理气，化湿。主治：溃疡性结肠炎属湿热内蕴及气滞血瘀型病情较轻者，腹痛腹泻，反复发作，便中夹脓夹血，里急后重，身热，肛门灼热，口苦口臭，脘痞呕恶，小便短赤，舌红，苔黄腻，脉数。或症见肠鸣腹胀，腹痛拒按，痛有定处，泻下不爽，嗳气少食，面色晦黯，腹部或有痞块，肌肤甲错，舌质紫黯，或有瘀斑、瘀点，脉涩或弦。(《浙江中医杂志》1991年第4期)

按：如见里急后重，方中加木香5克；有脓血便者加秦皮6克；腹泻甚者加服参苓白术散。据报道，用本方治疗溃疡性结肠炎30例，治愈17例，显效6例，好转4例，无效3例，总有效率达90%。

藿香正气水敷脐治慢性结肠炎

◎ 丁香、黑胡椒各等份，共研细末，装瓶备用。使用时每次取药末适量，用藿香正气水调匀，外敷于肚脐孔处，敷料包扎，胶布固定，每日换药1次，连续3天。或取吴茱萸粉10克，用藿香正气水调匀，外敷于肚脐孔处，再用伤湿止痛膏固定，每日换药1次，连续3天。可芳香化湿，理气止痛。

复方锡类散溶液灌肠治慢性结肠炎

◎ 以锡类散溶液2管，冰硼散0.5袋，云南白药1克，0.25%~1%奴佛卡因（普鲁卡因）20毫升，加温开水至120毫升，混合均匀后保留灌肠，每晚1次，15次为1个疗程，连续2个疗程。经与西药对照组治疗分析：中药组痊愈率为67.74%，西药组痊愈率为20%，两组疗效有显著性差异（$P < 0.01$）。

土苦汤灌肠治慢性结肠炎

◎ 土大黄、苦参各30克，白芍、地榆炭、杜仲炭各10克。浓煎滤取100毫升溶液，待温度至37~39℃时作保留灌肠，每日1次，20天为1个疗程。疗程间隔5天，可重复第2个疗程。总有效率为96.7%。

复方马齿苋汤灌肠治慢性结肠炎

◎马齿苋60克，地榆15克，黄柏15克，半枝莲30克。上药加水800毫升，煎取药汁100~200毫升，保留灌肠，每日1剂，20天为1个疗程。治愈率为70%，总有效率为90%。

内外合治法治慢性结肠炎

◎ 据报道，用锡类散0.9~1.2克溶于50毫升温开水中保留灌肠，每晚1次，10次为1个疗程，疗程间休息3~4日。同时配合内服加减十灰散（生黄芪40克，茜草炭20克，荷叶9克，丹皮9克，棕榈炭9克，大黄炭6克，赤石脂20克，禹余粮20克，白芍30克，生地榆30克，建曲30克）每日1剂，30天为1个疗程。此法治疗以便血为主的非特异性结肠炎总有效率为100%。

珍灵灌肠液灌肠治慢性结肠炎

◎ 珍珠粉12克，痢特灵（呋喃唑酮）0.1克，地塞米松20毫克，白及20克，制大黄9克，槐角9克，黄柏9克，三棱6克，莪术6克，生黄芪12克。上方（前3种药物不入煎）加水500毫升，煎至200毫升时再于煎液中加入珍珠粉、痢特灵、地塞米松，搅匀备用。每日1剂，分2次灌肠，灌入后取仰卧臀高头低位，保留30分钟以上。治疗期间禁饮酒及辛辣生冷油腻食物。据报道，珍灵汤具有调节机体免疫、抗菌消炎和促进组织再生等作用。治特发性结肠炎的近期治愈率为94.8%，总有效率达100%。

生肌玉红膏加减方灌肠治慢性结肠炎

◎当归20克，白芷20克，白及20克，血竭12克，紫草18克，甘草12克。将上药加水800毫升，煎成200毫升，冷却至40℃以下时加入氢化可的松100毫克，每晚睡前1次，保留灌肠，30天为1个疗程。生肌玉红膏是中医外科常用方剂，为陈实功《外科正宗》所创。具有生肌敛疮、活血解毒的作用，过去多应用于皮肤病之慢性溃疡。经验证，用本方治疗溃疡性结肠炎，可使80%的患者临床症状消失，消除肠黏膜充血、水肿、糜烂等病理改变，总有效率达91.66%。通过10例患者治疗后的血清免疫学检查表明，其血清免疫球蛋白IgM、Igg、IgA和E-玫瑰花结形成率均较治疗前有显著提高。

药袋法治溃疡性结肠炎

◎ 苦参18克，黄连9克，黄柏、白及各15克。用法：将上药共研粗末，炒热，制成药袋，敷于少腹部3~5天换药。主治：慢性结肠炎。

简便食疗方治溃疡性结肠炎

验方1　健脾止泻糕

◎ 鲜山药250克，赤小豆150克，芡实30克，白扁豆20克，茯苓20克，乌梅4枚，果料及白糖适量。制法：赤小豆做成豆沙，加适量白糖；茯苓、白扁豆、芡实共研成细末，加少量水蒸熟；鲜山药去皮蒸熟加入上粉，拌匀成泥状，在盘中一层鲜山药粉末泥，一层豆沙，共6~7层，最上层点缀适量果料，上锅再蒸。乌梅、白糖熬成脓汁，浇在蒸熟的糕上。分食之有健脾止泻之功。

验方2　百合粥

◎ 芡实、百合各60克，粳米100克。芡实水泡6小时待用，粳米煮粥，芡实、百合放入米粥内同煮30分钟。晨起作早餐服之。主治脾虚泄泻。

验方3　紫苋菜粥

◎ 紫苋菜100克，粳米50克。先用水煮苋菜，取汁去渣，用汁煮粳米成粥，晨起作早餐服之。功能清热止泻。

验方4　枣蓉煨肘

◎ 猪肘1000克，红枣60克，豆蔻10克，冰糖180克。猪肘刮洗干净，放入沸水锅内去腥味，捞出红枣洗净，豆蔻拍破，装入干净的纱布袋内，扎紧袋口待用。在砂锅的锅底上垫几块瓷瓦片，再放猪肘，清水不入锅，用武火烧沸后撇去浮沫，加冰糖、红枣、红豆蔻，烧1小时，转用文火煨约2小时，煨至蹄髈烂，取出红豆蔻不用，起锅装盆即成。经常食用，补脾和胃，适用于腹泻后营养失调者。

验方5　石榴皮蜜膏

◎ 鲜石榴皮1000克，蜂蜜300克。石榴皮洗净切碎，加水煎煮；每30分钟取煎汁1次，再加水煮煎，共取2次煎汤；合并煎汤以小火煎熬至黏稠时加蜂蜜至沸停火，冷后装瓶备用。每日2次，每次服1汤匙，用沸水冲服，连服1周，理气舒肝为主，适用于腹部胀痛、腹泻、纳差的患者。

验方6　荔枝山药莲子粥

◎ 干荔枝肉 50 克，山药、莲子各 10 克，粳米 50 克。将前 3 味捣碎，加水适量煎至烂熟时，加米入锅煮成粥。经常服食，每日晚餐服食，可补脾益肾。

验方7　姜茶乌梅饮

◎ 生姜（洗净，切丝）10 克，乌梅肉煎碎 30 克，绿茶 5 克。以沸水冲泡，加盖并保温浸半小时，再加少量红糖，趁热顿服。每日 3 次，适用于溃疡性结肠炎轻型。

验方8　鲜橄榄煎

◎ 鲜橄榄 100 克，加水 200 毫升，放砂锅内文火煎 2~3 小时，使成 100 毫升，过滤去渣，成年人每日服 3~4 次，每次 25~30 毫升，5 日为 1 个疗程。橄榄味甘、酸，性平，有开胃下气止泻之功效。

验方9　木耳汤

◎ 黑木耳 50 克，加水 2 大碗，文火煮至烂熟，约存 1 碗，放少量盐和醋，食木耳，再服汁，每日 2 次。本品味甘，性平，有凉血止血之功效，适用于便血伴腹痛、胸闷者。

验方10　曲米粥

◎ 神曲 10~15 克，捣碎，煎取药汁去渣，加入洗净的粳米。煮粥，分 2 次服用。可健脾胃、助消化。尤适用于本病缓解期。

验方11　马齿苋绿豆汤

◎ 绿豆 50 克，马齿苋 50 克，粳米 50 克。做法：将马齿苋、绿豆、粳米同煮成粥。每日制作服用 2 次。对溃疡性结肠炎湿热内蕴，腹痛，便下脓血、赤白黏冻，小便黄短有疗效。

验方12　银花红薯粥

◎ 红薯 200 克，大米 30 克，金银花 5~10 克，生姜 5 克。红薯切成小块，加入金银花（视临床症状轻重酌量）、生姜，按常法煮粥均可。每日 3 餐均吃，要坚持吃，不少于 3~4 个月，方可逐步收效。红薯含大量食物纤维，可加强肠蠕动，其所含的多量维生素 E 参与胶原蛋白的合成，能促进溃疡面的愈合，而含有的大量胡萝卜素对上皮组织有良好的保护作用。在红薯饭内加入金银花无疑会增强抗菌、抗炎功能，与生姜调胃和中的作用相结合。腹胀、腹痛症状均可减轻。

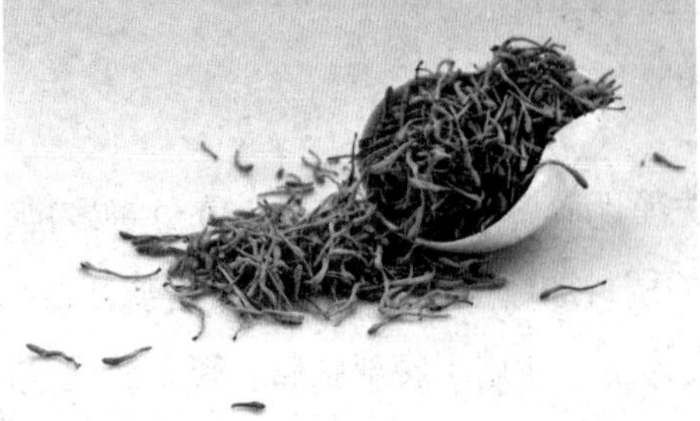

★金银花

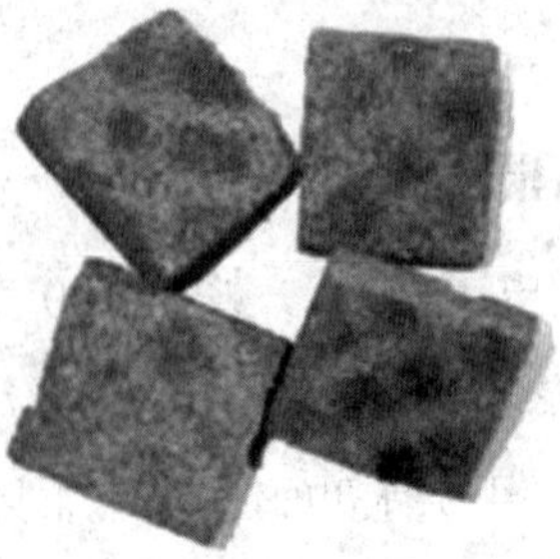

★神曲

专家 zhuan jia 温馨提示

溃疡性结肠炎的患者要注意自我调护，轻者可适当休息，重型和暴发型患者应绝对卧床休息；饮食以柔软、易消化、富于营养、有足够热量的食物为主，宜少食多餐，避免烟酒和刺激性食物。急性发作期患者，嘱其每次大便后用软纸轻拭肛门，并用温水清洗，以免肛门发生感染，黏膜溃破。腹泻频繁者，应注意及时补充液体，防止津液亏损。对于反复发作或持续腹泻的患者，应保持心情舒畅，起居有常，避免劳累。

尽管溃疡性结肠炎是一种难治的慢性病，但它不是致命的。毫无疑问，患有此病，是一种挑战，不得不服药，必要时还要住院治疗。但更重要的是，您必须记得即便患有此病，同样可以生活得丰富多彩。也必须记得，坚持维持期用药，可以减轻溃疡性结肠炎的症状。在疾病缓解期，大多数人会感觉症状消失，感觉痊愈。

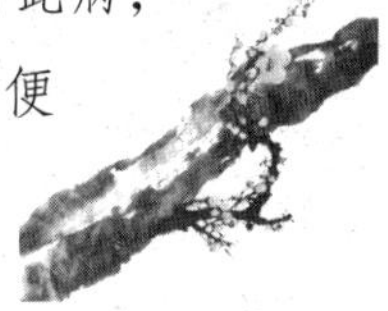

第 1 章　内科疑难病秘验精方

肠易激综合征

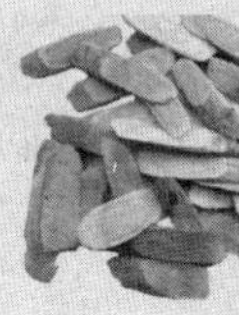

单方 · 秘方 · 经验方 · 食疗方 · 外用方

肠易激综合征是常见的大肠或小肠功能紊乱性疾病。本病肠道无结构上的缺陷，但对刺激和生理反应过度或出现反常现象。过去称此为“结肠功能紊乱”“结肠痉挛”“结肠过敏”“痉挛性结肠炎”“黏液性结肠炎”等，由于肠道功能紊乱不局限于结肠，故统称为肠易激综合征。

肠易激综合征的临床特点是反复发作、腹痛腹泻或便秘、黏液便等，但镜检均无异常。约50%以上的患者伴有自主神经功能失调和精神症状，如心慌、心悸、乏力、失眠、焦虑等。其治疗难点在于本病受精神因素影响较大，易反复波动，给治愈本病增加了难度。故治疗本病疗程应长，症状消失后仍应巩固治疗。

因为本病以腹痛、便秘和泄泻为常见症状，故归属于中医学“腹痛”“泄泻”“便秘”等病证的范畴。本病初期以肝郁脾虚为主，治宜调肝扶脾；日久脾肾亏虚，当健脾益肾为主；还应根据夹寒、夹热、夹痰、夹瘀之不同，分别予以散寒、清热、化痰、祛瘀之法。

痛泻要方治肠易激综合征

◎ 白芍 30~40 克，陈皮 10 克，炒白术 10 克，防风 6 克，生甘草 6 克。用法：水煎服，每日 1 剂。功效：疏肝健脾。主治：肠易激综合征属肝郁脾虚型，每因情志怫郁即腹痛肠鸣泄泻，泻后痛减，脘痞胸闷，急躁易怒，嗳气少食，舌红、苔薄白，脉弦。(《浙江中医杂志》1990 年第 10 期）

痛泻要方加味汤治肠易激综合征

◎ 焦白术 15 克，茯苓 15 克，芡实 15 克，陈皮 9 克，炙甘草 6 克，炒白芍 15 克，防风 10 克，黄连 6 克，乌药 10 克，珍珠母 15 克。用法：水煎服，每日 1 剂。功效：抑肝扶脾，调理气机。适用于脾虚肝郁型以泄泻为主证的肠道易激综合征。临床表现为食后泄泻，便前腹痛、便后痛减，腹胀纳呆，肢冷乏力，失眠健忘，烦躁易怒，舌质淡红，舌苔薄白，脉细弦。(《便秘泄泻千家妙方》)

抑肝扶脾治肠易激综合征

◎ 炒白术 15 克，炒白芍 15 克，佛手 10 克，陈皮 10 克，防风 6 克，郁金 10 克，甘草 6 克，柴胡 10 克，煨木香（后下）10 克，山楂 10 克，煨葛根 10 克，独活 1.5 克。用法：水煎服。连用 7~14 剂，可以改善症状，长期服用，可以治愈。适用于脾虚肝郁型以泄泻为主证的肠道易激综合征。(《人民日报·海外版》2002 年 10 月 14 日第 10 版，冯大夫信箱）

薯蓣苤苢汤治肠易激综合征

◎ 山药 50 克，车前子 20 克。用法：将山药与车前子分别研成细面，和匀，同煮做稠粥服，每日 3 次。功效：疏肝健脾，清热化湿。主治：肠易激综合征属肝郁脾虚型，每因情志怫郁即腹痛肠鸣泄泻，泻后痛减，脘痞胸闷，急躁易怒，嗳气少食，舌质红、苔薄白，脉弦。或寒热夹杂证，见腹中作痛或肠鸣腹泻，便下黏腻不畅，或夹泡沫，或腹泻与便秘交作，烦闷不欲食，脘腹喜暖，口干，舌红、苔腻，脉弦滑者。(《上海中医药杂志》1992 年第 3 期）

滋阴润肠汤加减治肠易激综合征

◎ 生地 15 克，玉竹 15 克，郁李仁 15 克，当归 15 克，丹皮 10 克，枳实 10 克，厚朴 10 克，木香 6 克，肉苁蓉 15 克，怀牛膝 15 克，炙甘草 6 克。用法：水煎服，每日 1 剂。功效：滋水养肝，润肠通便。适用于阴虚血燥以便秘为主证的肠易激综合征。症见大便干结，少腹胀痛，口苦咽干，五心烦热，失眠健忘，头晕目涩，舌红少津，或舌裂、苔少、苔剥，脉细或涩。(《胃肠病千家妙方》)

乌梅丸治肠易激综合征

◎ 乌梅9克，细辛5克，桂枝6克，当归9克，黄连6克，黄柏9克，党参12克，川椒5克，炮姜6克，附子6克，木香9克，白术12克，茯苓12克，元胡12克，甘草6克。用法：水煎服，每日1剂。功效：调和肠胃，寒热并用。适用于寒热错杂型肠道易激综合征，症见腹中作痛，便下黏腻不畅，或夹泡沫，或见腹泻与便秘交作，烦闷不欲饮食，脘腹喜暖，口干，舌红苔腻，脉弦滑。(《便秘泄泻千家妙方》)

健脾温肾汤加减治肠易激综合征

◎ 党参10克，茯苓15克，焦白术15克，炙甘草6克，炮附子6克，芡实15克，补骨脂10克，吴茱萸5克，乌药10克，防风10克。用法：水煎服，每日1剂。功效：健脾益气，温肾化浊。适用于脾肾两虚型肠道易激综合征，症见腹泻腹痛，晨起即泻或食后即泻，畏寒肢冷，腰膝酸软，阳痿早泄，头晕耳鸣，失眠健忘，月经不调，舌淡胖，苔白，脉细或弱。(《便秘泄泻千家妙方》)

四神丸加味治肠易激综合征

◎ 补骨脂、炒白芍、炒白术各15克，肉豆蔻20克，五味子12克，煨诃子8克，炙米壳、陈皮各6克，炒石榴皮、炒防风各10克，茯苓、炒苡仁各30克。每日1剂，以2周为1个疗程。本方有疏肝健脾、温肾涩肠、止痛止泻之效，对腹泻型肠易激综合征有明显疗效。(青海伏新顺经验方)

按： 中医辨证属肝郁乘脾者，加元胡15克，青皮6克，舒肝理气止痛；脾胃虚弱者，加炙黄芪15克，党参20克，补气健脾和胃；寒热夹杂者，加黄连3克，黄柏5克，清热坚阴止利；脾肾阳虚者，加附片10克，杜仲15克，温补脾肾。

附子芡实汤治肠易激综合征

◎ 熟附子(另包，开水先煎30分钟以上，再下其他药)10克，芡实15克，乌梅12克，赤石脂20克，诃子10克，金樱子15克，罂粟壳10克，补骨脂10克，肉豆蔻10克，吴茱萸10克，九香虫10克，干姜10克，甘草6克。用法：每日1剂，连服3~5剂。或服至症状消失为止，继服四神丸、附子理中丸以巩固疗效。适用于肾阳虚衰型肠道易激综合征，症见腹痛、腹胀、腹泻、便秘。或腹泻与便秘交替出现，伴有全身性的神经症状。(作者根据《王氏验方汇编》加减化裁经验方)

芝麻柏子仁粉治肠易激综合征

◎ 黑芝麻 20 克，柏子仁 20 克。用法：上药共研细末，加白糖或蜂蜜适量拌和服，每日 1 剂。功效：滋水清肝，润肠通便。主治：肠易激综合征，肠道津亏，顽固性便秘。（《中医胃肠病学》）

简便食疗方治肠易激综合征

验方1　参莲大枣粥

◎ 党参 10 克，莲子 10 克，大枣 10 枚，粳米 50 克。先将党参、莲子研末备用，再将大枣用水略煮，去皮核，取枣肉切碎。以煮枣水将枣肉、党参末、莲子末和粳米同煮为粥，早、晚各温热服食 1 次。适用于肠易激综合征肝郁气滞型。

验方2　茯苓栗子小米粥

◎ 茯苓 20 克，栗子 15 克，小米 50 克。制作：先将茯苓及栗子研成细末，然后置于锅中，加水适量，和小米同煮成粥食用。适用于肠易激综合征肝郁气滞型。

验方3　怀山药粥

◎ 粳米 50 克，怀山药细粉 20 克。同煮成粥，每日早、晚各服食 1 次。中医学认为，肠易激综合征的患者大多都脾胃虚弱，所以在日常生活中进行补脾胃的食疗，可减轻症状。适用于肠易激综合征脾胃虚弱型。

验方4　莲山粉

◎ 莲子肉 500 克，淮山药 500 克，薏苡仁 500 克，芡实 500 克。制作：先将莲子肉、淮山药、薏苡仁、芡实分别放进砂锅内，用文火炒至略焦黄，然后将各种药物分别放进打粉机内打成药粉，再将这 4 种药粉混合，用干燥的玻璃瓶装起。每次服用 30 克，用温开水调成稀糊状服食，每日数次。本食疗方适用于脾虚腹泻。

验方5　参芪薏仁粥

◎ 党参 10 克，薏苡仁 30 克，黄芪 15 克，生姜 10 克，大枣 10 克。用法：将党参、大枣、黄芪、薏苡仁洗净同置砂锅中，加水适量，武火烧沸后改用文火煮，至薏苡仁熟烂后，下生姜片，再煮 5 分钟即可食用。适用于肠易激综合征脾胃虚弱型。

验方6　焦米粥

◎ 粳米 100 克。制作：先用清水洗净粳米，然后将粳米放进砂锅内，用文火炒至焦黄色，然后加进适量清水，用文火煮成稀粥，待温后服食。每日可服 2~3 次。本食疗方适用于肠易激综合征属脾虚泄泻，或消化不良者。

验方7　胡萝卜炒肉丝

◎ 胡萝卜250克，瘦羊肉100克，葱、姜（切丝）适量。制作：羊肉洗净，切成细丝。炒锅内加油适量，上火烧热，投入事先切好的葱、姜丝炝锅，再加入羊肉丝煸炒，炒至肉丝熟后，加入胡萝卜丝，然后加入食盐、花椒粉、味精等调味品适量，翻炒均匀，出锅装盘即成。适用于肠易激综合征肝气乘脾型。

验方8　荔枝扁豆汤

◎ 荔枝10枚，扁豆30克。制作：荔枝去壳取肉，与扁豆一起放入砂锅内加水适量，文火煮熟即可，喝汤吃荔枝肉。适用于肠易激综合征肝气乘脾型。

验方9　草决明蜂蜜饮

◎ 草决明30克，净蜂蜜30克。制作：先将草决明挑选，去除杂物，然后放进砂锅内微炒，将其打碎，再放进砂锅内，加进适量清水用文火煎。煎好后，取药汁，放入蜂蜜拌匀，早、晚各服1次。本食疗方适合于肠易激综合征属阴津不足，肠燥便秘者。

专家 zhuan jia 温馨提示

本病多在思想负担沉重、情绪紧张、焦虑、愤怒、抑郁、恐惧的情况下发病，故避免精神刺激，消除紧张情绪，保持乐观态度，极有利于本病的防治。患者应适当参加文体活动，积极锻炼身体，增强体质，以促进疾病的康复。注意饮食调理，要少吃多餐。腹泻患者应食少渣、易消化、低脂肪、高蛋白饮食；便秘者可食多纤维蔬菜、粗粮，避免过食生冷及刺激性食物，同时，建立定时排便的习惯。避免食生冷和刺激性食物。

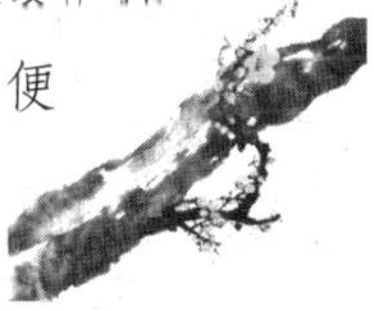

第 1 章　内科疑难病秘验精方

脂 肪 肝

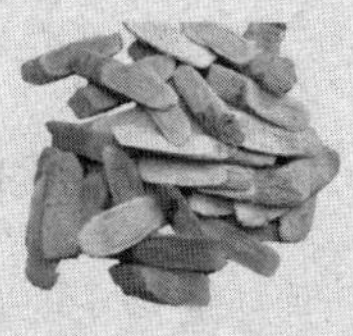

单方 · 秘方 · 经验方 · 食疗方 · 外用方

脂肪肝是由多种病因和疾病引起的肝细胞内脂肪（主要为三酰甘油）堆积的一种病理状态。引起脂肪肝的原因有酗酒、营养失调、肥胖、糖尿病、妊娠、肝炎及药物或毒物的损害等，其中，流行病学所调查证实肥胖、酗酒为常见原因。因酗酒引起者称之为“酒精肝”。

脂肪肝的临床表现与脂肪浸润的程度成正比，以肝大为最常见症状，其次是肝区不适或疼痛、纳少、腹胀、恶心呕吐，严重时则出现黄疸、腹水、下肢水肿等，属中医学“积聚”的范畴。中医学认为，脂肪肝系由于饮食油腻，酒酪不节，外感湿浊，或脏腑虚损等原因，以致肥气脂膏过多而积蓄于肝。本病病位在肝，以脾虚、肾虚为本，以气郁、食滞、痰、瘀、湿、热、寒为标。临床多呈本虚标实，虚实兼夹，寒热错杂。根据脂肪肝形成的病因病机，中医治疗大多以疏肝行气、健脾化湿、祛痰散结、化浊消瘀为主。

辨证选方治脂肪肝

验方1　柴金汤

◎ 柴胡 10 克，郁金 10 克，枳壳 10 克，香附 10 克，川芎 10 克，厚朴 10 克，陈皮 10 克，佛手 10 克，神曲 10 克，泽泻 15 克，山楂 10 克，绿萼梅 15 克，甘草 5 克。用法：每日 1 剂，加水适量，分早、晚 2 次煎服。功效：疏肝解郁，理气消滞。适用于脂肪肝肝郁气滞型，症见胁肋胀痛，每因情志变化而增减，胸脘痞闷，呕恶，口苦，食欲缺乏，时欲叹息，急躁，舌苔薄白，脉弦。

验方2　龙茵泽泻汤

◎ 龙胆草 10 克，茵陈 30 克，泽泻 15 克，决明子 15 克，栀子 10 克，车前子（布包）30 克，黄芩 10 克，柴胡 10 克，当归 10 克，白芍 10 克，荷叶 30 克，茯苓 20 克，甘草 5 克。用法：每日 1 剂，加水适量，分早、晚 2 次煎服。功效：清热和营，淡渗利湿。适用于脂肪肝湿热阻滞型，症见胁肋胀痛，脘痞腹胀，或身目俱黄，口苦而干，食欲缺乏，肢体困倦，小便短黄，大便滞结，舌红、苔黄腻，脉濡滑。

验方3　夏陈二术汤

◎ 半夏 10 克，陈皮 10 克，苍术 15 克，白术 15 克，茯苓 25 克，郁金 10 克，白矾 3 克，厚朴 10 克，瓜蒌皮 15 克，芥子 10 克，薏苡仁 30 克，泽泻 15 克，山楂 15 克，荷叶 30 克。用法：每日 1 剂，加水适量，分早、晚 2 次煎服。功效：利湿化痰，和中消滞。适用于脂肪肝属痰湿内阻型，症见胁下闷胀，阵痛时作，脘痞食少，恶心欲呕，腹部胀满，头胀身重，肢体困倦，尿少不畅，便溏欠爽，舌淡苔白腻，脉弦滑。

验方4　参术归红汤

◎ 党参 15 克，白术 15 克，当归 15 克，红花 10 克，黄芪 30 克，茯苓 25 克，川芎 10 克，穿山甲（代，先煎）10 克，鳖甲（先煎）10 克，熟地黄 20 克，枸杞子 20 克，桃仁 10 克，丹参 20 克，泽兰 15 克。用法：每日 1 剂，加水适量，分早、晚 2 次煎服。功效：益气养营，和血化瘀。适用于脂肪肝属下虚瘀结型，症见肋下刺痛，固着不移，触按尤甚，面色淡白或灰滞，面颈部可见赤丝血缕，脘痞腹胀，下肢水肿，倦怠乏力，舌淡紫，边有瘀点、瘀斑，脉细涩。（《肝胆病中医特色治疗》）

消脂饮治脂肪肝

◎ 黄芪、泽泻、丹参各20~30克，泽兰12~15克，郁金、白术各12克，生山楂20克，柴胡10克，茯苓10~15克，白矾（分冲）2克，虎杖15~20克，薏苡仁、绞股蓝各30克。加减：肝功能异常加垂盆草；血脂高加决明子、蒲黄粉；便秘加大黄；肝区胀痛加姜黄、三七粉；嗜酒者加葛根、枳椇子等。用法：每日1剂，水煎服。经治45例患者，在单纯应用本方治疗3个月后，总有效率为88.8%。（《新编家庭医学全书》）

消脂汤治脂肪肝

◎ 桑寄生、首乌、巴戟天各12克，象贝母、白芥子、赤芍各15克，枳壳、郁金各9克，泽泻、草决明、丹参各30克。加减：脾虚加苍术、白术；食积加焦三仙；谷丙转氨酶升高加垂盆草。用法：水煎服，每日1剂，30日为1个疗程，总有效率达97%。（《偏方治验大全》）

化浊降脂汤治脂肪肝

◎ 生山楂、生黄芪、丹参各30克，陈皮、苍术、莪术、姜黄各12克，茯苓、泽泻、郁金、赤芍各20克，首乌、枸杞子各15克。加减：肝区痛甚加川楝子、元胡；谷丙转氨酶异常加垂盆草、田基黄；肝脾大加炙鳖甲、穿山甲（代）。用法：水煎服，每日1剂，60日为1个疗程，总有效率为94.8%。（《中医诊治100病》）

消脂保肝汤治脂肪肝

◎ 山楂30克，泽泻、枳椇子、丹参各20克，鸡内金、苍术、白术、制大黄、川芎、柴胡各10克，郁金15克。加减：胁痛加元胡、白芍；乏力加仙鹤草、黄芪。用法：每日1剂，水煎服，3个月为1个疗程。结果总有效率为86.7%。（《中医治验·偏方秘方大全》）

解酲保肝汤治酒精性脂肪肝

◎ 枳椇子20克，山楂20克，泽泻20克，猪苓20克，鸡内金10克，神曲15克，柴胡10克，山栀15克，黄芩15克，半夏10克，砂仁10克，郁金15克，甘草5克。用法：每日1剂，水煎，分2次服。有一定的解酒作用，对酒精引起的肝损害有保护作用，适用于酒精性脂肪肝。（《肝胆病千家妙方》）

按：实验研究还表明，本方对实验动物急性酒精肝损伤有明显的改善作用，降低三酰甘油；预防给药有较好的调节脂肪代谢的作用。对慢性酒精中毒肝损伤引起的GPT升高，肝匀浆中三酰甘油、胆固醇的升高均有明显降低作用。通过光学纤维镜下观察实验动物肝组织切片的病理改变表明：急性酒精性肝损害以肝细胞损伤为主，慢性酒精性肝损害以脂肪变性为主，而本方具有明显保护肝细胞、改善脂肪变性的作用。

酒肝康汤治酒精性脂肪肝

◎ 葛根 30 克，丹参 30 克，山楂 30 克，泽泻 30 克，草决明 30 克，柴胡 15 克，芥子 15 克。用法：水煎服，每日 1 剂。功效：清解酒毒，疏肝活血，渗湿化痰。适用于酒精性脂肪肝。(《河南中医》1997 年第 4 期)

加味温胆汤治酒精性脂肪肝

◎ 枳实 10 克，清半夏 10 克，黄连 10 克，茯苓 15 克，陈皮 12 克，竹茹 12 克，桃仁 12 克，柴胡 12 克，赤芍 12 克，白芍 12 克，丹参 30 克，山楂 30 克，鳖甲 24 克。用法：水煎服，每日 1 剂。功效：解酒泻毒，理气健脾、活血化瘀。适用于酒精性脂肪肝。(贾秀芹经验方)

妙方外用治脂肪肝

验方1　化积膏

◎ 制香附 100 克，广郁金（黄色）35 克，炒枳壳 50 克，炒僵蚕 15 克，柴胡 10 克。共研细末，取适量用水调匀，填入脐中，外盖纱布，胶布固定，隔日换药 1 次。

验方2　复方丹参膏

◎ 丹参 30 克，赤芍 30 克，郁金 30 克，沉香 10 克，乌药 30 克。上药共研细末，每次取适量凡士林调糊如膏状，外敷肝区，用敷料覆盖，胶布固定。每日换药 1 次，20 次为 1 个疗程。

验方3　归芎膏

◎ 当归 30 克，川芎 30 克，白芷 15 克，小茴香 30 克，厚朴 30 克。上药共研细末，每次取适量用凡士林调糊如膏状，外敷肝区，用敷料覆盖，胶布固定。每天换药 1 次，20 次为 1 个疗程。

食疗妙方治脂肪肝

验方1　荷叶山楂茶

◎ 荷叶、山楂各 10 克。泡茶饮，数次多饮。可用于各类脂肪肝。

验方2　决明首乌茶

◎ 决明子、何首乌各 10 克，水煎当茶饮，每日 2 次。适用于轻度脂肪肝。

验方3　玉米须冬葵赤小豆汤

◎ 玉米须 60 克，冬葵子 15 克，赤小豆 100 克，白糖适量。将玉米须、冬葵子煎水取汁，入赤小豆煮成汤，加白糖调味。分 2 次饮服，吃豆，饮汤。本方可作为脂肪肝的食疗保健方。

验方4　金钱草砂仁鱼

◎ 金钱草、车前草各 60 克，砂仁 10 克，鲤鱼 1 尾，盐、姜各适量。将鲤鱼去鳞、鳃及内脏，同其他 3 味同煮，鱼熟后加姜、盐调味，食鱼喝汤。每周 2~3 次。

验方5　三花减肥茶

◎ 玫瑰花、茉莉花、玳玳花各 2 克，川芎 6 克，荷叶 7 克。上药搓碎，置入热水瓶中，用沸水冲泡，盖闷 10 分钟。频频饮用，1 日内饮尽。功用：芳香化浊，行气活血。主治：脂肪肝、肥胖症。

验方6　白术枣

◎ 白术、车前草、郁金各 12 克，大枣 120 克。将前 3 味中药用纱布包好，加水与大枣同煮，尽可能让大枣吸收药液。去渣食枣。

验方7　当归郁金楂橘饮

◎ 当归、郁金各 12 克，山楂、橘皮各 25 克。加水同煎取汁，每日 1 剂，分 2~3 次内服。

验方8　红花山楂橘皮饮

◎ 红花 10 克，山楂 50 克，橘皮 12 克。水煎取汁，分 2~3 次内服，每日 1 剂。

验方9　何首乌粥

◎ 何首乌 20 克，粳米 50 克，大枣 2 枚。将何首乌洗净晒干，打碎备用，再将粳米、红枣加清水 600 毫升，放入锅内煮成稀粥，兑入何首乌末搅匀，文火煮数沸，早晨空腹温热服食。

验方10　黑鱼冬瓜汤

◎ 黑鱼 1 条，冬瓜 250 克，葱、姜、盐、味精各适量。将黑鱼洗净，去鳞和肠杂，冬瓜切块，然后一起入锅煮，加调味品，分 2 次服食。

验方11　大蒜麦芽糖

◎ 大蒜 1 瓣，麦芽糖 50 克。大蒜剥去皮，将水煮过的大蒜磨成泥状，将麦芽糖以热水溶化，或以微波炉加热，再加入大蒜泥，充分搅拌，使其混合均匀。每日 1 次，每次 1 小匙。该方补脾胃、行滞气，分解酒精，降低胆固醇，改善肝功能。

专家 zhuan jia 温馨提示

患者宜多食高蛋白食品，如去脂牛奶、各种豆制品及瘦猪肉；维生素要充足，可选用各种新鲜绿叶蔬菜；适当选用具有保肝降脂的食物如奶渣、兔肉、虾米、干贝、淡菜、小米、芝麻、菜花、油菜、菠菜等，脂肪肝患者多食有益；限制脂肪的摄入，少食高胆固醇食品，蛋黄每天不宜超过2个，每日用油量要限制在10克以内；控制糖类的摄入，除不吃甜食外，休息情况下，每日进食不应超过250克；忌食葱、姜、蒜、辣椒、胡椒、芥菜、咖喱等对肝有刺激的调味品。积极减肥，选择性地服用减肥茶，进行体育锻炼，如做保健操、散步、慢跑、打太极拳等。

酒精性脂肪肝最有效的预防措施是戒酒，或者控制饮酒量，尽量饮用低度酒或不含酒精的饮料。如果有应酬实在不好推脱，要避免空腹饮酒，可以在饮酒前适量口服些牛奶、酸奶等，这样可以保护胃黏膜，减少酒精的吸收。

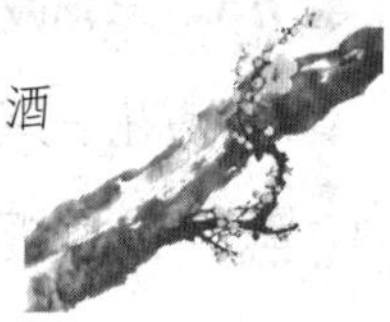

第1章 内科疑难病秘验精方

肝硬化

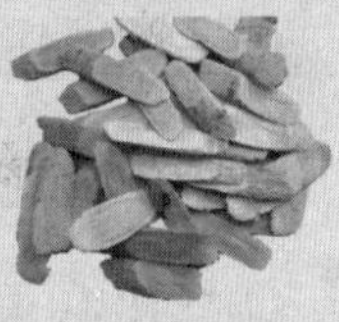

单方·秘方·经验方·食疗方·外用方

肝硬化是一种常见的慢性肝病，是一种或多种病因长期或反复发生作用，引起肝细胞弥漫性变性、坏死、再生和再生结节以及肝纤维组织增生，纤维隔形成等改变，终致正常肝中叶结构破坏、血管改建和假小叶形成，使肝逐渐变形、变硬而形成肝硬化。早期（代偿期）可无明显症状，或表现为肝区痛、食欲缺乏、腹胀、便溏、乏力等一般慢性肝病的症状；晚期（失代偿期）则以肝功能损害和门静脉高压为主要表现，并出现上消化道出血、肝性脑病、继发感染等严重并发症。国外研究数据显示，失代偿期肝硬化如未得到有效治疗（如及时有效抗病毒治疗等），其5年生存率只有14%~20%，而失代偿肝硬化患者75%以上有腹水形成。

肝硬化在不同阶段表现不同，故分属于中医“胁痛”“黄疸”“癥积”（或痞块）“鼓胀”等病证范畴。一般早期肝硬化多属于“癥积”范畴，失代偿期肝硬化多见于“鼓胀”病。治疗本病应先分清虚实、标本之主次。标实者，应辨气滞、血瘀、水湿的偏盛，分别采用行气、活血、利水或攻逐等法；本虚者须辨阳虚与阴虚的不同，用温补脾肾或滋养肝肾法；本虚标实，错杂并见者，当攻补兼施。

复方鸡内金散治肝硬化

◎ 生鸡内金 60 克，西洋参 30 克，三七粉 30 克，红花 15 克。用法：上药共研细末，每次服 5~10 克，每日 3 次，米汤送下。主治：正虚瘀结型肝硬化。(《肝胆病千家妙方》)

大黄地龙散治肝硬化

◎ 大黄、地龙、穿山甲（代）各 30 克。用法：共研细末，每次服 3~5 克。主治：肝脾血瘀型肝硬化。(《龟鳖妙用》)

复方泽兰饮治肝硬化

◎ 泽兰、黑料豆、路路通、楮实子各 20 克。用法：每日 1 剂，分早、中、晚 3 次煎服。主治：血瘀水停型肝硬化。(民间验方)

桃仁鳖甲红小豆汤治肝硬化

◎ 桃仁 15 克，鳖甲 20 克，红小豆 100 克，白术 20 克，茯苓 20 克，生地榆 15 克，王不留行 15 克，百合 20 克，夏枯草 15 克，五灵脂 10 克，冬瓜仁 20 克，地肤子 15 克，牡蛎 20 克。适用于肝硬化引起的肝脾大伴鼓胀，食少纳呆，消瘦者。(《龟鳖妙用》)

按：方中以桃仁为君药破血行瘀，主治瘀血、血闭癥瘕等证。据现代药理研究，桃仁的醇提取物有抗血凝作用和较弱的溶血作用，故为治肝脾大的良药。鳖甲也是治血瘀消癥块的要药。全方具有益气行水，活血化瘀柔肝软坚的功效，药性平和不峻，配伍严密。更妙的是用富含蛋白的赤小豆煎汤代水，寓利湿解毒之中，有清补强壮之用。此外，服药过程中，应当忌烟、酒，调膳食，畅情志，防劳累等。

三甲散治早期肝硬化

◎ 鳖甲、龟甲、穿山甲（代）各等份（共研细末），柴胡 8 克，白术 10 克，郁金 6 克，丹参 12 克，当归 6 克，白芍 10 克，桃仁 6 克，麦芽 10 克，生牡蛎 15 克。用法：每日 1 剂，分 2 次服，清水煎送服三甲散 6 克。功效：活血逐瘀，疏肝健脾。适用于早期肝硬化。(《肝胆病千家妙方》)

按：方中鳖甲入肝，既可滋阴搜邪，又可软坚散结，与龟甲、穿山甲（代）、牡蛎合用，软坚化积、活血通络更为显著。柴胡疏肝解郁以升清，白术培中健脾以扶正，当归补血活血，白芍柔肝缓急，丹参、桃仁活血祛瘀，郁金行瘀利胆，麦芽消食化积。药理研究表明，鳖甲可抑制结缔组织增生，降低肝组织氧耗量，增强免疫功能，有抗癌包括强烈抑制癌细胞生长、降低癌胚蛋白、抑制移植实质性癌等作用，还能明显提高耐缺氧能力，提高耐疲劳能力等。当归、丹参可使肝区搏动性血流量增加，流出阻力减少。丹参还可抑制过度增生的纤维母细胞，对肝硬变组织的再生与修复有一定的作用。

国医大师朱良春经验方治晚期肝硬化

◎ 沙参15克，麦冬10克，枸杞子10克，阿胶10克，生地黄15克，红参10克，三七10克，紫河车10克，土鳖虫10克，姜黄10克，穿山甲珠（代）10克，首乌15克，龟甲15克，鳖甲15克。加减：神志异常者加石菖蒲6克，郁金10克，甚急者急用安宫牛黄丸；潮热明显者加银柴胡10克，地骨皮15克；渴甚者加石斛15克，天花粉15克；有出血倾向者加仙鹤草30克，二至丸（包）10克；出血者加大黄末、三七粉冲服；腹胀者加佛手15克，玫瑰花10克，或沉香10克，莱菔子10克，槟榔10克；脾虚者加四君子汤并重用焦白术；夜寐多梦者加夜交藤30克，合欢花15克。功效：滋补肝肾，育阴利水，凉血化瘀。主治：肝硬化后期肝肾阴虚证。除有水湿内阻或瘀血阻络症状外，尚有面色灰暗，形体消瘦，潮热心烦，手足心热，唇干口燥，失眠多梦，鼻衄（鼻出血）牙宣，舌红绛而干或光剥，脉细数无力。(《中医杂志》2000年第10期）

黄芪鳖甲红枣汤治肝硬化

◎ 黄芪50克，鳖甲30克，地骨皮30克，红枣（洗净劈开）12枚。一同煎，食枣喝汤。适用于阴虚内热的肝硬化患者。(《龟鳖妙用》)

鳖甲红枣汤治肝硬化

◎ 鳖甲20克，红枣10枚，米醋2匙，冰糖适量。用法：将鳖甲炒黄，倒入火醋，迅速翻炒，然后将鳖甲放入砂锅中，加入红枣，水1大碗，烧开后以小火炖1小时，加入冰糖，待红枣熟烂后，弃鳖甲，吃枣饮汤。功效：健脾软坚散结，适用于肝硬化早期患者。若肝硬化腹水者，可在上汤中加赤小豆。本汤如服用时出现腹胀明显者应立即停服，无腹胀者，2个月为1个疗程。(《龟鳖妙用》)

丹参玉竹猪肝汤治肝硬化

◎ 丹参30克，玉竹30克，猪肝（洗净去血切片）1具。用法：将猪肝与药同煎，食肉喝汤。功效：柔肝滋阴，活血化瘀。适用于早期肝硬化患者。(民间验方）

三七鳖甲炖瘦肉治早期肝硬化

◎ 鳖甲30克，三七10克，猪肉（瘦）120克，大枣20克，盐3克，姜3克，味精1克。制法：将三七、鳖甲、枣（干）洗净；猪瘦肉洗净，切块；把全部用料一齐放入炖盅内，加开水适量，炖盅加盖，文火隔开水炖3小时，调味即可。功效：活血化瘀、软坚散结；早期肝硬化属血瘀郁结者，症见右胁疼痛，肝脾大，形体消瘦，饮食不振，体倦乏力，大便不畅，小便不利，舌边有瘀点，脉细弦

或细涩。注意：脾胃虚寒之食便溏者忌饮用本汤。(《肝胆病千家妙方》)

消癥利水汤治肝硬化腹水

◎ 鳖甲 30 克，柴胡 9 克，茵陈 20 克，丹参 20 克，莪术 15 克，党参 15 克，炒白术 20 克，炙黄芪 20 克，淫羊藿 20 克，醋五味子 15 克，大腹皮 20 克，猪苓、茯苓各 20 克，泽泻 20 克，白茅根 20 克。用法：水煎服，每日 1 剂，每日分 3 次服。功效：培补脾肾，祛瘀化癥，利水消肿。主治：肝硬化代偿失调所出现的水肿膨胀、肝脾大。

加减：肝病虚损严重，肝功障碍，絮浊试验、血清蛋白电泳试验异常，可加培补脾肾之品，白术可增至40克，另加仙茅20克，女贞子20克，鹿角胶（烊化）9克。经验证明，重用扶正培本、补益脾肾之品，肝硬化证候和肝功能化验、免疫指标都能得到相应改善，说明扶正补虚是降絮浊和提高血清蛋白的关键。当然，虚与瘀是互为因果的，肝病虚损严重，抵抗力低下，微循环障碍，又能因虚致瘀，导致肝脾大，形成癥积肿块。故在扶正补虚的同时尚须重用活血祛瘀之品。对此，我们一般是轻重药并用，加重丹参、赤芍、莪术等药之分量。补虚与祛瘀多是综合运用，不过有时有所侧重罢了。（《肝胆病千家妙方》）

鳖甲槟榔汤治单纯性肝脾大

◎ 鳖甲 15 克，槟榔 9 克。用法：水煎，饮汤。长期服用能缩小、软化肝脾，有防治肝硬化的作用。(民间验方)

二甲散治肝脾大

◎ 鳖甲、穿山甲（代）各等份。研成细末，每次服 4 克，每日 3 次。饭后蜂蜜调服更佳。据报道，用本方共治疗 100 例肝脾大患者，结果有 78 例肝脾明显回缩或正常，血小板上升至每立方毫米 10 万以上。(《陕西中医》1989 年第 7 期)

鳖甲琥珀大黄散治心腹癥瘕血积

◎ 鳖甲（汤泡洗净，米醋浸一宿、火上炙干，再淬再炙，以甲酥为度，研极细）30 克，琥珀（研极细）9 克，大黄（酒拌炒）15 克。用法：上共研细做散。每早服 6 克，白汤调下。主治：心腹癥瘕血积，肝硬化、肝脾大，腹大如鼓，青筋暴露。(《甄氏家承方》)

红花化瘀汤治酒精性肝硬化

◎ 红花 6 克，桃仁 9 克，丹参 30 克，穿山甲 9 克，当归 10 克，赤芍 10 克，丹皮 6 克，白术 10 克，泽泻 9 克，素馨花 9 克，牡蛎（先煎）30 克。用法：水煎服，每日 1 剂。功效：行气活血，化瘀通络。主治：气滞血瘀型酒精性肝硬化。症见两胁闷胀，胁下痞块，蜘蛛痣，肝掌，或腹壁青筋暴露，食欲缺乏，舌质紫黯或有瘀点、瘀斑，脉弦细涩。(《肝胆病千家妙方》)

软肝消水汤治酒精性肝硬化腹水

◎ 葛根 20 克，生黄芪 50 克，白扁豆 10 克，海藻 10 克，鸡内金 10 克，土鳖虫 10 克，青皮 10 克，丹参 10 克，青黛 6 克，白术 15 克，泽泻 15 克，莱菔子 15 克，昆布 15 克，柴胡 15 克，茵陈 18 克。用法：水煎服，每日 1 剂。功效：健脾化湿解酒、疏肝活血软坚。适用于酒精性肝硬化伴腹水者。(陈全寿经验方)

简便验方治肝硬化

验方1　莱术散

◎ 莱菔子 50 克，白术 50 克，生鸡内金 50 克，沉香 50 克。用法：上药共研细末，每次服 3 克，每日 2~3 次，米汤送服。主治：肝郁脾虚型肝硬化。(《肝胆病中医特色治疗》)

验方2　桃仁虫草散

◎ 桃仁 30 克，冬虫夏草 30 克。用法：上药共研细末，每次服 3~5 克，每日 2~3 次，米汤送服。主治：正虚瘀结型肝硬化。(《肝胆病中医特色治疗》)

验方3　乌鳖汤

◎ 乌药 30~40 克，鳖甲（醋炙）20~30 克。用法：鳖甲加水先煎 20 分钟，再下乌药同煎，每剂煎服 2 次，分早、晚服用。20 剂为 1 个疗程。功效：解郁散结，利水。主治：肝硬化属肝气郁结型，症见肋胁胀痛或刺痛，脘腹胀满，恶心嗳气。据报道，用本方治肝硬化腹水，一般 5~10 剂后尿量增加，连用 2~3 个疗程腹水消失。(《中医杂志》1997 年第 3 期)

验方4　牵牛子茴香散

◎ 牵牛子 120 克，茴香 30 克。用法：上药共研细末，每次服 3~5 克，每日 2~3 次，米汤送服。主治：水湿内阻型肝硬化腹水。(《肝胆病中医特色治疗》)

验方5　苍术防己汤

◎ 苍术 30 克，白术 30 克，怀牛膝 30 克，川牛膝 30 克，汉防己 30 克，大腹皮 30 克。用法：水煎服，每日 1 剂。服药期间忌盐、忌碱。药后小便每日增至 1000 毫升以上，腹水消除大半时应停药，不宜长期服用。功效：健脾化湿，活血利水。主治：肝硬化腹水。(《中国医药学报》1989 年第 4 期)

按：本方为中国中医研究院方药中教授之经验方。一般情况下，服1~4剂即见效，且其利水作用持续时间长，停药后小便量不减少。

外治妙方治肝硬化

验方1　复方水荭花子膏

◎ 水荭花或水荭花种子 50 克，阿魏 30 克，樟脑 10 克。用法：如有鲜水荭花，可将花捣烂绞汁，煎浓，加入阿魏、樟脑粉，熬稠成膏；如无鲜水荭花，可用等量种子，捣碎，加水适量，煎取浓汁，兑入阿魏、樟脑熬稠成膏，使用时取药膏适量敷于脐部，外用敷料覆盖，胶布固定。每日换药 1 次，20 次为 1 个疗程。主治：各型肝硬化。(《中草药外治验方选》)

验方2　商陆膏

◎ 鲜商陆根 30 克，鲜四季葱白 15 克，芒硝 15 克。用法：共捣成膏，做成圆球状，将药球敷于脐孔上，以手按平，外以敷料覆盖，胶布固定。待小便通畅，大便亦下，脐孔作痒时去掉敷药。如敷 1 次时腹水未尽消，隔 1 日可再制 1 剂外敷。主治：肝硬化腹水。(《中草药外治验方选》)

验方3　复方田螺膏

◎ 活田螺（去壳）4 只，大蒜头（去皮）5 瓣，鲜车前草 50 克，牵牛子 20 克。用法：将牵牛子研成细末，与诸药共捣成膏状，使用时取药膏适量，外敷脐部，敷料覆盖，胶布固定。每日换药 1 次，20 次为 1 个疗程。主治：各型肝硬化腹水。(《肝胆病中医特色治疗》)

食疗妙方治肝硬化

验方1　黑芝麻茯苓粥

◎ 黑芝麻 10 克，茯苓 15 克，生姜 3 片，大米 100 克。将姜切成片，茯苓捣碎，浸泡半小时后煎取药汁，共煎 2 次。将 2 次汤汁混合后，再同大米和芝麻煮为稀粥。作早、晚餐服用，伴腹水者疗效好。

验方2　百合粥

◎ 百合 60 克，大米 100 克，生姜 3 片。将百合洗净切碎，同大米煮粥，可作早、晚餐服用，腹水时可用。

验方3　荷叶薏仁鸭子汤

◎ 荷叶 50 克，鲜鸭肉 500 克，薏仁 100 克。将鲜鸭肉洗净切碎成块，同薏仁荷叶放在一起，加水煮至肉烂，不放盐和其他调味品，每日 2 次，每次 250 毫升左右，连服 10~14 天。有利尿、消肿之效，补血行水。

验方4　香薷粥

◎ 香薷 10 克，粳米 50~100 克。先将香薷洗净，用水煎汁，去渣，然后加入粳米煮粥。每日 2 次，作早、晚餐用。

验方5　赤小豆冬瓜鲤鱼汤

◎ 鲜鲤鱼（约500克）1条，赤小豆100克，冬瓜200克。将鲜鲤鱼去鳞、去内脏后同赤小豆一起煮到半熟时加入冬瓜200克，再煮至肉烂汤白，不放盐及其他调味品，熟后用纱布过滤去渣。每日2次，每次服250毫升左右，连服10~14天。能提高血浆蛋白，有较强的利水消肿作用。

验方6　大蒜蒸西瓜

◎ 大蒜60~90克，西瓜（1500~2000克）1个。先用尖刀在西瓜皮上挖一个三角形的孔洞，大蒜去皮纳入西瓜内，再用挖去的瓜皮塞堵洞口，将其洞口向上隔水蒸熟。吃蒜和西瓜瓤，趁热服下，大蒜有抗菌和消炎作用，西瓜有消热解暑，有利水消肿功能。

验方7　山药桂圆炖甲鱼

◎ 山药片30克，桂圆肉20克，甲鱼（约500克）1只。先将甲鱼在45℃温水中使其排尽尿液，后烫死去肠杂及头爪；然后连甲带肉加水适量，与山药、桂圆肉清炖至烂熟。饮汤吃肉，阴虚者宜用。

验方8　杞子南枣煲鸡蛋

◎ 南枣10枚，西枸杞30克，鸡蛋2只。将西枸杞、南枣洗净后加水适量，文火炖1小时后打入鸡蛋，再煮片刻，做成荷包蛋即成。每日2次，饮汤吃蛋。用于滋肝补肾。

专家 zhuan jia 温馨提示

①早期肝硬化患者，要根据病情安排休息与活动。休息是保护肝的重要措施之一，少活动可减少肝代谢负担，有利于肝细胞的恢复。

②食谱多样化，其营养原则是高热量、高蛋白质、高维生素和低脂肪。避免有刺激性及植物性纤维多、坚硬的食物，以免因食管静脉曲张破裂大出血。禁烟、酒，不喝含有酒精成分的饮料，以免加重肝负担而促使病情恶化。适当限制进食动物脂肪，以免引起脂肪肝。伴有腹水者，应按病情给予低盐或无盐饮食。腹水严重时还应限制每日的进水量，并置于半卧位，使横膈下降，利于呼吸。当出现高血氨时，则禁忌高蛋白饮食。每餐前后要注意口腔卫生，用生理盐水漱口。

③做好皮肤护理。水肿好发的部位是患者的臀部、外阴、下肢，可用棉垫或气圈保护，经常用热毛巾按摩，防止压疮发生。有皮肤瘙痒者应设法止痒，防止因皮肤破损而引起感染。

④遵医嘱按时按量给患者服药，有出血倾向者，应口服维生素K或肌内注射K_1。进食过少时，应给予静脉注射或静脉滴注葡萄糖、维生素及氯化钾等，以补充身体需要，在用利尿药时，要注意电解质的平衡。

第 1 章　内科疑难病秘验精方

慢性肾盂肾炎

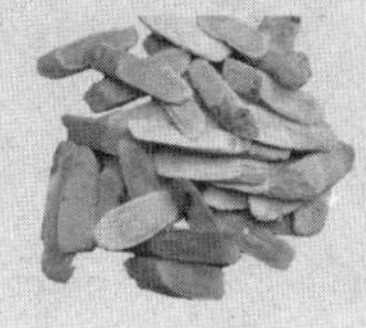

单方 · 秘方 · 经验方 · 食疗方 · 外用方

慢性肾盂肾炎是细菌感染肾引起的慢性炎症，病变主要侵犯肾间质和肾盂、肾盏组织。由于炎症的持续进行或反复发生导致肾间质、肾盂、肾盏的损害，形成瘢痕，以至肾发生萎缩和出现功能障碍。平时患者可能仅有腰酸和（或）低热，可没有明显的尿路感染的尿痛、尿频和尿急症状，其主要表现是夜尿增多及尿中有少量白细胞和蛋白等。患者有长期或反复发作的尿路感染病史，在晚期可出现尿毒症。

慢性肾盂肾炎属中医“腰痛”“劳淋”“虚劳”等范畴，其关键病机为肾亏损、湿热内伏。本病的明确诊断是临床上的难题之一，且迁延不愈或遇劳则发，治疗也比较困难。急性发作期，宜中西药并用，以尽快消除感染，减轻患者的痛苦。慢性期则宜用中药辨证论治，扶正为主，增强体质及抗感染能力，减少复发，保护肾功能。

慢性肾盂肾炎由于长期使用抗生素后，细菌产生了耐药性，或进入细胞内，使抗生素失去杀菌能力，所以应该用中药配合抗生素治疗。用中药配合抗生素治疗，抵制耐药性，没有不良反应，预后好，一般根据辨证选择中药配合抗生素治疗。由于抗生素长期使用，损伤大，在抗生素停药后，坚持使用中药治疗一段时间，可完全治愈肾盂肾炎，防止复发。

淋效汤治慢性肾盂肾炎

◎ 熟地28克，山药20克，柴胡、知母、黄柏、山茱萸、丹皮、泽泻、茯苓各15克，牛膝、没药、黄芩各10克。用法：将上述药物用水煎煮后去渣取汁，可每日服1剂，分3次服下，连续用药1个月为1个疗程。功效：滋阴、清热、除湿。主治：有小便频急涩痛、量少色黄、淋漓不畅、腰膝酸软、头晕耳鸣、失眠多梦、口干咽燥、五心烦热、舌红、少苔或无苔、脉细数等症状的肾阴亏虚型慢性肾盂肾炎。(《内蒙古中医药》1995年第2期)

劳淋汤治慢性肾盂肾炎

◎ 生山药30克，生芡实9克，知母9克，真阿胶（不用炒）9克，生杭芍9克。用法：水煎服，每日1剂。主治：劳淋。因劳力、劳心或房劳过度，耗散真阴，阴亏热炽，熏蒸膀胱，久而成淋，小便不能少忍，便后仍复欲便，尿道作疼。(清·张锡纯《医学衷中参西录》)

参芪劳淋汤治慢性肾盂肾炎

◎ 黄芪 15 克，党参 15 克，茯苓 15 克，麦冬、地骨皮、车前子、石莲子各 10 克，益母草 15 克，白茅根 30 克，白花蛇舌草 20 克，甘草 5 克。用法：水煎服，每日 1 剂。功效：补气养阴，清利湿热。主治：慢性肾盂肾炎，辨证属气阴两虚兼膀胱湿热证。(《中医杂志》1990 年第 12 期）

黄芪汤治慢性肾盂肾炎

◎ 黄芪 60 克，人参、滑石、五味子、茯苓、磁石、旱莲草各 30 克，桑白皮 22 克，黄芩、枳壳各 15 克。用法：上药共捣为粗末，每次 9 克，用水 150 毫升，煎至 100 毫升，去渣温服，不拘时候。功效：益气补肾，利水通淋。主治：肾虚劳淋，小便滞涩不利。(《圣济总录》卷九十八）

瓜蒌瞿麦丸加味方治慢性肾盂肾炎

◎ 瓜蒌根（天花粉）20 克，茯苓 30 克，山药 30 克，炙附子 10 克，瞿麦 15 克。用法：水煎服，每日 1 剂。功效：温肾健脾，化湿通淋。主治：慢性肾盂肾炎属脾肾阳虚型，症见尿滞涩不畅，小便滴沥不尽，腰膝冷痛，夜间尿频，头面、下肢水肿，乏力食少。临床报道，用此方治慢性肾盂肾炎 186 例，有效率为 94.6%。(《浙江中医杂志》1986 年第 9 期）

柏凤汤治慢性肾盂肾炎

◎ 黄柏 10 克，凤尾草 30 克，薏苡仁 30 克，滑石（布包）30 克。用法：水煎服，每日 1 剂。功效：健脾升阳，化湿通淋。主治：慢性肾盂肾炎属气虚下陷型，症见小便频多，小腹重坠，食欲缺乏，腹胀便溏，面色萎黄，气短乏力。临床报道，用此方治慢性肾盂肾炎 53 例，有效率为 98%。(张大宁《实用中医肾脏病学》)

地黄二至汤治慢性肾盂肾炎

◎ 大生地 6 克，女贞子 9 克，泽泻 4.5 克，怀山药 6 克，当归 4.5 克，怀牛膝 4.5 克，墨旱莲 4.5 克，丹皮 3 克，川断 4.5 克，桑枝 9 克。用法：水煎服，每日 1 剂。主治：慢性肾盂肾炎（劳淋）之肝肾阴虚生热，背驼足弱，小便淋沥不净，滴沥难下，实为劳淋。(《马培之医案》)

茯苓琥珀汤治慢性肾盂肾炎

◎ 茯苓、琥珀、白术各 15 克，滑石 30 克，泽泻 30 克，猪苓 15 克，炙甘草、桂心各 10 克。用法：上药研为末，每次 15 克。甘澜水煎汤调下，空腹时服，少时以饮食压之。功效：健脾温肾利湿。主治：

湿浊内蓄，小便频数，脐腹胀满，腰部沉重，脉沉缓。(《卫生宝鉴》卷十七)

按："甘澜水"出自《伤寒论》和《金匮要略》的茯苓桂枝甘草大枣汤方。曰："以杓扬之，水上有珠子五六千颗相逐，取用之。"即叫甘澜水。后代医家成无已谓此水是"扬之无力，取不助肾气也"。现在已不用此种方法，以温开水调下即可。

益肾汤治慢性肾盂肾炎

◎ 菟丝子12克，狗脊20克，补骨脂12克，杜仲10克，枸杞子20克，山药30克，茯苓12克，莲子30克，续断20克，黄芪30克。用法：水煎服，每日1剂。功效：益气补肾。主治：慢性肾盂肾炎，脾肾两虚。(《百病良方》第一集)

银翘石斛汤治慢性肾盂肾炎

◎ 金银花15克，连翘尾巴5克，石斛15克，生地、熟地各15克，山药30克，牡丹皮10克，茯苓15克，泽泻15克。用法：水煎服，每日1剂，分早、晚温服。功效：清热解毒，滋养肾阴。主治：慢性肾盂肾炎，症见腰酸、低热、膀胱刺激症、耳鸣等，亦可用于慢性膀胱炎及尿道炎。(《北京中医》1985年第4期)

简便验方治慢性肾盂肾炎

验方1　桃仁大黄煎

◎ 桃仁9克，大黄12克，桂枝、甘草、芒硝(后下)各6克。用法：水煎服，每日1剂，分2次服。本方活血化瘀，清热通腑，为陕西中医学院刘国强教授治疗慢性肾盂肾炎经验方。

验方2　内托消炎汤

◎ 黄芪15克，甘草9克，乳香、没药各6克，杭白芍9克，丹参12克。用法：水煎服，每日1剂，分2次服。本方为著名老中医岳美中治疗慢性肾盂肾炎方。功能内托生肌，对肾盂肾炎有较好疗效。

验方3　加味四白汤

◎ 白僵蚕9克，白果（打碎）5粒，白茅根30克，桑白皮9克，地肤子15克，黄芪30克，当归15克，熟地12克，阿胶9克，肉桂5克。用法：水煎服，每日1剂，分2次服。本方为卯时江治疗慢性肾盂肾炎方，功能温肾健脾，利水消肿，填精养血。

验方4　葵根饮

◎ 冬葵根30克，车前子15克。用法：水煎服，每日1剂。功效：滋阴清热。主治：慢性肾

炎属肾阴不足型，症见小便黄赤频数，滴沥不尽，潮热盗汗，头晕耳鸣。（申志强《中医肾脏病学》）

食疗便方治慢性肾盂肾炎

验方1　牛肉煮冬瓜

◎ 水牛肉（切片）500克，冬瓜（切片）250克，葱白（切段）100克，豆豉50克。加水共煮，牛肉熟后蘸盐和醋，早、晚空腹服食。本方对慢性肾盂肾炎有疗效。

验方2　鲫鱼煨大蒜

◎ 鲫鱼1条，约重250克，剖腹去内脏洗净，装入大蒜末10克，外包干净白纸，用水湿透，放入谷糠内烧熟。鱼蒜全食，有条件者每日1条。适用于慢性肾炎及营养不良性水肿。

验方3　芡实白果粥

◎ 糯米、芡实各30克，白果（去壳）10枚。煮粥。每日服1次，10日为1个疗程。此粥具有健脾补肾、固涩敛精之效。

验方4　参芪芡实猪肾汤

◎ 猪肾1个，党参、黄芪、芡实各20克。将猪肾剖开，去筋膜洗净，与药共煮汤食用。此方适用于慢性肾炎恢复期及脾肾气虚患者。

验方5　三皮红枣汤

◎ 葫芦皮、冬瓜皮、西瓜皮各30克，红枣10克。同放锅内加水约400毫升，煎至约150毫升，去渣即成。饮汤，每日1剂，至水肿消退为止。

验方6　鲫鱼灯心花粥

◎ 活鲫鱼1~2条，大米50克，灯心花5~8根。将上3味加水适量，煮成稀粥食用。每日1剂，适用于慢性肾炎、肾盂肾炎。

验方7　茅根粥

◎ 鲜茅根200克，大米200克。先将茅根洗净，加水适量，煎煮半小时，捞去药渣，再加淘洗的大米，继续煮成粥。分顿1天内食用。对慢性肾盂肾炎伴尿血者尤宜。

验方8　桑椹粥

◎ 桑椹子30克，生薏苡仁20克，葡萄干20克。同大米适量煮粥，分2次服食。适用于慢性肾盂肾炎肾虚腰痛、尿频、水肿者。

专家
zhuan jia
温馨提示

慢性肾盂肾炎急性发作期应卧床休息，恢复期可逐步增加活动。及时排尿，尤其在性生活后，女性患者应及时排尿，以冲去进入尿道与膀胱内的细菌，同时注意性生活卫生。注意多饮水。对于本病的预防要增强体质，提高机体的防御能力，消除各种诱发因素，积极寻找并去除炎性病灶，减少不必要的导尿。女性应注意保持外阴清洁，尤其在经期及怀孕期。

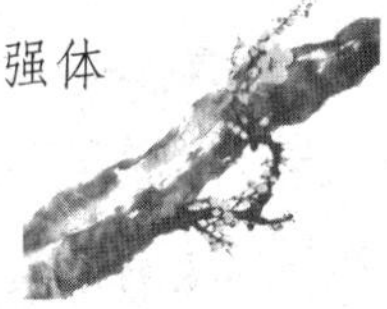

第 1 章　内科疑难病秘验精方

肾病综合征

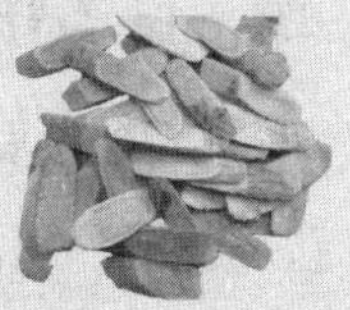

单方 · 秘方 · 经验方 · 食疗方 · 外用方

肾病综合征是指一组临床症状，包括大量的蛋白尿、低蛋白血症、高脂血症和水肿。凡能引起肾小球疾病者几乎均可发生肾病综合征，按临床惯例将肾病综合征分为原发性和继发性两大类。

肾病综合征属中医“水肿”的范畴。关于肾病综合征水肿的病机，主要与肺、脾、肾三脏及三焦对水液代谢功能的失调有关。由于外邪侵袭，肺之治节、肃降失司，可以出现面部水肿，或加重原来脾、肾两虚所引起的水肿；脾虚不能运化则水湿潴留也可以水肿；肾虚不能化气，亦可水湿潴留而肿，故《景岳全书·肿胀》说：“凡水肿等证，乃肺脾肾相干之病，盖水为至阴，故其本在肾；水化于气，故其标在肺；水惟畏土，故其制在脾。”三焦为水液运行之道路，三焦气化的正常与否，直接与肺、脾、肾三脏的功能有关，另外肝主疏泄，肝气失于条达，亦可使三焦气机壅塞，决渎无权，而致水湿内停，因此间接地也与肝的功能有关。在水肿发生的过程中，临床上还要注意水、气、血三者的关系，气行则水行，气滞则水停；《金匮要略》有“血不利则为水”。《脉经·卷九》有：“经水前断后病水，名曰血分”，“先病水后经水断，名曰水分”，说明血能病水，水能病血，实际上水与气血的关系，是反映了肝与水液代谢的关系，肝气条达，则无气滞，亦不会产生瘀血；肝失疏泄，气机不畅，气滞血瘀，则可产生水肿。

中医临床上常将本病归纳为以下几种证型。

1. 脾肾阳虚　症见一身皆肿，小便不利，身瞤动，恶寒无汗，四肢清冷，甚则沉重疼痛，舌质淡，舌体胖大，苔薄白，脉沉紧。治宜温补脾肾，通阳利水。方用真武汤合五皮饮加减。

2. 肝肾阴虚　素禀阳盛的患者，面部及下肢皆肿，伴见口渴欲饮，口苦纳呆，大便干结，手足心热，舌质偏红，苔薄白，脉见细数或弦细。治宜滋补肝肾，育阴利水。方用知柏地黄汤加减。

3. 气阴两虚　全身水肿，下肢尤甚，伴神疲短气、腹胀纳差，手足心热，口咽干燥，腰酸腰痛，头晕头痛，口渴喜饮，舌质淡红有齿痕，苔薄，脉沉细或弦细。治宜益气养阴。方用参芪麦味地黄汤或大补元煎加减。

4. 湿热壅滞　全身水肿，面红气粗，口苦口黏，口干不欲饮水，或痤疮感染，或继发疮疖，小便短涩。大便不畅，舌尖边红，苔薄黄腻，或苔黄，脉滑数或弦数。治宜清热解毒，祛湿利水。方用程氏萆薢分清饮加减。

近年来发现某些中药可减少激素和细胞毒药物的不良反应；可选用中药免疫抑制药物：雷公藤多苷、昆明山海棠片、正清风痛宁等；增加肝白蛋白合成药物如黄芪等，在临床用药中可酌情选用。

名家验方治肾病综合征

验方1　益肾健脾汤

◎ 黄芪 12 克，党参 9 克，炒白术 9 克，炒山药 9 克，甘草 4 克，茯苓 9 克，石韦 9 克，野山楂 9 克，丹参 9 克，制山茱萸 9 克。用法：水煎服，每日 1 剂，每日服 2 次。10 天为 1 个疗程。功效：益肾健脾，化湿消肿。用于肾病综合征属肾气亏虚，水湿泛滥，脾运失职型。（著名医家马莲湘教授经验方）

验方2　加味麻黄附子汤

◎ 麻黄 4.5 克，附子 9 克，乌豆 30 克，车前子 12 克，甘草 5 克。用法：水煎服，每日 1 剂，每日服 3 次。功效：温阳利水。用于肾病综合征属真阳虚衰。（潘石言老中医经验方）

验方3　健肾汤

◎ 黄芪 30 克，党参 30 克，山药 30 克，枸杞 30 克，山茱萸 15 克，淫羊藿 15 克，白花蛇舌草 30 克，半枝莲 30 克，泽泻 30 克，苡米根 30 克，黄柏 9 克，益母草 30 克，红花 6 克，炙甘草 9 克，干蟾 6 克。用法：水煎服，每日 1 剂，每日服 3 次。功效：调补脾肾，清利湿热。用于肾病综合征属脾肾两虚，下焦湿热者。（武汉名医万文谟主任医师经验方）

验方4　补泄理肾汤

◎ 黄芪 30~50 克，巴戟肉 15 克，黄柏 15 克，黑大豆 15~30 克，大枣 5~10 枚，牡蛎 30~50 克，土茯苓 20~30 克，泽泻 15~20 克。用法：水煎服，每日 1 次，每日服 2 次。功效：益气补肾，行水泄浊。用于肾病综合征属肾阴阳两虚，浊邪留滞者。（国医大师裘沛然教授经验方）

苏蝉六味地黄汤治肾病综合征

◎ 熟地 18 克，山茱萸 9 克，黄芪 15 克，玉米须 12 克，益母草、泽泻各 10 克，山药 18 克，蝉衣 3 克，紫苏叶 6 克，丹皮 9 克，桃仁 5 粒。用法：水煎服（文火煎），每日 1 剂，空腹服，每日服 2~3 次。功效：补肾利湿，活血消肿。适用于水肿病，迁延日久，气血虚衰，面色不荣，脸浮跗肿，按之如泥，蛋白尿很难消失。可用于慢性肾炎（阴水）、肾病综合征。

加减：蛋白尿多者，可重用黄芪至30克；白细胞多者，加马齿苋24克；红细胞多者，加血余炭、黑蒲黄各10克（布包）；尿少者，加怀牛膝10克，车前子（布包）9克；周身水肿，总蛋白偏低者，可用羊肉250克，生黄芪30克，生姜皮（竹刀刮下）2克煎汤去渣（羊肉不要吃）、饮汁、每2天1次；皮肤甲错，舌质紫者，可用少量大黄以通脉，解毒。（《名医特色经验精华》）

温肾通利汤治肾病综合征

◎ 附片 9 克，党参 12 克，茯苓 9 克，猪苓 9 克，炒白术 9 克，淫羊藿 9 克，荠菜花 30 克，生大黄 5 克，泽泻 20 克，肉桂 2 克，生地 9 克，牡丹皮 9 克。用法：水煎服，每日 1 次，每日服 2 次。功效：温补脾肾，通利行瘀。用于肾病综合征，脾肾两虚，寒热虚实交错者。（《中国当代名医验方大全》）

病案举例：杨某，男，4岁。患肾病综合征7个月余。曾用泼尼松（强的松）治疗乏效，反呈库欣综合征。易感冒，咳嗽。共用此方约17个月，病情渐趋稳定。治疗期间泼尼松逐渐减掉。各项化验均逐步好转。嘱再服本方4个月。随访1年未复发。

按：肾病综合征属中医“水肿”范畴。与脾肾两虚，水湿泛滥有关。故治疗当以补益脾肾为主。方中附片、党参、白术、肉桂等补益脾肾；二苓、泽泻利水渗湿；因水湿停聚，气血之道不通利，反臻水湿更壅聚，故加生大黄、生地、牡丹皮以活血行瘀，推陈致新。

益肾汤治肾病综合征

◎ 熟地 15 克，山药 10 克，泽泻 10 克，山茱萸 10 克，牡丹皮 10 克，茯苓 10 克，胡芦巴 15 克，益母草 30 克，半边莲 30 克，紫苏叶 30 克，黄芪 15 克，雷公藤 15 克。用法：水煎服，每日 1 次，每日服 2 次。主治：慢性肾炎，肾病综合征，隐匿性肾炎，慢性肾盂肾炎之蛋白尿。指征：肝肾阴虚，头晕目眩，腰膝酸软，遗精，盗汗，舌红苔少，脉细数。（《方药传真》骆继杰主任医师经验方）

按：益肾汤是在治疗肝肾阴虚的祖方——六味地黄丸的基础上加味组成的，临床用于慢性肾炎、肾病综合征、隐匿性肾炎、慢性肾盂肾炎之肾功能损害者，效果满意。但运用时须注意药物的加减变通：水肿者，苏叶、熟地的用量均为30克；血尿明显者，去苏叶，加小蓟炭、白茅根；尿蛋白明显者，加莲须、露蜂房；易感冒者，黄芪用量增至20~30克，并加连翘、蝉蜕；血压高者，加怀牛膝、茺蔚子、杜仲。一般情况下，熟地、山药、茯苓、黄芪、山茱萸用量少，益母草、半边莲用量大。雷公藤可用雷公藤多苷片代之。

丹参黄芪汤治肾病综合征

◎ 丹参30克，石韦、益母草、黄芪各15克。用法：中药每日1剂，水煎服。配合泼尼松1~1.5毫克/千克，分3~4次服；4~6周后改为2~3毫克/千克，隔日晨顿服，继用4周；以后每周减量5~10毫克，适当配合环磷酰胺。疗程4个月。主治：难治性肾病综合征。据临床报道，共治49例，结果全部缓解。经1~8年随访，完全缓解42例，复发6例，死亡1例。（《中医杂志》1982年第2期）

四消饮治肾病综合征

◎ 菟丝子20克，茯苓15克，山药20克，生地15克，赤小豆30克，白茅根30克，柴胡9克，五味子9克。用法：水煎服，每日1剂。主治：肾病综合征，即肾炎后期全身或下肢水肿，蛋白尿（++~++++），尿红细胞（+~++++），血肌酐、尿素氮均高于正常值，血压高。

加减：血压偏高去柴胡，加怀牛膝12克，钩藤15克，夏枯草9克；水肿明显，小便不利者，加泽泻15克，车前子（包煎）15克；尿蛋白重者，加芡实15克，薏苡仁30克；尿检红细胞重者，加生小蓟15克，白及15克；血肌酐、尿素氮升高者，加大黄9克，枳实12克；血蛋白偏低者，加制何首乌15克，桑椹子15克；气虚者，加党参30克，黄芪30克。（《方药传真》董秀芝主任医师经验方）

铁医一号方治肾病综合征

◎ 何首乌、山药、黄芪、太子参、甘草、胎盘各等份。用法：将上药净选后，共研为细末。每次3克，每日2~3次，温水送下。成年人酌加。功效：调补气血阴阳。主治：肾病综合征、慢性肾炎。（《中国当代名医验方大全》）

简便验方治肾病综合征

验方1　田螺外敷方

◎ 活田螺2~3只与盐3克，捣烂炒热，放于9平方厘米的薄膜塑料上，敷脐下气海穴，然后用绷带包扎，每日换1次。适用于肾病综合征有腹水的患者。

验方2　龙蛇饮

◎ 龙葵30克，白英30克，蛇莓30克，露蜂房9克。用法：水煎取汁，1日分服。适用于肾病蛋白尿反复不愈者。

验方3　梓树荚煎

◎ 梓树荚60克，炙甘草15克，大枣20枚。用法：每日1剂，水煎服。适用于水肿并有尿蛋白者。

验方4　黄芪石韦汤

◎ 生黄芪、石韦各15~30克，玉米须、白茅根各30克，川芎9克。用法：每日1剂，水煎服。适用于肾病综合征各个阶段。

验方5　益母草复方

◎ 益母草、茯苓各30克，丹参、金银花各20克，赤芍、车前子各15克，川芎、红花、桃仁、连翘各10克，甘草6克。用法：水煎服，每日1剂。主治：肾病综合征，尿量减少，面目水肿，下肢水肿，尿蛋白高并有红白细胞。

简便食疗方治肾病综合征

验方1　鱼腥草茶

◎ 鱼腥草（干品）100~150克，入开水1000毫升，浸泡半小时后代茶饮，每日1剂，3个月为1个疗程，疗程间隔2~3日。对肾病综合征有辅助治疗作用。

验方2　五味杜仲炖羊肾汤

◎ 羊肾2个，杜仲15克，五味子6克。做法：羊肾切开去脂膜，洗净切片。杜仲、五味子分别洗净。将以上用料一齐放入炖盅内，加开水适量，用文火炖1小时，调味食用。功效：此汤有温肾涩精、收摄蛋白、强筋健骨之功。适用于肝肾虚寒之肾病综合征，腰脊冷痛、足膝无力、阳痿遗精、小便频数、时有头晕耳鸣等。

验方3　山药扁豆芡实汤

◎ 干山药25克，扁豆15克，芡实25克，莲子20克，白糖少许。做法：将以上4味共入锅中，加水适量，炖熟后，调入白糖即成。每日1剂，连用5剂为1个疗程。功效：此汤有健脾补肾、祛湿消肿、收摄蛋白质的功效。适用于脾肾两虚之肾病综合征，两足水肿、腰部酸痛、蛋白尿、面色苍白、四肢不温、精神不振、食欲不佳等。

验方4　冬瓜腰片汤

◎ 冬瓜250克，猪腰1副，薏苡仁9克，黄芪9克，怀山药9克，香菇5个，鸡汤10杯。做法：将用料洗净，冬瓜削皮去瓤，切成块状，香菇去蒂。猪腰对切两半，除去白色部分，再切成片，洗净后用热水烫过。鸡汤倒入锅中加热，先放姜葱，再放薏米、黄芪和冬瓜，以中火煮40分钟，再放入猪腰、香菇和怀山药，煮熟后慢火再煮片刻，调味即可。功效：补肾强腰，利湿降压。适用于湿热内困之肾病综合征、肾小球肾炎等病症，症见腰膝酸软、下肢水肿、高血压、眩晕耳鸣等。

验方5　大豆山药苍术丸

◎ 黑大豆250克，怀山药60克，苍术60克。共研细末，水泛为丸，每次6~9克，每日2~3次。适用于肾病综合征的恢复期。

验方6　黄芪炖母鸡

◎ 母鸡（约900克）1只，黄芪120克。共炖烂，喝汤吃肉，隔日或3日吃1只鸡，每只鸡分2日食完。适用于血浆白蛋白低下显著而水肿消失缓慢者。

验方7　商陆煨猪肉

◎ 商陆3克，五花肉（猪颈肉）60克。加水400毫升，用文火煨至300毫升，1天分3次饮用（不吃肉）。适用于水肿及尿中有蛋白者。

专家 zhuan jia 温馨提示

肾病综合征患者有水肿和高血压时应无盐饮食，待水肿消退，血压降至正常后低盐饮食或以秋石代盐，忌甘温助湿中满之药，断酒色，维持良好的心理状态，以免加重病情。适当配合食疗，有助补充蛋白，增强体质。由于蛋白大量丢失，抵抗力低下，易受外邪侵扰，故应注意避免受凉、受湿，以减少病情加重或复发的机会。平时以生黄芪5~10克泡服，可预防感冒。

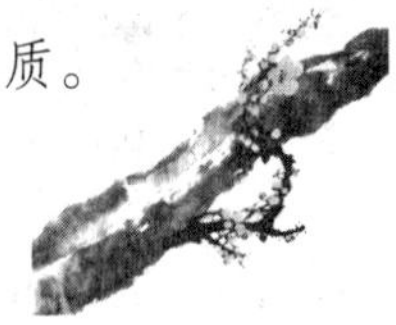

第 1 章　内科疑难病秘验精方

慢性肾衰竭

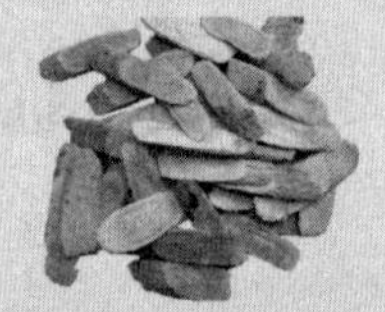

单方·秘方·经验方·食疗方·外用方

慢性肾衰竭是多种慢性肾疾病造成的肾单位严重毁损，为一组进行性恶化难治的临床综合症候群。临床上以水肿、尿少、尿闭、恶心、呕吐为主要临床表现。由于肾进行性损伤及肾单位减少，肾清除水、电解质、尿酸及氮代谢产物的能力大大降低，这些物质在体内潴留，引起尿中毒症状。

本病属中医"虚劳""关格""癃闭"等证范围。中医对慢性肾衰竭有一定治疗效果，可以改善症状，减少代谢废物之潴留，改善肾功能，延缓肾衰竭的进程，但对于终末期尿毒症，应配合透析疗法。

根据正衰与浊邪是本病的中心环节，故扶正降浊为本病的基本治疗大法。病情稳定，益气健脾、养血补肾为主，并按阴阳偏损的不同，配以助阳或滋阴之剂；病情恶化，则以通腑泄浊、和胃降逆为主。若浊邪陷心或煽动肝风，或肾水凌心，当分别给予清心解毒、平肝息风、涤痰开窍等法。

清降汤1号治慢性肾衰竭

◎ 生黄芪30克，生大黄（后下）10~15克，丹参10克，干地龙8克，苍术8克，土茯苓15克，六月雪15克，竹茹10克，川芎8克，莪术8克，全蝎2克，槐花米30克，煅龙骨30克，煅牡蛎30克。用法：每日1剂，水煎服，每日2次。功效：健脾燥湿，和胃降浊。主治：慢性肾衰竭寒湿毒邪滞涩中焦证。症见乏力倦怠，脘腹痞闷，口腻纳呆，口淡不渴，便溏，头身困重，小便短少，或白带多，舌质淡胖，苔白腻或白滑，脉沉缓或濡细。（《中国中医药报》2009年2月11日，曹恩泽经验方）

按：生大黄解毒泄浊化瘀，使浊毒之邪从肠道而去，为君药。用生黄芪健脾益气生津，既能达表固卫，又能充络摄血，且生品入药无生热伤络之虞；以苍术、竹茹燥湿化浊，注意用量不宜过重，以防辛燥伤阴；土茯苓、六月雪解毒除湿，助君药解毒泄浊；煅龙骨、煅牡蛎收敛吸附，使体内浊毒从肠道排出，助君药排毒降浊；丹参、莪术、川芎、全蝎化瘀通络，以增强大黄化瘀之功，共同为臣药。槐花米清热凉血，防治湿浊久郁成热毒，为佐使药。

加减：寒湿较甚者，配以藿梗、佩兰、白豆蔻、砂仁等芳香宣化之品；水肿明显者，加茯苓皮、大腹皮、玉米须、泽泻、薏苡仁等通利水道，使水湿下输膀胱；眩晕头重昏蒙者，加半夏、白术、茯苓、天麻以健脾化湿，化痰息风；呕吐频作，不能进食者，可酌加代赭石、生姜、旋覆花以降逆止呕；若湿郁化热或过用温燥之品，出现口渴不多饮，身热不扬，汗出不解，心烦口苦，头痛头胀，舌红苔黄腻，脉濡数者，宜用大黄黄连温胆汤，以清热燥湿，化瘀泄浊。

肾衰胶囊治慢性肾衰竭

◎ 生大黄400克，冬虫夏草400克，生水蛭200克。用法：上药洗净，烘干，研细末后混匀，过200目筛，装“0”号胶囊，密贮备用。服法：每次6粒，每日3次。功效：扶正，攻下，逐邪。主治：慢性肾衰竭属浊邪内蕴型，症见神色萎顿，恶心腹胀，大便秘结，口黏腻无味。临床报道，用此方治疗慢性肾衰竭21例，总有效率为80.9%。（《四川中医》1994年第5期）

温肾解毒汤治肾衰竭

◎ 紫苏叶30克，党参15克，半夏9克，黄连3克，六月雪30克，绿豆30克，丹参30克，熟附子（先煎）9克，土大黄（或生大黄）9~15克，砂仁（后下）3克，生姜6克。用法：水煎服，每日1剂，分2次服。功效：温补脾肾，荡涤邪浊。主治：急慢性肾衰竭。（《肾炎尿毒症专辑》）

按：此由《千金方》温脾汤衍化而来。方中附子温肾暖脾，合参、术益气健脾；生姜温中止呕，半夏和胃降逆，紫苏理气、和中、解毒；黄连、大黄苦寒解毒，通便泄浊，兼以止血；丹参祛瘀生新；绿豆、六月雪清热利湿，并善解毒。如见下肢轻度水肿者可用半枝莲；皮肤瘙痒者，加白鲜皮、地肤子；腰痛、尿中有管型者，加扦扦活（接骨木）；腹水腹胀，大小便不利，加用牵牛子粉、小茴香粉、生大黄粉各等份，分装胶囊，每日服3.6克，分4次吞服。

健脾生津方治慢性肾衰竭

◎ 鸡内金10克，生甘草6克，生山楂10克，乌梅10克。用法：水煎服，每日1剂。功效：益气养阴，健脾生津。主治：慢性肾衰竭属气阴两虚型，症见面色少华，动则气短，腰膝疲软，手足心热，夜尿清长。临床报道，用本方治疗慢性肾衰竭10例，显效1例，有效7例。(《苏州医学院学报》1990年第1期)

保元汤治慢性肾衰竭

◎ 人参5克，黄芪20克，肉桂2克，甘草3克。用法：水煎服，每日1剂。功效：益气助阳，健脾温肾。主治：慢性肾衰竭属阳气虚弱型，症见身乏懒言，纳呆腹胀，小便清长，畏寒肢冷。临床报道，用本方治疗慢性肾衰竭14例，缓解12例，无效2例。(《陕西中医》1990年第6期)

保元大黄汤治慢性肾衰竭

◎ 人参5克，黄芪20克，肉桂2克，甘草3克，制大黄20克。用法：水煎服，每日1剂。功效：补肾，益元，降浊。主治：慢性肾衰竭属阳气虚弱型，症见身乏懒言，纳呆腹胀，小便清长，畏寒肢冷。(《中国中西医结合杂志》1994年第5期)

温阳降浊方治慢性肾衰竭

◎ 人参10克，附子10~20克，肉桂10~20克，白术15克，陈皮15克。用法：水煎服，每日1剂。功效：温阳益气，调理脾肾。主治：慢性肾衰竭属阳气虚弱型，症见身乏懒言，纳呆腹胀，小便清长，畏寒肢冷。(《辽宁中医杂志》1989年第9期)

发汗祛毒方治尿毒症

◎ 麻黄、桂枝、白术各15克，杏仁10克，甘草5克。加减：偏气虚者加黄芪30克；偏血虚者加当归20克，黄芪30克。用法：以水煮沸15分钟，取汁300毫升，每日分3次温服，服药后卧床覆被以取汗，2周为1个疗程。正常情况下，汗液每日的分泌量为350~750毫升，通过发汗，汗液的分泌大大增加，从而引起振奋机体阳气，调整血液重新分布，改善微循环，排出部分毒素，降低血尿素氮浓度的作用。由于大量代谢毒素从汗液排出，受损的肾负担减轻，从而为患者创造了自行修复的机会。(《百病外治500问》)

按：用本方发汗后，患者一般神清气爽，精神转佳，食欲增进，尿量增多，水肿消退迅速，恶心、呕吐等症状也相继得到改善。但发汗时要注意防寒保暖，尤其是老年患者要慎起居，防止晕厥；发汗期间，饮食宜清淡，要防止汗出过度，伤阴耗阳。明显伤阴者，不宜使用此法。

肾氮煎治肾源性氮质血症

◎ 生地 15~30 克，泽泻 10 克，山药 20 克，茯苓 15~20 克，车前子（布包）15 克，枳实 10 克，杜仲 10 克，酒大黄（另煎 15 分钟，分 2 次兑服）6~10 克，桑白皮 10 克。用法：每日 1 剂，水煎服。主治：肾源性氮质血症。据报道，用本方治疗慢性肾衰竭 7 例，完全缓解 5 例，基本缓解 1 例，好转 1 例。(《山西医药杂志》1982 年第 6 期）

药浴发汗法治尿毒症

验方1　麻黄桂枝细辛浴

◎ 麻黄、桂枝、细辛、川芎、红花、泽兰、大黄、杏仁、甘草各 10~15 克。加水煮沸 20~30 分钟，然后倒入浴盆内，令患者入盆浴洗 45~60 分钟，注意保持水温（使水温保持在 38~40℃），并嘱患者不时按摩皮肤，使周身微微汗出为度。每天 1 次，10~15 天为 1 个疗程。

验方2　麻桂细辛二活浴

◎ 麻黄、桂枝、细辛、羌活、独活、苍术、白术、红花各 30 克。加水煮沸 20 分钟后，去渣取汁倒入浴盆中，洗浴 30 分钟左右，洗浴时宜不断加热水以保持温度，使周身汗出，每日或隔日 1 次，连续 3~10 次，随着洗浴汗出，尿量每日可达到 2500 毫升左右。注意：药浴发汗要避免大汗淋漓，以防虚脱。

足浴发汗法治尿毒症

验方1　二花苍术汤

◎ 花椒、红花、苍术、细辛、防风、羌活、独活、麻黄、桂枝、艾叶各 30 克。加水煮沸 15 分钟后，倒入水桶中，待温时将双足浸入水中，然后逐渐加热水，直到桶满，共浸泡 40 分钟，使周身出汗，每日 1 次，经过 10~15 次治疗，每日尿量可达 2500 毫升左右。

验方2　二活防风汤

◎ 羌活、独活、防风、桂枝、红花、丹参、地肤子、白鲜皮、苦参各等份。加水煮沸 15~30 分钟后，倒入水桶中，待温时将双足浸入水中，然后逐渐加热水，直至水桶加满为止。共浸泡 40 分钟，每天 1 次，10~15 为 1 个疗程。

灌肠法治尿毒症

◎ 实证用大黄 15~30 克，白头翁 30 克，黄柏 15~30 克，槐花 15~30 克，细辛 1~4.5 克。煎至

200~300毫升，保留灌肠。虚证用大黄10~15克，附子6~10克，细辛3~4.5克。煎至200~300毫升，做保留灌肠，疗程3~15天。

按：中药保留灌肠治疗尿毒症，历经20多年的临床实践证实有确切疗效。尿毒症患者，非蛋白氮等多种代谢产物潴留体内，通过灌肠可透析浊邪，疏通三焦，使水毒下利，清阳得升，从而达到缓解病情，延长生命的目的。有人用大黄、生牡蛎、生龙骨，慢性肾衰竭加炮附子，煎液200~300毫升灌肠，认为大黄可降浊，龙骨、牡蛎有吸附尿素氮的作用；或用大黄、莱菔子各30克，甘草15克，浓煎200毫升，每天1剂，保留灌肠；或用大黄、槐花、崩大碗各30克，便血加地榆，煎成150~200毫升；也有用单味大黄煎剂灌肠取效者。目前认为，灌肠降浊是治疗高氮质血症的重要而有效的方法，因为肠黏膜亦是一种生物透析膜，通过灌肠，大便次数增多，血中含氮物质随大便排出，就可使高氮质血症症状得到改善。脾胃虚弱的患者更适合用灌肠疗法。

肾衰竭外敷方治尿毒症

◎ 生附片30克，川芎15克，沉香10克，冰片3克。研成120目规格的粉末，用95%乙醇（酒精）将桂氮酮稀释成1.9%的溶液，然后用1.9%溶液调和肾衰竭外敷方药末，纱布包裹药末外敷于双侧肾俞及关元穴位，以后每日用1.9%溶液湿润药末，隔3日换1次药，4次为1个疗程，一般使用2~4个疗程。注意：中药研粉规格要求在100目以上；若外敷部位出现水疱或严重过敏时，应对症处理及间歇几日后再用。

脐疗偏方治尿毒症

◎ 大黄10克，附子10克，细辛6克，冰片3克。研粉，过80目筛，装入瓶中备用。用时将药粉填满肚脐，用纱布固定，3日换药1次，15~20日为1个疗程。

膏贴偏方治尿毒症

◎ 附子、细辛、红花、川芎、炮山甲（代）、王不留行、苍术各100克，大黄60克。将以上诸药投入麻油中煎熬，黄丹收膏。用时洗净皮肤，将膏药加温后敷于双肾区。每周换药1次，疗程不限。此法具有温肾助阳、活血祛瘀、利尿消肿的作用。

专家 zhuan jia 温馨提示

患者的饮食调理非常重要，应以高生物价低蛋白、低磷、高热量、高维生素食物为原则。在护理过程中还应有针对性，如肾性骨病患者除严格遵守饮食疗法外，还应多做适当的户外活动。另外，心理护理也不可缺少，解除患者的思想顾虑，增强战胜疾病的信心，积极配合治疗。消除受凉、潮湿、感染、劳累等诱发加重慢性肾衰竭的因素，均有利于本病的防治。

第 1 章 内科疑难病秘验精方

尿崩症

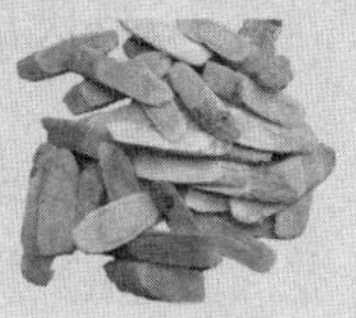

单方 · 秘方 · 经验方 · 食疗方 · 外用方

尿崩症属中医“消渴病”的范畴。临床上，将尿量超过每日3000毫升称为尿崩。引起尿崩的常见疾病称尿崩症，可以概括为因下丘脑垂体抗利尿激素不足或缺如而引起的下丘脑垂体性尿崩症（又称中枢性尿崩症）；因肾远曲小管、肾集合管对抗利尿激素不敏感所致的肾性尿崩症。主要表现为多尿、烦渴、多饮、低比重尿和低渗透压尿。病变在下丘脑－神经垂体者，称为中枢性尿崩症或垂体性尿崩症；病变在肾者，称为肾性尿崩症。

本病的主要临床表现为多尿、昼夜排尿量达5~10升或更多，尿色浅淡，伴口干、唾液减少，皮肤干燥，便秘等脱水症。尿比重（相对密度）低，常在1.001~1.005。以兴奋抗利尿激素释放的检查方法，不能刺激使尿量显著减少。行X线、CT、磁共振等检查，可确定颅内肿瘤、炎症、外伤等病变原因。

在《金匮要略》中有“男子消渴，小便反多，以饮一斗，小便一斗，肾气丸主之”的条文，很贴近尿崩症证候的描述，故一般认为可归属于“消渴”病范畴。然而历代医家均认为“消渴”主要是指糖尿病。刘河间在《河间六书》中虽有“若饮水多而小便多者，名曰消渴；若饮食多而又甚饥，小便数而渐瘦者，命曰消中”之言，以上、下消为消渴，中、下消为消中，似为尿崩症与糖尿病之鉴别，但一直未被公认，故尿崩症一直混同于消渴病中，历来有关中医治疗消渴的文献，就有可能包括尿崩症的病例。

缩泉汤治尿崩症

◎ 金樱子15~50克，台乌药8~10克，益智仁10~15克。用法：水煎服，每日1剂。功效：温肾益气，固精缩尿。主治：尿崩症，前列腺增生，遗尿，滑泄等。指征：肾气不足，下元虚损所致之尿频，量多，尿比重小于1.006，高渗盐水试验尿量不减，尿比重不升高，肾功能正常等。在证属肾阳虚衰、肾气不固的情况下，使用缩泉汤必效。证属阴虚火旺及湿热下注者禁用本方。(《方药传真》李文瑞主任医师经验方）

加味龙骨牡蛎汤治尿崩症

◎ 生龙骨15克，生牡蛎15克，枸杞子10克，菟丝子10克，黄柏6克，砂仁（后下）3克，炙甘草6克，北沙参10克，炒杜仲15克。用法：水煎服，每日1剂，分2次服。功效：滋肾清热，固肾缩尿。用于尿崩症属肾阴亏虚者，症见尿多，五心烦热，咽干口燥，潮热颧红，腰痛腰酸，眩晕耳鸣，舌红少津，苔少色黄，脉细数。(《江苏中医药》1964年第11期）

范氏尿崩方治尿崩症

◎ 生地 30 克，熟地 30 克，山药 30 克，甘草 30 克，龟甲 60 克，党参 15 克，麻仁 15 克，黄连 12 克，黄柏 12 克，木瓜 12 克，枸杞 12 克，乌梅 12 克，枣仁 12 克，羚羊角（代，另煎兑入）1 克。用法：水煎服。另以甘草粉 90 克，早、晚各服 3 克。加减：舌咽干燥甚加鲜石斛 15 克，鲜芦根（煎汤代水入药）150 克；昏倦乏力去羚羊角（代），黄连改 6 克，黄柏改 6 克，加生晒参 6 克，桑螵蛸 12 克。功效：滋阴清热，益气补脾。主治：尿崩症。（《中国中医秘方大全》范仁忠经验方）

按：范氏根据多年临床经验，初步确认甘草、龟甲、羚羊角对本病有卓著功效。甘草具有显著的抗利尿作用，龟甲可能与激活下丘脑的某种释放因子的辅酶有关，羚羊角有调节中枢神经功能之效。故三者配合应用，疗效提高。本方名由编者所拟。

参麦鹿茸丸治尿崩症

◎ 党参 30 克，玄参 15 克，黄芪 18 克，五味子 9 克，熟地 24 克，麦冬 12 克，炒补骨脂 9 克，炒山药 24 克，知母 12 克，肉桂 3 克，花粉 18 克，桑螵蛸 9 克，覆盆子 9 克，鸡内金粉（冲）3 克，鹿茸粉（冲）1 克。用法：共为细末，炼蜜为丸。每丸重 9 克，每次服 1/2 丸（4.5 克），每日 2 次。用于尿崩症证属下元虚寒者。症见小便清长，夜尿多，畏冷肢凉，腰膝酸软或腰痛，面色㿠白，舌淡胖，苔白，脉沉迟无力。（《山东中医药大学学报》1981 年第 1 期）

按：一般治疗本病以益气养阴为主，较少用温热药。本方特点有三：一则认为气至水亦至，补气即是生津；二则以肾为胃之关，关门不阖，故饮多尿多，法当固肾缩尿；三则宜用甘温补肾之品，微补肾阳，取“少火生气”之义。治疗尿崩症有独特的见解，值得临床参考。

阎氏尿崩方治尿崩症

◎ 生地 15 克，玄参 12 克，麦冬 12 克，北沙参 12 克，玉竹 12 克，乌梅 9 克，山药 15 克，枸杞 12 克，益智仁 12 克，覆盆子 12 克，五味子 9 克。用法：水煎服，每日 1 剂，同时配合西药氢氯噻嗪或安妥明（氯贝丁酯）或人工合成加压素等。功效：温阳滋肾，固阴生津。主治：肾性及真性尿崩症。据报道，用本方治疗 3 例，均用中西医结合治疗，疗效满意。（《陕西中医》1980 年第 2 期）

补肾润肺丸治尿崩症

◎ 熟地黄 50 克，山茱萸 40 克，山药 40 克，泽泻 40 克，茯苓 50 克，胡黄连 20 克，沙参 50 克，龟甲（先煎）40 克，麦冬 50 克，枸杞子 50 克，五倍子 10 克，花粉 40 克，五味子 20 克。烘干为末，炼蜜为丸，每丸重 6 克。每服 1 丸，每日 2~3 次。功效：补肾益精，润养肺胃。用于尿崩症属

肺肾阴伤者。（黑龙江孙云芳经验方）

陈氏尿崩方治尿崩症

◎ 制首乌60克，黑芝麻60克，红枣60克，山药30克，黑枣30克，黑毛小母鸡1只。用法：先将母鸡除去毛及内脏，和诸药一起用小火炖8~12小时，分多次服。可于2~3天服完（服汤及鸡），每周1剂。用于尿崩症属脾肾亏虚者。临床应用数10例，效果满意。（江西中医学院附属医院陈茂悟经验方）

简便验方治尿崩症

验方1　甘草粉

◎ 甘草粉（将适量甘草研成细末）每次3克，早、晚各服1次。主治：尿崩症。

按：1959年在《中华内科杂志》上又先后有2篇报道，其中有单以甘草粉治疗获效的案例。甘草治疗尿崩症的作用主要在于甘草酸、甘草次酸均有去氧皮质酮样作用，能使多种实验动物尿量排出减少，也有学者认为是加强肾小管对钠、氯之再吸收的直接作用。日本有人报道，切除脑垂体的动物，甘草酸仍能产生钠氯潴留及抗利尿作用，表明甘草对尿崩症的治疗，不需要通过垂体产生作用。

验方2　石斛芦根茶

◎ 鲜石斛20克，鲜芦根150克，煎水代茶。主治：尿崩症。

验方3　菟丝子蜜丸

◎ 菟丝子1000克，蜂蜜1000毫升。制法：先将菟丝子去除杂质，淘洗干净，白酒浸泡3昼夜，捞出晒干，研为细末，炼蜜为丸，如梧桐子大，瓶装备用。用法：每次50粒，每日3次，饭前用温开水送服。功效：补肝肾，益气血，润心肺，止消渴。适用于尿崩症缓解期，脾肾虚弱者。

验方4　蜗牛饮

◎ 蜗牛（存活者）20只。制法：将存活而肥大之蜗牛20只用凉开水冲洗干净，然后放入玻璃瓶内，加入凉开水500毫升，密封浸泡12小时。用法：取水饮之，每日1剂。功效：清热利尿，解毒消肿。主治：尿崩症缓解期。

验方5　河蚌汤

◎ 河蚌（鲜活者）5只。制法：将新鲜存活的河蚌用清水冲洗干净，取出其肉，捣烂如泥，放砂锅内加水500毫升，煮至肉熟。用法：吃肉喝汤，1次服完，每日2次，1个月为1个疗程，连服3~5个疗程。功效：清热，解毒，利尿，止渴。主治：尿崩症。

专家 zhuan jia 温馨提示

尿崩症可能继发于其他严重疾病，对尿崩症患者应积极寻找病因。CT及磁共振检查在病因诊断上极有价值，对于可能引起尿崩症的药物及电解质紊乱应加以重视，对可能患遗传性尿崩症的患者应积极采用分子生物学的手段尽早明确诊断，及时采取有效治疗手段。放射治疗是治疗鞍区生殖细胞瘤最有效的方法。

患者应注意饮食调护。避免食用高蛋白、高脂肪、辛辣和含盐过高的食品及烟、酒。因为这些可使血浆渗透压升高，从而兴奋大脑口渴中枢；并且易助火生热，化燥伤阴，加重本病烦渴等症状。忌饮茶叶与咖啡，茶叶和咖啡中含有茶碱和咖啡因，能兴奋中枢神经，增强心肌收缩力，扩张肾及周围血管而起利尿作用，使尿量增加，病情加重。

第 1 章 内科疑难病秘验精方

冠心病心绞痛

单方 · 秘方 · 经验方 · 食疗方 · 外用方

冠心病（全称冠状动脉粥样硬化性心脏病），是由于冠状动脉粥样硬化而导致心肌缺血、缺氧所引起的心脏病。冠心病一般归属中医“胸痹”“胸痛心痛”“厥心痛”“真心痛”等范畴。早在《黄帝内经》中就有记载：“心痛者，胸中痛，胁支满，胁下痛，膺背肿间痛。”又如《灵枢·厥病》曰：“真心痛，手足青至节，心痛甚。旦发夕死，夕发旦死。”颇类似心绞痛及心肌梗死。汉代张仲景在《金匮要略·胸痹心痛短气病脉证治》等篇章中进一步作了一系列脉证描述，并提出比较系统的方药。如“胸痹之病，喘息咳唾，胸背痛，短气，寸口脉沉而迟，关上小紧数，瓜蒌薤白白酒汤”；又如“胸痹不得卧，心痛彻背者，瓜蒌薤白半夏汤主之”。历代医家在此基础上对辨证、方药均有所发挥，在长期医疗实践中积累了一整套中医中药防治冠心病的临床经验。

瓜蒌薤白白酒汤治胸痹心痛

◎ 全瓜蒌 24 克，薤白 12 克，白酒 30~60 毫升。用法：3 味同煮，取汁 150 毫升，温服。每日 1 剂，每剂药煎 2 次。白酒可改用黄酒 100 毫升，加水同煎。功效：通阳散结，豁痰下气。用于胸痹，

症见胸背疼痛、痰多喘闷、气短不得卧，苔白腻而滑，脉沉弦者。(《金匮要略》)

按：本方是治疗胸阳不振，气滞痰阻之胸痹证的基础方剂。以胸痛，喘息短气，舌苔白腻，脉弦紧为证治要点。若寒邪较重者，可酌加干姜、桂枝、附子等以通阳散寒；气滞甚者，可酌加厚朴、枳实以理气行滞；兼血瘀者，可酌加丹参、赤芍等以活血祛瘀。

枳实薤白桂枝汤治胸痹心痛

◎ 枳实12克，厚朴12克，薤白9克，桂枝6克，瓜蒌12克。用法：每日1剂。水煎取汁，分3次温服。功效：通阳散结，祛痰下气。主治：胸阳不振痰气互结之胸痹。胸满而痛，甚或胸痛彻背，喘息咳唾，短气，气从胁下冲逆，上攻心胸，或者寒伤阳明太阴证，舌苔白腻，脉沉弦或紧。(《金匮要略》)

按：本方是主治胸阳不振，痰浊中阻，气结于胸所致胸痹之常用方。临床应用以胸中痞满，气从胁下冲逆，上攻心胸，舌苔白腻，脉沉弦或紧为辨证要点。若寒重者，可酌加干姜、附子以助通阳散寒之力；气滞重者，可加重厚朴、枳实用量以助理气行滞之力；痰浊重者，可酌加半夏、茯苓以助消痰之力。现代常用于冠心病心绞痛、肋间神经痛、非化脓性肋软骨炎等属胸阳不振，痰气互结者。

瓜蒌薤白半夏汤治胸痹心痛

◎ 瓜蒌实12克，薤白、半夏各9克，白酒（非现代之白酒，实为黄酒，或用醪糟代之亦可）70毫升。水煎分3次温服（成年人常用剂量为5剂）。功效：行气解郁，通阳散结，祛痰宽胸。主治：痰盛瘀阻胸痹证。症见胸中满痛彻背，背痛彻胸，不能安卧者，短气，或痰多黏而白，舌质紫黯或有黯点，苔白或腻，脉迟。(《金匮要略》)

按：本方现代可用于治疗冠心病心绞痛、风湿性心脏病、室性心动过速、肋间神经痛、乳腺增生、慢性阻塞性肺病、创伤性气胸、老年咳喘、慢性支气管肺炎、慢性胆囊炎等属上述证机者。有报道用本方加丹参、三七、檀香等治疗冠心病；加浙贝母、芥子、乳香、没药治疗乳腺增生；加紫菀、款冬花等治疗老年咳喘；加杏仁、石菖蒲、射干、紫菀等治疗慢性支气管炎；加枳壳、大腹皮、葛根、丹参等治疗慢性胆囊炎等，均取得了良好的效果。

血府逐瘀汤治冠心病心绞痛

◎ 当归、生地各9克，桃仁12克，红花9克，枳壳、赤芍各6克，柴胡3克，甘草6克，桔梗4.5克，川芎4.5克，牛膝9克。用法：水煎服，每日1剂。功效：活血祛瘀，行气止痛。主治：胸中血瘀，血行不畅。胸痛、头痛日久不愈，痛时如针刺而有定处，或呃逆日久不止，或饮水即呛，干呕，或内热瞀闷，或心悸怔忡，或夜不能睡，或夜寐不安，或急躁善怒，或入暮潮热，或舌质黯红，舌边有瘀斑；或舌面有瘀点，唇暗或两目黯黑，脉涩或弦紧。现代用于瘀血阻滞于胸之冠心病心绞痛。

(《医林改错》)

按：本方为清代医家王清任所创制的活血化瘀名方。血府，即胸中之谓也。王氏认为："血府即使人胸下膈膜一片，其薄如纸，最为坚实，前长与心口凹处齐，从两胁至腰上，顺长如坡，前高后低，低处如池，池中存血，即精汁所化，名曰血府。"瘀阻胸中，气机失畅，乃本方治证的主要病机。方中当归、川芎、赤芍、桃仁、红花活血祛瘀；生地能"逐血痹"（《神农本草经》），协赤芍清热凉血，以顾瘀久化热之机，配当归滋阴养血，使瘀祛而不伤好血；牛膝活血并引瘀血下行；气为血帅，气能行血，故配柴胡疏肝解郁，升提清阳，桔梗、枳壳开胸理气，使气行则血行，柴胡、桔梗配牛膝升降并用，以利调达气血，令其和顺；甘草调和诸药。全方以化瘀为主兼以行气，活血之中寓有养血之义，使祛瘀而不伤血，疏利之中又兼升降之机，则更增逐瘀之力，不仅可除胸中瘀血，更可通治一切血瘀气滞病证。

双和散治冠心病

◎ 人参（党参亦可）90 克，茯神 30 克，远志肉（甘草水浸一宿，炒）15 克，九节菖蒲（米泔水浸，炒）60 克，丹参（甜酒浸，炒）30 克，香附（童便浸，炒）60 克，没药（麸炒）15 克，琥珀（另研）15 克，血竭（另研）15 克，鸡血藤 15 克。用法：上药共研为细末，和匀。每次服 1.5~3 克，空腹温汤下，每日 3 次。如无血竭改用藏红花或红花，没药气臭味苦可改用川郁金 30 克。治疗冠心病，以补为主，以通为用，故定名为双和散。(《蒲辅周医疗经验》)

调和肺胃汤治冠心病

◎ 全瓜蒌 12 克，薤白、法半夏各 9 克，厚朴、炒枳壳、苏梗、陈皮、生姜、麦芽各 12 克。用法：水煎服。每日 1 剂，2 次分服。功效：调和肺胃，温化痰湿。主治：胸痹，证属痰滞胸膈、肺胃不和型。症见胸部闷痛、咳痰不多、消化力弱，舌苔白腻，脉浮取缓、中取弦滑、沉取有力。可用于冠心病而有上述症状者。(《蒲辅周医疗经验》)

加味益心汤治冠心病

◎ 党参 15 克，黄芪 15 克，葛根 9 克，川芎 9 克，丹参 15 克，赤芍 9 克，山楂 30 克，菖蒲 4.5 克，决明子 20 克，降香 3 克，三七粉、血竭粉（和匀分两次冲服）各 1.5 克。用法：水煎服，每日 1 剂。临床实践观察证实，加味益心汤能够迅速地缓解胸闷、心绞痛等症状，并能防止心肌梗死的发生。(《千家妙方・上册》颜德馨经验方)

化死血方治冠心病

◎ 当归尾 15 克，川芎 9 克，丹皮 9 克，苏木 9 克，红花 9 克，延胡索 9 克，桂枝 9 克，桃仁 9 克，红曲 9 克，降香 3 克，通草 3 克，大麦芽 6 克，穿山甲（代）9 克。用法：水煎服，每日 1 剂。

水煎成，入童便、黄酒、韭汁各30毫升，饮之。已故当代名医岳美中介绍：冠心病临床所见的心绞痛、胸闷、心律失常、心肌梗死、舌质紫黯，原于心阳式微，或心气不足，而导致心脉痹阻，气滞血瘀，所谓不通则痛，是冠心病的共性，中医学多用活血化瘀之法治之。王肯堂《证治准绳·心痛胃脘痛门》有死血作梗的心痛，用化死血方，治冠心病瘀血严重者有良效。(《岳美中论医集》)

参七散治冠心病

◎ 白人参15克，三七、川附片各9克，川郁金12克，山楂、五灵脂各9克，肉桂6克，降香9克，乳香3克，炙甘草15克。用法：上药共研细末，贮瓶备用。每服6克，用米酒或温热黄酒送服，每日2~3次。功效：扶助心阳、理气止痛。主治：胸痹，真心痛。可用于心绞痛。(《任应秋论医集》)

人参三七琥珀散治冠心病

◎ 人参6克，三七6克，琥珀3克。用法：原方取人参、三七、琥珀按2:2:1比例，共为细末，每日3次，每次3克，开水冲服。30日为1个疗程，治疗3个疗程。功效：益气活血，化瘀通络。主治：冠心病心绞痛，属气虚血瘀型，心悸怔忡，胸闷，心前区痛，甚则难忍，牵引肩背，发作有时，过劳则重。动则喘息，气短乏力，面色苍白，神疲自汗，舌淡紫黯、苔薄白，脉细或结代。(《中医杂志》1992年第9期)

气血冲剂治冠心病

◎ 人参20克，川芎20克。用法：取上药共研细末，6克1包，每日2次，温开水送服。功效：益气活血，化瘀通络。主治：冠心病心绞痛，属气虚血瘀型，心悸怔忡，胸闷，心前区痛，甚则难忍，牵引肩背，发作有时，过劳则重。动则喘息，气短乏力，面色苍白，神疲自汗，舌淡紫黯、苔薄白，脉细或结代。(《中国中西医结合杂志》1992年第11期)

丁郁四神散治冠心病

◎ 丁香15克，郁金15克，人参10克，川芎20克，山楂30克。用法：取上药共研细末，装胶囊，每粒1克，共81粒(研制消耗9克)，每次3粒，每日3次。功效：益气活血，化瘀通络。主治：冠心病心绞痛属气虚血瘀型，心悸怔忡，胸闷，心前区痛，甚则难忍，牵引肩背，发作有时，过劳则重。动则喘息，气短乏力，面色苍白，神疲自汗，舌淡紫黯、苔薄白，脉细或结代。(《福建中医药》1984年第5期)

简便单方治冠心病

验方1　赤芍煎液

◎ 赤芍1000克，加水4000毫升，在大砂锅里煎煮至2000毫升，然后浓缩至1000毫升煎剂。用法：水煎，每毫升含生药1克，每日3次，每次口服40毫升，连服70天。功效：活血化瘀。主治：冠心病。临床报道，用本方治疗冠心病125例，其中心绞痛93例，近期控制72例，改善18例，总有效率为96.8%。(《中级医刊》1984年第9期)

验方2　薏苡藕节玉竹汤

◎ 薏苡根60克，藕节60克，玉竹30克。用法：以水500毫升煎成200毫升，饭后分2次服，每日1剂。功效：活血化瘀，行气通络，化痰软坚。主治：胸痛因气血运行受阻，气滞血瘀所致。其痛如刺，常延及两胁作痛。如痰浊逗留，则常伴以胸闷不适，咳嗽气短，其脉弦紧涩滞。(《冠心病千家妙方》龙紫云经验方)

验方3　双叶红花汤

◎ 丹参叶90克，景天三七叶60克，红花30克。用法：水煎服。功效：活血通络。主治：冠心病，心绞痛，胸闷，心悸。(上海民间验方)

验方4　珍珠三七贝母散

◎ 珍珠粉0.3克，三七粉1.5克，川贝母粉3克。作为1日量，分2次服，温开水送服。连服1个月也有效。用于冠心病心绞痛。(《名医特色经验精华》陈泽霖经验方)

验方5　旱莲草丹参饮

◎ 旱莲草30克，紫丹参10克，薤白10克，白蔻仁6克。用法：水煎服，每日1剂。此方用于心绞痛。(《草药偏方治百病》)

外治妙方治冠心病

验方1　栀子桃仁膏

◎ 生栀子、桃仁各10克。研末后以炼蜜少许调成糊状，摊敷于心前区，用无菌纱布覆盖，脱敏胶布固定。用药第1周，每2日换药1次。(民间验方)

验方2　心舒膏

◎ 白檀香、制乳香、制没药、川郁金、醋炒元胡各24克，冰片4克，麝香0.2克。前5味共研细末，然后和入冰片、麝香，研匀，以50%二甲基亚砜适量调制成软膏，每穴取1克，置肤疾宁贴膏中心，分别贴膻中、内关(双侧)穴，每日换药1次，10次为1个疗程。(《百病外治500问》)

验方3　鼻闻散

◎ 细辛 45 克，肉桂粉 30 克，麝香 1 克，冰片 2.4 克。上药研末和匀，用时取少许药末放手心中，轻轻吸入鼻内。(《百病外治 500 问》)

验方4　心舒药烟

◎ 沉香、薤白、马兜铃、丹参、川芎、葛根、蜂蜜、甘草等掺入适量烟丝，制成卷烟，需要时，点吸 0.5~1 支。或用桔梗 1.0 克，川贝母 1.0 克，巴豆 0.3 克。上药捣末，用时取药装入旱烟袋中，点燃吸烟，每次吸 1~2 锅。(《百病外治 500 问》)

食疗妙方辅治冠心病

验方1　人参玫瑰花茶

◎ 人参 9 克，紫玫瑰花（含苞未放者）10 朵。用法：人参浓煎成 200 毫升，乘热用人参液沏泡紫玫瑰花，代茶频服，或分 3~4 次温服。功效：理气解郁，和血散瘀，大补元气。主治：心气虚惫，兼有肝郁气滞的胸痹、心痛、肝胃气痛、摇头风等。

验方2　三根茶

◎ 老茶树根、余甘根（大戟科植物油柑的根皮）各 30 克，茜草根 15 克。用法：诸药加水适量，煎沸 15~30 分钟即可。每日 1 剂，不拘时饮用，每周服 6 日，连服 4 周为 1 个疗程。功效：化痰利湿，活血祛瘀，行气止痛。主治：冠心病心绞痛，冠心病合并高血压等。

验方3　三七花参茶

◎ 取三七花、参三七各 3 克。用法：沸水冲泡，温浸片刻，频饮代茶。经药理分析发现，参三七有活血祛瘀止痛的功效，对冠心病者能起到扩张冠状动脉、增加冠状动脉血流量、减少心肌耗氧量的作用。

验方4　菖蒲酸梅茶

◎ 以九节菖蒲 3 克，酸梅肉 5 枚，大枣肉 5 枚，赤砂糖加水煎汤而成。石菖蒲舒心气、畅心神，有扩张冠状血管的作用。本茶剂对心气虚弱、心血不足所致之惊恐、心悸、失眠、健忘、不思饮食等症效果尤佳，亦适宜于冠心病患者服用。

验方5　红花檀香茶

◎ 红花 5 克，檀香 5 克，绿茶 1 克，赤砂糖 25 克。同入杯中，沸水冲泡，代茶饮。红花活血祛瘀，檀香功专理气止痛，绿茶可消食化痰，而赤砂糖配伍诸药，则有活血的功效。该茶剂性味偏于甘温，具有较好的活血化瘀止痛作用，可缓解冠心病患者心胸窒闷、隐痛等症状。

验方6　山楂益母茶

◎ 山楂 30 克，益母草 10 克，茶叶 5 克。用法：将 3 味同放入杯中，用沸水冲沏。代茶，每日饮用。功效：清热化痰，活血降脂，化瘀通脉。适用于冠心病及高脂血症患者。

专家 zhuan jia 温馨提示

本病发作时，大多和外因有关，所以平时应养性怡情，注意防寒保暖，饮食要有节制，不可过食肥甘厚味，要戒烟酒，并适当锻炼身体。保持大便通畅。曾发生本病者，应随身携带速效救心丸或冠心苏合丸等急救药，以备急需。对患者的护理应注意以下几点：①注意调畅情志，避免情绪激动，保持心情愉快，坚定康复信心。②戒除烟、酒，适当饮茶。③节制饮食，以清淡素食为主，忌膏粱厚味，忌暴饮暴食。④注意生活起居，坚持体育锻炼，避免邪气外袭，保持大便通畅。⑤发病期间应严密观察病情，注意脉证变化，及时发现和处理厥脱先兆。

第 1 章　内科疑难病秘验精方

心脏神经官能症

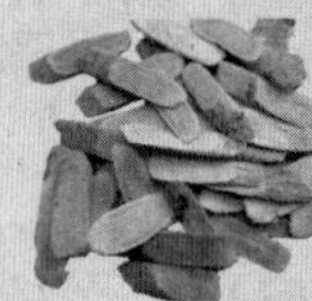

单方 · 秘方 · 经验方 · 食疗方 · 外用方

心脏神经官能症是由于焦虑、紧张、情绪激动、精神创伤等因素的作用，中枢的兴奋和抑制过程发生障碍，受自主神经调节的心血管系统也随着发生紊乱，引起了一系列交感神经张力过高的症状。此外，过度劳累，体力活动过少，循环系统缺乏适当锻炼，以致稍有活动或少许劳累即不能适应，因而产生过度的心血管反应而致该病。

在日常诊治患者中，常遇到一些患者，主诉胸闷、心慌、胸痛，自认为患了“心脏病”，忧心忡忡地来院就诊。但大多数患者经 X 线片、心电图及超声心电图检查均正常。这并非是器质性心脏病，而是一种以心血管症状为主的功能性失调的心脏神经官能症（即心脏自主神经功能紊乱症）。

本病的表现是多种多样的，最普通的自觉症状是心悸、呼吸不畅、心前区疼痛和全身乏力等，还有容易激动、失眠、多汗、发抖、眩晕、多梦等表现。该病虽没有生命之虞，但病情时好时坏，迁延不愈，严重者甚至不能正常生活和工作，使患者饱受痛苦。

本症属于中医“惊悸”“不寐”“虚劳”等范畴。多因久病气血亏耗，失血之后阴血耗伤，使心失所养，神不潜藏；或过劳多思，用心过度，伤及心脾，心阴暗耗，心神失养或素体阴虚，热病之后阴津更伤，肾阴不足，水不济火等引致心悸、疲惫、眩晕、气短、胸痛。

正心宁神汤治心脏神经官能症

◎ 玄参、丹参、党参、茯苓、炒酸枣仁、麦冬、生地、熟地、白芍、珍珠母各15克，延胡索12克，五味子、柏子仁、桔梗各10克，龙齿20克，远志6克。用法：水煎服，每日1剂。主治：心脏神经官能症，心悸，怔忡，失眠，多梦。(《方药传真》梁剑波主任医师经验方)

“心脏Ⅰ号”治心脏神经官能症

◎ 黄芪10克，党参4克，桃仁5克，红花5克，川芎5克，地龙4克，水蛭5克，土鳖虫5克，麦冬4克，五味子4克，酸枣仁(炒)4克，桂枝5克，补骨脂4克，生牡蛎7克，生龙骨7克，甘草2克。用法：水煎服，每日1剂。功效：益气通阳，活血化瘀，养血宁神。主治：心脏神经官能症属气虚血瘀，心脉不畅，心神不宁引起之心悸，怔忡。症见胸前疼痛或牵及肩背，胸闷痞塞，心慌气短，神疲乏力，头晕自汗，失眠难寐。面色萎黄或晦黯，唇黯红或紫，舌质暗淡，舌体偏大，舌苔厚腻，脉结代或虚大者。(《心悸失眠千家妙方》朱宗元老中医自拟方)

按：本方以黄芪、党参为君药，补益心肺之气以行血脉，桃仁、红花主入心经，川芎辛散温通，地龙善通行经络止痛，水蛭、土鳖虫破血逐瘀，6味药共为臣药，取其活血化瘀之功。生龙骨配合生牡蛎镇静安神，炒枣仁、五味子养心安神敛汗。张景岳在《景岳全书》言：“善补阳者，必于阴中求阳，则阳得阴助而生化无穷；善补阴者，必于阳中求阴，则阴得阳升而泉源不竭。”以达阴阳相济，阳生阴长。故本方加入补骨脂补肾壮阳，麦冬养阴生津，润肺清心，佐以桂枝助心阳的同时温通经脉使心肾相互交通共为佐药。稍加甘草2克为使，不仅可调和全方，且具有缓急止痛的功效；又甘草合参芪桂为保元汤，具有温补心阳的作用。全方合用，共奏益气通阳，活血化瘀，养血宁神的作用。

酸枣汤治心脏神经官能症

◎ 酸枣仁12克，炙甘草6克，知母12克，茯苓12克，川芎12克。用法：上药先煮酸枣仁取汁600毫升，再加入其他药同煎，煎取300毫升，分3次温服，每日1剂。功效：养阴安神，清热除烦。用于心脏神经官能症属心阴亏虚型，心悸盗汗，虚烦失眠，头目眩晕，咽干口燥，脉弦或细数。(《心血管血液病实用方》)

加味甘麦大枣汤治心脏神经官能症

◎ 炙甘草40克，小麦30克，大枣10枚，山楂12克，五味子15克。用法：取上药加水500毫升同煎，武火煎沸后，改用文火续煎30分钟，药汁1次服完。每剂煎服2次，每日1剂。功效：养心安神，和中缓急。用于心脏神经官能症，属心阴亏虚型，心悸心慌，神志不宁，精神恍惚，时常悲伤欲哭，心中烦乱，不能自主，睡眠不安，呵欠频作，甚至言行失常，舌质红、少苔，脉细。(《四川中医》1996 年第 4 期）

> **按：**作者用本方治疗心脏神经官能 症1例，服药5剂后复查心电图：窦 性心律不齐、房性期前收缩消失。

百合知母汤治心脏神经官能症

◎ 百合 15 克，知母 9 克。用法：取上药加水 400 毫升同煎，武火煎沸后，改用文火续煎 20 分钟，药汁 1 次服完。每剂煎服 2 次，每日 1 剂。功效：养阴清心安神。用于心脏神经官能症，属心阴亏虚型，里热偏盛，心慌不宁，心神涣散，烦躁易怒，卧寐不安，口苦口渴，小便黄，舌质红、少苔，脉弦数。(《金匮要略讲义》)

朱雀丸治心脏神经官能症

◎ 茯苓（去皮）60 克，沉香 15 克。用法：上药为细末，炼蜜为丸，如小豆大。每服 30 丸，食后人参汤送下。功效：交通心肾，安神定志。用于心脏神经官能症，属心肾不交型，心悸怔忡，心神不定，恍惚不乐，事多健忘，舌红、少苔，脉沉细数。(《心血管病血液病实用方》)

食疗便方治心脏神经官能症

验方1　莴苣叶汁

◎ 新鲜或干的莴苣叶浸泡的汁液，每天晚上饮 1~2 汤匙，或食用新鲜莴苣，对神经官能症、高血压、心律失常和失眠患者，有显著疗效。

验方2　山药猪腰汤

◎ 猪腰 500 克，山药 30 克，当归 10 克，党参 20 克，油、盐、酱、醋、葱、姜各适量。将猪腰对半剖开，取去网膜及导管，洗净。加入山药等 3 味中药清炖至熟。将猪腰取出晾凉，切成腰花装盘，浇上各调料即成。分次食用。功效：补益气血。用于气血不足、心悸心慌、疲倦乏力、身体不适的患者。

验方3　红枣炖猪心

◎ 猪心 1 个，洗净，加红枣 10 个炖服，吃肉饮汤。治心悸、多梦失眠。

验方4　乳鸽蒸米饭

◎ 乳鸽 1 只，黄酒、白糖、豉油、食油各适量，红枣 7 枚，冬菇 5 朵，鲜姜 2 片，大米 150 克。将鸽洗净切片，用黄酒、糖、豉油、食油调汁腌渍。枣去核，冬菇泡软切丝，姜切片，同倒入鸽肉碗中，拌匀。待蒸米饭水开时，将鸽肉、红枣摊于饭上，盖严，用文火焖至熟。宜晚餐用，主治体弱神经官能症、病后虚损症。

验方5　枸杞红枣蛋

◎ 红枣 7 枚，枸杞子 20 克，和鸡蛋 2 个同煮。蛋熟去壳再煮片刻，吃蛋喝汤，连续服用。健脑益智，适用于心悸、失眠、健忘者食用。

验方6　浮麦大枣汤

◎ 浮小麦 30 克，大枣 12 枚，冰糖 30 克。水煎浓汁，每日 1 剂，每晚临睡前服用，连续数天，对心脏神经官能症有明显疗效。

专家 zhuan jia 温馨提示

心脏神经官能症的预后是良好的，它既不会影响患者的寿命，又不会增加患者罹患其他疾病的机会。心脏神经官能症患者多不宜住院治疗（视具体病情而定），可在家或门诊治疗，因为住院反而容易使患者的病情恶化。患者的亲友和同事要对患者多一份理解和鼓励，以帮助其早日摆脱困境。患者可在医生的指导下适当服用药物进行对症治疗，常用的药物有谷维素、地西泮、复合维生素等。应适当进行体育锻炼，因为静养反而对疾病的康复不利。具体的运动方式和持续时间可视患者的年龄、体力和病情轻重而定，一般以轻柔的太极拳、导引术、散步等为宜。运动时应以不觉累为原则，切忌盲目地加大运动量，更不可急于求成。

第 1 章　内科疑难病秘验精方

再生障碍性贫血

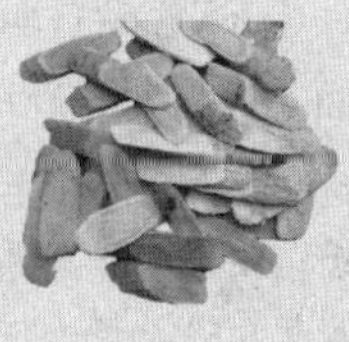

单方 · 秘方 · 经验方 · 食疗方 · 外用方

再生障碍性贫血（以下简称“再障”）是指骨髓未能生产足够或新的细胞来补充血液细胞的情况。一般来说，贫血是指低的红细胞统计，但患有再生障碍性贫血的患者会在 3 种血液细胞种类（红细胞、白细胞及血小板）均出现低统计的情况。国际上，再障分为重、轻型，我国相应的分型是急性和慢性再障，主要临床表现为贫血、出血及感染。一般没有淋巴结及肝脾大。再障罕有自愈者，一旦确诊，应明确疾病严重程度，在专业中心进行恰当的处理措施，对疾病治疗开展得越早越好。

本病属中医“髓劳”“虚劳”“虚损”“血虚”“血证”的范畴。中医学认为，再障的发病机制是髓竭血枯为本，复感温热邪毒为标，治疗当标本兼顾。急性期以祛邪为主，慢性期以治本为主，根据脾肾阳虚或肝肾阴虚之不同，分别采用温阳益气，滋阴补血，或阴阳双补之法。

凉血解毒汤治疗急劳髓枯

◎ 羚羊角粉（代，冲）0.5~1.0 克，牡丹皮 10~15 克，赤芍 10~15 克，生地黄 25 克，麦门冬 20~25 克，茜草 10~15 克，板蓝根 10~15 克，黄芩 10~12 克，贯众 10~12 克，地肤子 10~25 克，生龙骨、生牡蛎各 25 克，三七粉（冲）2.0 克，琥珀粉（冲）0.5~1.0 克，辛夷 10 克，苍耳子 10 克，甘草 10 克。用法：水煎服，每日 1 剂。功效：凉血解毒。主治：急劳髓枯温热型再障，起病急骤，病程短，面色苍白，低热常见，或高热不退，头晕目眩，心慌气短，行动艰难，全身泛发紫癜，齿鼻衄血，尿血便血，女性月经多或淋漓不断，口内血腥味，汗出热不退，甚则神昏谵语，舌质红绛，苔黄白腻，脉洪大数疾。(《中医杂志》2000 年第 10 期）

按：本证为本虚标实，方用羚羊角粉（代）、牡丹皮、生地黄、麦门冬滋阴补肾，凉血止血；贯众、黄芩、板蓝根、地肤子清热疏风解毒；茜草、三七、琥珀止血以收标本兼顾之功。加减：在上方为主治疗基础上，若高热不退，属温热外感，热入营血，配合紫雪散、安宫牛黄丸治疗，皮肤黏膜出血明显者重用犀角地黄汤凉血止血，上部实热出血选用大黄止血方（大黄、代赭石、甘草等）降逆止血，上消化道出血内服四味止血散（蒲黄炭、白及、阿胶珠、汉三七等）以活血收敛止血。

解毒补托汤治疗虚劳再障

◎ 黄芪 30 克，白花蛇舌草 30 克，女贞子 30 克，虎杖 25 克，党参 25 克，旱莲草 25 克，连翘 25 克，当归 20 克，丹参 20 克，柴胡 15 克，葛根 15 克，陈皮 15 克。用法：水煎服，每日 1 剂。功效：清热解毒，益气生血。主治：热毒内陷，骨髓枯竭，血生乏源，气阴两伤型慢性再障。(《新中医》1994 年第 5 期）

按：再障的主要病因乃为热毒，系热毒内陷，灼血阻络，伤精耗髓，致精髓枯竭，血生乏源。故方中以白花蛇舌草、虎杖、连翘等清热解毒，力挫热毒燔灼营血之势；柴胡、葛根以托举入髓之热毒外出，达攘外安内之功；黄芪、党参补耗散之气，助托毒之力；女贞子、旱莲草填精益髓，以补耗损之阴血；当归、丹参化髓道之瘀；陈皮健脾行气，以运中焦斡旋之地，疏散凉药、补药之壅滞。诸药和合，共奏清热解毒，益气养阴，托邪外出之功。

加减：阴虚重者加何首乌、生地黄、阿胶；阳虚重者加菟丝子、桂枝、鹿角胶；气虚重者加太子参、黄精、白术；血瘀重者加莪术、桃仁、红花；高热者加石膏、知母、大青叶；低热者加白薇、银柴胡、地骨皮；出血重者加仙鹤草、茜草、白茅根。本方长期服用，不见患者高热、出血之症状复起，实见血象稳步上升之良效，诚为毒出髓健，精旺血生之结果。

刘氏益气补血汤治髓劳

◎ 太子参30~60克，黄芪30~60克，茯苓30~60克，白术15~30克，怀山药15~30克，炙甘草10~15克，何首乌15~30克，当归15~30克，枸杞子15~30克，阿胶（烊化）15~30克，五味子10~15克，桑椹子15~30克，九香虫10~15克。用法：水煎服，每日1剂。主治：髓劳血虚之再生障碍性贫血，证属气血两虚型，症见头晕，乏力，心悸，气短，面色萎黄，舌质淡，脉虚数或细弱或结代者。(《中国现代名医验方荟海》刘济群经验方）

加减：若出血或皮肤紫斑者加旱莲草、白茅根、槐花、地榆、大黄、仙鹤草以凉血止血；若发热、咽痛、咳嗽、舌红苔黄者加芦根、生石膏、杏仁、金银花、连翘、黄芩、鱼腥草等清泄肺热，利咽止咳；如阴虚潮热者加生地黄、麦门冬、沙参、知母、地骨皮等滋阴清热；肾虚者加巴戟天、菟丝子、覆盆子等补肾济阳。在服用本方时须禁房事，节劳养神，忌食油煎炙烤之品和一切燥热之品。

参芪仙补汤治再障

◎ 人参6克，炙黄芪24克，补骨脂15克，仙鹤草24克。用法：水煎服，每日1剂。功效：益气养血。主治：慢性再生障碍性贫血，属气血两虚型，症见面色萎黄或苍白，头晕心慌，疲倦乏力，气短食少，爪甲色淡，舌质淡、苔薄，脉细弱。(《实用单方验方大全》)

参芪二仙汤治再障

◎ 黄芪60克，党参、黄精各30克，淫羊藿（仙灵脾）、枸杞子、补骨脂各15克，仙茅、鹿角胶、阿胶珠各10克。用法：每天1剂，水煎服。功效：温补脾肾，益气生血。适用于脾肾两虚型再障。(《辽宁中医杂志》1984年第4期）

病案举例：陈某，女，24岁，工人。因突发鼻出血、阴道出血伴发热，经某医院骨髓象检查诊为再生障碍性贫血。用西药抗感染及病因治疗，出血止，仍感头晕耳鸣、腰脊酸软。1周后又鼻出血、齿龈渗血，阴道出血，淋漓不尽，疲乏无力，动则心悸气短，继用西药治疗近1个月效不显。中医诊为“虚劳”“血证”，投参芪二仙汤加艾叶9克，仙鹤草、旱莲草各30克，连服10剂后鼻出血、齿出血止，阴道出血量减少。继服10剂，阴道出血止，精神显著好转，上方去旱莲草、仙鹤草加附子4.5克，连服20剂，诸症悉除。复查外周血象正常，随访5个月未见复发。

参马鹿茸散治再障

◎ 红人参30克，制马钱子10克，鹿茸10克。用法：共研细末。3−6岁每次0.2~0.3克，6−9岁每次0.3~0.4克，9−12岁每次0.4~0.5克，每日服3次，饭后温开水送服。服10天停5天，再开始服用，60天为1个疗程。适用于再生障碍性贫血及小儿再障。(《医药数据库中心·中医论坛》)

参鹿长血汤治疗虚劳

◎ 鹿角12~15克，补骨脂12~15克，白术12~15克，生地黄12~15克，炙甘草9~12克，陈皮9~12克，山茱萸9~12克，棉花根30克，红参（研粉吞服）3~6克。主治：虚劳血虚之再生障碍性贫血，属脾肾两虚，阴阳气血亏乏者。(《中国当代名医验方大全》)

按：再障多属中医虚劳和血证范畴。其发病与心、肝、脾、肾四脏有关，尤以脾、肾两脏为密切。脾为后天之本，气血生化之源，肾为先天之本，主骨生髓，藏精化血；脾肾虚损，则气血化生无源，精血化生乏能，则见贫血等一系列证候，故多从温补脾肾治疗，本方则着眼于脾肾之阴阳气血。方以红参、棉花根、白术、炙甘草、陈皮益气健脾；山茱萸、补骨脂、鹿角、生地补肾助阳，生精填髓。因本方偏于温补，故阴虚内热较著及有出血和感染者忌服。加减：阴虚血亏较重者可选加当归、熟地黄、白芍、何首乌、阿胶等。

胎盘养血膏治再障

◎ 紫河车1具，阿胶250克，龙眼肉500克，党参250克，熟地300克，天冬250克。用法：紫河车烘干研粉；党参、熟地、天冬水浸一宿，浓煎3次，每次煎1小时，滤取药汁；阿胶用黄酒浸透，与龙眼肉同入上药汁中，用小火收膏，膏将成时将紫河车粉调入，每日早、晚空腹各1匙，开水冲服。适用于再生障碍性贫血。(《医药数据库中心·中医论坛》)

再障生血方治再障

◎ 淫羊藿10~30克，补骨脂10克，肉苁蓉10克，鹿角片10克，锁阳10克，菟丝子30克，黄芪15克，枸杞子10克，熟地12克，桑椹子12克，麦冬10克，黄精30克，党参15克，当归10克，阿胶10克，川芎10克，丹参10~30克，茜草15~30克，墨旱莲10克，仙鹤草30克。用法：每日1剂，2次煎服。中度及严重型再障可与雄激素同用。功效：补肾填髓，助以补益气血及活血、止血。主治：再生障碍性贫血，包括严重型再障。(浙江名医施赛珠经验方)

按：淫羊藿、补骨脂、肉苁蓉、鹿角片、锁阳温肾填髓；菟丝子、枸杞子、熟地、桑椹子、麦冬、黄精滋阴补肾；党参、黄芪、当归、阿胶补益气血；丹参、茜草、墨旱莲、仙鹤草活血止血。现代医学已证实补肾药对骨髓造血组织有一定的刺激作用。

生精补血汤治再障

◎ 鹿胎膏10克，阿胶9克，枸杞子15克，熟地12克。用法：先将枸杞子、熟地水煎2次，每次1小时，去渣后入鹿胎膏和阿胶，溶化后分2次服，连服1~3个月。适用于再生障碍性贫血及小儿

再障。(《医药数据库中心·中医论坛》)

补髓蜜膏治再障

◎ 冬虫夏草 30 克，胎盘粉 30 克，牛骨髓 30 克，生山药 250 克，蜂蜜 250 克。用法：将上药共同捣匀入瓷罐中，隔水蒸 30 分钟，每次服 2 汤匙，每日 2 次。功效：健脾补肾，生精填髓。适用于再生障碍性贫血肝肾阴虚型，症见眩晕、心悸、气促、盗汗、失眠多梦、月经过多或遗漏不止，舌质红少苔，脉弦细。(《百病食疗》)

猪肝绿豆粥治再障

◎ 绿豆 50 克，陈大米 100 克。淘净加水适量煮粥，快熟烂时，加入洗净切碎的猪肝 100 克，猪肝熟透即可食用，不宜加盐。适用于再障急劳髓枯证。(《本草纲目》)

归参炖母鸡治再障

◎ 母鸡 1 只，去毛去内脏，洗净，腹腔内装当归、党参各 15 克，葱、姜、黄酒、食盐各少量，把鸡放在砂锅内，加水小火煨炖，熟烂即可。功效：益气养血。适用于再障属气血两虚者。(《乾坤生意》)

羊脊粥治再障

◎ 羊脊骨（洗净，剁碎）1 具，肉苁蓉 30 克，菟丝子 3 克，大米若干。用法：肉苁蓉、菟丝子以纱布包，加水适量，共煮炖 4 小时，取汤适量，煮大米成粥分次服。功效：补肾生髓。适用于再障属脾肾阳虚，面白神疲，形寒肢冷者。(《太平圣惠方》)

芝麻羊肝粉治再障

◎ 羊肝（青灰山羊最佳）1 付，蒸笼蒸熟，竹刀切片，灰瓦文火焙干，研极细末过筛，弃其筋杂；黑芝麻 1000 克，炒微黄，研细末，同羊肝粉共搅拌匀，即得。用法：每日早、晚各服 1 汤匙，30 天为 1 个疗程。忌房事，发热停服。功效：温补气血。适用于再生障碍性贫血时骨髓造血功能低下，或部分衰竭引起的严重进行性贫血。(《新中医》1979 年第 4 期)

灵芝牛角治再障

◎ 灵芝 6 克，水牛角 2~3 克。用法：将灵芝剪碎放入锅中，加水用文火煮 1 小时，滤取头煎液，再加水煎取二煎液，合并 2 次煎液；水牛角锉成粉。每日 1 剂，分 2 次服用，每次用灵芝煎液冲水牛角粉吞服。连服数日。治疗再生障碍性贫血和溶血性贫血。(《妙用灵芝治百病》)

简便食疗方治再障

验方1　胎盘粉

◎ 取新鲜胎盘1个，文火焙干，研成粉末，每服2~3克，每日2次，用当归、黄芪、首乌各15克煎汤送服。

验方2　山药紫荆大枣汤

◎ 山药30克，紫荆皮15克，大枣20枚。煎服，每日1剂，长期使用。

验方3　牛髓圆肉汤

◎ 牛骨髓60克，桂圆肉60克，大枣肉60克。熬成胶状，每日服2次，每次1匙。

验方4　复方皂矾丸

◎ 人参120克，海马30克，皂矾120克，油桂60克，核桃仁60克，大枣60克，七寸蛇1条。用法：大枣去核蒸熟，碾成糊状，人参、海马烤干，加上其余药物生碾成粉，然后将药粉和于枣糊中，制成丸，每丸3~5克，每日3次，每次1丸，饭后用温开水服下。个别人服药后有轻度恶心，胃部稍有不适，或轻度腹泻，可减半量服用3~5天，恶心症状多能消失，然后再按量服。

民间偏方治再障

验方1　油麻首乌汤

◎ 常春油麻藤茎30~60克，制首乌15~30克，地菍15~30克。用法：水煎，每日3次服完。

验方2　油麻黄芪汤

◎ 常春油麻藤茎30~60克，黄芪30克，龟甲15克，鳖甲15克。用法：水煎服。每日1剂。

验方3　珍珠虎肉汤

◎ 珍珠菜30~60克，虎刺30~60克。用法：水煎，去渣滤液，入猪肉30~60克同煮服，每日1剂。如腹胀明显，加芫花全草；皮肤肿者加葫芦瓢、泥鳅、小麦馒头干、大蒜子量。服药后稍有头晕，但不需停药。

验方4　菟丝子煎

◎ 菟丝子30克，五味子30克，干生地黄90克。用法：上药共研细末，每次服6克，每日3次，食前米酒调下。功效：滋补阴血。适用于慢性再生障碍性贫血。

专家 zhuan jia 温馨提示

再障虽然有些病例发病原因不明，但很多病例是由于化学物质，服药或接触放射性物质所致，因此应采取预防措施，尤应提出的是氯（合）霉素，其滥用的情况相当严重，在我国经过调查的一些地区氯（合）霉素是引起再障的主要原因，医务人员及患者都应认识其严重性，慎用或不用氯（合）霉素，可能时以其他抗生素代替；其次是苯，乡镇企业中制皮鞋业较多，苯在空气的浓度有的超过国家规定的量，农民喷洒农药时，都须作好劳动保护，防止有害物质污染周围环境，以减少再障的发病。

再障患者饮食方面一定要忌辛辣刺激、动火动血之品，如戒烟戒酒，提倡清淡多汁易于消化，慎勿滋腻难化，如盐水鸭、咸肉、猪头肉、肥肉等力当避免，可多食一些清养之品，如西洋参、龙眼肉、山楂、枸杞子、桑椹子、蜂蜜、冰糖、猪肝、猪腰、羊肝、猪血、乌鱼、龟肉、甲鱼、山药、苡米、粥等。有热者可食荸荠、蔗汁、梨汁、萝卜、芹菜、冬瓜、菠菜、藕汁、荠菜花等，对于康复均大有裨益。临床遇出血症患者出血过多者，除用止血药物以外，常取鲜藕500~1000克，洗净、捣烂、用纱布包，绞取藕汁1~2碗，代茶饮之，可加强清热、凉血、止血之功效。

第 1 章　内科疑难病秘验精方

白细胞减少症和中性粒细胞缺乏症

单方 · 秘方 · 经验方 · 食疗方 · 外用方

白细胞减少症和中性粒细胞缺乏症都是由于各种病因引起的一组综合征。白细胞减少症：一般有头晕，乏力，四肢酸软，食欲缺乏，低热，失眠等非特异性症状。少数无症状，部分患者则反复发生口腔溃疡、肺部感染或泌尿系感染。粒细胞缺乏症：起病多急骤，常有高热、寒战、头痛、疲乏或极度衰弱。有时口腔、鼻腔、皮肤、直肠、肛门、阴道等黏膜处可出现坏死性溃疡。对药物过敏者，可同时发生剥脱性皮炎，严重者可发生中枢神经系统症状。常迅速发生败血症或脓毒血症而导致死亡。

本病根据其临床表现，可归属于中医学的“虚劳”“温病”等病证范畴。其致病因素较多，诸如先天禀赋不足、后天失调、久病失养或某些化学毒物中毒等。禀赋不足、后天失调、劳倦过度，可致脾肾亏虚；气血不足，大病、久病失养，放疗、化疗后或某些毒物又可致元气亏损，精血虚少，脏腑功能衰退，气血生化不足；正虚于内，卫外不固则外邪易袭而反复发热。总之，本病所见虚证为本，或因虚致病，因病成劳；或因病致虚，久虚不复成劳。

中医学认为，本病以本虚（脾肾两虚）为主，因此培补脾肾为其治疗的基本原则，病程日久，正虚血瘀，当扶正祛瘀。急性患者以正气虚、邪气盛为主，应扶正祛邪并重。

鸡血藤汤治白细胞减少症

◎ 鸡血藤 30 克，大熟地 24 克，杭芍 18 克，当归 12 克，枸杞子 24 克，山茱萸 24 克，炙黄芪 30 克，锁阳 9 克，巴戟天 12 克，补骨脂 12 克。用法：水煎服，每日 1 剂，每日服 2 次。功效：补气养血，填精补髓。适用于白细胞减少症属精髓不足，气血亏虚者。(《山东中医杂志》1985 年第 5 期，刘秉麟经验方)

血藤养血汤治白细胞减少症

◎ 鸡血藤 30 克，熟地黄 24 克，杭白芍 18 克，当归 12 克，枸杞子 15 克，山茱萸 20 克，炙黄芪 30 克。用法：水煎服，每日 1 剂，每日服 2 次。功效：益气生血。主治：白细胞减少症。(《安徽卫生》)

加味补益养血汤治白细胞减少症

◎ 生黄芪 15 克，党参 15 克，山药 31 克，白术 15 克，茯苓 12 克，砂仁 12 克，远志 12 克，柏子仁 15 克，炒酸枣仁 25 克，狗脊 15 克，枸杞子 12 克，菟丝子 25 克，当归 15 克，丹参 18 克。用法：水煎服，每日 1 剂，每日服 2 次。功效：健脾益气，养心和血，补肾。适用于白细胞减少症属心脾两虚，肾气不足者。(中医学家刘惠民经验方)

参芪黄精煎治白细胞减少症

◎ 炙黄芪 40 克，党参、黄精、生地各 15 克，当归、枸杞子、莲子、白米各 10 克，炙甘草 6 克，大枣 6 枚。用法：加水煎服，每日 1 剂，7~14 日为 1 个疗程。主治：白细胞减少症，以血液中白细胞数量减少为其主要特征。临床症状有头晕眼花，倦怠乏力及食欲缺乏，易于感冒，易皮肤感染等。(《农村百事通》1995 年第 1 期)

升白扶正汤治白细胞减少症

◎ 红参 6 克，鸡血藤 40 克，生黄芪 30 克，制首乌 15 克，木香 6 克。用法：水煎服，每日 1 剂。功效：补益气血。主治：白细胞减少症属气血虚弱型，症见疲倦乏力，头晕低热，面色不华，心悸气短，失眠，舌质偏淡或有齿痕、苔薄白，脉细弱。(《山东中医杂志》1994 年第 5 期)

愚鲁汤治白细胞减少症

◎ 党参 15 克，银柴胡 9 克，生姜 9 克，大枣 20 克。用法：水煎服，每日 1 剂。功效：补益气血，甘温除热。主治：白细胞减少症属气血虚弱型，症见疲倦乏力，头晕低热，面色不华，心悸气短，失眠，舌质偏淡或有齿痕、苔薄白，脉细弱。(《时珍国药研究》1994 年第 1 期)

石韦大枣汤治白细胞减少症

◎ 石韦 30 克，大枣 10 枚。加减：白细胞计数低于 3.0×10^9/ 升者，加用菟丝子、枸杞子各 20 克，鸡血藤 30 克；头晕目眩，自汗乏力者，加用黄芪、党参各 15 克，鸡血藤 30 克；肢冷畏寒，腰膝酸软无力者，加制附子 5 克，菟丝子 15 克。功用：补益气血。主治：白细胞减少症属气血虚弱型，症见疲倦乏力，头晕低热，面色不华，心悸气短，失眠，舌质偏淡或有齿痕、苔薄白，脉细弱。(《浙江中医杂志》1993 年第 3 期)

化瘀升白汤治白细胞减少症

◎ 当归 15 克，川芎 15 克，丹参 15 克，红花 10 克，鸡血藤 30 克，赤芍 20 克。用法：水煎服，每日 1 剂。功效：活血化瘀。适用于白细胞减少症属气滞血瘀为主者，症见皮肤瘀点、瘀斑，肌肤甲错，肝脾大，舌质黯，脉涩。(《健康必读 · 乡村医生》2011 年第 8 期)

按：有活动性出血，如咯血、吐血、便血等，量多，血色鲜者以及女性月经期禁用本方。加减：脾气虚者加党参、黄芪、谷芽各15~30克，白术、厚朴10~15克，炒山楂、陈皮各10克；肾阳虚者酌加肉桂10克，制附片、肉苁蓉、淫羊藿各15~30克，菟丝子15克。

简便单方治白细胞减少症

验方1 淫羊藿冲剂

◎ 淫羊藿 100 克。用法：用单味箭叶淫羊藿 100 克研细末，每包 15 克，第 1 周每日 3 包，口服；第 2 周起每日 2 包，共服 30~45 天，治疗期间停用其他药物。功效：健脾温肾。主治：白细胞减少症属脾肾阳虚型，症见精神萎靡，少气懒言，畏寒肢冷，耳鸣目眩，饮食减少，大便稀溏，舌质胖嫩、苔薄白，脉沉细。(《上海中医杂志》1986 年第 3 期)

验方2 银耳黄芪汤

◎ 银耳 15 克，黄芪 18 克。用法：水煎服，每日 1 剂，每剂煎 2 次，早、晚各服 1 次。适用于各种白细胞减少症。(《家庭医生报》2006 年第 20 期)

验方3　棉花根大枣煎

◎ 棉花根（土黄芪）60克，大枣50克。用法：上药加水600毫升，文火煎取300毫升，每次100毫升，每日3次，21日为1个疗程，间隙5日，再进入下1个疗程。功效：补益气血。主治：白细胞减少症属气血虚弱者。(《山东中医杂志》1996年第9期）

验方4　珠子参粉

◎ 珠子参15克。用法：研成细末，每日3次，每次5克。30日为1个疗程。功效：补益气血。主治：白细胞减少症属气血虚弱者。(《中医药研究》1996年第5期）

验方5　灵芝二黄血藤汤

◎ 灵芝15克，黄芪20克，黄精15克，鸡血藤15克。用法：水煎服，每日1剂。治白细胞减少症。(《妙用灵芝治百病》)

验方6　灵芝黄芪饮

◎ 灵芝、黄芪各等份。用法：研为细末。每次10克，沸水浸泡饮。本方以两者补气益脾，升白细胞，并以灵芝降血脂。用于气虚白细胞减少或血脂偏高证者。(《妙用灵芝治百病》)

简便食疗方治白细胞减少症

验方1　银花双豆饮

◎ 金银花9克，绿豆、红小豆各20克，白糖适量。用法：先将金银花、绿豆、红小豆洗净，一同放入砂锅中，加清水适量，先用大火烧开，再改用小火煮至豆子熟烂，加白糖调味即成。当茶频频饮用。功效：解表扶正，清热解毒。适用于热毒血热型白细胞减少症，多见于粒细胞缺乏合并急性感染之初期者。

验方2　木耳大枣粥

◎ 黑木耳30克，大枣8枚，粳米100克。用法：将黑木耳、大枣用温水浸泡1小时，洗净，与粳米一起煮粥服食。主治：白细胞减少和粒细胞缺乏症。

验方3　鸡血藤鸡蛋

◎ 鸡蛋2只，鸡血藤20克，水300毫升。用法：鸡血藤煎20分钟取浓汁，放入鸡蛋，煮5分钟后，将蛋壳敲破，再煮5分钟即可，每日分上、下午2次食用。主治：白细胞减少症伴头晕、乏力。

验方4　蘑菇木耳羹

◎ 蘑菇6~8只，黑木耳10克。用法：上述2味水发漂净，煎熬，加冰糖适量，每日2次当点心食用。主治：白细胞减少症。

验方5　桑椹红枣鸡蛋汤

◎ 桑椹子 20 克，红枣 10 枚，鸡蛋 2 个。用法：先将桑椹子和红枣煎水去渣，再加入鸡蛋熟后服用。主治：白细胞减少症。

验方6　山药葡萄粥

◎ 鲜山药 100 克，莲子肉 50 克，葡萄干 50 克，白糖适量。制法：将鲜山药去皮，洗净后切片，与洗净的莲子肉、葡萄干同入锅中，煮成粥状，调入白糖即成。用法：早、晚分食。功效：益气养血，升白细胞。适用于心脾两虚型白细胞减少症。

验方7　首乌红枣粥

◎ 制首乌粉 25 克，红枣 5 枚，粳米 50 克，莲子粉 20 克，白糖适量。制法：将粳米、红枣入锅、煮粥至半熟，加入制首乌粉、莲子粉，边煮边搅拌，至粥熟加入白糖即成。用法：早、晚分食。功效：益气养阴。适用于气阴两虚型白细胞减少症。

验方8　黄芪煨狗肉

◎ 黄芪 30 克，红枣 10 枚，狗肉 500 克，黄酒、精盐、生姜、酱油、味精、大茴香各适量。制法：将狗肉洗净，切成小块。黄芪煎汁去渣。红枣洗净去核。将狗肉、红枣放入砂锅，倒入黄芪汁和适量清水，加入黄酒、精盐、生姜、酱油、味精、大茴香，用大火烧沸，转用小火炖至熟烂即成。用法：当菜佐餐，随意食用。功效：温肾健脾，升白细胞。适用于脾肾阳虚型白细胞减少症。

验方9　鲜奶煲鸡

◎ 鲜牛奶 300 毫升，鲜雌鸡肉 100 克，生姜 2 片。用法：加水稀释至 750 毫升，文火煲至 300 毫升，睡前服。主治：白细胞减少症。

验方10　胡萝卜羊肝汤

◎ 胡萝卜 200 克，乌梅 10 克，羊肝 20 克。用法：水煎，喝汤，吃胡萝卜、羊肝，每日 1 次。主治：白细胞减少症。

验方11　红枣花生衣汤

◎ 红枣 10 枚，花生衣 10 克。用法：用适量温开水，炖汤饮用。按注：一方用花生仁加红糖也可。主治：白细胞减少症。

验方12　蘑菇猪肉汤

◎ 鲜蘑菇 100 克，瘦猪肉 100 克。用法：鲜蘑菇与瘦猪肉加水适量炖汤，用食盐调味佐膳。一方单用蘑菇亦可。主治：白细胞减少症，慢性肝炎。

验方13　桂圆山楂汤

◎ 桂圆肉 30 克，山楂 15 克，红糖 30 克，荷叶 1 片。用法：将上 4 味一起加水煎煮，每日 2 次饮服，喝汤吃桂圆肉。主治：白细胞减少和粒细胞缺乏症。

验方14　豆腐鸡蛋黑豆汤

◎ 豆腐150克，鸡蛋1只，黑豆30克，冰糖20克。用法：将黑豆洗净加水煮，待豆将熟时捞起，然后和豆腐、鸡蛋一起煮汤，加冰糖，每日服1~2次。主治：白细胞减少和粒细胞缺乏症。

验方15　灵芝黄芪猪蹄筋汤

◎ 灵芝15克，猪蹄筋300克，黄芪18克。同煮至猪蹄筋烂熟，加适量调味品，分早、晚2次服用，常服可治疗白细胞减少症。

专家 zhuan jia 温馨提示

患者应注意饮食，避免生冷及不洁饮食以免消化系统感染。调理饮食对本病患者甚为重要，应给予富于营养、易于消化的食物，须补养气血，避免过饱过饥或偏食。阴虚者忌食辛辣厚味，宜淡薄滋养，可食海参、鳖肉、蛋、奶、豆类及蔬菜、水果等清淡之品以滋阴配阳；阳虚者忌食生冷滋腻之物如冷荤、冷饮等凉食，可食辛温类食品如鱼、禽类、牛肉、羊肉、胎盘等以温阳。

此外，生活起居要有规律，避免风寒、劳累。注意精神调养，保持口腔卫生。尽量避免去公共场所，以防止呼吸道感染；避免服用造成骨髓损害或白细胞减少的药物；避免接触造成骨髓损害的化学物质及放射性物质；对于重度粒细胞缺乏的患者应采取一定的隔离措施，以防外源性感染。

第 1 章　内科疑难病秘验精方

血小板减少性紫癜与过敏性紫癜

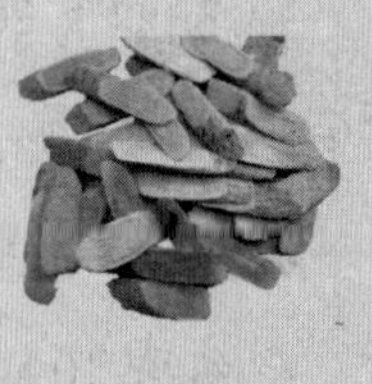

单方 · 秘方 · 经验方 · 食疗方 · 外用方

紫癜是皮肤和黏膜出血后颜色改变的总称。临床上最常见的是原发性血小板减少性紫癜和过敏性紫癜。紫癜常反复发作，女性常在月经期加重。属疑难病症之一。

原发性血小板减少性紫癜是一种与免疫有关的出血性疾病，也称特发性血小板减少性紫癜，其特点是自发性出血，血小板减少，骨髓中巨核细胞增多或正常，巨核细胞的发育受到抑制，部分患者可查到血小板抗体。颅内出血是本病的主要死亡原因。本病临床上可分为急性型和慢性型。急性型常见于儿童，起病前1~3周多数患者有呼吸道或其他病毒感染史，因此秋冬季发病最多，可突然发生广泛而严重的皮肤黏膜紫癜，甚至大片瘀斑和血肿，皮肤瘀点多为全身性，以下肢为多，分布均匀，出血多见于鼻、齿龈，口腔可有血疱，胃肠道及泌尿道出血并不少见，如患者头痛、呕吐，要警惕颅内出血的可能。慢性型常见于青年女性，女性为男性的3~4倍，起病隐匿，皮肤紫癜以下肢远端多见，可有出血多见于鼻、齿龈、口腔黏膜出血，女性月经过多有时是唯一症状，反复发作可引起贫血和脾大。本病属中医"血证""紫斑"的范畴。急性型以清热泻火，凉血止血为主；慢性型属阴虚火旺者，宜养阴清热，凉血止血，属气虚不能摄血统血者，治宜益气健脾，摄血止血。

过敏性紫癜又称出血性毛细血管中毒症或综合征，是常见的毛细血管变态反应性疾病，主要病理基础为广泛的毛细血管炎，以皮肤紫癜、消化道黏膜出血，关节肿胀疼痛和肾炎等症状为主要临床表现，少数患者还伴有血管神经性水肿，部分患者再次接触过敏源可反复发作。本病属中医"葡萄疫""血风疮""温毒发斑""肌衄""斑毒"的范畴。早期风热搏结，治宜疏风清热，解毒除湿；热盛而迫血妄行者，急宜清热解毒，凉血止血；反复发作，脾虚失统者，治宜益气摄血，健脾养血。

升板汤1号治血小板减少性紫癜

◎ 连翘15克，大青叶10克，生地黄15克，牡丹皮10克，赤芍15克，茜草15克，紫草10克，生槐花15克，黄连6克，赤小豆15克，淡竹叶10克。用法：每日1剂，水煎，分2~3次服。功效：疏风清热，凉血止血。适用于血小板减少症早期或急性发作期，高热、紫斑为主。皮肤紫斑，色青紫，以下肢为重，或鼻出血，牙龈出血，呕血，便血，尿血，口渴，烦躁不安，大便干结，小便黄赤，舌质红紫，苔薄黄，脉弦数。(《山东中医杂志》1998年第4期)

加减归脾汤治血小板减少性紫癜

◎ 当归15克，远志10克，甘草10克，木香6克，人参6克，酸枣仁15克，龙眼肉10克，黄芪25克，茯苓15克，白术10克。用法：每日1剂，水煎，分2~3次服。疗程3个月。功效：补脾益气，摄血生血。适用于原发性血小板减少性紫癜牙龈出血、鼻出血、肌衄等，伴有头晕乏力，面色萎黄，食欲缺乏，舌淡苔白，脉濡缓。(《辽宁中医杂志》1998年第11期)

墨菜汤治血小板减少性紫癜

◎ 墨旱莲（俗称墨菜）30克，紫草10克，青黛12克，生地15克，甘草10克。用法：水煎服，每日1剂。20天为1个疗程。功效：养阴清热，凉血止血。主治：原发性血小板减少性紫癜，属阴虚火旺型，皮肤青紫斑点或斑块时发时止，常伴鼻出血、牙龈出血或月经过多，颧红，心烦口渴，手足心热，或有潮热盗汗，舌质红、苔少，脉数。(《国医论坛》1996年第1期)

藕节地黄汤治血小板减少性紫癜

◎ 藕节15克，生地15克，麦冬9克，玄参9克，甘草6克。用法：水煎服，每日1剂。功效：

养阴清热，冰血止血。主治：原发性血小板减少性紫癜，属阴虚火旺型，皮肤青紫斑点或斑块时发时止，常伴鼻出血、牙龈出血或月经过多，颧红，心烦口渴，手足心热，或有潮热、盗汗，舌质红、苔少，脉数。(《心血管病血液病实用方》)

滋阴益气凉血汤治血小板减少性紫癜

◎ 生地 30 克，桑白皮 30 克，白茅根 30 克，土大黄 15 克，党参 10 克。用法：水煎服，每日 1 剂。功效：滋阴降火，益气凉血。主治：原发性血小板减少性紫癜，属阴虚火旺型，皮肤青紫斑点或斑块时发时止，常伴鼻出血、牙龈出血或月经过多，颧红，心烦口渴，手足心热，或有潮热、盗汗，舌质红、苔少，脉数。(《河南中医》1982 年第 4 期)

复方益血散治血小板减少性紫癜

◎ 大鹿衔草 100 克，还阳参 100 克，紫丹参 50 克。制法：上述 3 药洗净为末，合而研为散剂。用法：取本散 10 克，鲜猪肝或鲜瘦肉 50 克，剁细拌药末，加白蜜 1 茶匙，水半小碗，隔锅蒸熟后服，每日服 1~4 次，10 次为 1 个疗程。功效：健脾，补血，止血。主治：原发性血小板减少性紫癜，属气不摄血型，反复发生皮肤紫斑，久病不愈，神疲乏力，头晕目眩，面色苍白或萎黄，食欲缺乏，舌质淡，脉细弱。(《新中医》1983 年第 12 期)

按： 据作者赵宏奎报道，用本方共治血小板减少性紫癜44例，痊愈31例，有效13例，总有效率为100%。治愈病例最长服药16个疗程，最短的服药2个疗程。

仙七汤治血小板减少性紫癜

◎ 仙鹤草 10~30 克，三七粉 2~10 克，大枣 5~10 枚。用法：仙鹤草与大枣加水煎取汁，冲服三七粉 1~5 克，每剂药煎服 2 次，每日 1 剂。功效：养血活血止血。主治：原发性血小板减少性紫癜，属气不摄血型，反复发生皮肤紫斑，久病不愈，神疲乏力，头晕目眩，面色苍白或萎黄，食欲缺乏，舌质淡，脉细弱。(《四川中医》1994 年第 12 期)

龟鹿二仙胶汤治血小板减少性紫癜

◎ 龟甲 24 克，党参 15 克，枸杞子 12 克，鹿角胶 12 克。用法：前 3 味药加水煎取汁，鹿角胶烊化冲服。每剂煎服 2 次，每日 1 剂。功效：益气养血，补血止血。主治：原发性血小板减少性紫癜，属气不摄血型，反复发生皮肤紫斑，久病不愈，神疲乏力，头晕目眩，面色苍白或萎黄，食欲缺乏，舌质淡，脉细弱。(《福建中医药》1981 年第 3 期)

简便验方治血小板减少性紫癜

验方1　茅根猪皮冻

◎ 猪皮 500 克，白茅根（布包）30 克，冰糖适量。将猪皮切碎，加入煎好的白茅根于水中炖至稠黏，再入冰糖拌匀，分 4~5 次食用，每日 1 次，连服数剂。本方清营解毒，适用于热毒郁营所致的血小板减少性紫癜。

验方2　水牛角饮

◎ 水牛角 30~60 克。把水牛角削成薄片，加水煎 2 小时。每日分 2~3 次服。本方凉血止血，对血小板减少性紫癜有效。

验方3　单味甘草汤

◎ 炙甘草 20 克。水煎服，每日 1 剂。据《浙江中医杂志》1988 年第 2 期报道，用本方治原发性血小板减少性紫癜 22 例，显效 8 例，有效 8 例，好转 2 例，疗效满意。

验方4　红枣兔肉汤

◎ 红枣 10~15 枚，兔肉 150~200 克。用法：同放炖锅内隔水炖熟，服用，亦可同放入瓦罐内煮烂，调味服食。功效：补气摄血。适用于血小板减少性紫癜。

验方5　阿胶红糖饮

◎ 阿胶 30 克，黄酒、赤砂糖各适量。用法：将阿胶加入少量黄酒和水，置水锅上炖溶化后，调入赤砂糖。每日 2 次分服，连服 7 天。功效：滋阴降火。适用于阴虚内热所致的血小板减少性紫癜。

验方6　土大黄大枣汤

◎ 土大黄 20 克，大枣 5~10 枚。用法：水煎服，每日 1 剂。功效：清热，凉血，止血。用于原发性血小板减少性紫癜属血热妄行者。据《安徽中医学院学报》1996 年第 6 期报道，本方治疗 267 例，结果：治愈 170 例，显效 81 例，有效 13 例，无效 3 例。

过敏煎治过敏性紫癜

◎ 防风、银柴胡、乌梅、五味子各 10 克。用法：水煎，每日 1 剂，早、晚服。功效：疏风清热，凉血滋阴。主治：过敏性紫癜属风热搏结型，皮肤疹出色红，瘙痒，抓破后渗出津水，舌苔白或苔黄，脉浮数有力。（《名中医治病绝招》祝谌予经验方）

按：祝谌予所制过敏煎组方简单，药味平淡，但立方确有巧思，非常严谨。四药组合，有收有散，有补有泄，有升有降，阴阳并调，实乃大家之也！在临床应用中随症加减，并采用西医的辨病，中医的辨证，加减有制，应用广泛，值得临证参考。本方曾经上海某医院实验研究和临床验证确有抗过敏作用。祝氏应用于临床几十年，属于过敏疾患者，均获得满意疗效。是以推荐，造福民众。

临床上，凡过敏试验阳性者，均可采用本方。如过敏性荨麻疹属于风寒者，加桂枝、麻黄、升麻、荆芥；风热者加菊花、蝉衣、银花、薄荷；血热者加丹皮、紫草、白茅根；热毒内盛加连翘、银花、甘草、蒲公英、紫花地丁、板蓝根。过敏性哮喘，常加莱菔子、白介子、苏子、葶苈子、杏仁；过敏性紫癜，常加藕节炭、血余炭、荆芥炭、茜草根、旱莲草、仙鹤草；过敏性鼻炎，常加白芷、菖蒲、辛夷、菊花、细辛、生地、苍耳子、葛根；冷空气过敏症，加桂枝、白芍、生姜等。

桑叶丹芝饮治过敏性紫癜

◎ 桑叶、黑芝麻各 60 克，牡丹皮 30 克，大枣 15 枚。用法：加水 1500 毫升，煎至 400 毫升，分早、晚 2 次服用，每日 1 剂。一般服药 3~7 天即可痊愈。(《中国中医药报》2012 年 12 月 14 日，郭旭光荐方)

银花公英汤治过敏性紫癜

◎ 金银花、蒲公英、紫花地丁各 15 克，土茯苓 30 克，白鲜皮、地肤子、萆薢各 12 克，丹参、赤芍、蝉蜕、防风、泽泻各 9 克，白芷、生甘草各 6 克。用法：水煎服，每日 1 剂，分早、晚 2 次服用。一般服药 4~6 天即获显效或痊愈。(《中国中医药报》2012 年 12 月 14 日，郭旭光荐方)

青黛饮治过敏性紫癜

◎青黛 3 克，紫草 9 克，白及 9 克，乳香 6 克。用法：水煎服，每日 1 剂。功效：清热凉血。主治：过敏性紫癜属热盛迫血型，症见皮肤紫癜成片，色深紫，继则渐转紫黯，重者可见咯血、吐血、便血、尿血，发热，口渴便秘，舌质红、苔黄，脉弦数。(《山东中医杂志》1997 年第 6 期)

四草汤治过敏性紫癜

◎ 水牛角 50 克，仙鹤草 30 克，益母草 30 克，白茅根 30 克，紫草 15 克，茜草 15 克，女贞子 15 克，连翘 15 克，三七 6 克，琥珀(冲)1.5 克，防风 10 克，甘草 10 克。用法：水煎服，每日 1 剂，30 天为 1 个疗程。同时忌食鱼、虾、蟹及辛辣食物。功效：凉血解毒，活血祛风。主治：过敏性紫癜。症见皮肤紫癜，以双下肢明显，压之不退色，伴腹痛或关节肿痛，血尿。(《中国民间疗法》1998 年第 5 期)

病案举例：赵某，男，16岁。1年前出现皮肤紫癜，伴腹痛、血尿，诊断为过敏性紫癜，经住院治疗2个月紫癜消失，但尿检仍有红细胞及蛋白，曾服用雷公藤、激素、环磷酰胺等均未收效。诊见腰痛、乏力、尿黄而少，面色红润，舌暗红，苔黄，脉弦滑。尿检：红细胞（++），蛋白（++），管型（+），血象：白细胞12.0×10^9/升，中性粒细胞0.25，淋巴细胞0.65，血小板22.6×10^9/升。双肾B超正常。辨证：毒邪内结，血热伤络。予基础方加生地20克，白花蛇舌草30克，焦山楂15克。治疗50天后尿中红细胞消失，唯尿中仍有蛋白；原方加黄芪、山药各30克，王不留行、覆盆子各20克。继服30余剂，尿检正常，随访1年未复发。

按：中医学认为，本病乃邪毒内陷、损伤血络所致。四草汤以仙鹤草、益母草、紫草、茜草活血、凉血、止血；水牛角重用以凉血，与上药配伍活血祛瘀；连翘清热解毒，防风祛风。共同起到活血、止血、抗凝、抗感染的作用。使血止而不留瘀，验之临床取效甚佳。

五根汤治过敏性紫癜

◎ 白茅根 30 克，天花粉 15 克，干生地 15 克，石斛 15 克，生槐花 15 克，板蓝根 9 克，茜草根 9 克，玄参 9 克，丹皮 9 克，紫草根 6 克，地榆 6 克。用法：水煎服，每日 1 剂。功效：热清宁血，祛瘀生新，消斑。主治：过敏性紫癜，血热妄行之证。（《山东中医杂志》1994 年第 5 期）

茜根汤治过敏性紫癜

◎ 茜草根、侧柏叶、鲜白茅根各 30 克，黄芩、阿胶（烊化）、生甘草各 6 克，生地 18 克，牡丹皮 12 克，赤芍、白芍各 10 克。用法：水煎服，每日 1 剂，每剂煎 2~3 次，取 500~700 毫升药汁，一昼夜分 4~6 次服完。一般服药 3~9 天即可痊愈。（《中国中医药报》2012 年 12 月 14 日，郭旭光荐方）

化斑消癜汤治过敏性紫癜

◎ 土茯苓 15 克，紫草 10 克，牡丹皮 10 克，当归 10 克，川芎 10 克，地龙 10 克，防己 10 克，苍术 10 克，生地 12 克，薏苡仁 12 克，白鲜皮 12 克，地肤子 12 克。用法：水煎服，每日 1 剂。以上为 10 岁儿童剂量，成年人酌增用量。功效：热清凉血，化瘀除湿，通络消斑。主治：关节型过敏性紫癜，血热夹湿者。症见下肢紫斑反复发作，伴四肢关节疼痛。（《内蒙古中医药》1992 年第 4 期）

简便验方治过敏性紫癜

验方1　蝉蜕粉

◎ 蝉蜕 6 克。用法：取上药研为极细末，开水冲服，每日 2 次。功效：祛风除湿，清热止痒。用于过敏性紫癜伴皮肤瘙痒。（《中医杂志》1994 年第 7 期）

验方2　干艾侧柏汤

◎ 干姜6克，艾叶6克，侧柏叶6克。用法：水煎服，每日1剂。功效：温阳，健脾，摄血。用于过敏性紫癜属脾不统血者。（《古今名医偏方精选》）

专家 zhuan jia 温馨提示

据报道，过敏性紫癜与呼吸道或肠道感染有关，感染可能是过敏性紫癜的原因。因此，积极预防感染的发生，对过敏性紫癜具有十分重要的意义。一旦得病，及时治疗，注意休息，防止复发。积极锻炼身体，及时增减衣服。防寒保暖，避免感染，尤其在流行性感冒流行期间。对于有明确过敏原者，应避免再次接触或使用此类食物、药物或其他物质，以防再次发生变态反应。

具体说来，紫癜患者的调护要注意以下几点：①病室要保持空气新鲜，定时通风换气，消除秽气。②要注意个人卫生，保持口腔和皮肤清洁，勤洗澡，勤刷牙，勤换衣。③避免劳累，应适当卧床休息。④饮食要节制，无论有无水肿，均宜低盐饮食，肾功能不全者宜优质、低蛋白饮食。⑤皮肤的护理要非常重视，防止局部感染。如发斑处起疮水肿，应及时清创处理。

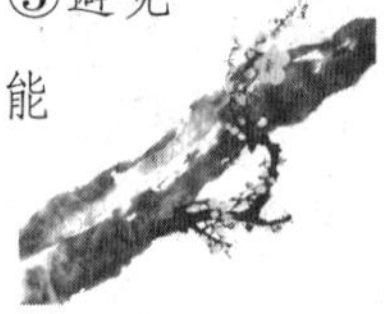

第 1 章　内科疑难病秘验精方

类风湿关节炎

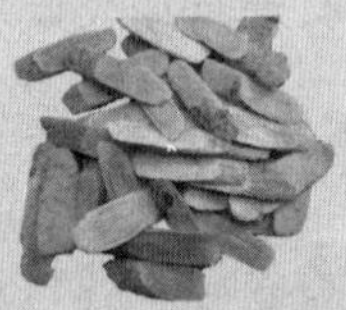

单方 · 秘方 · 经验方 · 食疗方 · 外用方

类风湿关节炎是一种以关节和关节周围组织的非感染性炎症为主的全身性疾病。临床特点是病程迁延，治疗棘手，致残率高。本病女性多于男性，以青壮年女性多见。其关节症状特点为关节腔滑膜发生炎症、渗液、细胞增殖、血管翳（肉芽肿）形成，软骨及骨组织破坏，最后关节强直，关节功能丧失。属中医学“历节病”“痹证”的范畴。本病初起，外邪侵袭，多以邪实为主，治疗应以祛邪为先。病久邪留伤正，可出现气血不足、肝肾亏虚之候，并可因之造成气血津液运行无力，或痰阻或成瘀，故治疗应扶正祛邪，标本兼顾。

散寒除湿治类风湿关节炎

验方1　乌头汤

◎ 炙草乌30克，炙川乌30克，黄芪60克，白芍30克，麻黄12克，炙甘草15克，蜂蜜60克。用法：川草乌先煎30分钟，后下余药，再煎30分钟，放入蜂蜜煎5分钟后弃渣，分2次1日内服完。60岁以上老年人、女性体弱及小孩酌减量。功效：温阳散寒，补气养血。(《当代难治病荟萃》)

验方2　乌头通痹汤

◎ 制乌头(先煎)9克，黄芪15克，桂枝6克，芍药12克，穿山龙、地龙、青风藤、钻地风、僵蚕、乌梢蛇各15克，蜂房9克，甘草6克。用法：每日1剂，水煎，冲蜂蜜适量，2次分服，1个月为1个疗程。(《福建中医药》1988年第2期)

验方3　龙马自来丹

◎ 地龙12克，制马钱子0.5~1.0克。用法：水煎服，每日1剂。剂量视年龄、病情增减。加减：若关节肿痛甚加桃仁、延胡索各10克；反复发作加炮山甲（代）10克；热重加银花、连翘各15克；寒重加熟附片9克，麻黄6克；气血虚加人参10克，当归20克；肾阳虚加补骨脂9克，随证加减。功效：祛风散寒，除湿通络。主治：类风湿关节炎属风寒湿侵型，症见关节肿痛、窜痛或痛有定处，晨僵，屈伸不利，得温或活动后症状减轻，遇寒则剧，局部畏寒怕冷。(《浙江中医杂志》1994年第9期)

验方4　解痹汤

◎ 麻黄10~20克，桂枝15~30克，黄芪15~30克，防己10克，制川乌9~15克，制草乌9~15克，细辛3~6克，桑寄生30克，秦艽15克。用法：以上诸药水煎，每日1剂，14天为1个疗程。此病日久必瘀血，瘀久必及肾，血瘀者加丹参、鸡血藤；肾虚者加杜仲、破故纸、仙茅；阴虚火盛者加生地黄、鳖甲；疼甚者加延胡索、全虫、蜈蚣；湿盛者加苍术、厚朴；上肢疼痛用羌活；下肢疼痛用独活。功效：祛风散寒，除湿活络止痛。适用于类风湿关节炎。症见肢体关节晨僵、麻木、肿胀及走窜性疼痛等。(《当代专科专病及中西医结合临床研究精要》)

验方5　细辛汤

◎ 细辛5~10克，制附子6~10克，豨莶草30~50克。用法：水煎服，每日1剂。功效：祛风散寒，除湿通络。主治：类风湿关节炎属风寒湿侵型，症见关节肿痛、窜痛或痛有定处，晨僵，屈伸不利，得温或活动后症状减轻，遇寒则剧，局部畏寒怕冷。(《河北中医》1984年第1期)

验方6　逐痹汤

◎ 麻黄10克，细辛5克，羌活、独活各15克，黄芪30克，全虫10克，蜈蚣3条，土鳖虫15克，丹参25克，天南星15克，徐长卿20克。用法：每日1剂，文火煎煮，分2次温服，1个月为1个疗程。(《百病奇效良方妙法精选》)

祛风除湿治类风湿关节炎

验方1　大秦艽汤加减方

◎ 羌活、独活、防风、川芎各6克，秦艽、黄芩、白芷、熟地黄、当归、白术、茯苓、白芥子各10克，白芍、生地黄各20克，黄芪、忍冬藤各30克。用法：水煎内服，每日1剂。(《浙江中医杂志》1990年第12期)

验方2　加减痛风方

◎ 生麻黄8克，制苍术10克，桂枝8克，防风、防己各10克，威灵仙、制天南星各10克，鸡血藤15克，桃仁、红花各10克，全蝎3克，雷公藤15克。用法：水煎内服，每日1剂，病情严重者每天2剂。(《江苏中医》1990年第2期)

验方3　三军散胶囊

◎ 蜈蚣200克，全蝎200克，延胡索100克。用法：将上药烘干，共研细末，过筛后装入空心胶囊，每粒重0.25克，每次服3~5粒，每日3次，10日为1个疗程。功效：祛风除湿，祛瘀通络。主治：类风湿关节炎属痰瘀互结型，关节漫逐步形成日久，疼痛反复发作，僵硬畸形，屈伸受限，痛如锥刺，固定不移，日轻夜重，或肢体重着，麻木不仁。(《江苏中医》1995年第2期)

验方4　四藤汤

◎ 钩藤、海风藤、银花藤、鸡血藤各30克，老鹳草、黄芪、石斛各20克，生地黄、川芎各15克，赤芍、香附各12克，制乳香、制没药、甘草各6克。用法：水煎服，每日1剂，分3次服。10日为1个疗程。(《四川中医》1990年第12期)

验方5　柽柳功劳汤

◎ 柽柳30克，功劳叶30克，虎杖根30克，豨莶草15克，威灵仙15克，赤芍12克，防己10克，秦艽10克，地鳖虫10克，当归10克。用法：每日1剂，水煎分3次服。10天为1个疗程。一般用1~3个疗程。

加减：气虚者加党参、黄芪；血虚者加熟地黄、白芍；脾虚者加白术、薏苡仁；肾虚者加鹿衔草、补骨脂；肝阳亢盛者加黄芩、山栀；疼痛较剧者加制川草乌、广地龙等。诸药共奏祛风透邪，化湿宣痹，清热活血，和营止痛之功。(《江苏中医》1989年第7期)

验方6　防己黄芪汤

◎ 黄芪30克，防己20克，白术10克，甘草6克，寻骨风20克，秦艽10克，徐长卿20克，生姜3片，大枣3枚。用法：年龄在15岁以下者适当减量。水煎服，每日1剂，1个月1个疗程。功效：益气健脾，祛风除湿，活血消肿，散寒止痛。若寒盛疼痛剧烈者加制川乌、制草乌各6克；内有热象，发热口苦，关节热痛者加连翘30克，栀子10克。(《河南中医药学刊》1996年11月专刊)

验方7　乌蛇祛风通络汤

◎ 乌梢蛇 15 克，独活 10 克，羌活 10 克，当归 10 克，防风 6 克，细辛 6 克，伸筋草 20 克，老鹳草 20 克，豨莶草 20 克，黄芪 20 克。用法：水煎，每日 1 剂，分早、晚 2 次服用，并用药渣局部外敷。加减：上肢关节痛明显加片姜黄 12 克；下肢关节痛加川牛膝 10 克；腰痛者加螃蟹虫 10 克，土鳖虫 5 克；寒盛加乌头 6 克；湿盛加苍术、黄柏各 10 克；热盛加知母 10 克，忍冬藤 30 克。（《陕西中医》1986 年第 6 期）

清热通络治类风湿关节炎

验方1　雷公藤汤1号

◎ 雷公藤 10 克，龙须藤 20~30 克，络石藤 20~30 克，忍冬藤 20~30 克，虎杖 20~30 克，蜈蚣 2~4 条。用法：水煎服，每日 1 剂。功效：清热除湿，凉血解毒。主治：类风湿关节炎属湿热毒滞型，关节红肿疼痛，局部灼热，晨僵，活动受限，或恶风发热，有汗不解，心烦口渴，便秘尿赤。（《实用中西医结合杂志》1994 年第 12 期）

验方2　通痹汤

◎苍术 10 克，漏芦 10 克，鸡血藤 10 克，矮地茶 10 克，汉防己 10 克，寻骨风 10 克。用法：水煎服，每日 1 剂。功效：清热除湿，凉血解毒。主治：类风湿关节炎属湿热毒滞型，关节红肿疼痛，局部灼热，晨僵，活动受限，或恶风发热，有汗不解，心烦口渴，便秘尿赤。（《中国中医名方》）

验方3　类风湿汤

◎ 白花蛇舌草 15 克，土茯苓 16 克，生地黄 12 克，汉防己 10 克，忍冬藤 15 克，青风藤 15 克，威灵仙 12 克，鹿衔草 15 克，赤芍 12 克，地龙 12 克，桂枝 12 克，生甘草 3 克。用法：水煎服，每日 1 剂。功效：清热解毒，利湿通痹，活血止痛。（《颈肩腰腿痛千家妙方》）

活血通络治类风湿关节炎

验方1　龙蛇散

◎ 地龙 250 克，蜂房 60 克，全蝎 20 克，白花蛇 4~6 条，乌梢蛇 60 克。用法：将上药烘干，共研细末，过筛后装入空心胶囊，每次服 4~6 粒，每日 3 次，服完 1 料为 1 个疗程。功效：祛风除湿，祛瘀通络。主治：类风湿关节炎属痰瘀互结型，关节漫逐步形成日久，疼痛反复发作，僵硬畸形，屈伸受限，痛如锥刺，固定不移，日轻夜重，或肢体重着，麻木不仁。（《千家妙方》李志铭经验方）

验方2　蠲痹六虫汤

◎ 炙全蝎（研吞）1~1.5 克，炙蜈蚣（研吞）1~1.5 克，炙蜣螂虫 4.5 克，炙土鳖虫 6 克，炙蕲蛇 4.5 克，炙蜂房 9 克，寻骨风 9 克，钻地风 9 克，甘草 4.5 克，鹿衔草 9 克，当归 15 克。用法：水煎服，

每日 1 剂。功效：蠲痹祛风，逐湿通络。(《百病奇效良方妙法精选》)

验方3　川断骨碎补汤

◎ 川续断 15 克，骨碎补、威灵仙、当归、赤芍、独活、全蝎、地龙、乌梢蛇、穿山甲（代）各 12 克，桂枝 9 克，制马钱子 2 克。加减：寒湿为主加薏苡仁 30 克，麻黄 10 克，制川乌、制草乌各 9 克；湿热为主加连翘 30 克，黄柏 12 克，制乳香、制没药各 6 克。用法：水煎服，每日 1 剂。(《颈肩腰腿痛千家妙方》)

验方4　当归蜂房五虫汤

◎ 当归 15 克，炙露蜂房 9 克，炙土鳖虫 6 克，炙蜣螂、炙蕲蛇、甘草各 4.5 克，炙全蝎（研，冲）1.5 克，炙蜈蚣（研，冲）1~1.5 克。用法：前 6 味药加水煎取药汁，分 2 次冲服全蝎、蜈蚣粉。功效：祛风止痛，化瘀通络。(《中医治验 · 偏方秘方大全》)。

验方5　仿桂枝芍药知母汤

◎ 桂枝（后下）8 克，制川乌、制草乌各 8 克，生地黄 15 克，当归 10 克，生白芍 20 克，知母 10 克，炙僵蚕 12 克，乌梢蛇、广地龙各 10 克，甘草 5 克。用法：水煎服，每日 1 剂。加减：热盛加虎杖、寒水石、生石膏各 20 克；湿热重者加黄柏 10 克，萆薢 10~30 克，晚蚕沙 20 克，土茯苓 30~60 克；苔腻而痰湿重者加化橘红 8 克，全瓜蒌 20~30 克。功效：化痰行瘀，通络蠲痹。主治：风寒湿痹，痰瘀胶结，经脉痹闭，郁久化热之证。类风湿关节炎症见手足关节肿胀，局部灼热，初得凉颇舒，稍久则仍以温为适，口干而苦，苔薄黄或黄腻，舌质红，脉细弦。(《朱良春精方验案实录》)

按：张景岳就痹证论治指出："若欲辨其寒热，则多热者方是阳证，无热者便是阴证。然痹本阴邪，故唯寒多而热少，此则不可不察。"但风寒湿性关节痛迁延不愈，或过用温燥之品，或禀赋阴虚之体，易于久郁化热，而出现一系列寒热错杂证，如单纯投以寒凉清热之品，寒湿之邪凝滞更剧，痛势必增。朱老曰："当寒湿未除，寒郁化热之时，治宜辛通郁闭。若误用一派寒凉，血脉更凝，气血壅遏，反助热化，病必加重。"故治疗时在用温热药的同时，伍以寒凉清热之品，如赤芍、白芍、知母、虎杖、葎草、寒水石之类。如热盛剧者，始可考虑用大寒之品，如羚羊角、大黄、黄柏之类。

温肾散寒治类风湿关节炎

验方1　鹿祁酒

◎ 鹿筋 100 克，祁蛇 100 克，当归 30 克，川芎 40 克，制乳香 40 克，制没药 60 克，海桐皮 60 克，豨莶草 60 克，赤芍 60 克，姜黄 60 克，地龙 60 克，川牛膝 60 克，丹参 100 克，田三七 40 克，伸筋草 80 克，白酒 4000 毫升。用法：将上药锉粉末，白酒浸封 2 个月，取汁饮之，每日 3 次，每次 10 毫升，不胜酒者改用碾末冲服，酒为引。功效：活血祛瘀，补肾益精，祛风除湿。(《血瘀证与活血化瘀研究》)

验方2　固本蠲痹汤

◎ 熟地黄、黄芪、寻骨风各30克，当归、白芍、桑寄生各20克，千年健15克，制乳香、乳没药、制川乌（先煎半小时）各10克，生甘草、全蝎各6克，蜈蚣2~3条。用法：水煎，分2~3次服，每日1剂，每周6剂。加减：伴恶风畏寒者加肉苁蓉、骨碎补、淫羊藿；关节红肿灼热者加生地黄、牡丹皮、土茯苓；有关节积液者加泽兰、泽泻。早期者服药1个月，中期者服药2个月，晚期者服药3个月。(《浙江中医杂志》1994年第3期)

验方3　蚂蚁丸

◎ 蚂蚁30克，何首乌30克，熟地黄30克，人参30克，五味子30克。用法：上药碾碎过筛，以水调和为丸，每丸2.5克，每3日服1丸，10丸为1个疗程，共2个疗程。功效：补肾健脾，壮筋骨，益气血。(《中医治验·偏方秘方大全》)

益气活血治类风湿关节炎

验方1　黄芪寄生汤

◎ 黄芪15克，桑寄生、熟地黄、秦艽、肉桂、当归、半夏、人参、威灵仙、萆薢、川续断各9克，防风、细辛、白芍、茯苓、杜仲各6克，川芎、甘草各3克。用法：水煎服，每日1剂。功效：益气活血，通络止痛。(《临证用方选粹》)

验方2　消痹固本汤

◎ 党参30克，黄芪30克，当归10克，山药10克，枸杞子10克，大枣10克，延胡索10克，三棱10克，莪术10克，地龙10克，熟地黄15克，细辛3克。用法：每日1剂，水煎服。2个月为1个疗程，1~3个月判定疗效。

加减：风寒型加防风10克，桂枝10克，熟附子10克；气血瘀滞型加桃仁10克，炮山甲（代）10克。同时还可配合外洗方：川乌10克，草乌10克，天南星10克，山栀10克，海桐皮10克，透骨草10克，黄柏10克，当归10克，益母草30克。煎汤泡洗或用过滤液热敷肿痛之关节，每日1次，每次30分钟。一般用3~5剂即可。功效：扶正固本，祛风散寒，消肿止痛，行气健脾。(《当代专科专病及中西医结合临床研究精要》王玉英经验方)

验方3　黄芪桂枝汤

◎ 黄芪30克，桂枝10克，羌活10克，独活10克，当归10克，海桐皮10克，白术10克，姜黄15克，威灵仙15克，白芍15克，地龙9克，土鳖虫6克，甘草6克。功效：疏风活血，除湿通络，化瘀止痛。水煎，每日早、晚分服。加减：关节肿甚者加防己10克，薏苡仁30克，赤小豆20克；红肿明显热甚者加忍冬藤30克，连翘20克，黄柏10克。另用外治方（寻骨风30克，川草乌30克，透骨草30克，追地风30克，海桐皮30克，墓头回30克，威灵仙60克，黄柏20克，秦艽15克，防风15克，桂枝10克）上药煎好后放陈醋50毫升，白酒50毫升，青盐50克，煮沸3分钟后，关节局部先熏后洗，每日1~2次，每剂用3天。(《陕西中医》2006年第8期)

单味中药治类风湿关节炎

验方1　油炸全蝎散

◎ 全蝎50克，用香油炸至深黄色，研为细末，每次2.5克，每日2次，开水冲服。功效：散寒通络。(《颈肩腰腿痛千家妙方》)

验方2　三七粉

◎ 三七研细粉，每次3克，每日2次，连服30天为1个疗程。适用于类风湿关节炎瘀阻型。(《中医杂志》1994年第3期)

验方3　麻黄煎

◎ 麻黄50克，清水1大碗，武火煎5分钟，趁热服之，每日服2次，温复取汗。适用于类风湿关节炎寒痹型。麻黄主要含麻黄碱、伪麻黄碱、挥发油等成分，具有促进体表血液循环的作用。(《中医杂志》1992年第4期)

验方4　女贞子煎

◎ 女贞子60克，水煎2次，早、晚各服1次，连服30天为1个疗程。(《中医杂志》1998年第9期)

验方5　皂荚丸

◎ 取大皂荚去皮弦子丝，碾细过罗，炼蜜为3克重丸，每服3~6克，每日3次，1个月为1个疗程。(《中医杂志》1995年第6期)

巧用药酒治类风湿关节炎

验方1　五加皮醪

◎ 五加皮50克，加水适量，泡透，煎煮。每30分钟取煎液1次，共取2次；再将煎液与糯米500克共同烧煮，做成糯米干饭，待冷；加酒曲适量，拌匀，发酵成酒酿。每日适量佐餐饮用。也可用薏苡仁制作。(《关节炎千家妙方》)

验方2　牛膝灵仙酒

◎ 牛膝、威灵仙各15克，白酒250毫升。上药共煮半小时后饮用，每次20毫升，每日2次。功效：祛湿通络散寒。(《颈肩腰腿痛千家妙方》)

验方3　风湿酒

◎ 五加皮、茵陈、杜仲、续断、香橼各25克，羌活、独活、广木香、虎骨（可用狗胫骨代替）、木瓜、甘草、蕲蛇（亦可不用）各15克，牛膝、天麻、当归、防风、海桐皮各20克，生地黄10克，白酒 1500 毫升。将诸药物浸入白酒中，2 周后即可饮用。每日 1~2 次，每次最多 30 毫升。同时可用此药酒外搽患处。(《中医治验・偏方秘方大全》)

验方4　蚂蚁药酒方

◎ 蚂蚁 500 克，全蝎 50 克，蜈蚣 50 条，蕲蛇 10 条，白僵蚕 50 克，穿山龙 50 克，制川乌、制草乌各 100 克，秦艽 50 克，威灵仙 50 克，田三七 30 克，黄芪 50 克，防己 30 克，当归 30 克，川芎 30 克，红花 30 克，乌梅 30 克，牛膝 30 克，川续断 20 克，金银花 20 克，何首乌 30 克，枸杞子 30 克，延胡索 30 克，狗脊 10 克，杜仲 10 克。上 25 味药用精制白酒 7500~10000 毫升，装上各药粉碎后浸泡 5 天过滤，即可服用。每次服用量 15~25 毫升，每日 2 次，中午及晚饭时服。功效：祛风活络，活血化瘀，理气止痛。服用期间忌食生、冷食物。患者晨僵，疼痛甚者，可酌情配服布洛芬或吡罗昔康片，一般不必配服。(《当代专科专病研究精要》)

验方5　木瓜药酒

◎ 木瓜、防风、防己、红花各 30 克，生地黄、威灵仙、当归、土茯苓各 60 克。泡酒 3 周后，取滤液。另外用蕲蛇（30 克）1 条，乌梢蛇 30 克，泡酒 3 周，取其滤液。两种滤液合并，每次服 10~15 毫升，每日服 3 次。注意：高血压及心脏病、肝病、肾病患者慎用。(《百病良方》第一集增订本）

中药外敷治类风湿关节炎

验方1　马钱子膏

◎ 马钱子 9 克，乳香 9 克，麻黄 12 克，透骨草 30 克，细辛 10 克，甘草 9 克。用法：上药研末，用香油调成糊状，贴敷 1~2 个肿痛及功能障碍最甚的关节（药厚 2~3 毫米），每次敷 24 小时，3 次为 1 个疗程。(《山东中医学院学报》1993 年第 4 期）

验方2　晚蚕沙酒

◎ 晚蚕沙 500 克。用法：炒热加白酒适量或热酒糟包敷病患关节，每日 1~2 次。治手足挛急，顽痹不遂。(《关节炎千家妙方》)

验方3　南星白附散

◎ 生天南星、生白附子各等份。用法：上 2 味，晒干，研细末，以醋或黄酒调糊状，用纱布等敷于疼痛之关节上，一般敷 2 小时左右，关节有烧灼疼痛感，即应将药物去掉，隔 2~5 日后再敷第 2 次。若关节敷药后出现水疱，须待水疱疮面结痂痊愈后，方可再敷药物。(《国医论坛》1990 年第 1 期）

验方4　半夏栀子膏

◎ 生半夏 30 克，生栀子 60 克，生大黄 15 克，桃仁 10 克，黄柏 15 克，红花 12 克。用法：将上述诸药共研为末，用醋调匀，敷贴于患处。每日 1 次，10 次为 1 个疗程。适用于类风湿关节炎热痹型。(《颈肩腰腿痛千家妙方》)

验方5　麻蜡膏

◎ 麻油 240 毫升，黄蜡 7.5 克，松香 30 克，黄丹 30 克，铜绿 6 克，轻粉 3 克，制乳香 10 克，没药 9 克。用法：先将麻油煎滚烫加黄蜡化开，次入松香，再下黄丹，其他药研末加入，搅匀成膏，取适量敷贴于患部，外加绷带固定，每日 1 次，5~7 日为 1 个疗程。(《中医治验·偏方秘方大全》)

验方6　白芷二黄膏

◎ 白芷 30 克，大黄 50 克，黄柏 30 克，制乳香 15 克，制没药 15 克。用法：将上述诸药研为细末，用开水调为膏状，外敷于患处，每日 1 次，10~12 次为 1 个疗程。(《颈肩腰腿痛千家妙方》)

熏洗法治类风湿关节炎

验方1　尪痹熏洗方

◎ 制川乌、制草乌各 20 克，细辛 15 克，川芎、木瓜各 30 克，羌活 10 克。用法：上方加水 2000 毫升，浸泡约 30 分钟，武火至沸，再文火煎 20 分钟滤出药液，如法再煎 2 次，3 次药液合并，趁热熏洗患处 30 分钟（洗后需避风 2 小时）。所剩药液可加热再洗，每剂用 2 天，每天洗 1~2 次。

熏洗后涂以膏药（玄胡 30 克，细辛 15 克，白芥子、乳香、没药、桂枝各 10 克，诸药共为细末，陈醋调膏涂于患处，纱布包扎，3~6 小时去药）。

本疗法 10 日为 1 个疗程，停药 5 日后继续下一个疗程，4 个疗程后停药观察。治疗期间不配用其他疗法，疗程结束后服金匮肾气丸 3 个月。(《四川中医》1994 年第 9 期）

验方2　抗类风湿洗方

◎ 当归、红花、桂枝各 9 克，防风 12 克，穿山甲（代）15 克，丹参、威灵仙、伸筋草、乌梢蛇各 20 克，鸡血藤 30 克。用法：每日 2 次，每次熏洗 20~30 分钟，20 日为 1 个疗程，休息 1~2 日，再进行下一个疗程，共治疗 3 个疗程。

加减： 急性期加白花蛇舌草30克，苍术、白术各12克，黄柏15克，忍冬藤30克，慢性期加骨碎补、巴戟天、枸杞子各15克，黄芪30克。诸药合用对类风湿关节炎有抗感染、镇痛、改善关节功能，并可调节免疫功能。(《辽宁中医杂志》1994年第1期）

验方3　苍术藁本洗剂

◎ 苍术 25 克，藁本 25 克，独活、秦艽各 20 克，防己、木通各 15 克，海桐皮 25 克，细辛 15 克，桑枝、松节、冬瓜皮各 50 克。用法：诸药共研粗末，加水 2000 毫升煎煮，水沸后取下，趁热熏洗患处；水温下降后，可用药包蘸药水敷熨患处。每次 10 分钟左右。适用于湿重型类风湿关节炎。(《颈肩腰腿痛千家妙方》)

药浴治类风湿关节炎

验方1　桑枝红藤浴

◎ 桑枝 500 克，红藤 20 克，豨莶草、海风藤各 100 克，海桐皮、忍冬藤、鸡血藤各 60 克。用法：煎水浴身，每日 1 次。适用于湿热阻络型类风湿关节炎。(《颈肩腰腿痛千家妙方》)

验方2　祛风散寒通络浴

◎ 川牛膝 150 克，续断 120 克，防风、独活、狗脊、桂枝、巴戟、胡芦巴各 100 克，赤芍 60 克，鸡血藤 40 克，川芎 30 克，当归 15 克。用法：煎水浴身，每日 1 次。适用于寒湿阻络型类风湿关节炎。(《中医治验・偏方秘方大全》)

验方3　海桑浴

◎ 海桐皮、海风藤、桑枝各 500 克，豨莶草、络石藤各 200 克，忍冬藤、鸡血藤各 100 克。用法：先将热水注入浴缸内，且把上药煮沸后约 30 分钟，将所滤药液倒进浴缸热水中，水温调至 35~45℃，患者裸身浸浴于药液内。每次 15~30 分钟，每周 2 次，10 次为 1 个疗程。适用于热邪偏胜、湿热蕴蒸型类风湿关节炎的康复阶段。(《百病外治 500 问》)

验方4　防风浴

◎ 防风、独活、桂枝、赤芍、当归、川芎、鸡血藤各 60 克，续断、巴戟天、胡芦巴、川牛膝各 150 克，狗脊 100 克。用法：加水适量，煮沸后约 30 分钟，倒进浴缸，药水量以能浸泡整个人体为佳。每次约 30 分钟，每周 2 次，10 次为 1 个疗程。主要用于风、寒、湿邪偏胜，瘀痰互结、阳气虚衰型类风湿关节炎。(《百病外治 500 问》)

药袋治类风湿关节炎

◎ 伸筋草、透骨草各 300 克，海桐皮、防风、地榆、独活、赤芍、骨碎补、急性子各 150 克，木瓜、独活、红花、川椒、乳香、白芷各 100 克，桂枝 500 克，大青盐 300 克。功效：舒筋活血，疏风定痛，消肿散结。主治：风寒湿痹，腰腿疼痛。用法：将上药共研为粗末，每剂用 300 克。用白酒拌潮，分装于 2 个布袋(长 7 厘米，宽 5 厘米)内，封口。放笼屉内蒸 10~15 分钟。取出 1 个药袋置于患处热敷，冷后换另一药袋，2 袋交替使用。每次热敷 40~60 分钟，每日 1~2 次。用完将药袋晾于通风处，下次再用，每个药袋连用 7 天为 1 个疗程。(《百病外治 500 问》)

蠲痹焗疗治类风湿关节炎

◎ 羌活、独活、追地风、千年健、威灵仙、桑寄生、木瓜、生乳香、生没药、桂枝、生麻黄、鸡血藤、生大黄各 30 克，桑枝、松节各 60 克，丝瓜络、透骨草、伸筋草、艾叶、生川乌、生草乌、生马前子、红花各15克。上药为1个熥疗包的用量。临床可根据疼痛部位的大小，适当增减其用量。上述中药装入布袋内，缝好袋口，将药包放入桶内，用冷水泡40分钟，然后取出药包，将包挤到不滴水为度，放入锅内蒸1小时，取出趁热置疼病部位做湿热熥疗，以患者能够承受的热度为限。每次熥疗时间为1小时左右，每日2次。每隔7天换包内中药，熥疗2周为1个疗程。如属腰腿病，每次可用2个药包。各药配伍，共奏温经散寒，祛风化湿，通络止痛之功。(《颈肩腰腿痛千家妙方》)

专家 zhuan jia 温馨提示

本病的治疗目的在于缓解关节炎症，减轻疼痛，改善关节功能，延缓并防止关节畸形的形成及脏器受损。因此，既要积极进行药物治疗，又要注意关节功能的锻炼，及时矫正不正确的姿势。加强营养，增强体质，避免潮湿、寒冷及过度劳累。活动期患者应卧床休息，恢复期患者应适当活动，以保持关节功能。

第1章 内科疑难病秘验精方

强直性脊柱炎

单方·秘方·经验方·食疗方·外用方

强直性脊柱炎是病因不明的常见疾病，过去称为中枢型类风湿关节炎，是一种起始于骶髂关节，并逐渐向上缓慢侵袭脊柱的慢性进行性炎症疾病，包括骶髂关节、关节突关节、肋椎关节及周围组织的侵袭性炎症。至晚期，各关节发生骨性融合，韧带骨化，最终形成脊柱骨性强直畸形状态，属中医“骨痹”“腰腿痛”“龟背”范畴。

本病好发于青壮年男性，北方比南方多见。病因不明，可能与遗传因素和自身免疫有关，损伤和感染只是诱发因素。中医学认为，病因是由于禀赋不足，肾气不充，素体虚弱，容易受风寒湿热等外邪侵袭，痹阻督脉；或外伤损及腰背，瘀血阻络，气血运行不畅，内外致病因素互为因果，久之耗伤气血，筋骨失养而患骨痹，腰脊僵硬疼痛。本病的治疗难点是由于病因不明，目前尚无特效疗法。本病病程较长，顽固难愈。“抓住早期治疗，控制中期发展，改善晚期症状”是治疗本病的关键。

散寒化湿方治强直性脊柱炎

◎ 桂枝 15 克，制川乌 6 克，细辛 5 克，当归 30 克，苍术 25 克。用法：水煎服，每日 1 剂。功效：疏风散寒，祛湿止痛。主治：强直性脊柱炎属风寒外袭型，背腰拘急疼痛，或连髋股，或引膝胫，或见寒热，腰背觉冷，遇寒则重，得温痛减。(《实用中西医结合杂志》1996 年第 11 期)

散痹汤治强直性脊柱炎

◎ 青风藤 40 克，生麻黄 10 克，桂枝 10 克，生姜 10 克，制附子（先煎）24 克，生石膏 18 克，木通 6 克，甘草 6 克。用法：水煎，每日 1 剂，分 2~3 次温服。30 剂为 1 个疗程，2 个疗程间隔 2 天。功效：祛风壮阳，活络强筋。

加减：若寒盛重用附子，加细辛；若热盛减附子、桂枝，加知母、黄柏；若风盛加蜈蚣、葛根；若湿盛加薏苡仁、土茯苓；若夹瘀血加土鳖虫、水蛭；若痛甚加刘寄奴。（《陕西中医》1990年第3期）

乌头桂枝汤治强直性脊柱炎

◎ 制川乌 4.5 克，桂枝、生姜、白芍各 9 克，炙甘草 6 克，大枣 7 枚。酌加防己、萆薢、薏苡仁、土茯苓、威灵仙等。用法：每日 1 剂，水煎服。功效：温补肾阳，佐以活血祛风止痛。适用于肾阳虚所致的强直性脊柱炎。症见背腰部及腿部疼痛以酸软为主，喜温喜按，腰膝无力，遇劳加重。伴阳虚则畏寒肢冷，遇冷加重，得温则舒，面色㿠白，手足不温。(《国医论坛》1996 年第 2 期)

娄氏肾痹汤治强直性脊柱炎

◎ 熟地黄 20 克，何首乌 20 克，淫羊藿 20 克，桑寄生 20 克，川续断 20 克，丹参 20 克，杜仲 15 克，地龙 15 克，川芎 12 克，红花 12 克，菝葜 30 克，白毛狗脊 30 克。用法：水煎，每日 1 剂，分 2 次服。3 周为 1 个疗程，疗程间隔 1 周。加减：舌红少苔脉数者加元参、生地黄；遇冷加重者加制附片、桂枝；关节肿痛者加木瓜、牛膝；肩、颈项部疼痛加羌活、葛根、威灵仙。治疗期停用其他药物(原服抗风湿类药物者，逐渐减量，1~2 周减完)，在疼痛能耐受情况下，指导患者进行功能锻炼。功效：益肾养血，祛邪化瘀。(《中医正骨》1992 年第 4 期，娄玉钤经验方)

补肾祛寒活络汤治强直性脊柱炎

◎ 狗脊、元参、白芍各 10 份，熟地黄 7 份，陈皮、羌活、白术、枸杞子、桂枝、牛膝各 4 份，当归、炙穿山甲（代）各 3 份。加减：虚寒兼标热，去桂枝、熟地黄，加金银花、生地黄、地骨皮、桑枝；血瘀加红花、桃仁。用法：每日 1 剂，水煎空腹服，服 15~30 剂。适用于早期强直性脊柱炎。(《新中医》1995 年第 11 期)

白芍地黄汤治强直性脊柱炎

◎ 白芍 20 克，生地黄 30 克，甘草、乳香、没药、蜂房、五味子、川续断、独活各 9 克，麦冬、丹参、木瓜、桑寄生各 15 克。用法：水煎服，每日 1 剂。功效：滋补肾阴，佐以活血祛风止痛。适用于肾阴虚所致的强直性脊柱炎。症见背腰部及腿部疼痛以酸软为主，喜温喜按，腰膝无力，遇劳加重；伴心烦失眠，手足心热，足跟疼痛等。(《关节炎千家妙方》)

强直舒治强直性脊柱炎

◎ 全蝎 9 克，蜈蚣 9 克，甘草 9 克，桂枝 10 克，细辛 10 克，当归 12 克，杜仲 12 克，仙茅 12 克，骨碎补 12 克，枸杞子 10 克，红花 12 克，防己 10 克，生川乌（先久煎）12 克，海风藤 15 克，秦艽 15 克，丹参 15 克，青风藤 20 克，黄芪 60 克。用法：水煎，每日 1 剂，分 2~3 次服，10 天为 1 个疗程，一般需 3~4 个疗程。早期配以吲哚美辛、阿司匹林之类药物服用（7~10 天）。功效：补肝肾，强筋骨，祛风湿，蠲痹痛。适用于瘀血阻滞所致的强直性脊柱炎，表现为背腰及腿部疼痛，疼痛拒按或刺痛，夜间加剧，脉涩。(《陕西中医》1993 年第 5 期）

清热化湿方治强直性脊柱炎

◎ 忍冬藤 30 克，黄柏 15 克，苍术 25 克，当归 30 克，威灵仙 15 克，甘草 10 克。用法：水煎服，每日 1 剂。功效：清热利湿，通络止痛。主治：强直性脊柱炎属湿热浸润型，背腰及腿部疼痛，活动后痛可减轻，口干不欲饮，无畏寒，但恶热。(《实用中西医结合杂志》1996 年第 11 期）

复方雷公藤煎治强直性脊柱炎

◎ 雷公藤 10 克，生地 30 克，川断 15 克，金银花 30 克，川牛膝 18 克，赤芍 15 克。用法：水煎服，每日 1 剂。功效：清热利湿，通络止痛。主治：强直性脊柱炎属湿热浸润型，背腰及腿部疼痛，活动后痛可减轻，口干不欲饮，无畏寒，但恶热。(《山东中医杂志》1988 年第 5 期）

肾痹汤治强直性脊柱炎

◎ 生地黄 20~90 克，白芍、赤芍、川续断、王不留行各 15 克，黄芪、蒲公英、葛根、独活各 20 克，金银花、土茯苓各 30 克，红花 10 克。用法：每日 1 剂，水煎服，用 3 个月。适用于湿热浸淫型脊柱炎，表现为背腰部及腿部疼痛，口干不欲饮，恶热，舌红、苔黄腻，脉濡数。功效：清热祛湿，通络止痛。

加减： 若痛剧酌加地丁、板蓝根；下肢水肿或关节积液酌加车前草、薏苡仁；形寒肢冷加桂枝；小关节肿痛加贝母、威灵仙；关节明显肿胀畸形加杜仲、淫羊藿、骨碎补；疼痛顽固、久治不愈酌加蜈蚣、全蝎。（《南京中医药大学学报》1997年第3期）

补肾清热治尪汤治强直性脊柱炎

◎ 生地黄 18 克，川续断 15 克，地骨皮 12 克，骨碎补 18 克，秦艽 20 克，赤芍 12 克，知母 12 克，炒黄柏 12 克，忍冬藤 30 克，威灵仙 15 克，羌活、独活各 9 克，地鳖虫 9 克，蚕沙 10 克，制乳香、制没药各 6 克。用法：水煎内服，每日 1 剂。功效：益肾壮督，清热活络。现代药理研究证实治类风湿药具有消炎、镇痛作用。本方较适用于强直性脊柱炎的早期。(《中医骨伤辨病专方》)

复方地黄汤治强直性脊柱炎

◎ 生地黄 18 克，川续断 15 克，地骨皮 12 克，骨碎补 18 克，秦艽 20 克，赤芍 12 克，知母 12 克，炒黄柏 12 克，忍冬藤 30 克，威灵仙 15 克，羌活、独活各 9 克，地鳖虫 9 克，蚕沙 10 克，络石藤 30 克，透骨草 20 克，红花 10 克，制乳香、制没药各 6 克。用法：水煎服。功效：益肾壮督，清热活络。适用于郁久化热型强直性脊柱炎。(《实用中医风湿病学》)

黄芪昆藻汤治强直性脊柱炎

◎ 生黄芪 60 克，枸杞子 30 克，露蜂房 10 克，海藻 9 克，昆布 9 克，炒牛蒡子 9 克，当归 12 克，葛根 12 克，白芥子 6 克，穿山甲（代）6 克，桂枝 6 克，血竭 3 克。用法：水煎，每日 1 剂，分早、晚 2 次服用，30 剂为 1 个疗程，连服 2 个疗程。同时用外治方（川椒目、海藻、鸡血藤、制扶筋各 30 克，羌活、独活、制半夏、昆布、木瓜、桂枝各 15 克，胆南星 9 克，制川乌、制草乌各 5 克）纱布包之，用水 3000 毫升，煎 20 分钟，倒入浴缸温水中浸泡，水量以能浸泡整个人体为度，每次浸泡 30 分钟，每周 2 次。每料中药可用 3 次，无不良反应者，可连用 16 次。平时嘱患者每日做脊柱的伸、屈、按摩转动练习，夜卧板床。功效：扶正化痰，软坚散结。适用于腰背疼痛，腰板僵硬，甚或病变部位完全强直，疼痛消失，但严重畸形。(《上海中医药杂志》1991 年第 9 期)

青娥益损汤治强直性脊柱炎

◎ 生黄芪、党参、当归、杜仲、牛膝、海桐皮各 30 克，狗脊 100 克，姜黄、炒苍术各 20 克，生天南星 15 克。用法：每日 1 剂，水煎服，1 个月为 1 个疗程。加减：虚寒加桂枝、制附子；湿热加黄柏。主治：强直性脊柱炎，属于中医学之“肾痹”“骨痹”范畴。据报道，共治 200 例，服药后 1~2 天见效，病程短者 10 天内诸症缓解，病程长者 30 天内缓解。总有效率为 100%。(《辽宁中医杂志》1998 年第 10 期)

虫类药物验方治强直性脊柱炎

◎ 蚂蚁。用法：研细末，每次 5 克，每日 3 次，吞服或装胶囊服，1 个月为 1 个疗程。或用蜈蚣，

研细末，每次 2~3 条，每日 2 次，吞服或装胶囊服，15 天为 1 个疗程。(《颈肩腰腿痛千家妙方》)

热熨敷治疗强直性脊柱炎

验方1　吴茱萸热熨方

◎ 吴茱萸 90 克，花椒 60 克，肉桂、葱头各 30 克。用法：共炒热用布包裹，趁热反复熨敷腰背部，每次 30 分钟，每日 1~2 次。(《中西医结合治疗风湿类疾病》)

验方2　干辣热熨方

◎ 干姜 60 克，干辣椒 30 克，木瓜 25 克，乌头 20 克；或川芎、木瓜各 12 克，川乌、草乌、茅术、当归、牛膝、香附各 10 克，独活、郁金、鸡血藤各 6 克，细辛 3 克。用法：水煎，先用热气熏患部，然后用毛巾浸湿趁热敷患部，早、晚各 1 次，5~10 次为 1 个疗程。

验方3　山柰二活散

◎ 山柰、羌活、独活、川芎、白芷、徐长卿、青木香、苏木、桂枝、当归、制乳香、制没药、细辛各 15 克，冰片 5 克。用法：将上药共研为末，与淘净的细砂 30 克拌匀，装入布袋内，放锅内隔水蒸 30 分钟取出，叠在另一未蒸的药袋上，放于疼痛处，留置 30 分钟。每日 1 次，10 次为 1 个疗程。

药液涂擦治疗强直性脊柱炎

验方1　二乌南夏酒

◎ 生川乌、生草乌、生天南星、生半夏、松节各 30 克。用法：共研细末，用酒浸外搽患部，每日 1~2 次。

验方2　四乌酒

◎ 川乌、草乌、乌梅、乌梢蛇各 15 克。用法：共置 500 毫升白酒内浸泡 7 日后，用棉花蘸药酒涂擦患部，擦至有热感为度，每日 2~3 次。

验方3　乌头乳香膏

◎ 生乌头 30 克，乳香 5 克。用法：共研细末，加蓖麻油 30 毫升，猪油适量调和成膏，烘热涂擦患部，以掌心摩擦至发热为度，每日 1~2 次。

敷贴法治强直性脊柱炎

验方1　苍柏羌活饼

◎ 苍术 12 克，黄柏、羌活各 15 克，龙胆草 6 克，防己 20 克，桂枝、白芷各 10 克，神曲适量。

用法：将上述诸药共研为末，装瓶备用，用时取药末，加烧酒少许制成药饼，敷贴于患处，盖以纱布，胶布固定。每日 1 次，10 次为 1 个疗程。

验方2　姜黄乳没膏

◎ 姜黄、乳香、没药各 15 克，羌活 12 克，干姜 10 克，栀子 9 克。用法：将上述诸药共研为末，用醋调制成 65% 软膏外敷于患处。每日 1 次，10 次为 1 个疗程。

熏洗法治强直性脊柱炎

◎ 伸筋草 20 克，透骨草、千年健、荆芥各 15 克，苏木、川芎、威灵仙、桃仁、路路通各 12 克。用法：将上述诸药用水煎煮，取药液去残渣，先熏后洗患处。每日 1~2 次，每次 10~15 分钟，20 次为 1 个疗程。

专家 zhuan jia 温馨提示

避免长时间弯腰工作，除急性发作期应卧床休息外，可从事一些轻松工作，但不要从事弯腰工作，以防驼背畸形。平时可在医生的指导下，使用各种外用固定器，以保持脊柱及四肢各关节的生理姿势和功能。慎起居，适寒温，节房事，注意防寒、防潮，衣着应温暖，不要在寒冷潮湿的环境睡卧，汗出勿当风，活动出汗后不可乘热汗冷水淋浴或入冷水洗浴，避免风寒湿邪侵袭。积极防治各种感染性疾病，如感冒、结肠炎、泌尿生殖系统感染及局部化脓性感染，以防诱发本病。

第 1 章 内科疑难病秘验精方

痛风与痛风性关节炎

单方 · 秘方 · 经验方 · 食疗方 · 外用方

痛风又称“高尿酸血症”，嘌呤代谢障碍，属于关节炎一种。随着人们生活水平的不断提高，痛风的发病率也在不断上升。保守估计，中国现有近9000万痛风患者，潜在患者1.2亿，90%集中在25-45岁的男性，近年痛风的发病率还在以每年10%的速度逐年上升并且呈年轻化的趋势，现已成为第二大威胁人类生命和健康的代谢系统疾病。

痛风还因嘌呤代谢紊乱，引起血尿酸增高，针尖大小的尿酸盐结晶，沉积于关节、软组织、肾、心脏等部位，引起痛风性关节炎、关节畸形、痛风性结石；引起肾结石、肾衰竭等肾损害；引起心脏病、糖尿病、高血压、高脂血症、肥胖病。痛风不仅并发症多，而且致残率高。因为90%以上的痛风患者不可避免地会有不同程度的痛风结石形成，其中约有1/3的患者会发生结石破溃，且几乎所有的结石破溃者都会因保养不当而最终截肢致残。可见痛风对人类健康的危害不可低估。

“痛风”之名，始于金元时期的著名医家李东垣、朱丹溪。但中医之痛风是广义的“历节病”，而西医学之痛风，则系嘌呤代谢紊乱引起的高尿酸血症的“痛风性关节炎”及其继发症，所以病名虽同，概念则异。目前本病尚无很好的治疗方法，如西医强调对症治疗，但服药后大部分患者有恶心、呕吐、腹泻等不良反应，中医治疗痛风病积累了丰富的经验，通过辨证与辨病相结合再应用中药调治，疗效较好，但疗程较长。治疗难点在于如何控制痛风石的沉积，防止手足关节畸形。

百合车前汤治高尿酸血症

◎ 百合20克，车前子30克，蜂蜜适量。用法：水煎取汁，分2~3次服，每日1剂。百合含秋水仙碱、车前子促排尿酸。可防止痛风性关节炎发作。(《100种常见病药食治》)

车前子茶治高尿酸血症

◎ 车前子（布包）30克。用法：加水500毫升浸泡30分钟后煮沸，代茶频饮，每日1剂。本方可增加尿量，促进尿酸排泄。(《中医杂志》1998年第11期)

化痰泄浊治高尿酸血症

◎ 土茯苓、萆薢、蚕沙、怀牛膝、杜仲、桑寄生、泽泻、丹参、制首乌、薏苡仁、毛冬青、虎杖、党参、茯苓。常用量10~30克，其中土茯苓可用到100克，萆薢可用到40~60克。加减：湿热之象明显者，可加生大黄、知母、黄柏；肾虚明显者，加熟地黄、补骨脂、续断；痰浊重，加半夏、胆南星、浙贝母；合并热毒者，加金银花、蒲公英、牡丹皮；瘀血重者，加桃仁、红花、当归；血脂高者，加山楂、决明子、荷叶。以上药品常用量在5~20克。用法：水煎服，每日1剂。功效：补益肝肾，化痰泄浊，活血化瘀。临床用于治疗高尿酸血症有良效。(《中医杂志》2007年第8期）

泽苓痛风饮降尿酸治痛风

◎ 土茯苓、金钱草、玉米须各15克，茵陈12克，蚕沙（布包）、秦艽、泽兰、百合各9克。用法：水煎2次，混合2次煎液，共取汁约400毫升，每日分早、晚2次分服，28日为1个疗程。临床报道，采用泽苓痛风饮治疗痛风性关节炎及对间歇期低排泄型高尿酸血症有良效。(《陕西中医》2008年第8期）

泄浊除痹汤治高尿酸血症防痛风

◎ 土茯苓30克，萆薢10克，生薏苡仁10克，威灵仙10克，木瓜10克，山慈菇10克，泽泻10克，泽兰10克，王不留行10克，牛膝10克，生蒲黄12克，车前子10克。用法：每日1剂，水煎，取汁200毫升，每次100毫升，早、晚服用。临床报道，本方能有效降低血尿酸水平，防止痛风急性发作，促进痛风石吸收。(《中国临床康复》2003年第21期）

车前子土茯苓散治痛风

◎ 取车前子300克、土茯苓300克（即按1：1比例），先将车前子炒黄后与土茯苓（去除杂质）拌合一起，粉碎为细粉，用瓶装密封备用。每次8克，每日3次，温开水送服。临床报道，降血尿酸用车前子土茯苓散，可获满意疗效。(《中国中医药咨讯》2011年第3期）

上中下痛风方治痛风

◎ 黄柏10克，苍术10克，防风10克，威灵仙10克，白芷10克，桃仁10克，川芎10克，桂枝10克，羌活10克，龙胆草6克，炮南星10克，红花6克。功效：清热燥湿，化痰祛风。用于痛风痰热夹风证，手足关节突发性疼痛、肿胀、疼痛，夜甚于昼，胸闷痰多，舌苔黏腻，脉弦滑，兼见恶风、自汗等表现。(《丹溪心法》）

按：痰热瘀滞日久，复感外邪，新感引动宿邪，故其痛突然发作。胸闷、痰多、苔黏腻、脉滑等，为痰热素盛之象。恶风、自汗为风邪袭于表的见证。方用黄柏、龙胆草清热，苍术、南星燥湿，羌活、防风、白芷祛风，桃仁、川芎、红花活血，桂枝一味有温经通络之长，丹溪谓能“横行手臂，领苍术、南星等药至痛处”。痰多加半夏、白术、茯苓、陈皮。

痛风经验方治痛风

◎ 当归15克，秦皮15克，秦艽15克，威灵仙15克，豨莶草30克，羌活10克，防风15克，生升麻10克，粉葛根30克，苦参10克，苍术12克，车前子15克，生薏苡仁30克，生甘草10克。用法：水煎服，每日1剂。主治：痛风急性发作。指征：尿酸增高，关节红肿热痛，苔黄腻，脉滑数。注意：脾胃虚寒者不宜使用。服药期间忌豆腐、鱼虾、动物内脏等食品。(《方药传真》罗铨主任医师经验方)

白虎通痹汤治痛风

◎ 金银花30克，连翘15克，知母15克，石膏50克，黄芩12克，防风15克，秦艽15克，桑枝30克，细辛5克，制草乌(先熬)10克，黄柏12克，牛膝15克，露蜂房15克，甘草6克。用法：每日1剂，水煎服。功效：清热泄浊，通络止痛。用于痛风急性期属湿热邪毒，阻痹关节者，症见发热、心烦、关节剧烈疼痛，或呈游走性，局部红肿发热，舌苔黄腻，脉象弦滑数。(《中医治验·偏方秘方大全》)

新加黄芪汤治痛风

◎ 党参15克、白术15克、茯苓15克、黄芪30克、防已20克、怀牛膝30克、补骨脂30克、苍术20克、猪苓30克、萆薢20克、地龙15克、赤芍15克、藏红花2克、宽筋藤30克、甘草5克。用法：水煎服，每日1剂。功效：益气健脾、泄浊化瘀。用于痛风证属脾虚气滞、湿瘀阻络型。痛风性关节炎急性发作后症状缓解，但复查血尿酸仍明显高于正常值，病者若忽视或放弃治疗，常致关节炎症反复发作，关节畸形。(《中西医结合杂志》2010年第1期)

除湿化瘀方治痛风

◎ 薏苡仁30克，金钱草30克，土茯苓20克，黄芪20克，车前子、丹参、萆薢、益母草各15克，大黄10克，甘草5克。用法：水煎服，每日1剂。功效：清热除湿，化瘀通络，消肿止痛。适用于急性痛风性关节炎，高尿酸血症。(《现代名医名方》黄胜光经验方)

四妙丸加味治痛风

◎ 苍术10克，黄柏10克，薏苡仁20克，川牛膝10克，萆薢15克，土茯苓15克，木通6克，防己10克，黄芪15克，当归10克，威灵仙10克，制附子7克。加减：久痹关节畸形加穿山甲(代)、乌梢蛇、地龙、蜈蚣、全蝎适量。用法：每日1剂，水煎早、晚分服。用于痛风"骨痹"属阳虚寒凝型，肢体关节疼痛、重着、屈伸不利，天气变化时加重，昼轻夜重，遇寒痛增，得热稍减；舌淡苔白，脉沉细缓。四妙丸加味。(《中国中医急症》2010 年第 10 期)

枳椇痛风汤治痛风

◎ 枳椇子 15 克，黄柏 12 克，生薏苡仁 30 克，忍冬藤 30 克，怀牛膝 15 克，土茯苓 30 克，三七片 10 克，萆薢 15 克，车前子 10 克。用法：水煎服，每日 1 剂，早、晚分服。主治：急性痛风性关节炎。(《中国医药指南》2011 年第 3 期)

蜂蚤四妙散治痛风

◎ 露蜂房、蚤休、络石藤各 15 克，金银花、生石膏、生薏苡仁、川牛膝各 30 克，玄参、黄柏、赤芍各 20 克，蜈蚣（研末冲服）3 条，皂角刺 10 克。用法：每日 1 剂，水煎取汁分次温服。同时肿痛关节局部外敷痛风膏：芒硝 60 克，青黛 20 克，雄黄 6 克。用法：共研细末，蛋清调敷患处，2 小时换药 1 次，尤适用于急性期肿痛剧烈者。功效：清热解毒，祛瘀利湿。(《颈肩腰腿痛千家妙方》)

健脾益肾方治痛风

◎ 炒白术 10 克，茯苓 12 克，炒山药 15 克，炒薏苡仁 15 克，桑寄生 12 克，牛膝 12 克，制黄精 12 克，山茱萸 10 克，泽泻 12 克，土茯苓 12 克，制大黄 5 克。用法：水煎服，每日 1 剂。功效：培补脾肾，协调脏腑，泄浊化瘀排毒。用于痛风间歇期。(《中医药学报》2009 年第 5 期)

薏苡仁汤合桃红四物汤治痛风

◎ 炒薏苡仁 20 克，赤小豆 20 克，淡豆豉 20 克，桃仁 10 克，红花 10 克，赤芍 10 克，生地 10 克，炒山甲（代）10 克，泽泻 15 克，酒大黄 10 克，甘草 10 克。用法：水煎服，每日 1 剂。功效：健脾利湿，解毒消肿，活血化瘀。适用于痛风缓解稳定期。

加减：合并高血压者，加生石决20克，豨莶草30克；合并高脂血症者，加决明子20克；合并尿路结石者，加金钱草30克，海金沙30克，路路通10克。(《北京中医》2006年第6期)

黄芪桂枝五物汤治慢性痛风

◎ 黄芪 9 克，白芍 9 克，桂枝 9 克，生姜 18 克，大枣 12 枚，人参 9 克。用法：水煎服，每日 1 剂。功效：调理气血，和营通痹。主治：慢性痛风。(《中国临床康复》2006 年第 44 期)

软坚消痰方治痛风

◎ 炒白芥子 6 克，制南星 10 克，海藻 15 克，炙僵蚕 10 克，鬼箭羽 15 克，莪术 10 克，炙全蝎 5 克，炙蜈蚣 6 克，红花 6 克，桂枝 6 克，泽兰 12 克，桑寄生 12 克，制黄精 10 克。用法：水煎服，每日 1 剂。功效：软坚消痰，通瘀解毒，培益肝肾。适用于痛风晚期痰浊瘀毒，痛风石留结骨节者。（《中医药学报》2009 年第 5 期）

痛风外治验方选粹

验方1　大黄二柏散

◎ 大黄、侧柏叶各 30 克，泽兰、黄柏、薄荷各 15 克。用法：共研细末，用水蜜各半调成糊状，敷贴患处，每日 1 次，适用于湿热蕴结型痛风。（《痛风千家妙方》）

验方2　虎杖膏

◎ 虎杖 100 克，樟脑 16 克，医用凡士林 280 克。用法：先将虎杖打粉过 80 目筛，樟脑用适量 50%乙醇溶化后倒入虎杖粉中。凡士林加热融化成液状，把虎杖粉倒入，同时不断搅拌均匀，加盖放置冷却成膏状即成。用时依据患关节的大小形态，裁剪合适的敷料，将药膏涂在敷料上 2~3 毫米厚，敷在患处，纱布绷带包扎，隔日换药 1 次，直至痊愈。用于湿热瘀阻型痛风。（《痛风千家妙方》）

验方3　草乌南星膏

◎ 草乌、炮姜各 30 克，南星、赤芍各 10 克，肉桂 5 克。用法：共研细末，用凡士林调成膏状，敷贴患处，每日更换 1 次。适用于痰瘀痹阻型痛风。（《颈肩腰腿痛千家妙方》）

验方4　六神丸

◎ 取六神丸 6~10 粒，碾成粉末，倒入少量食醋调和，外涂于红、肿、热、痛关节处，适度按摩，以使药液渗透入皮肤；或根据红肿疼痛范围用一层纱布浸于药液中，浸透后湿敷关节处，每日早、晚各 1 次，3~5 天为 1 个疗程。六神丸具有清热解毒功效，而食醋有促进药物吸收的作用，使六神丸可渗透到组织和关节，减轻疼痛部位的红肿，从而达到缓减疼痛的目的。（《上海中医药杂志》2006 年第 5 期）

验方5　痛风膏

◎ 黄柏 90 克，生大黄、姜黄、白芷、天花粉、厚朴、陈皮各 60 克，甘草、生半夏、生南星各 30 克，冰片 20 克。用法：将上述药物研成细末，熬成膏状。视患处部位大小，将膏药平摊于布上，温贴痛处，并用绷带固定，每 2 日换药 1 次，治疗期间患者禁忌饮酒、食用海鲜品以及动物的内脏等。（《辽宁中医杂志》2006 年第 6 期）

验方6　苍柏痛风膏

◎ 苍术100克，黄柏100克，川牛膝50克，厚朴30克，牡丹皮50克，青黛50克，冰片30克，薏苡仁50克，银花藤50克，苦参50克。用法：以上诸药加工成细粉，以温水调成膏状，每个部位选料10克，均匀涂抹于自制药垫上，敷贴于患处，8~12小时后拆除，每日1次，7日为1个疗程。(《临床合理用药》2010年第9期)

验方7　二活外洗方

◎ 防风、独活、当归、红花、白芷、延胡索、川芎、威灵仙、大黄、黄栀子、生地黄各100克。用法：共研成粉末，以每包100克装包备用。使用时将药粉放入盆内加入80℃左右的热水5000毫升，待自然冷却到45℃左右，将患肢放到药水中浸泡或用毛巾渗透药液敷洗患处，每日1剂，每次洗浴20~30分钟。主治：急性痛风性关节炎患者。(《中医外治杂志》2008年第5期)

验方8　樟木屑洗方

◎ 樟木屑2000克。用法：加水2000毫升，用大火煮沸后，改用小火再煮40分钟，待温时浸洗，每次浸洗40~60分钟，每日1~2次，5日为1个疗程。主治：痛风性关节炎引起手足冷痛如虎咬者。(明·王肯堂《证治准绳》)

验方9　羌独乳没汤药浴

◎ 当归、制乳香、制没药各20克，川芎、牛膝、乌蛇、血竭、儿茶各60克，红花30克，苏木、川断、狗脊、防风、独活、羌活各100克，鸡血藤150克。用法：将上药水煎液倒入温度适宜的洗澡水中，浴身，每日1次，15~30次为1个疗程。(《中国民间疗法》)

验方10　马钱子汤

◎ 马钱子、生半夏、艾叶各20克，红花15克，王不留行40克，大黄、海桐皮各30克，葱须3根。用法：上药煎汤2000毫升，置于桶内，以热气熏蒸患处，待药液变温后，浸洗患处，每日2次，14次为1个疗程。(《中医杂志》1990年第4期)

验方11　双骨洗剂

◎ 寻骨风50克，透骨草50克，排风藤（又称白英、白毛藤、鬼耳草）50克，老鹳草50克，青蒿50克，乳香10克，没药10克，儿茶10克，血竭6克。用法：将上药加水适量，共煎30分钟，趁热浸泡患处，每日2次，15日为1个疗程。适用于痛风疼痛剧烈者。(《痛风千家妙方》)

简便食疗方辅治痛风

验方1　罗柏汤

◎ 萝卜250克，柏子仁30克。用法：将萝卜洗净切丝，用植物油煸炒后，加入柏子仁及水500毫升，同煮至熟，酌加入少许食盐调味，即可食用。本方可预防痛风发作。

验方2　半夏薤白粥

◎ 淮山药100克，薤白10克，粳米50克，清半夏30克，白糖适量。用法：先将粳米洗净，加入切细的淮山药和洗净的半夏、薤白共煮，加入白糖食之。每日1剂。适用于痛风气虚痰阻者。

验方3　牛膝粥

◎ 牛膝茎叶20克，粳米100克。用法：牛膝加水200毫升，煎至100毫升，去渣留汁，入粳米100克，再加水约500毫升，煮成稀粥。用法：每日早、晚温热顿服，10天为1个疗程。功效：健脾祛湿止痛。

验方4　首乌粥

◎ 制何首乌粉25克，粳米50克，白糖适量。用法：先将粳米加水煮粥，粥半熟时调入首乌粉，边煮边搅匀，至黏稠时即可，加白糖调味。用法：早、晚分食。功效：补益肝肾，健脾和胃。

验方5　薏米防风茶

◎ 生薏苡仁30克，防风10克。用法：以上两者加水煮熬，去渣取汁。代茶饮，每日1~2剂，连饮1周。功效：祛风除湿，通络宣痹。

专家 zhuan jia 温馨提示

高尿酸血症及痛风性关节炎患者要限制高嘌呤成分的食品，具体如下。

①动物类内脏如脑、肝、肾、心、肚；颜色深的肉类、西式浓肉汤、牛素、鸡精等；海产类：沙甸鱼、仓鱼、鲱鱼、牙带鱼、多春鱼、海带、海参、瑶柱（干贝）、蚝、青口、司鲶、虾米、小鱼干、鱼皮、鱼卵等；鹅肉、野生动物等。②切勿过量饮酒，最好戒酒。饮酒容易引发痛风，因为酒精在肝组织代谢时，大量吸收水分，使血浓度加强，使得原来已经接近饱和的尿酸，加速进入软组织形成结晶，导致身体免疫系统过度反应（敏感）而造成炎症，痛风古称“王者之疾”，因此症好发在达官贵人的身上，如元世祖忽必烈晚年就因饮酒过量而饱受痛风之苦。③植物幼芽部分一般含中度嘌呤成分，不可多食，如菜花类、豆苗、笋类、豆类。

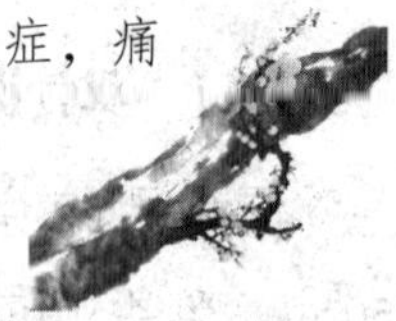

第 1 章　内科疑难病秘验精方

系统性红斑狼疮

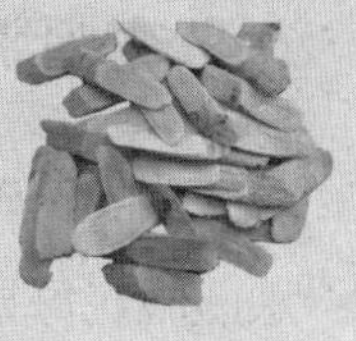

单方 · 秘方 · 经验方 · 食疗方 · 外用方

系统性红斑狼疮是一种弥漫性全身性自身免疫病，病变遍及全身，主要累及皮肤黏膜、骨骼肌肉、肾及中枢神经系统，同时还可以累及肺、心脏、血液等多个器官和系统，以皮肤和肾尤为突出。至今病因和发病机制不清。

系统性红斑狼疮以年轻女性多见。临床上可分为皮肤型（盘状红斑狼疮）和系统型（系统性红斑狼疮）两类。前者主要表现为皮疹，多为慢性局限性；后者除皮肤损害外，还常累及肾、肝、心等多个脏器，且有明显的全身症状，病变一般呈进行性经过。早期症状主要表现为发热，皮肤损害、关节酸痛，有的指掌关节、指关节近端发生变形。典型者呈水肿性蝶形红斑，以鼻梁为中心，在两侧面颊对称性分布，一般在四肢大小关节伸侧面或肩胛、上臂、臀部、手、足等易受摩擦的部位均可有大小不等、形状不规则的水肿性红斑，表现光滑或附以灰白色鳞屑。较难处理的是合并肾损害，由于疗效欠佳，最终将发展成为肾病或慢性肾功能不全。如果合并中枢神经系统损害，也不易治愈，可长期有头痛、痉挛、精神症状等。

中医对本病尚无统一完整的认识，其中以发热为主要表现者归属“阴阳毒”“蝴蝶丹”“日晒疮”；以关节痛、雷诺现象为主要表现者归属“痹证”；以狼疮性肾病为主要损害者归属于“水肿”。

秦艽丸方治红斑狼疮

◎ 黄芪 30 克，秦艽 15 克，黄连 6 克，乌梢蛇 6 克，漏芦 10 克。用法：水煎服，每日 1 剂。功效：清营凉血，解毒化斑。主治：系统性红斑狼疮属热毒炽盛型，发热，面部蝶形红斑，皮肤紫斑，神昏谵语，便干。(《湖南中医杂志》1986 年第 6 期)

消毒灵治红斑狼疮

◎ 生地 20 克，赤芍 15 克，丹皮 15 克，怀牛膝 15 克，苦参 15 克，蒲公英 20 克，紫花地丁 20 克，天花粉 15 克，当归 15 克，连翘 15 克，黄芩 15 克，甘草 10 克。用法：先将上药用适量水浸泡 30 分钟，再放文火上煎煮 30 分钟，每剂煎 2 次，将 2 次煎出的药液混合。每日 1 剂，早、晚各服 1 次。功效：清心火，凉血热，解热毒。适用于红斑狼疮属肝郁化热，心火内炽，血热成瘀证。(《名医治验良方》韩百灵经验方)

补肾消斑1号治红斑狼疮

◎ 生地15~30克，玄参15~30克，金银花30克，板蓝根30克，半枝莲30克，栀子10克。用法：水煎服，每日1剂。功效：清营凉血，解毒化斑。主治：系统性红斑狼疮属热毒炽盛型，发热，面部蝶形红斑，皮肤紫斑，神昏谵语，便干。（《河南中医》1996年第4期）

加减清瘟败毒饮治红斑狼疮

◎ 水牛角粉（研末冲服）15~30克，石膏20克，玄参20克，牛蒡子20克，知母12克，连翘12克，生地15克，牡丹皮15克，黄芩15克，野菊花15克，栀子10克，木通10克，甘草3克。用法：水煎服，每日1剂，每剂煎2次，分2次服。功效：清热解毒、凉血化瘀。适用于早期系统性红斑狼疮，热毒炽盛之证。（《四川中医》1994年第9期）

按：本方为《疫疹一得》之清瘟败毒饮去黄连、赤芍、竹叶、桔梗，加牛蒡子、野菊花、木通而成。具有清热解毒、凉血化瘀之功效。方中水牛角清热解毒凉血为主药；配牛子、连翘、菊花、黄芩清热解毒；辅以石膏、玄参、生地、知母能滋阴泻火，生津清热；丹皮凉血化瘀退热；栀子泻三焦之实火；佐以木通清热利尿导邪外出；甘草清热解毒，健脾和中，是为佐使。全方共奏清热解毒、凉血活血消斑之功。

病案举例：李某，女，19岁。患者系统性红斑狼疮半年，加重半月。去年先出现发热和关节痛，某院按风湿热治疗未愈。后来面部出现红斑而诊断为系统性红斑狼疮，予泼尼松等药物后热退痛消。1个月后因劳累及饮食不当而复发。诊见高热（T39.5℃），满月脸，面部鲜红色蝶形红斑，光敏感，皮下有瘀点，甲下可见出血点，头发部分脱落，双手可见多形性红斑样皮损，口腔内有小溃疡，小便黄少，大便干，舌质红而干，苔黄燥，予加减清瘟败毒饮治之。处方：水牛角粉、玄参各20克，生地、牡丹皮、野菊花、木通各15克，石膏24克，知母、栀子、黄连、大黄（冲服）各10克，连翘12克，白茅根30克，甘草3克，3剂口腔吹冰硼散。二诊热稍退，症略减，大便已通。上方去大黄，加藕节30克，以增凉血之功。6剂后热退，诸症减轻，面部红斑稍退，口干，入夜尤甚，手足心发热，舌干红，苔薄黄，脉弦细而数，为阴虚内热。予加味地黄汤合化斑汤加减。4剂后红斑除。予滋阴清热方善后，共年余。随访8年无复发。

俞氏经验方治红斑狼疮

◎ 党参15克，生黄芪30克，当归10克，山茱萸10克，白马骨15克，木忽木20克，鬼箭羽30克，半枝莲15克，乌韭15克，天仙藤15克，首乌藤15克，蜂房15克，黄精30克，菟丝子15克。用法：每日1剂，水煎分3次服。功效：益气养阴，调整免疫；活血通络，解毒化瘀。适用于治疗系统性红斑狼疮。（《家庭医生报》2003年第10期，喻文球经验方）

按：方中黄精、菟丝子，补肾之精；当归、山茱萸，补肝血，化肾精；党参、生黄芪，补肺脾之气；半枝莲、蜂房、乌韭，解毒化毒；白马骨、木忽木、鬼箭羽、天仙藤、首乌藤，解毒化瘀，活血通络。本方调补肺、脾、肾，重点补肾的精气，使精、气、血化生不息，阴阳平衡调畅；加入解毒化瘀通络之品，共同调整免疫功能，改善红斑狼疮病态，恢复正常生态。红斑狼疮患者服用本方可顺利撤减激素。本方对慢性系统性红斑狼疮有良好疗效，对急性发作期、慢性活动期及红斑狼疮合并多脏器损害，亦可用本方加减化裁。应用本方治疗数百例红斑狼疮患者，大多数患者临床症状基本消失，恢复正常的工作和生活。

加减：①急性发作期及慢性活动期以清热解毒为主，应用本方去参、芪、归、萸，加生石膏30克，板蓝根20克，十大功劳20克，生玳瑁20克，紫草20克。②红斑狼疮合并肾功能损害，有尿蛋白、管型，尿中有红细胞、白细胞等，本方加益母草20克，蝉衣10克，琥珀6克，鸭跖草20克，去黄精、菟丝子、山茱萸。若肌酐、血素氮升高，加草薢15克、土茯苓20克。③红斑狼疮合并肝功能受损，本方去黄精、菟丝子，加锈花针20克，茵陈10克，五味子10克。④若合并心肌损害，则加五味子10克，麦冬10克。

来氏汤治红斑狼疮

◎ 忍冬藤 100 克，藤梨根 10 克，野荞麦 10 克，马鞭草 30 克，佛耳草 30 克，丹参 30 克，大力王 30 克，地丁草 30 克，海金沙 20 克，绞股蓝 20 克，一枝香 20 克。用法：水煎服，每日 1 剂，每剂煎 2 次，分早、晚 2 次服。适用于系统性红斑狼疮，湿热瘀结者。(《浙江中医杂志》1995 年第 4 期)

按：本方为来春荣大夫自拟方。根据系统性红斑狼疮风热毒邪外袭，瘀热内结，气血运行受阻之病机而采取清热利湿解毒、祛风散瘀消斑的治法。重用忍冬藤，甘寒无毒能清热、解毒、凉血止血、通络、祛风湿而止筋骨疼痛。《本草纲目》："治一切风湿气及诸肿毒……散热解毒。"藤梨、海金沙清热解毒，利水通淋导邪外出。野荞麦清热解毒，健脾除湿，祛风散邪消肿。马鞭草、佛耳草、大力王、一枝香祛风活血、散瘀消肿、清热解毒利尿。地丁草、绞股蓝清热解毒、散肿消炎利尿。丹参清热活血化瘀。诸药合用而具清热解毒、祛风散瘀消斑之功，同时兼能散邪发汗，利水消肿，使邪从汗而解，由水道下泄。

加减秦艽汤治红斑狼疮

◎ 黄芪 30 克，黄精 15 克，鸡血藤 30 克，秦艽 30 克，乌梢蛇 6 克，丹参 30 克，莲子心 12 克，玉竹 9 克，白人参 6 克，白芍 15 克，当归 15 克，女贞子 30 克，熟地 30 克，川连 6 克。用法：水煎服，每日 1 剂，每日服 3 次。1 个月为 1 个疗程，经过 1 年左右的治疗，多数患者都能恢复工作。功效：养阴补血，凉血解毒。适用于红斑狼疮属阴血虚损，毒热未清证。名老中医赵炳南先生采用《证治准绳》中的秦艽丸方，结合病情加减应用，比较有效，很多医生多以此方以济众人。(著名医家赵炳南经验方)

清热化瘀汤治狼疮性肾炎

◎ 金银花 15 克，野菊花 15 克，紫花地丁 15 克，蒲公英 15 克，小春花 6 克，白茅根 30 克，丹参 15 克，赤芍 10 克，茜草 10 克，益母草 15 克，土茯苓 15 克，金荞麦 30 克。用法：水煎服，每日 1 剂，每剂煎 2 次，两煎相混，分早、晚 2 次服。30 天为 1 个疗程。功效：清热解毒化瘀。适用于狼疮性肾炎，瘀热内结者。(《江苏中医》1996 年第 12 期）

补肾消斑2号方治红斑狼疮

◎ 党参 15 克，白术 10 克，淫羊藿 10 克，巴戟天 10 克，制附子 6~10 克，狗脊 10 克。用法：水煎服，每日 1 剂。功效：温肾壮阳。主治：系统性红斑狼疮属脾肾阳虚型，面色无华，面目四肢水肿，腹鼓胀满，腰膝酸软，乏力，肢冷，尿少或尿闭，胸胁胀满，胸闷气促。(《河南中医》1996 年第 4 期）

地蔻八味汤治狼疮性肾炎

◎ 地骨皮 30 克，白蔻仁（后下）12 克，金线莲（注：金线莲别名金线兰、金丝草，为兰科开唇植物花叶兰属多年生珍稀中草药。目前金线莲产量少，价格昂贵，有关专家正在寻找替代药物)15 克，枸杞子 12 克，通草 12 克，生地 15 克，车前子 15 克，大枣(去核)12 克。用法：水煎服，每日 1 剂。主治：红斑狼疮性肾炎。指征：检出 LE（红斑狼疮）细胞，肾功能损害，水肿，蛋白尿，显微镜下血尿。禁忌：脾胃虚寒或寒湿内蕴者不宜使用本方。(《方药传真》周维骥主任医师经验方）

按： 狼疮性肾炎是系统性红斑狼疮累及肾所引起的一种免疫复合物性肾炎，是系统性红斑狼疮主要的合并症和主要的死亡原因。系统性红斑狼疮是一种临床表现为有多系统损害症状的慢性系统性自身免疫疾病，其血清具有以抗核抗体为主的大量不同的自身抗体。本病病程以病情缓解和急性发作交替为特点，有内脏（肾、中枢神经）损害者预后较差。本病在我国的患病率为1/1000，高于西方国家报道的1/2000，以女性多见，尤其是20—40岁的育龄女性。

参芪八味汤治狼疮性肾炎

◎ 黄芪 15 克，党参 15 克，当归 12 克，川芎 9 克，紫丹参 30 克，益母草 30 克，生地 15 克，何首乌 15 克。用法：每日 1 剂，水煎,2 次分服。加减：热毒炽盛者减党参，加水牛角、牡丹皮、紫草、白花蛇舌草、蒲公英、青蒿、生大黄；气阴两虚者，加麦冬、女贞子、黄精；阴虚火旺者，加龟甲、鳖甲、龙骨、牡蛎、黄柏、玄参、麦冬；脾胃两虚者加白术、茯苓、大腹皮、制香附、生薏苡仁。功效：活血益气。主治：狼疮性肾炎。(《中医杂志》1986 年第 8 期）

按：临床用本方治疗红斑狼疮性肾炎31例。结果：显效（症状和体征消失或显著改善，24小时尿蛋白定量阴性或＜0.5克，肾功能正常，狼疮活动指标转阴）11例，有效（症状和体征明显进步，水肿消退，尿蛋白减少，实验室检查指标好转或接近正常）15例，无效5例（其中死亡3例）。

四衣汤治红斑狼疮

◎ 露蜂房4克，凤凰衣6克，蝉蜕6克，蛇蜕6克。用法：水煎服，每日1剂。功效：温肾壮阳。主治：系统性红斑狼疮属脾肾阳虚型，面色无华，面目四肢水肿，腹鼓胀满，腰膝酸软，乏力，肢冷，尿少或尿闭，胸胁胀满，胸闷气促。（《江苏中医杂志》1983年第2期）

简便验方治红斑狼疮

验方1　虎杖煎

◎ 虎杖、野菊花、南天竹、十大功劳、生地各30克，生甘草、秦艽各15克，苦参、穿心莲、紫草、知母各15~30克，山栀9克，牡丹皮9~15克。用法：水煎服。主治：红斑狼疮。（《偏方治大病》）

验方2　五根汤

◎ 白茅根30~60克，天花粉（瓜蒌根）15~30克，茜草根9~15克，紫草根9~15克，板蓝根9~15克。用法：水煎服，每日1剂，分2次服。主治：多形性红斑，丹毒初起，紫癜，结节性红斑及一切红斑类皮肤病的初期，偏于下肢者。（《家庭医疗用药小百科》）

验方3　加味增液汤

◎ 生地30克，麦门冬、玄参各15克，荆芥、天花粉各9.5克，黄连、白芷各3克，升麻、甘草各6克。用法：水煎服，每日1剂。主治：红斑狼疮。服药期间及治愈后2个月内忌腥、荤及刺激性食物及烟酒。善后用六味地黄丸。（《家庭医疗用药小百科》）

验方4　雷公藤

◎ 雷公藤糖浆或雷公藤片。用法：雷公藤糖浆每次10~20毫升，或雷公藤片每次3~5片，每日3次（相当于生药30~60克 / 日）。主治：盘状红斑狼疮。（《家庭医疗用药小百科》）

验方5　青蒿蜜丸

◎ 青蒿500克，蜂蜜适量。用法：上药研细末加蜂蜜1500毫升调匀制成蜜丸，每丸10克，日服4~6丸，饭后服。功效：清热解毒。主治：红斑狼疮。（民间验方）

简便食疗辅方治红斑狼疮

验方1　柴胡丝瓜薏米汤

◎ 柴胡30克，嫩丝瓜1个，薏苡米50克。将柴胡放入锅内，加水煎煮，去渣留汁；嫩丝瓜去皮切段留用；将薏米用柴胡汁煮烂，再加入丝瓜煮5分钟即可食用。方中柴胡疏肝清热，丝瓜凉血解毒，薏米健脾清热化湿，适用于红斑狼疮早期有感冒或发热的患者。

验方2　茅根莲藕粳米粥

◎ 鲜茅根200克（干品50克），莲藕200克，粳米200克。制法：鲜茅根切碎入锅加水适量煎煮开，约10分钟去渣留汁，将莲藕切成似花生米大之小碎块，先将粳米放入鲜茅根汁中煮烂，最后放入莲藕，微滚即出锅。本有清热解毒，利尿止血，散斑作用。适用于系统性红斑狼疮热毒炽盛型急性发作有发热红斑尿少者。

验方3　薏米绿豆百合粥

◎ 薏苡仁50克，绿豆25克，鲜百合100克，白糖适量。制法：将百合掰成瓣，去内膜洗净，绿豆、薏苡仁加水煮八成熟之后放入百合，用文火煮烂，加糖适量。本方有清热利湿，解毒利水，清心安神之功效。适用于系统性红斑狼疮急性复发期，早期或合并感冒者。

验方4　柴胡丝瓜薏仁汤

◎ 柴胡30克，嫩丝瓜1条，薏苡仁50克。制法：将柴胡入锅加水煎煮去渣留汁，嫩丝瓜去皮切段，将薏米用柴胡汁煮烂，再加丝瓜煮5分钟即成。功效：柴胡有清热凉血疏肝作用，丝瓜性甘凉、凉血解毒。适用于系统性红斑早期有发热或感冒时。

专家 zhuan jia 温馨提示

系统性红斑狼疮患者应注意调养，保持积极乐观的态度。注意劳逸结合，适当锻炼，节制性生活。注意预防感冒，积极防治各种感染。感冒及各种感染如急性扁桃体炎、肺部感染、肠道感染都易诱发本病并加重病情。注意避免皮肤直接暴露在太阳光下。

有些西药常能引发或加重本病，注意避免使用。如肼屈嗪、普萘洛尔（心得安）、氯丙嗪、丙基或甲硫氧嘧啶、金制剂、D-青霉胺、苯妥英钠、异烟肼、青霉素、链霉素、磺胺类药等。

注意避免使用含雌激素的药品和食品。紫河车（胎盘）、脐带、蜂王浆、蛤蟆油、某些女性避孕药均含有雌激素，而雌激素正是本病发病的重要因素之一。不吃羊肉、狗肉、马肉、鹿肉、驴肉等温热性食品，食用后不仅会加重患者的内热症状，而且临床上发现有个别患者吃了这类肉类病情加重，造成不良后果。注意补充优质蛋白和多种维生素，少吃含高脂肪、高胆固醇的食物。狼疮性肾炎患者长期有蛋白从尿中丢失，故应及时补充。较优质的蛋白质来源有牛奶、鸡蛋、瘦肉、鱼等。维生素，特别是B族维生素、维生素C对防治本病的某些症状大有裨益，应多加补充。此外，注意戒烟、戒酒。

第 1 章　内科疑难病秘验精方

干燥综合征

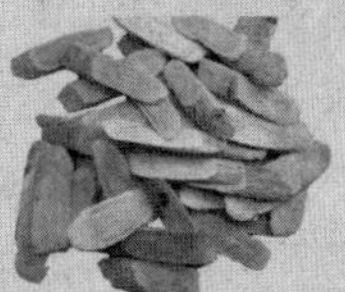

单方 · 秘方 · 经验方 · 食疗方 · 外用方

干燥综合征是一种以泪液、唾液分泌减少为特征的慢性自身免疫性疾病。主要表现为口、眼干燥，也可有多器官、多系统损害。本病又称为自身免疫性外分泌腺病、斯约格伦综合征、口眼干燥关节炎综合征。

本病多见于45—55岁的女性。它的发病原因尚不清楚，原发性干燥综合征可能与EB病毒(爱波斯坦－巴尔二氏病毒)感染以及遗传因素有关，而继发性干燥综合征则常继发于类风湿关节炎、系统性红斑狼疮、硬皮病以及多发性肌炎等风湿病。由于外分泌腺被淋巴细胞所破坏，腺体的分泌功能逐步丧失。泪液分泌减少使患者感到眼内干燥，并有烧灼感，严重者出现眼结膜、角膜感染和溃疡，并可导致白内障和青光眼。由于唾液分泌的减少，患者经常感觉口干，舌质干裂，咀嚼和吞咽困难。由于口腔内细菌大量繁殖，可以出现口臭、龋齿以及牙龈萎缩。早期患者皮肤可以正常，随着疾病的进展，可影响汗腺的分泌，出汗减少，甚至无汗。女性患者还可伴有阴道干燥，烧灼感，外阴萎缩。除腺体功能受影响外，部分患者还有轻度、自限性关节疼痛以及血管炎、周围神经炎、肺纤维化等表现。两侧腮腺肿大是干燥综合征的特征性表现之一。

本病属中医的“燥证”“燥病”“内燥证”范畴，其病机属阴虚津亏，治法以滋阴清热、生津润燥或兼益气活血为主。

沙参麦冬汤加减治干燥综合征

◎ 生甘草、冬桑叶、白扁豆、天花粉各4克，沙参、麦冬各9克，玉竹6克。用法：水煎（水5杯，煮至2杯），每日1剂，分2次服。功效：甘寒滋润，养阴润燥。适用于脾肺(胃)阴虚，津液匮乏证。此证多出现于疾病初期，干燥症状比其他证型明显。表现为眼干口燥、少泪少唾、少涕少汗、目红咽红、时时饮水，阴道黏膜干涩，干咳无痰，皮疹红斑，肌肉关节疼痛，舌红、苔薄。(《家庭保健报》2008年4月8日，国医大师路志正经验方）

资元运化汤治干燥综合征

◎ 生地、熟地20克，白芍15克，麦冬10克，龟甲15克，阿胶（烊化）10克，酒大黄10克，桃仁10克，䗪虫10克，五味子10克，生鸡子黄15克，黄芩10克，杏仁10克，甘草10克。用法：水煎服，每日1剂。主治：干燥综合征，阴亏血滞之证。(《浙江中医杂志》1991年第12期）

病案举例：施某，女，48岁。绝经后逐渐出现双目干涩，时有灼痛，视物模糊。口干咽燥，但欲漱口而不欲咽。两膝关节疼痛。肌肤、下阴干痒。经唇活检及实验室检查确诊为“干燥综合征”。服滋养阴液中药3个月，效果不佳。刻诊：唇干舌燥，碎裂疼痛，肌肤甲错。两眶微黑，白睛红丝。心烦易怒。舌质干红，脉弦细。证属阴虚火旺，络脉瘀阻。拟滋阴清火，化瘀生新，予以资元运化汤加减。生地、熟地、白芍、鸡血藤各15克，阿胶、龟甲、酒大黄、桃仁、䗪虫、地龙、天花粉、黄芩、夏枯草各10克。并嘱平时常含服炙乌梅。上方共加减45剂后诸症消失。嘱常服河车大造丸，间服大黄䗪虫丸以巩固疗效。随访2年无复发。

润燥六黄汤治干燥综合征

◎ 生地、熟地各15~30克，当归15~30克，黄连3~6克，黄芩3~6克，黄柏3~6克，炙黄芪30~100克，天冬、麦冬各15克，玄参15~30克，黄精30克。用法：水煎服，每日1剂，分2次温服。适用于口眼干燥和关节炎综合征。（《山东中医杂志》1993年第2期）

按：燥症的治疗，前贤诸医皆以火热立论，主张养肝肾，补阴津，宜甘寒滋润，使“阴得滋而火杀，液得润而燥除”。故方中以增液汤合熟地、当归、黄精养阴增液，滋补肝肾治其本；三黄苦寒清热、泄火坚阴治其标；重用黄芪益气固本；共奏滋阴润燥、益气生津之功。因本病多合并有类风湿之改变，故配合用雷公藤制剂。据报道，用本方共治20例，总有效率为95%。

玉女甘露汤治干燥综合征

◎ 玉竹30克，女贞子20克，生晒参(另煎)5克，淮山药20克，当归15克，白花蛇舌草15克。用法：水煎服，每日1剂，分2次温服。功效：滋补肝肾、养阴润燥、益气健脾。适用于干燥综合征，口眼干燥，迁延难愈，中医辨证属肝肾不足、气阴两亏者。（《浙江中医学院学报》1990年第3期）

按：方中玉竹、女贞子滋阴补肾、生津养液；生晒参、淮山药健脾胃、益气阴；当归养血活血；白花蛇舌草甘凉解毒。诸药共奏调养脾肾、养阴生津之效。

加减一贯煎治干燥综合征

◎ 太子参、枸杞子各15~21克，玄参、生地、麦冬、知母、沙参、当归各12克。用法：水煎服，每日1剂。适用于干燥综合征属阴液不足之证。（《四川中医》1994年第7期）

按：本方根据一贯煎加减而成。由一贯煎去苦寒之川楝，加玄参、太子参、知母以增加养阴泻火益气之力。方中玄参、知母养阴清热。太子参益气，生地养阴活血，沙参生津润燥，当归养血活血，枸杞平补肝肾之阴阳，麦冬滋阴润燥。诸药合用益气养阴治本，活血清热治标，使气阴得复，气帅血行，气血流通，阴津充足，内热自清。

临床应用时可根据不同的证型适当加减：气阴两虚者可加生黄芪、制首乌、丹参、白芍、菟丝子、甘草等；阴虚血瘀者可加熟地黄、石斛、赤芍、黄精、天花粉、玉竹等。

病案举例：郝某，女，59岁。患者口眼鼻干燥5年，在某院诊断为干燥综合征，先后于各地经中西医治疗无效。证见眼干，哭时无泪，口干唇燥，言语困难，鼻干燥且特臭，肢懒倦怠，营养欠佳，舌红无苔，脉沉无力。证属气阴两虚。治宜益气滋阴。生黄芪、太子参、制首乌、枸杞各21克，生地、玄参、麦冬、知母、当归、菟丝子各12克，生甘草6克。用法：每日1剂，水煎服。连进30余剂，诸症除。守方随证加减15剂，治愈。随访2年未复发。

益气生津汤治干燥综合征

◎ 炙黄芪 50 克，麦冬 30 克，熟地 25 克，女贞子 24 克，党参 15 克，生地 15 克，玄参 15 克，北沙参 15 克，当归 15 克，白芍 15 克，炒白术 12 克，川石斛 20 克。用法：水煎服，每日 1 剂，30 剂为 1 个疗程。适用于干燥综合征，气血津液不足者。(《实用中西医结合杂志》1997 年第 5 期）

按：本方为自拟方。本病属内燥，为五志过极，化火伤津，久则脏腑功能受损，气血津精亏耗。益气生津汤正是对此而设。方中黄芪、党参、白术益气健脾为主，因脾胃为后天之本，脾气旺则能输布气血精微于周身；辅以麦冬、生地、玄参、石斛、北沙参养阴生津润燥；当归、白芍、熟地、女贞子滋养肝肾之精血。诸药合用相辅相成，使阳生阴长，气旺津生，而又无寒凉滋腻之弊。

病案举例：某女，46岁。5年前开始出现口、眼干燥，近年来加重。口干无津，并伴吞咽干性食物困难，部分牙齿呈小碎块脱落。眼干无泪，视物模糊，鼻咽干燥，时有干咳。皮肤干燥，虽时值盛夏亦无汗。1个月前查双侧泪流量、角膜荧光素染色试验、腮腺导管造影示符合干燥综合征Ⅱ~Ⅲ级改变。服清热养阴中药效果不明显。纳食不香，食后脘胀，面色萎黄，乏力懒言。舌质淡红，苔薄白少津，脉细。肺脾肝肾功能损，气血精津俱亏。治以益气养血、滋阴生津。予益气生津汤加减，炙黄芪50克，麦冬、淮山药各30克，熟地25克，女贞子24克，党参、生地、玄参、北沙参、当归、白芍各15克，炒白术12克，川石斛20克，木香9克，砂仁3克。共服6个疗程后，精神好，食纳香，诸症消失。嘱其将本剂制成膏剂常服以巩固疗效。随访2年无复发。

四物汤合补肝汤加减治干燥综合征

◎ 川芎 2 克，白芍（炒）6 克，人参、当归各 4 克，甘草、桂心、山茱萸各 3 克，桃仁、柏子仁、茯苓、细辛、防风各 6 克，生姜 3 片，大枣 24 枚。用法：水煎服，每日 1 剂，分 2 次服。功效：益气养血，滋阴通络。适用于肝心血虚，筋脉失荣证。表现为面色无华、语声低怯、口干咽干、目干少泪、心悸易惊、心烦急躁、易疲乏、胸胁不适、脘腹胀满、食欲缺乏、肌肉关节隐隐作痛、舌质淡、苔薄。(《家庭保健报》2008 年 4 月 8 日，国医大师路志正经验方）

叶氏经验方治干燥综合征

◎ 桑椹子、丹参各 12 克，徐长卿、桃仁、紫草、生白芍各 8 克，炙甘草、桂枝、南蛇藤、红花各 5 克，白花蛇舌草、麦冬各 15 克，赤芍、桑寄生、川芎、川牛膝、姜黄、石斛、当归各 10 克。用法：水煎，分 3 次服，每日 1 剂。功效：活血行滞，气化津液。用于治疗干燥综合征，中医辨证属血瘀津伤型。症见口眼干燥，形体消瘦，神疲乏力，头晕耳鸣，心烦潮热，皮肤干燥瘙痒，食少便秘，两侧腮腺肿大，血液黏稠度增高，肌肤甲错，唇痿、色黯红。舌青，舌边有瘀斑，脉沉细。（叶一萍主任中医师经验方）

按：方中丹参、当归、赤芍、川芎、红花、桃仁、川牛膝祛风行血、祛瘀止痛，桂枝温阳化气、气化津液，麦冬、石斛、白芍滋阴增液生津，姜黄行气祛风止痛，桑椹子祛风湿、补肝肾、润肠通便，南蛇藤、徐长卿、紫草、白花蛇舌草诸药，现代药理学认为有免疫抑制和消除血管炎症的作用。

疏风解毒银翘汤治干燥综合征

◎ 蝉衣 10 克，僵蚕 10 克，连翘 10 克，防风 10 克，桑枝 10 克，甘草 10 克，羌活 10 克，银花 30 克，芦根 30 克，玄参 30 克，牛蒡子 15 克，桑叶 15 克，板蓝根 18 克，葛根 18 克，薄荷 9 克。用法：水煎服，每日 1 剂。适用于干燥综合征之外感燥邪夹风热之证。初起发热、恶风、口干、鼻燥、干咳无痰；肢体关节疼痛，或见耳后、颌下肿痛。（《浙江中医杂志》1997 年第 4 期）

按：本方为自拟方。针对干燥综合征风燥外袭、津液敷布障碍之病机，采用疏风清热，解毒润燥之法。方中蝉衣、防风、桑枝、羌活、桑叶、薄荷疏风清热宣肺，肺气宣则有助于津液的敷布；连翘、金银花、牛蒡子、板蓝根清热解毒；芦根、玄参、葛根清热生津润燥。诸药合用，使燥邪去，热毒除，则津液复而病愈。

病案举例：吴某，女，23岁。口干眼燥、腰髋关节疼痛1年。始起发热、恶风，周身关节疼痛。口干鼻燥，干咳，数日后仅口干鼻燥、身疼痛。渐出现双目干燥不适。多方治疗无效。经医院腮腺病检，确诊为“干燥综合征”。现除上述症外，尚伴头晕、头痛、颈项强痛，耳下及颌下淋巴结肿痛。脘胀，大便不畅，小便黄赤。月经量少，阴道干燥，灼热不适。舌黯红，苔薄少津，脉弦细数，证属外感燥邪兼夹热毒，治宜疏风泄热，解毒散结，兼养阴润燥、通利关节。予以疏风解毒银翘汤加减。蝉衣、僵蚕、桑枝、防风、甘草各10克，鑫银花、玄参、生地黄、火麻仁各3克，连翘12克，牛蒡子、葛根、板蓝根各10克，羌活9克，生姜黄8克。5剂后诸症减，但关节痛、脘胀大致如前。守前方去火麻仁、生地、连翘，加桑寄生、狗脊各20克，焦杜仲15克，苏梗10克，半夏9克。共用本方加减40余剂，症状基本消失，临床痊愈。

简便食疗方治干燥综合征

验方1　薏米绿豆麦片粥

◎ 薏苡仁 30 克，麦片 25 克，绿豆 25 克。先将薏苡仁、绿豆文火煮烂，放入麦片再煮，不断搅拌，防止粘锅，粥成加糖调味。每日 1 剂，乘热服食。功效：清热，健脾，润燥。

验方2　麦门冬粥

◎ 麦门冬 20~30 克，煎汤取汁，再以粳米 100 克煮粥待半熟，加入麦门冬汁和冰糖适量同煮。麦门冬可养阴生津，对肺燥、干咳、少痰等症效果较好。

验方3　百合粥

◎ 新鲜百合 60 克，冰糖适量，加粳米 100 克煮粥。该粥有清心润肺之功效。

验方4　菊花肝膏

◎ 猪肝 500 克，清汤 1000 毫升，鸡蛋 3 个，鲜菊花 10 克。制法：将猪肝用刀背砸成泥状，加入适量鲜汤及鸡蛋清、料酒等调味品，搅匀上笼蒸。在蒸的过程中掀盖撒上鲜菊花。等肝膏熟后，将其余清汤和调料烧沸调好，浇入盛肝膏碗中即成。佐餐食用。滋补肝肾。适用于干燥综合征肝肾阴亏证，口鼻干燥，眼干目涩，目赤肿痛。

验方5　玉露糕

◎ 天花粉 10 克，葛根 10 克，桔梗 10 克，绿豆粉 500 克，白糖 250 克。制法：将天花粉、葛根、桔梗切片烘干，打成细末。将绿豆粉、白糖与药末合匀，加水调湿，然后抖散放在打了油的饭盒内，上笼蒸约 30 分钟即可。用法：作点心食用。功效：养阴清热，宣肺润燥。适用于干燥综合征肺燥阴亏证，口鼻干燥，对肺燥咽干、干咳少痰等症效果较好。

此外，干燥综合征患者要以少食多餐为宜，并可经常用西洋参、白沙参、白菊花、金银花等代茶饮。口舌干燥者常含话梅、藏青果等或常饮酸梅汁、柠檬汁等生津止渴饮料，切忌过酸。

干燥综合征患者应避免辛辣火热饮料、食物，以防燥热伤津，并注意少食辛辣、香燥、温热之品，如酒、咖啡、油炸食物、羊肉、狗肉、鹿肉及姜、葱、蒜、辣椒、胡椒、花椒、茴香等，应严禁吸烟。

专家 zhuan jia 温馨提示

干燥综合征是一种比较顽固的慢性疾病，缠绵难愈。干燥综合征患者调护注意事项如下。

◇精神、起居调护。首先应有战胜疾病的信心，注意精神调摄，保持乐观的情绪和精神状态，避免精神刺激和急躁大怒。其次要适当休息，保证充足睡眠，避免过度疲劳。保持一定的室内温度湿度，平时应慎起居，适寒温，防止外邪侵袭，预防呼吸道感染。以静养为主，减少活动。

◇眼部护理。伴有干燥性角结膜炎者，可用1%甲基纤维素加生理盐水（人工泪液）经常点眼，可使部分患者眼干症状缓解，防止眼部并发症。除有特殊指征外，应避免使用皮质激素类药，以免使角膜变薄，发生穿孔；利尿药、某些抗高血压药对唾液腺及泪腺有抑制作用，应慎用。

◇口腔护理。注意口腔卫生，养成饭后漱口或刷牙的习惯，并定期做口腔检查，这样做有助于预防口腔感染及龋齿的发生。经常用液体湿润口腔是缓解口腔干燥的简便方法，咀嚼口香糖或无糖糖果有刺激唾液腺分泌的作用。

◇皮肤护理。皮肤干燥可外擦润肤膏或用润肤药水；鼻腔干燥可用生理盐水滴鼻；忌用油性润滑剂，以免吸入引起类脂性肺炎。

◇关节疼痛的调护。患者应慎避风寒、注意保暖。古今中医学认为，风湿病因寒因湿因风而起，所以避免发病诱因是防治风湿病的关键。即使夏季也不要贪凉，夏季保暖对冬季发病有预防作用。

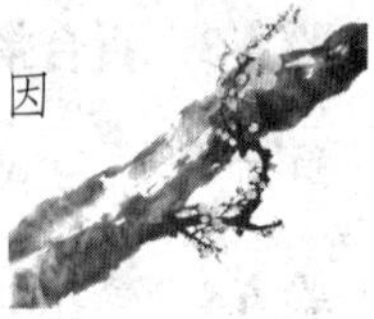

第 1 章 内科疑难病秘验精方

重症肌无力（痿病）

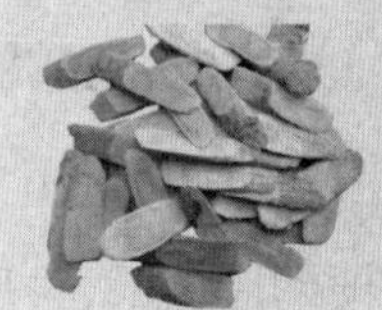

单方 · 秘方 · 经验方 · 食疗方 · 外用方

重症肌无力是一种神经肌肉接头间传递功能障碍的慢性自身免疫性疾病。临床表现以一部分或全身的骨骼肌极易疲劳，多数常侵犯眼肌、咀嚼肌、咽肌及呼吸肌等。感染、精神刺激、过度疲劳、分娩以及某些药物等可促发本病加剧。经休息或给予抗胆碱酯酶药物即可恢复，但有复发的倾向。

本病属中医“痿病”的范畴。根据该病的临床表现，相当中医的不同病证，如眼睑无力下垂为主则属于中医学中的“睑废”或“胞垂”；看物重影则为“视歧”“睢目”；抬头无力则属“头倾”；四肢酸软无力则属“痿证”；呼吸困难、肌无力危象则属“大气下陷”等病证。

中医学认为，本病以虚为主，或夹邪实，如感受外邪、情志太过等。中医治疗应辨别虚损脏腑，以扶正为主，兼顾祛邪，佐以疏风散寒化湿、清热、理气化瘀通络。早期健脾益气，中期重在补脾益肾，后期滋养肝肾为主。眼肌型多健脾升提，全身型贵在脾肾双补，肌无力危象则回阳救逆定喘。辨证精当，疗程要长，缓缓图功。

肌力康复汤治重症肌无力

◎ 党参 20 克，薏苡仁 15 克，枳壳 10 克，僵蚕 10 克，山茱萸 10 克，菟丝 10 克，山药 12 克，枸杞子 12 克，陈皮 8 克，升麻 8 克，炙甘草 6 克，胎盘粉（冲服）10 克，麻黄 1 克，冬虫夏草 3 克，甲珠 10 克，复方马钱子散（冲服）0.2 克。用法：水煎服。每剂煎 3 次，兑一块，分 3 次服，每日服 2~3 次，15 剂为 1 个疗程。主治：重症肌无力。(《传世秘方偏方全书》孔彪儒教授经验方）

按：重症肌无力是一种神经-肌肉接头部位因乙酰胆碱受体减少而出现传递障碍的自身免疫性疾病。临床主要特征是局部或全身骨骼肌于活动时易于疲劳无力，经休息或用抗胆碱酯酶药物后可以缓解。也可累及心肌与平滑肌，表现出相应的内脏症状。西医治疗本病主要是应用抗胆碱酯酶药物及免疫抑制药。辨证论治是中医的一大特色，重症肌无力从辨证治疗入手效果好。

根据中医理论，本病主要与脾、肾、肝关系密切，先天不足，后天失养均可发为此病，尤其是脾、胃，与四肢肌肉的营养和功能活动密切相关，多年来以健脾益气、滋肝补肾、活血通络为原则，形成了一个经验方，根据病情随症加减，把辨病与辨证放到同等重要的地位，效果确实令人满意。当然，根据病情调整剂量也至关重要。

肌力康复汤中党参补气兼能养血为主药；中医常以甲珠走窜之性无所不至，用于宣通脏腑，疏畅经络，透达关窍；胎盘补肾益精，养血益气；甲珠、胎盘二药合用事半功倍；本方同时佐以苡仁、枳壳、僵蚕、山茱萸、菟丝子、山药、枸杞子、陈皮、升麻等药物健脾益气、补脾养胃、滋肝补肾、活血通络；麻黄发汗解肌、通九窍、开毛孔促使毒邪排出体外；冬虫夏草扶正祛邪，提高免疫力、抗疲劳；马钱子通络止痛，散结消肿；炙草引药归经、调和诸药。

弃杖汤治重症肌无力

◎ 淫羊藿（仙灵脾，又称弃杖草）30 克，薏苡仁 30 克，黄芪 30 克，紫菀 15 克，龟甲（先煎）15 克，天冬 15 克，苍术 10 克，黄柏 6 克。用法：水煎，分 2 次服，每日 1 剂。随证加减，再配合功能锻炼有良效。主治：重症肌无力，多发性神经炎，脊髓炎进行性肌萎缩，肌营养不良，癔症性瘫痪等。（经验方）

加味补中益气汤治重症肌无力

◎ 黄芪 15 克，炙甘草 5 克，人参 10 克，当归 10 克，橘皮 6 克，升麻 3 克，柴胡 3 克，白术 10 克，制马钱子粉 0.4~0.5 克。用法：上药补中益气汤按常规方法水煎成汤，制马钱子粉均装胶囊，每日服 1 剂，上、下午分服，用汤药送服制马钱子粉。制马钱子粉每日量不超过 0.5 克。主治：眼肌型重症肌无力。(《甘肃中医》1996 年第 6 期）

按： 对于马钱子，近贤张锡纯曾云："其毒甚烈……然治之有法，则有毒者可至无毒，而其开通经络、透达关节之力，实远胜于他药也。"本方用补中益气汤益气补脾，制马钱子通络和脉。两者协同，相得益彰，取效明显。在使用制马钱子粉时应注意按严格炮制后的粉剂装胶囊内服用，每日量不超过0.5克，使用总量在8~10克。

病案举例： 郁某，女，30岁。2个月来双眼睑下垂，右轻左重，看前方物体需仰头而视，晨起症减，日晡加剧，视物模糊，神疲懒言，伸舌无力，在医院做"腾喜龙"试验，确诊为重症肌无力症（眼肌型），服吡啶斯的明半月未有明显效果。诊见舌淡红，苔薄白，脉大而软。此为脾气虚弱，经脉失和，眼睑下垂。拟补中益气，疏通经络。炙黄芪15克，党参10克，当归10克，陈皮6克，白术10克，升麻3克，柴胡3克，炙甘草5克。用法：每日1剂，上、下午分别浓煎成150毫升，送服制马钱子粉胶囊0.25克。服药10剂，睑垂渐收，精神振作。再原方出入5剂，诸症释然，随访迄今未复发。

当归芍药散合二陈汤治重症肌无力

◎ 当归10克，白芍50克，川芎24克，茯苓12克，白术12克，泽泻24克，炙甘草6克，姜半夏15克，生姜18克，乌梅2克，陈皮15克，黄芪15克，升麻10克。用法：水煎服，每日1剂，每日分3次服。功效：补益心肝，燥湿化痰。主治：重症肌无力。（《经方合方辨治疑难杂病》）

病案举例： 刘某，男，31岁，开封人。在6年前发现重症肌无力，曾在开封、郑州、石家庄、北京等地治疗，均未取得明显治疗效果，近因亲戚介绍而前来诊治。刻诊：四肢软弱无力，活动后加重，休息后略减轻，晨轻暮重，因情绪异常诱发，眼睑下垂，吞咽不利，心悸，失眠，头晕目眩，急躁易怒，眼球活动不利，抬头困难，口淡，舌质淡，苔白厚腻，脉沉弱。辨为心肝血虚，痰湿阻滞证，治当补益心肝，燥湿化痰；给予当归芍药散合二陈汤加味方12剂。二诊：心悸好转，效不更方，再进20剂。三诊：急躁易怒减轻，以前方20剂。四诊：自觉全身有力，以前方20剂。五诊：自觉诸证有好转，以前方20剂。之后，以前方根据病情变化而适当加减治疗150余剂，病情趋于稳定，全身自主活动基本自如。又以前方变汤剂为丸剂，每次6克，每日分3次服，治疗1年。随访1年，病情稳定，自觉良好。

按： 根据心悸、失眠、头晕目眩辨为心肝血虚，再根据眼睑下垂辨为肝气血虚，因苔白腻辨为寒湿，以此辨为心肝血虚，痰湿阻滞证。方以当归芍药散补益气血；以二陈汤醒脾燥湿，行气化痰，加黄芪益气生肌，升麻升举阳气。方药相互为用，以奏其效。

金锁固精丸治重症肌无力

◎ 沙苑子（炒）、芡实（蒸）、莲须各60克，龙骨（酥炙）、牡蛎（盐水煮一日一夜，煅粉）各30克。用法：莲子粉糊为丸，每次10克，每日2次，盐汤送下。功效：补肾益精，固涩滑脱，交通心肾。主治：肾虚精亏，梦遗滑精，日久不愈。亦可用于肾虚遗尿尿频。现代用于重症肌无力有验。（《医方集解》）

病案举例： 吴某，45岁。患重症肌无力，右眼上睑完全下垂，四肢无力，咀嚼困难，呼吸喘息气短。诊前曾给新斯的明肌内注射，上述肌无力症状在10分钟内消失，不久即如故。根据中医辨证，患者有遗精、腰酸痛、腿冷、舌质红、少苔等肾阴虚表现，故改用金锁固精丸（成药）治疗。每次服12克，每日3次，淡盐水送下。2周后病情明显好转，共服金锁固精丸36瓶，病获痊愈，观察6年未见复发。（《新中医》1973年第5期）

黄芪大枣汤治重症肌无力

◎ 黄芪120克，大枣50枚。用法：水煎，分2次服，每日1剂。功效：补中益气。主治：重症肌无力属脾气虚弱型。症见眼睑下垂，开合无力，四肢萎软，颈项不能自如旋转，腰软不能负重，语声低弱，吞咽不利，面色萎黄无华，倦怠少气，舌淡有齿印、苔薄白，脉细弱。(《四川中医》1989年第6期）

苍芪饮治重症肌无力

◎ 黄芪60克，苍术6克。用法：煎汤代茶饮，每日1剂。功效：健脾益气。主治：重症肌无力，适宜于巩固治疗期和缓解期患者。(《中西医结合内科学》)

起痿丹治重症肌无力

◎ 附子、沉香、朱砂、母丁香、木香、阳起石、熟地黄、肉苁蓉、天雄、官桂、硫黄、麝香各30克，腻粉15克，白丁香少许。用法：上为细末，炼蜜为丸，如弹子大，每用1丸，以姜汁火上溶化，以此点药于腰眼（奇穴名，位于第4、5腰椎棘突间旁开3~4寸，腰部凹陷处）上摩擦，至药尽。用至20丸大有神效。功效：温肾壮阳。主治：肾阳不足所致的诸痿（现代用于重症肌无力)。肾气虚惫，腰膝酸痛，行步无力。(《奇效良方》)

三强汤食疗治重症肌无力

验方1 早餐：扶正养身粥

◎ 小米80克，莲子10克，大枣6枚，黄芪200克，生姜15克。煮粥，每天早上进食2碗。

验方2 午餐：益气健脾粥

◎ 白术40克，山药20克，党参30克，黄芪200克，山楂30克，肉苁蓉30克，紫米100克，煮粥每天中午进食2碗。

验方3 晚餐：开胃强身汤

◎ 牛蹄筋300克，黑豆20克，山楂50克，桑椹50克。煮40分钟喝汤吃黑豆。

以上三强汤，扶正养生，益气健脾，开胃强身。脾主肌肉，肺主皮毛，独树一帜地达到升阳固表，燥湿利水，益肺滋肾，和中养胃，补血生津，益肾壮髓，半年为1个疗程，几十年来用此方子，治愈了3000多名重症肌无力患者。(《健康大视野》2008年第5期)

专家 zhuan jia 温馨提示

要注重患者的饮食调护。消化功能正常者，采用普通饮食，可以定出标准每日热量及均衡饮食比例。对于病情重，影响到消化功能和咀嚼能力的，肌无力0~2级或大手术后（如胸腺切除）或拒食等类型的患者，分别给予软饭、半流质、流质及管饲流质饮食。对于偏于面色白，流口水，四肢不温，腰酸软无力的脾肾虚的肌无力、肌肉萎缩患者可用一些黑芝麻红糖粥、肉桂鸡肝粥、牛骨髓等服用。对于头晕耳鸣，咽干，胁痛，腰膝酸软，五心烦热，颧红盗汗，舌红少苔，小便少，浑身软弱无力、肌肉萎缩的可用枸杞水、杜仲猪腰褒、黑枣等加强强身之功。

对于气短懒言，乏力，自汗，心悸，失眠，面色苍白或萎缩，口唇舌色淡，肢体麻木不仁的气血不足型无力，肌肉萎缩，可用归芪羊肉汤、饴糖羹、蜂乳等。对于脾胃亏虚肢体痿软无力，肌肉萎缩，或有肌肉瞤动，眼睑下垂、少气懒言，语言低弱，咀嚼无力，口张流涎，食少，便溏，面色淡白无华或口黄，舌淡，舌边有齿痕。可见于重症肌无力眼肌型及运动神经元病的部分证候，可长期服用银鱼汤、砂藕粉、莲子糯米羹等。不论对于治疗期或康复期均可配合以膳食调养，以达到最佳的配合治疗目的。

此外，要注意休息，劳则伤气，气虚病重。还应注意调节室温，防止感冒；卧床不起者，应注意排痰，翻身拍背，防压疮。

第 1 章 内科疑难病秘验精方

帕金森病（震颤麻痹）

单方 · 秘方 · 经验方 · 食疗方 · 外用方

帕金森病(PD)是一种神经系统退行性变性疾病。其主要临床表现包括静止性震颤、运动迟缓、肌肉强直、进行性运动徐缓和姿势步态障碍。近年来，人们越来越多的注意到抑郁、便秘和睡眠障碍等非运动症状也是帕金森病患者常见的主诉，它们对患者生活质量的影响甚至超过运动症状。

本病属于原发性震颤麻痹，主要病理改变是脑内多巴胺能神经元因广泛变性、死亡而丧失，尤以黑质致密部及纹状体最为显著。该病多发病于中老年人，具有起病缓慢、逐渐加剧、病程迁延的临床特征。据调查，我国65岁以上人群帕金森病的患病率大约是1.7%。约3/4的患者发病于50—65岁。大部分帕金森病患者为散发病例，仅有不到10%的患者有家族史。

帕金森病的诊断主要依靠病史、临床症状及体征。一般的辅助检查多无异常改变。药物治疗是帕金森病最主要的治疗手段。左旋多巴制剂仍是最有效的药物。手术治疗是药物治疗的一种有效补充。康复治疗、心理治疗及良好的护理也能在一定程度上改善症状。目前应用的治疗手段虽然只能改善症状，不能阻止病情的进展，也无法治愈疾病，但有效的治疗能显著提高患者的生活质量。

帕金森病属中医“内风”“颤证”“颤震”“震抖”“痉病”等病范畴。其主要病机为髓海失充，脏腑之气渐衰，筋脉失荣，肢体失控，证属本虚标实，以虚为主，虚在肝、肾、脾三脏，实见风、火、痰瘀。临床辨证论治常分为风阳内动证、气滞血瘀证、痰热动风证、髓海不足证、气血亏虚证等证型。

滋生青阳汤治震颤麻痹

◎ 生地12克，白芍3克，牡丹皮4.5克，麦冬（青黛拌）4.5克，石斛6克，天麻2.4克，甘菊6克，石决明24克，柴胡（醋炒）2.4克，桑叶3克，薄荷3克，灵磁石（整块同煎）15克。用法：水煎服，每日1剂。功效：滋阴潜阳，平肝息风。主治：肝风。头目眩晕，肢节摇颤，如登云雾，如坐舟中。现用于震颤麻痹属风阳内动证，症见眩晕头胀，面红，口干舌燥，急躁易怒，腰膝酸软，渐见头摇肢颤，不能自主，舌红，苔薄黄，脉弦紧。（《医醇賸义》卷一）

白石龙牡汤治震颤麻痹

◎ 生地、石斛、肉苁蓉、川断、白蒺藜、海藻、鳖甲各15克，白芍、石决明（先煎）各30克，天麻、煅龙骨、煅牡蛎（龙牡先煎）各20克，穿山甲（代）10克。用法：每日1剂，水煎服，每日早、晚各服1次。功效：滋补肝肾，重镇潜阳。主治：震颤麻痹（帕金森病）。本方为国医大师周仲瑛经验方。是方切合病机，屡用屡验，疗效颇佳。（《中医杂志》1996年第11期；国医大师周仲瑛经验方）

醒脑复聪汤治帕金森病

◎ 当归、远志、桑椹、天麻、茺蔚子、石菖蒲、钩藤、川芎、菊花各10克，何首乌、枣仁各20克，白蒺藜15克，珍珠母（先煎）30克。用法：每日1剂，水煎服，每日早、晚各服1次。功效：平肝潜阳，醒脑复聪。主治：帕金森病。临床屡用，疗效颇好。（《名医名方录》国医大师李辅仁经验方）

黄龙定颤汤治震颤麻痹

◎ 黄芪、地龙各15克，当归、川芎、天麻、生地、熟地各10克，炙僵蚕15克，防风、秦艽、威灵仙各10克，炙全蝎（研吞）5克，炙蜈蚣（研吞）3克。加减：血压增高加钩藤、桑寄生；失眠加炒枣仁、夜交藤；心悸加炙远志、枸杞子仁；便秘加瓜蒌仁、火麻仁；口干舌红加石斛、玄参。用法：每日1剂，水煎服，早、晚各服1次。功效：养血息风，活血化瘀。主治：震颤麻痹及震颤麻痹综合征。张老多年应用，常获佳效，一般服5剂，即可见效。(《中国当代中医名人志》张沛虬经验方)

当归芍药甘草汤治颤证

◎ 当归10克，赤芍10克，白芍10克，甘草10克。加减：兼手足麻木，可加独活、豨莶草；兼入夜难以入睡，可加黄连、肉桂；兼双下肢无力，可加川牛膝、怀牛膝；兼大便不通，可加生决明子、生地、生白术等。用法：先将药物用冷水浸泡15分钟，浸透后煎煮。首煎沸后文火煎30分钟，二煎沸后文火煎20分钟。煮好后两煎混匀，总量以200毫升为宜，每日服1剂，早、晚分服。功效：养阴潜阳，柔肝缓痉。适用于肝阴不足、阳亢化风或肝的阴血不足、筋失所养所致的颤证。现用于帕金森病以震颤为主要表现者。(《山西中医学院学报》2006年第4期)

按：方中当归、白芍二药酸甘化阴，柔肝缓痉；当归甘温质润，补血活血；白芍乃养血濡筋，缓急止痉之良药，酸苦微寒，养血敛阴，柔肝，质清不腻，补而不滞；赤芍主入肝经，能清肝火，活血散瘀；炙甘草性味甘平，能补脾益气，缓急止痛，与白芍共用可增强养肝血、濡筋脉之功效。四药合用，共奏养肝息风之效。

病案举例：陈某，男，56岁。2003年9月13日初诊。高血压病史20余年，形体偏胖，2年前起右侧肢体发抖，1年后右腿行走无力，言语不清，血压170/120毫米汞柱，外院诊断为帕金森病。近以发抖加剧而来就诊。初诊：右肢颤抖，伴有紧掣，不良于行，甚则痿而不举，语謇不楚（謇，发音为“减”），目眢，舌红苔薄，脉细数。证属肝阴亏虚、痰瘀交阻。治以柔肝养阴、豁痰化瘀。方用当归芍药甘草汤加减：当归、赤芍、白芍、红花、苍术、白术、木瓜、千年健、伸筋草、络石藤各10克，灵磁石、煅龙牡各30克，丹参、豨莶草各15克，炙地龙4.5克，炙甘草6克。每天1剂，水煎服，服14剂。9月28日二诊：颤证小止，语清，头晕，举步仍无力，神萎多痰，舌红苔薄，脉细弦。续以原方加减：当归、赤芍、白芍、苍术、白术、伸筋草、龟甲、熟地、山药各15克，木瓜、千年健、红花各10克，黄芪、虎杖、丹参30克，炙甘草6克，续服14剂。

胡氏经验方治帕金森病

◎ 熟地12克，生地12克，山茱萸12克，制何首乌12克，枸杞子12克，杭白芍30克，天麻9克，钩藤15克，炙僵蚕9克，全蝎（分2次吞服）2克，蜈蚣2条，石菖蒲10克，炙远志12克，天南星10克，仙灵脾12克，肉苁蓉15克，菟丝子12克。用法：先将药物用冷水浸泡15分钟，浸透后煎煮。首煎沸后文火煎30分钟，二煎沸后文火煎20分钟。煮好后两煎混匀，总量以200毫升为宜，每日服1剂，早、晚分服。功效：益肾养肝、息风和络。适用于肝肾亏虚、风阳扰动所致的帕金森病。症见头晕目眩，耳鸣，善忘，手足重滞，震颤不定，可有下颌抖动，四肢麻木，重则神呆，啼笑反常，言语失序，舌淡红体胖大，苔薄白，脉沉弦无力。(《中医文献杂志》2000年第4期)

按：本方是据上海市名老中医胡建华教授的经验总结的。方中熟地、生地、山茱萸、何首乌、枸杞子、杭白芍益肾养肝，填精养血。天麻、钩藤、炙僵蚕、全蝎、蜈蚣息风和络。石菖蒲、炙远志、天南星化痰泻浊。并加入仙灵脾、肉苁蓉、菟丝子等温肾之柔剂，这正符合“善补阴者，必于阳中求阴，则阴得阳升，而泉源不竭”的精神。全方具有益肾养肝、息风和络之功效。

加减：病程日久，常出现气血两虚之象，可加入黄芪、党参、当归、白芍以调补气血；若大便秘结，则加入滋肾温肾、润肠通便的桑椹子、生首乌等，配以通腑理气之大黄、枳实之品；如遗尿或尿频，则加入补肾涩泉之益智仁、金樱子、芡实等；若患者情绪抑郁悲伤，则加入养心舒郁之甘麦大枣汤，或合柴胡疏肝散加减；若患者焦虑失眠，则参以百合知母汤，或与酸枣仁汤合方化裁；若呆傻健忘，则配伍填精生髓益智之品，如益智仁、锻龙骨、炙龟甲等，以合“孔圣枕中丹”之义，亦可用血肉有情之品，如紫河车、鹿角胶、龟甲等。

病案举例：陶某，女，63岁。初诊日期：1996年11月19日。患者7年前无明显诱因出现双上肢颤抖，头部晃动，症状逐渐加重，以致持物及书写困难，步履不稳，常易倾跌，动作迟钝，表情呆板，腰酸腿软，头晕耳鸣，嗅觉丧失，失眠烦躁，大便干结、三日一行，食入泛恶，胃脘胀痛，舌淡苔腻，脉沉细。证属肝肾亏虚、风阳扰动，治拟益肾养肝、息风和络。处方：生地黄12克，枸杞子12克，山茱萸12克，女贞子12克，旱莲草12克，白芍30克，肉苁蓉15克，桑寄生15克，天麻9克，钩藤15克，炙僵蚕9克，丹参30克，制香附12克，苏梗12克，制大黄6克，知母15克，生南星10克，全蝎粉（分2次吞服）2克，14剂。二诊时患者述症情同前，故继守原法，原方再进14剂。三诊患者述双上肢颤抖稍减少减轻，双腿行走较前稳健，偶有欲倾之感，大便隔日一行，胃中已舒，嗅觉略有恢复，可闻及香味，耳鸣头晕，睡眠均有改善，舌质淡红苔薄白，脉沉细。症有起色，继守原方去香附，加制大黄9克。以后以初诊方随症加减半年，诸症均减。患者自行停药1个月，因头部晃动又剧而来就诊，迭进益肾养肝、息风和络之剂1年，症情稳定。随访2年，症状控制满意，生活自理。

定振丸治帕金森病

◎ 天麻10克，秦艽10克，全蝎10克，熟地30克，生地30克，当归12克，川芎12克，白芍12克，防风10克，荆芥6克，白术12克，黄芪30克，威灵仙12克。用法：先将药物用冷水浸泡15分钟，浸透后煎煮。首煎沸后文火煎30分钟，二煎沸后文火煎20分钟。煮好后两煎混匀，总量以200毫升为宜，每日服1剂，早、晚分服。功效：滋阴养血，平肝息风。适用于气血亏虚生风的帕金森病。症见手足麻木，头摇肢颤，动作迟缓，面色苍白，神疲乏力，眩晕心悸，自汗畏寒，气短懒言，言语不利，纳呆乏力，舌体胖大，舌质淡红，苔薄白，脉沉细。（《中西医结合心脑血管病杂志》2006年第11期）

按：定振丸出自王肯堂《证治准绳》。方中生地、熟地、当归、川芎、白芍活血养血，血充则肝有所养，筋以得荣；黄芪、白术益气健脾，培土以缓肝宁风；天麻、全蝎、防风搜肝风；秦艽、威灵仙助搜肝风，又通经络，强筋骨而舒筋脉。诸药合之，共奏滋阴养血、平肝息风之效。

加减：失眠加酸枣仁、远志、生龙齿；便秘加肉苁蓉、大黄；气虚夹痰者，加瓜蒌、胆南星、竹沥；血瘀突出者加桃仁、红花。

白头翁汤加味治帕金森病

◎ 白头翁20克，秦皮12克，黄柏10克，黄连10克。加减：肝肾阴虚者，合六味地黄丸；风痰窜动者，加竹沥、僵蚕；风寒外感者，加荆芥、桂枝、葛根。用法：先将药物用冷水浸泡15分钟，浸透后煎煮。首煎沸后文火煎30分钟，二煎沸后文火煎20分钟。煮好后两煎混匀，总量以200毫升为宜，每日服1剂，早、晚分服。功效：泻肝火，清湿热，息肝风。适用于厥阴热证所致的帕金森病。(《中医药学刊》1993年第2期)

按：对于厥阴热证所致的帕金森病，治疗单以滋阴潜阳息风或涤痰息风往往收效不佳。而着眼于清泻肝火、凉肝息风，按厥阴热证论治，方取白头翁汤加味，常获佳效。方中白头翁凉肝解毒，秦皮清肝经湿热，是治厥阴热证之主药。黄连、黄柏清热燥湿，与白头翁、秦皮相合，共奏清利肝经湿热之功。

病案举例：曲某，男，51岁。1991年10月10日初诊。5年前出现右手颤动，不能自主，激动则加重，睡眠后消失，并呈进行性加重。某西医院诊为震颤性麻痹。1987年在某医院行“脑部定位手术”，术后颤动消失，但1个月后复发。先后多处求医，疗效不佳。1个月前因情绪波动，右上肢颤动加重，并累及左上肢及双下肢。诊见：四肢震颤，以双上肢为甚，书写困难，步态慌张，口角流涎，心烦易怒，面红目赤，口干口苦，头晕头痛，大便干结，舌质红，苔薄黄，脉弦。初按肝肾阴亏、肝风内动论治，取镇肝息风汤、大定风珠加减。服药40剂，震颤不减。详审其证，震颤之因除肝肾阴虚、阳亢风动外，肝火太盛亦助亢阳，使风火更吁。当治标顾本，治以清泻厥阴肝火、滋阴平亢。方用白头翁汤加味。药用：白头翁20克，秦皮12克，黄柏10克，黄连10克，龙胆草10克，丹皮10克，桑寄生30克，枸杞子15克，菊花10克，鳖甲12克，龟板12克，石决明30克。水煎服，每日1剂。服药9剂，四肢震颤明显缓解，感肢体疼痛，屈伸不利。守方加鸡血藤30克，地龙12克，以活血通络。服药36剂，四肢震颤消失，书写正常，诸症缓解。嘱继服六味地黄丸以善其后。

补阳还五汤治帕金森病

◎ 黄芪40~60克，当归、赤芍、川芎、地龙、桃仁各10克，红花6克。用法：先将药物用冷水浸泡15分钟，浸透后煎煮。首煎沸后文火煎30分钟，二煎沸后文火煎20分钟。煮好后两煎混匀，总量以200毫升为宜，每日服1剂，早、晚分服。功效：益气养血，和络舒筋。适用于年老血瘀气虚型的帕金森病。(《湖北中医杂志》1996年第12期)

按：方中黄芪、党参补气，气旺血行，祛瘀而不伤正；单纯补气则瘀血不能去，故辅以当归、丹参、赤芍、桃仁、红花，和营活血化瘀；香附理气开郁，与桃仁、红花相合；行气解郁活血；与黄芪、党参相伍，助其益气；路路通、地龙通经活络，配合黄芪、党参，力专而性走，周行全身；钩藤通心包于肝木，息风定颤。诸药合用，使气旺血行，瘀去经通，营和筋脉，颤证可愈。

加减：震颤麻木较重者加蜈蚣、僵蚕；畏寒肢冷者加桂枝、附子；神情呆滞者加石菖蒲、郁金；怒时颤证加重者加柴胡、郁金、合欢皮。随症还可加天麻、生石决明、珍珠母、生龙牡、全蝎、蜈蚣、白僵蚕等息风药，尤其虫类药不仅息风定颤，且有活血化瘀、通络搜风之功，用之效果更佳。

病案举例：周某，男，70岁。1993年11月4日初诊。两手麻木、颤抖，下肢沉重，行走不便半年余。症见头晕耳鸣，腰膝酸软无力，昼日汗出，神倦纳呆，双手颤抖，步态细碎不稳，舌质淡，苔薄白，脉沉细。经颅多普勒检查，两侧椎动脉供血不足，颅内动脉硬化征象。证属气虚血瘀、筋脉失荣之颤证。拟益气活血、通络息风。方用加味补阳还五汤：黄芪40克，当归、香附、僵蚕、赤芍、桃仁各12克，红花6克，钩藤（后下）15克，全蝎5克，五味子9克，龙骨（先下）、丹参各30克，10剂。二诊：双手颤抖明显减轻，头晕耳鸣、腰酸、双下肢乏力等症渐减，昼日汗出少许，胃纳增进，舌质淡，苔薄白，脉沉细。已见风阳内潜，气益血荣，筋脉得濡。继以原方出入：黄芪40克，党参、钩藤（后下）各15克，当归、天麻、香附、赤芍、桃仁各12克，红花6克，丹参30克，五味子9克，全蝎5克。10剂。三诊：双手颤抖基本消失，可持筷进食，步态亦趋平稳，汗止，舌质淡红，苔薄白，脉细。气血得复，筋脉得荣，再拟益气养血、濡润筋脉以治本。上方去赤芍、桃仁、红花、五味子、全蝎，加白术、熟地、白芍各12克，茯苓、川芎各9克，牛膝15克。7剂后诸症均痊。

二白丹参汤治帕金森病

◎ 玉竹、白芍、白术、丹参、葛根、山药、天麻、法半夏各 10 克，木瓜、龙骨（先煎）、牡蛎（先煎）各 15 克。用法：每日 1 剂，水煎 2 次，早、晚分服。功效：滋阴柔肝，息风止颤。主治：帕金森病。临床屡用，效果甚佳。（《湖北中医》1993 年第 6 期）

陈皮砂仁酸枣粥辅治帕金森病

◎ 陈皮 5 克，砂仁 10 克，酸枣仁 15 克，粳米适量。用法：将砂仁先煮成汤，再放入粳米，酸枣煮成粥后，再放入陈皮，稍混后即可食用。每日 2 次，早、晚服食。具有化痰、镇静作用。适用于帕金森病，症见头晕目眩，项背强急，急躁易怒，或神呆懒动，胸脘痞闷，甚则呕吐痰涎者。（民间验方）

专家 zhuan jia 温馨提示

本病的原因迄今不明，它是现代神经病学方面最迫切需要探讨的问题。目前尚无有效的治疗疗法，而合理的饮食和锻炼对于防治帕金森病有重要的作用。

◇加强体育运动及脑力活动。哈佛大学医学院的科研人员指出：凡是每星期坚持2~3小时中等强度锻炼的人，可以延缓脑神经组织衰老，其患帕金森病的危险性均得到了显著下降。可以采取的锻炼项目有：跑步、游泳、网球、骑自行车等。

◇每天喝6~8杯水。水是最佳的饮品，摄入充足的水分对身体的新陈代谢有利，可以尝试每天比前一天多喝半杯水的方法，逐渐增加饮水量至每天6~8 杯，最理想的饮料是富含矿物质和微量元素的矿泉水。

◇喝适量的咖啡和绿茶。研究表明，每天喝2~3杯咖啡的人患帕金森病的可能性是一般人的1 / 5，不论他们喝的咖啡是否加进了奶油和糖、巧克力。含咖啡因的饮料和可乐也有助于帕金森病的预防。

◇患者应多食软食、蔬菜和水果。每天多吃些含纤维素的食物很重要。饮食成分中从7:1为佳，即7份糖类:1份蛋白质。

此外，防治脑动脉硬化是预防帕金森病的根本措施，临床上要认真治疗高血压病、糖尿病和高脂血症。

第 1 章 内科疑难病秘验精方

脑萎缩与老年性痴呆

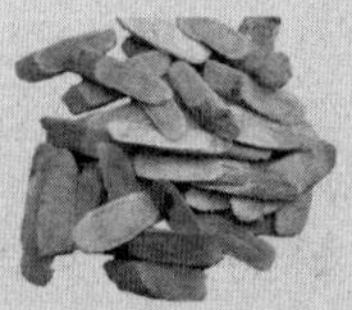

单方 · 秘方 · 经验方 · 食疗方 · 外用方

脑萎缩是指由于各种原因导致脑组织本身发生器质性病变而产生萎缩的一类神经精神性疾病。脑萎缩包括小儿脑萎缩、成年人脑萎缩。以老年人多见。萎缩在临床最主要的症状是痴呆，尤其是老年人易引起老年痴呆症。脑萎缩属中医“痴呆”“健忘”“眩晕”“痿证”“震颤”等范畴。

所谓的老年痴呆症，又称阿尔茨海默病，是发生在老年期及老年前期的一种原发性退行性脑病，指的是一种持续性高级神经功能活动障碍，即在没有意识障碍的状态下，记忆、思维、分析判断、视空间辨认、情绪等方面的障碍。中医学认为，本病虽病位在脑，但与各脏腑功能密切相关，虚是老年性痴呆的主要原因和基础，痰凝血瘀是发病的直接原因。肾虚为本，痰凝血瘀为标，本虚标实正是老年性痴呆的基本病机。正虚可以生痰生瘀，痰瘀又可加重正虚，两者互为因果，导致了病情的发生发展。

脑萎缩的病在脑，与心、肝、肾、脾等脏腑失调有密切关系，病是由于气、血、痰、瘀、郁、火、虚等造成精血亏损，脑之髓海失充是致病关键性因素。但脑萎缩还存在邪实的方面，加重老年人智能低下的恶性发展，故在临证上应注意分清标本虚实而论治。①补肾健脑法：适用于肝肾亏虚、髓海不足者。症见头晕耳鸣，精神倦怠、失眠多梦、记忆力减退，舌红少苔、脉弦细数。药用山茱萸、熟地黄、丹参、龟甲胶、当归、白芍。②滋阴降火法：适用于阴虚火旺者。症见失眠健忘、口干目涩、大便干结、舌红少苔、脉弦数。药用黄芩、黄连、生地、元参、枣仁、生铁落、磁石、牡蛎。③补气养血法：适用于气血不足者。症见头晕头痛，面色少华，肢体麻木、舌苔淡薄、脉缓。药用人参、白术、当归、酸枣仁、木香、龙眼肉等。④化瘀祛痰法：适用于痰浊瘀血闭阻清窍者。症见头晕胸闷、肢体麻木、手足不灵活、舌黯红、苔白腻、脉弦涩。药用竹茹、枳壳、陈皮、半夏、黄芪、赤芍、郁金等。

健脑填髓汤治疗脑萎缩

◎ 黄芪60克，川芎10克，党参30克，白术30克，菟丝子20克，龟甲胶12克，丹参20克，桑螵蛸20克，枸杞20克，淫羊藿15克，陈皮10克，半夏10克。加减：头晕伴肌肉震颤者加首乌20克、天麻20克。用法：每日煎服1剂，水煎2次混匀，早、晚各服1次，每次服200毫升药液。20天为1个疗程。主治：脑萎缩引起的痴呆、头晕目眩、反应迟钝、记忆减退、肢体震颤。(《中国民间疗法》1999年第5期)

按：脑萎缩多发于中老年人，多因肾气、气血亏虚，大脑血液循环障碍，脑细胞缺氧所致。肾主骨生髓，髓海不足，产生脑萎缩，出现耳鸣、痴呆、头痛、腰膝酸软；气虚则神疲乏力，手足麻木，渐至反应迟钝。健脑填髓汤重在补肾益气，方中党参、白术、黄芪是本方扶正益气的主要药物，老年虚证以肾气虚为多见，补肾益气药在防治脑衰老中有重要地位，对改善脑萎缩之临床症状有一定效果。尤其是黄芪能明显提高大脑皮质、海马、纹状体等部的M胆碱受体。此外，丹参养血通络，祛瘀而不伤正；菟丝子、龟板胶、淫羊藿、桑螵蛸补肾滋阴、生髓充脑，可促进脑萎缩之康复。临床观察，用本方治疗脑萎缩21例，经1~2个疗程治疗，治愈16例，好转4例，无效1例，总有效率为92%。

脑动脉硬化方治脑萎缩

◎ 黄精30克，玉竹30克，决明子9克，川芎3克。用法：水煎，分2次温服。主治：脑萎缩、脑动脉硬化症、脑中风（脑卒中）后遗症以痴呆、健忘、眩晕为主症者，还可用治脑梗死、神经衰弱（以健忘、失眠为主症者）、血管神经性头痛辨证属阴血亏虚、风阳窜络者。本方原名补脑汤，系浙江名医魏长春经验方。对肝肾亏虚及气血不足、瘀血阻滞脑动脉而致的头痛眩晕、脑力不足、记忆力差、烦躁善怒、失眠多梦、体倦无力、舌淡脉弱者，用之必定有效。(《家庭医药》2008年第1期)

指征：证属肝肾不足，气血亏虚，以眩晕、头痛、健忘、耳鸣耳聋、腰酸乏力、脉弱为主症者；血脂偏高，血压较高，舌苔不厚腻，而见舌质紫黯者；脑血流图、脑电图、经颅多普勒、CT等检查，证实为脑萎缩、脑动脉硬化、脑梗死等病变者。

禁忌：对舌苔白厚腻或黄厚腻，痰浊显著，肝阳肝火偏亢者，不宜使用本方。若误用则眩晕明显，并有胃口差、腹胀、便泻等不良反应出现。故对脉弦滑、舌质深红、舌苔黄腻、纳呆胸闷，或外感引起的头晕昏痛，或肝火及湿热征象明显者，当忌服。

回春饮治脑萎缩

◎ 黄芪 30 克，川芎 15 克，葛根 30 克，麦冬 15 克，锁阳 15 克，菖蒲 10 克，制南星 10 克。用法：水煎服，每日 1 剂。功效：益气活血，豁痰开窍。主治：老年体衰，老年痴呆，脑血管病。指征：头目掉眩，神萎痴呆，神情淡漠，健忘乏力，反应迟钝，行动不利，胸闷气短等。（《方药传真》夏翔经验方）

病案举例：栾某，女，60岁，科技人员。记忆力明显衰退，健忘寡言，词不达意加剧1个月就诊。舌淡胖有瘀斑，边有齿痕，苔薄白腻，脉细涩。头颅CT示“脑萎缩”，辨证为元气亏虚，痰瘀阻窍，心神失养。拟益气活血，豁痰开窍，以回春饮为基本方加味，迭进60余剂，诸恙若失。

健肾养生丸（膏）治脑萎缩

◎ 黄芪 180 克，党参 180 克，淫羊藿 120 克，龟甲胶 120 克，枸杞子 120 克，何首乌 120 克，丹参 120 克，酸枣仁 120 克，砂仁 30 克。制法：龟胶另行溶化，余药炒研为细末，加炼蜜适量，调和为丸；或加炼蜜熬膏亦可。用法：每次吞服 10 克，每日 2 次。功效：补肾填精，益智健脑。主治：老年体虚，气血不足之阳痿早泄，失眠，心阳不足之冠状动脉硬化性心脏病，脑萎缩。指征：头晕，失眠，健忘，反应迟钝，腰膝酸软，短气乏力，苔白，脉弱等。（《方药传真》万文谟经验方）

当归芍药散治老年性痴呆

◎ 当归 15 克，芍药 12 克，白术 9 克，茯苓 12 克，泽泻 12 克，川芎 15 克。用法：每日 1 剂，水煎服，15 天为 1 疗程。一般用 1~3 个疗程，适用于虚证痴呆。（《金匮要略》）

按：当归芍药散是《金匮要略》所载一著名方剂，由当归、白芍、茯苓、白术、泽泻、川芎组成。多年来被广泛应用于治疗妇科疾病，具有养血疏肝、健脾利湿、和血利水等功效。近10余年来，当归芍药散不仅在妇科、皮肤科有较多应用进展，而且在治疗老年性痴呆的药理作用及临床实践上也获得了许多新成果，为这一古方名方增添了新的用途。《中草药》2000年第7期评述，本方中当归、芍药、川芎利气活血，茯苓、白术、泽泻可健脾、利湿、祛痰。这些药效作用恰恰对导致老年性痴呆的主要病因——气郁、痰郁有很好的治疗作用。临床依据中医辨证施治的原则及神经内分泌实验的基础，对老年性痴呆患者给予本方治疗取得了许多可喜的效果。对5例使用脑代谢激活剂时间较短的阿尔茨海默病患者，合并给予本方进行1年以上的观察，结果对患者漫游、多动、意识低下等痴呆的周围症状有一定效果，智力得分的测定中，全部病例均获改善或处于稳定状态。

健脑开智汤治老年性痴呆

◎ 生地黄、熟地黄各 15 克，枸杞子 12 克，首乌 12 克，益智仁 12 克，天麻 10 克，淫羊藿（仙灵脾）15 克，地龙 15 克，水蛭 6 克，僵蚕 10 克，胆南星 6 克，桃仁 10 克，红花 8 克，远志 8 克，菖蒲 8 克，酸枣仁 20 克，甘草 4 克。用法：水煎服，每日 1 剂。加减：对表情呆板，胸闷纳呆，呕恶痰涎，舌苔白腻者，去滋腻的熟地、枸杞子，加炒白苍术、茯苓，健脾渗湿，杜绝生痰之源；易躁心烦，失眠多梦，舌苔黄腻者，加川连、天竺黄、陈胆星泄化痰热；对神疲乏力，记忆减退明显，重用黄芪、人参，以补气升清，推动血循环。若肾阳虚者加鹿茸、紫河车；肾阴虚者加女贞子、知母。功效：益肾慧脑，涤痰化瘀。主治：老年性痴呆。坚持服用，对痴呆、脑晕、健忘、失眠、昏沉、行走欠利等可逐渐改善。（《朱良春精方治验实录》）

按：朱老认为，老年性痴呆发生的主要原因是年老肾气渐衰。肾虚则髓海不足，脏腑功能失调，气滞血瘀于脑，或痰瘀交阻于脑窍，脑失所养，导致智能活动障碍，脑力心思为之扰乱，而成痴呆。故治疗大法当是益肾慧脑，涤痰化瘀。

病案举例：张某，男，66岁，离休干部。初诊（1993年5月4日）：原有高血压史，经常头眩、肢麻，近年来记忆力显著减退，头目昏眩，情绪不稳，易于急躁冲动，有时又疑虑、消沉、言语欠利，四肢困乏，腰酸，行走不爽，经常失眠。血糖、血压偏高。CT检查示：脑萎缩、灶性梗死。诊为“脑血管性痴呆”。苔薄腻，舌绛紫，舌尖红，脉细弦尺弱。此肾虚肝旺，痰瘀阻窍之“呆病”也。治宜益肝肾、化痰瘀、慧脑窍。处方：枸杞子10克，菊花10克，地龙15克，生地、熟地各15克，丹参15克，赤芍、白芍各10克，桃仁10克，红花10克，酸枣仁20克，柏子仁20克，制胆星8克，仙灵脾15克，炙远志8克，桑寄生20克，生牡蛎20克，甘草4克。10剂，每日1剂，煎服。

肾虚血瘀是老年病的病理基础，所以益肾化瘀法是本病的主要治疗法则。因为补肾药是通过调节“脑－垂体轴”而发挥作用的，能使脑功能改善和恢复。据宫斌氏实验，补肾中药通过调整神经递质含量、神经递质受体数量、促性腺及性激素含量、单胺氧化酶（MAO）、超氧歧化酶（SOD）等含量而产生明显的延缓脑组织衰老的作用。梁晓春等实验证明，补肾方既能增强自由基清除剂如 SOD 活性，也能降低过氧化脂质代谢水平，以减少自由基堆积对细胞、组织的损害。所以，补肾是治老年痴呆症的法则之一。

方中熟地黄、枸杞子、仙灵脾、首乌、益智仁补肾益智，实验证明补肾药是通过调节“脑－垂体轴”而发挥作用的，能使脑功能改善和恢复。方中水蛭、地龙、僵蚕、桃仁、红花是很好的活血化瘀泄浊药，前 3 药均为虫类药，尤其是水蛭，水蛭新鲜唾液中含水蛭素，能阻止凝血酶作用于纤维蛋白原，阻止血液凝固；水蛭分泌的一种组织胺样物质，能扩张毛细血管，缓解小动脉痉挛，减少血液黏着力。僵蚕、胆南星、菖蒲息风化痰开窍；远志、枣仁补心肾、宁神志、化痰滞；天麻长于息风镇痉，善治头痛脑晕，对老年痴呆是既治标、又治本的一味佳药。因此，此方治多例患者，均能改善症状，坚持服用，恒获佳效。

根据朱老多年使用虫类药的经验，水蛭须生用研末吞服（或装胶囊，煎煮法较差）。实验证明活血化瘀药能改善血液循环，防止血栓形成，调节细胞代谢和免疫功能，促进组织修复和抗感染。具体地说，它能降低血液黏稠度，改善血液成分和微循环，增加全身组织、器官血流量，特别是增加脑组织血流和营养，从而改善和延缓脑的衰老，提高其功能。

病案举例：二诊（5月15日）：药后头眩、肢麻、失眠均已减轻，自觉言语、行走较前爽利，情绪有所稳定，记忆力略有增强，甚感愉快，并能积极配合体育锻炼。苔薄，脉细弦。前法继进之。上方加益智仁10克，继进10剂。

三诊（5月24日）：诸象均趋好转，遂以上方10倍量制为丸剂，每服6克，每日3次，持续服用以巩固之。半年后随访，一切正常。

按：本例处方中枸杞子、地黄、白芍、桑寄生、仙灵脾、益智仁均有补肾作用；方中地龙、丹参、赤芍、桃仁、红花都有很好的活血化瘀作用。其他如胆南星息风化痰；远志补心肾、宁神志、化痰滞；菊花清肝明目，止头痛眩晕；牡蛎镇摄肝阳，宁心安神；枣仁、柏子仁宁心安眠，这些药物均有助于症状之改善，利于痴呆之恢复。天麻长于息风镇痉，善治头痛眩晕；《神农本草经》谓其“久服益气力，长阴肥健”；甄权称其能治“瘫痪不遂，语多恍惚，善惊失志”；《开宝本草》更指出它“利腰膝，强筋力，久服益神”，对老年性痴呆症既是治标，又是治本的一味良药。据日本丰桥市野依福祉村医院院长山本孝之等临床证实，天麻治本病有显效，可以改善脑部血液流通，有恢复“缄默症”的说话和“假面具症”的展露笑颜的功能，连服3个月获得殊效，可以相互印证。本例系“脑血管性痴呆”之轻者，故收效迅速。如重症需耐心坚持服药，并适量运动，如太极拳、散步等，言语疏导，改善生活环境，消除孤独和疑虑，适当增加蛋白质、低脂肪之饮食，并多吃蔬菜、水果，是有利于康复的。

健脑散治老年性痴呆症

◎ 红人参15克，地鳖虫、当归、枸杞子各20克，制马钱子、川芎各15克，地龙、制乳香、制没药、炙全蝎各12克，紫河车、鸡内金各24克，血竭、甘草各4.5克。用法：上药研极细末，每早、晚各服4.5克，开水送服，可连续服2~3个月。功效：健脑补肾、益气化瘀。主治：老年性痴呆症及脑震荡后遗症。(《朱良春精方治验实录》)

按：朱老在20世纪70年代初曾制订“健脑散”，原为治脑震荡后遗症而设，因其有健脑补肾、益气化瘀之功，后来移至治老年性痴呆症，亦奏佳效。朱老经验：其中马钱子，又名番木鳖，有剧毒，其炮制恰当与否，对疗效很有影响。一般以水浸去毛，晒干，放在麻油中炸，但是油炸时间太短，则呈白色，服后易引起呕吐等中毒反应；油炸时间过长，又发黑炭化，以致失效。因此，在该药的炮制中，可取一枚切开，以里面呈紫红色，最为合度。朱师之“健脑散”有重药轻投，缓缓斡旋，缓中补虚，虚实同治，缓中取效之妙。尤对老年性痴呆和脑血管性痴呆之久病虚极者，或寒热虚实错杂者，或化源将绝，饮食减少，补不受补，清不能清，且攻不胜攻者尤为合拍。除此之外，朱良春教授还提醒老年痴呆患者家属，在治疗上除服药之外，患者还应当适量运动，如太极拳、散步等，言语疏导，改善生活环境，使之心情舒畅，消除孤独和疑虑，适当增加高蛋白、低脂肪之饮食，并多吃蔬菜、水果，这对于痴呆患者的康复极有帮助。

通窍活血汤治老年性痴呆

◎ 当归15克，赤芍10克，桃仁10克，红花10克，老葱3节，菖蒲5克，远志15克，枣仁15克，川芎10克，茯神10克，麝香0.2克，大枣5枚。用法：水煎服，每日1剂，分2次服，15天为1个疗程，2~3个疗程为宜。主治：老年性痴呆。

加减：兼半身活动障碍乏力加地龙、黄芪；心烦易躁，易怒闷加柴胡、丹皮、栀子、郁金；腰酸腿软、四肢发凉，加人参、益智仁、骨碎补、补骨脂、何首乌、菟丝子；腹胀少食、大便溏泄、完谷不化，加桂枝、附子、人参、干姜、白术、甘草。（《北京中医》1997年第5期）

按：老年性痴呆是一种老年期退行性精神障碍性疾病，以慢性进行性智能衰退为主要特征。根据1990年全国老年性痴呆专题学术研讨会制定的标准，凡60岁以上，发病呈缓慢进行性，记忆、判定、计算、识别、语言、个性、思维、人格8项心理活动中，记忆、判定、计算和另5项中的1项在6个月内有明显减退、缺损者，即可诊断为老年性痴呆。从中医学角度看，老年性痴呆多为虚实夹杂型，但发病之初，大多以实为主，急则治其标，故针对其气滞血瘀之病机，予以活血通络的通窍活血汤，常可获得满意疗效。但补肾益髓亦是治疗此类疾病的常法之一，在治疗过程中，应随证观察，一旦时机成熟，即应扶正固本。又因心主神明，养心安神之品更是必用之药。

病案举例：尹某，女，66岁。患脑血栓1年，左半身瘫痪，近半年来精神抑郁，表情淡漠，反应迟钝，健忘易恐，寡言少语或妄思离奇，胸闷失眠，多疑且烦躁易怒，有性格上的改变。舌质紫黯有瘀点瘀斑，苔薄白，脉沉涩。曾在外院做脑CT，诊断为轻度脑萎缩，脑实质处有点状栓塞9处，脑血流图显示有血管阻塞。证属脑痴呆气滞血瘀型，治以活血通络、补肾益髓。处以通窍活血汤加减。服方14剂后烦躁失眠症状明显好转。上方加地龙15克，黄芪15克，再服14剂。上述临床症状消失，反应快、记忆力增强。经检查脑血流图血管阻塞消失，脑CT检查轻度脑萎缩，脑实质部点状栓塞减为4处。又将上药配制成丸药服20天，痴呆症状消失。随访1年未复发。

益髓健脑汤治老年性痴呆

◎ 党参20克，黄精20克，制首乌12克，肉苁蓉10克，莲子心3克，枸杞子12克，川芎9克，丹参20克，当归20克，茯神20克，茯苓10克，五味子9克，桑寄生20克，生地、熟地各10克，山药12克，山茱萸12克，牡丹皮10克，泽泻10克，核桃仁12克。用法：水煎服，早晚各1次。功效：补气填精，益髓健脑。适用于老年性痴呆。（《健康指南》2000年第2期，张新如荐方）

呆聪汤治老年性痴呆

◎ 人参6克，水蛭6克，何首乌15克，葛根12克，黄芪12克，知母10克，锁阳10克，生地10克，川芎10克，淫羊藿12克，菟丝子10克。用法：先将人参、水蛭粉碎过筛装入大号胶囊（每粒0.5克），每次4粒，早晚各1次，其余药物以冷水800毫升浸泡2小时，然后以文火连煎3遍，合计400毫升，早、晚2次分服。每日1剂，每周服5剂，休息2天，服药40剂（8周）观察疗效。主治：老年痴呆，病程在6个月以上的轻、中、重度患者。（《山东中医杂志》1997年第11期）

按：老年性痴呆是以痴呆为突出症状，以记忆缺损、人格障碍为特征的老年慢性疾病。中医学认为，本病的基本病机是本虚标实：年迈肝肾精亏，脑髓空虚，气血不足，心神失养为病之本；血瘀痰阻，脉道不利为病之标。治疗以填精益髓、益气温阳、化瘀涤痰为基本大法。方中知母、生地、枸杞滋阴补肾，填精益髓；淫羊藿、菟丝子、何首乌、锁阳温肾壮阳，以达阳生阴长，精生髓足；人参、黄芪大补元气，宁神益智；川芎、水蛭、葛根、石菖蒲、胆南星、山楂化痰涤瘀、通利血脉。现代药理及动物实验证实，人参能增强脑能量代谢，促进脑内DNA、RNA和蛋白质的合成，提高神经元、神经节苷脂含量和神经元的存活率，改善脑智能；黄芪、淫羊藿、菟丝子、何首乌、锁阳对小鼠脑胆碱酯酶活性有非常明显的抑制作用，对神经增长因子受体结合有不同程度的促进作用；生地、知母能提高衰老早期动物脑内M受体数；水蛭、川芎、葛根具有扩张脑血管、增强脑血流量、降低血液黏稠度、抑制血栓形成的作用，葛根还具有提高胆碱乙酰转移酶活性、增强皮层和海马乙酰胆碱含量、改善学习记忆功能的作用。

临床评价，本方对轻度痴呆者总有效率为100%，对中度患者为95%，对重度患者为50%。呆聪汤对中医辨证属脾、肾两虚型有效率为91.7%，髓海不足型有效率94.4%，气滞血瘀型有效率为80%，肝肾亏虚型有效率75%。呆聪汤治疗前后脑血流图变化显示P3潜伏期缩短，P3波幅增高与治疗前相比有显著差异，提示该方具有显著的改善脑智能、提高脑记忆、理解、判断作用。治疗前后脑血流图的显著变化，提示该方具有扩张脑血管、增强脑血流量、改善脑血液循环、加强脑能量的代谢作用。呆聪汤治疗前后临床主要生化指标也有显著差异，表明该方具有良好的降血脂、防治动脉粥样硬化、清除自由基、抗衰老、抑制脑老化的作用。

妙用药枕治老年性痴呆

验方1　扶正活血枕

◎ 白术、川芎、当归、白芷、辛夷、木兰、防风、白薇、桂枝、柏实、秦椒、蜀椒、细辛、皂角、款冬花、半夏、桔梗、牡荆实、肉苁蓉、人参、飞廉、薏苡仁、乌头、附子、矾石、藁本、草蔻各30克。制成药枕睡之。能聪耳明目，补气填精，扶正活血。(《中国中医药报》第3375期)

验方2　菊花荷叶枕

◎ 杭菊花500克，荷叶300克，草决明300克，绿茶叶500克，青葙子200克，红花100克，辛夷花100克。共制成药枕睡之。能清心宁神，醒脑明目，活血通络，开窍醒神。(《中国中医药报》第3375期)

食疗精方治脑萎缩及老年痴呆

验方1　核桃首乌炖猪脑

◎ 核桃仁、何首乌各15克，天麻6克，猪脑1副，调味品适量。将天麻切片，首乌布包，猪脑去筋膜备用，锅中放清水、天麻、核桃、首乌，文火炖沸后，下猪脑，煮至脑熟，去药包，调味服食。可以脏补脏，以形活形，养血补肾，育阴填精，适用于老年人五脏亏虚，髓海不充所引起的心悸，失眠，记忆下降，痴呆、健忘等。

验方2　猪脊髓甲鱼汤

◎ 猪脊髓 200 克，甲鱼 1 条，调味品适量。将甲鱼用沸水烫死，去甲壳、内脏、头、爪，猪脊髓洗净备用，将甲鱼肉与葱、姜同放锅中，武火烧沸后，改文火煮至甲鱼肉待熟时，下猪脊髓、煮沸、再下胡椒、味精、精盐、料酒等，煮熟服食。可补气血，填肾精，强腰脊，聪脑目，对老年性痴呆，脑动脉硬化，脑萎缩等，有良好的补益食疗作用。

验方3　桑椹核桃粥

◎ 桑椹 50 克，梗米 250 克，核桃仁 30 克。共煮成粥或做成米饭食用，每日 1 次，久食能健脑。

验方4　牛骨髓粥

◎ 牛骨髓 20 克，黑芝麻 20 克，糯米（江米）80 克。把两者洗干净合煮成粥，加少量白糖就可以食用，每日 2 次。此方能健脑补髓，比较适用于老年性痴呆，症见记忆力衰退、精神疲乏。

验方5　鱼头炖冬菇

◎ 鳙鱼头 1 个，冬菇、肥肉、调味品各适量，人参粉 3 克。将鱼头切为两半，放入葱、姜、料酒腌 2 小时，把肥肉片、鱼头、冬菇同放盆中，加清水、食盐各适量，上笼蒸至 30 分钟左右，再放入黄瓜丝、葱花、香菜、味精姜末、香油、参粉即成。可聪脑明目益智，适用于肾阴不足，髓海不充所致心悸，失眠，步态不稳，视物模糊，痴呆等。

验方6　鱼头萝卜汤

◎ 鳙鱼头 500 克，白萝卜 250 克，药菖蒲 20 克。先将药菖蒲煎水取汁去渣，再将药汁和鱼头、萝卜一起入砂锅，用文火炖至熟烂，就可以调味食之。每日 1 剂，分成 2~3 次食完。此方能健脾扶正，化痰开窍。比较适用于老年性痴呆，可见终日不言，纳食不佳，喜怒哭笑无常乃至不顾羞耻等。

专家 zhuan jia 温馨提示

痴呆症是进行性的脑功能障碍，不但健康受损，而且人格改变。有4种补肾中成药都可以增强记忆力，老年人可用六味地黄丸、学生可用补中益气汤、女性用归脾汤、失眠的人可用天王补心丹。六味地黄丸能明显提高记忆力、增加反应速度，改善认知能力，可防治脑萎缩，延缓老年痴呆。

第1章 内科疑难病秘验精方

中风后遗症

单方·秘方·经验方·食疗方·外用方

中风（脑卒中）是中老年的常见病、多发病，是当今世界对人类危害最大的疾病之一，具有发病率高、病死率高、致残率高、复发率高以及并发症多的“四高一多”特点。近年来，由于诊疗水平的提高，中风的病死率有所降低，但致残率仍居高不下，约80%的存活者尚留有不同程度的功能障碍，即中风后遗症，给患者家庭和社会带来了沉重的负担。

中风后遗症主要表现为肢体瘫痪，失语，口眼㖞斜，吞咽困难，智能障碍（思维迟钝，联想困难，记忆力减退），烦躁抑郁等。包括脑出血、脑血栓形成、脑栓塞、脑血管痉挛以及蛛网膜下腔出血等，都可因中风而留下后遗症。

补阳还五汤治半身不遂

◎ 黄芪（生）120克，归尾6克，赤芍4.5克，地龙（去土）3克，川芎3克，桃仁3克，红花3克。用法：水煎服。黄芪初用30~60克，以后渐加至120克。至微效时，每日服2剂，2剂服至5~6日，每日仍服1剂。功效：补气活血，通络祛瘀。主治：中风后半身不遂，口眼㖞斜，语言謇涩，口角流涎，大便干燥，小便频数，遗尿不禁。（清·王清任《医林改错》）

按：补阳还五汤出自清代王清任著《医林改错》一书。由黄芪、赤芍、川芎、当归、地龙、桃仁、红花7味药组成。本方所治证候，半身不遂，系由气虚血瘀所致。半身不遂变称中风。肝主风又主藏血，喜畅达而行疏泄，“邪之所凑，其气必虚”，气为血之帅，本证中风半身不遂，一属中气不足则邪气中之，二属肝血瘀滞经络不畅，气虚血瘀发为半身不遂。治宜补气活血为法。气虚属脾，故方用黄芪120克补中益气为主；血瘀属肝，除风先活血，故配伍当归尾、川芎、桃仁、赤芍、红花入肝，行瘀活血，疏肝祛风；加入地龙活血而通经络。共成补气活血通络之剂。据《四川中医》1985年第11期报道，用本方治加减：黄芪30~60克，当归、桃仁、红花、川芎、赤芍各10~15克，地龙15~20克，橘络5~10克，丹参、桑枝各15~30克。水煎服，每日1剂。治疗气虚血瘀中风偏瘫38例，其中脑出血6例，脑血栓形成29例，脑栓塞3例。结果：痊愈14例，显效14例，好转8例，无效2例。

马海治瘫丸治中风后遗症

◎ 制马前子30克，海风藤50克，黄芪100克，当归30克，千年健80克，水蛭30克，川大黄60克。用法：烘干共为细末，过细罗2次，炼蜜为丸，每丸6克（含生药3克）。每次1丸，每日2~3次，口服。1日量不得超过3丸，15日为1个疗程。功效：益气活血，通络壮筋。主治：中风后

遗症。症见语言障碍，半身不遂或大小便失禁等，舌淡红、苔薄白，脉弦。(《中医杂志》1985 年第 5 期)

> **按：**方中黄芪为主药，为益气而设，有鼓舞血供之效，旨在气行血行，祛瘀通络，配当归为当归补血汤，意在气血双补，扶正以通气塞；大黄的作用有三个，其一配水蛭活血祛瘀，其二可以“涤实痰”，三则制约全方温燥之偏，使其温不过热，燥不伤阴；马钱子、千年健、海风藤有祛风、除湿、通络、强筋骨的作用，以通痹利筋骨。

本药可用于多种类型的中风后遗症。对肌张力减低，血压低或正常者，效果较好，对肌张力增高，血压偏高者有效，但血压越高，肌张力亢强者不宜用。临床实践中，陕西省中医药研究院附属医院内科用本方治疗 30 例，基本痊愈 5 例，显效 4 例，好转 15 例，无效 6 例，总有效率为 80%。

民间验方治中风偏瘫

◎ 虻虫 3 克，水蛭 3 克，地龙 3 克，三七 2 克，一见喜 3 克，丹参 3 克。用法：以上药为 1 剂药量，共研细末，每日分 3 次，温开水送服。本方适用于治疗脑缺血性或出血中风后遗症。一般轻者连续服用 20 天，症状改善或消失。重者需用 3~4 个月。(《中药事业报》2000 年 8 月 4 日)

芪蛇汤治半身不遂

◎ 黄芪 50 克，乌梢蛇肉 200 克，当归 9 克，红枣 6 枚。制法：取蛇去头、肠杂，加生姜 3 片过油，把全部用料一齐放入瓦锅内，加清水适量，文火煮 2 小时，调味即可。用法：食蛇肉，饮汤汁。功效：益气养血，祛风通络。适用于中风后遗症之半身不遂，患肢肿胀，麻木，语言不利，头晕，心悸，口淡，排便难，舌淡红有瘀斑，脉细弦者。

> **按：**方中黄芪益气，当归养血活血，红枣补脾养血，乌梢蛇祛风通络，最宜于中风后半身不遂、肌肤不仁者食用。

三七参芪鸡肉汤治半身不遂

◎ 鸡肉 90 克，田七 10 克，红参 10 克，黄芪 30 克。制法：田七打碎，加鸡肉、生姜 3 片过油，把全部用料一齐放入瓦锅内，加清水适量，文火煮 2 小时，调味即可。用法：随饭饮用。功效：益气养阴，活血祛瘀。适用于中风后遗症之半身不遂，患肢肿胀、疼痛，语言不利，记忆力减退，头晕，心悸，舌淡黯或有瘀斑，脉细弦者。

> **按：**《随息居饮食谱》说：鸡肉“甘温，补虚，暖胃，强筋骨，续绝伤”。是温中补脾，益气养血，补肾益精之佳品。红参、黄芪大补元气，田七活血祛瘀，对中风后气虚夹瘀，以及脑梗死和脑血栓形成之半身不遂者尤宜。

地黄龟肉汤治半身不遂

◎ 乌龟（约200克）1只，干地黄30克，枸杞子20克，秦艽15克。制法：将龟去肠杂、斩块，把全部用料一齐放入瓦锅内，加清水适量，文火煮2小时，调味即可。用法：每日分2次，食肉饮汤。功效：益肾，养阴，通络。适用于中风后遗症之半身不遂，患肢挛缩、僵硬，头晕，面红，口干，腰酸，舌红少苔，脉细者。

按：龟肉滋阴补血，兼有止血作用；地黄养阴清热，凉血止血；枸杞补益肝肾；秦艽养阴清热，又可祛风通络。诸药合参，共奏滋阴补肾，祛风通络之功。对脑出血后遗症有治疗作用，并能防止脑出血复发。

黄芪猪肉羹治半身不遂

◎ 黄芪20克，大枣6枚，当归10克，枸杞子15克，猪瘦肉50~100克。制法：将猪瘦肉切成薄片，与前4味药共入锅中，外加生姜5片，葱白3段，大火煮沸改小火炖，煮至肉烂加精盐适量，味精少许即可。用法：每日1剂，分2次服用。可根据个人嗜好酌加麻油、花椒油等，端锅放温后即可食用。功效：补益精气，活血化瘀。适用于肾虚精亏型脑出血患者。临床表现为：音喑失语，心悸气短，腰膝酸软，肢体痿废，手足麻木，半身不遂，舌体胖大边有齿痕，苔白，脉沉细无力者。

按：方中黄芪益气，枸杞填精，当归养血活血，大枣温中补气，猪瘦肉富含蛋白质，滋阴润燥。全方共达补益精气、活血化瘀之功效。注意：禁用于头痛汗出，心烦口苦，动则易怒，面红目赤，腹胀嗳气者。合并糖尿病患者慎用。

蚯蚓散治半身不遂

◎ 活蚯蚓60克。制法：取活蚯蚓置新瓦上，文火焙干研末后装入胶囊。用法：每日服2次，每服2粒。功效：活血，通络，镇痉。适用于脑血栓形成，脑梗死及脑血管意外致偏瘫者。（《中风千家妙方》）

按：蚯蚓在中药学中称为地龙。《本草纲目》谓“其性寒而下行……治足疾而通经络也”。地龙是活血化瘀良药。实验结果表现，地龙具有抗心律失常、快速直接溶解血栓（这种作用与肝素、水蛭素等抗凝物质不相同）、降低血液黏度、镇静、解热、降压、平喘、抗癌等作用，不良反应很弱。据《中药材》在1997年第2期报道，从活蚯蚓中提取到一种纤溶酶，它不仅有强烈的直接溶解血栓及人纤维蛋白活性的作用，且有纤溶酶原激活作用，不良反应小。因此，蚯蚓纤溶酶有希望作为强效溶栓药应用于临床治疗各种血栓病。

乌豆独活饮治半身不遂

◎ 乌豆（黑大豆）100克，独活15~20克，米酒少许。制法：将乌豆（黑豆）、独活加清水3~4碗，煎成1碗，去渣取汁。用法：每日加米酒温服1~2次。功效：祛风通经活血。适用于中风瘫痪、肢体强直、失语等。(《中风千家妙方》)

按：黑大豆补肾益阴而制亢盛之阳，健脾利湿而治痹阻拘挛；独活祛风胜湿，通络止痛；再藉酒之活血通络，故可治中风瘫痪。

地龙桃花饼治半身不遂

◎ 干地龙30克，红花、赤芍、桃仁各20克，当归50克，黄芪100克，川芎10克，玉米粉400克，面粉100克，白糖适量。制法：将干地龙以酒浸去腥味，烘干研粉；红花、赤芍 、当归、黄芪、川芎水煎2次，取汁备用。再将玉米粉、面粉、地龙粉、白糖混匀，用药汁调，制饼20个；桃仁去皮尖，打碎，略炒，匀放于饼上，入笼蒸熟(或烘箱烤熟)。用法：每次食药饼2个，每日3次。功效：益气活血，化瘀通络。适用于中风后遗症、气虚血瘀、脉络瘀阻而偏枯不用、肢体痿软无力、舌质紫黯，或有瘀斑、脉细而涩等症。(《中风后遗症调养食方》)

按：此为补阳还五汤之化裁方，该方重用黄芪补气，红花、赤芍、当归、川芎、地龙养血活血化瘀，是治疗中风后气虚血瘀、脉络瘀阻型半身不遂的有效代表方剂。

解语丹治疗中风不语

◎ 白附子10克，石菖蒲15克，远志15克，天麻15克，全蝎6克，羌活15克，胆南星6克，木香10克，甘草10克。加减：痰热偏盛者加全瓜蒌、竹茹、川贝母清化热痰；兼肝阳上亢，头晕头痛，面赤，苔黄舌红，脉弦劲有力者加钩藤、石决明、夏枯草平肝息风潜阳；咽干口燥者，加天花粉、天冬养阴润燥；肢体偏枯不用者加黄芪、当归、山茱萸补肾益精。用法：水煎服，每日1剂。分早晚服，大枣汤送服。连续服药3周为1个疗程，服药期间忌食生冷，刺激食物。功效：祛风化痰通络。主治：中风不语，舌强语謇。(《云南中医中药杂志》2009年第12期)

葛粉面条汤治中风后语言不利

◎ 葛粉250克，荆芥穗50克，淡豆豉150克。制法：将葛粉捣碎成细粉末，荆芥穗和淡豆豉用水煮6~7沸，去渣取汁，再将葛粉做面条放入汁中煮熟。用法：每日空腹食1次。功效：解热生津、祛风开窍。适用于中风所致言语謇涩、神志昏瞆、手足不遂，或预防中风以及中老年人脑血管硬化。(《中风千家妙方》)

按：葛粉，即葛根的加工品。性味甘、辛，平，无毒。能升阳，祛风，生津，利窍。葛根中的总黄酮能增加脑及冠状动脉的血流量。葛根对动物和人体的脑循环以及外周循环有明显的促进作用。葛根总黄酮在改善高血压及冠心病患者的脑血管张力、弹性和搏动性供血等方面均有温和的促进作用。葛根不仅能改善人体的正常脑微循环，而且对微循环障碍也有明显的改善作用，主要表现为局部微血管血流和运动的幅度增加。现代已较多用于高血压脑病的治疗，有温和的降压作用，对改善头痛、眩晕、项强、肢体麻木等症状有一定效果。方中荆芥穗祛风力强，淡豆豉祛风、除烦。故本方适宜于中风后遗症患者及语言不利者食用。

贝母木蝴蝶粥治中风后语言不利

◎ 川贝母 15 克，木蝴蝶 3 克，粳米 50 克，冰糖适量。制法：将川贝母、木蝴蝶分别研成粉末，将粳米、冰糖如常法煮粥，煮至半开汤未稠时，加入贝母粉和木蝴蝶粉，改用文火稍煮片刻，视粥稠时停火。用法：每日早、晚温服。功效：泄热涤痰，宣肺开喑。用于昏厥已苏，声出口开，喉有痰鸣，语言謇涩，舌强，苔腻，脉沉滑无力。(《中风后遗症调养食方》)

按：川贝母甘、苦，微寒。功能清热化痰，解郁散结；药理研究证实，川贝母能扩张外周血管，降低血压。木蝴蝶味苦、甘，性凉。能清肺利咽。此方对痰热未清之中风失语，有辅助治疗作用。

甘桔蝉蝶饮治中风后语言不利

◎ 桔梗 9 克，甘草 6 克，蝉蜕 5 克，木蝴蝶 6 克。制法：加水煎取药汁，或沸水冲泡 15 分钟后饮用。用法：煎剂，每日分 3 次饮用；沸水冲泡者，可不拘时当茶饮。功效：清肺利咽，化痰宣窍。用于中风后咽干痰多，语言不利。(《中风千家妙方》)

按：桔梗宣肺、利咽、祛痰，能治咽痛失音；《金匮要略》治咽痛失音，用其配甘草，名曰“甘桔汤”。蝉蜕疏风而利咽喉，木蝴蝶清肺利咽。诸药合用可共奏化痰，宣窍，开音之功。

人乳陈酱饮治中风后语言不利

◎ 人乳汁 100 毫升，陈酱 100 毫升。制法：将人乳汁与陈酱相调和，研匀，以纱布绞汁。用法：随时少少含咽。功效：益心气，补脑髓，除风火，平肝阳。适用于中风不语，舌根强硬。(《中风后遗症调养食方》)

按：此方为《本草纲目》所收载的民间偏方，言能治“中风不语，舌根强硬”，“随时少少服之，良久当语”。人乳汁性凉，无毒。为血所化，最能养肝之阴血，滋水涵木。《张氏医通》说：“服人乳，大能益心气，补脑髓，止消渴，治风火症，养老犹宜。”《摄生众妙方》说：人乳可“治中风不语，左瘫右痪，手足疼痛，动履不便，饮食少进诸症”。古方还有用人乳、竹沥配伍，治失音不语方。酱咸、甘，性平。能开胃和中，育阴潜阳。据分析，普通豆瓣酱含有较多的蛋白质、脂肪、钙、磷、铁、糖类、维生素B_1、维生素B_2和烟酸，尚含有多种氨基酸、甲酸、乙酸、乳酸等有益于人体健康的成分。近年来医学研究发现，酱油中所含的异黄酮，可降低人体10%的胆固醇，减少患心血管疾病的危险。

黑豆核桃泥治中风后智能障碍

◎ 黑豆、核桃仁各等份。制法：将黑豆炒熟后待冷，磨成粉；核桃仁炒微焦后去衣，待冷后捣如泥，分装备用。用法：每日晨起或早餐后，取黑豆粉、核桃仁各 30 克，放入杯中，加入蜂蜜 15 毫升，冲入煮沸的牛奶 200 毫升，搅匀后即可饮用。功效：补肾，健脑，益智。用于调治中风后记忆力减退、健忘以及肾虚腰酸腿软。(《中风后遗症调养食方》)

按：黑豆补肾填髓以充脑，配合核桃，可增强补肾功效，核桃中所含脂肪的主要成分是亚油酸甘油酯，这种油脂可供给大脑基质的需要，而其含有的微量元素锌和锰是脑垂体的重要成分，可健脑。再加上营养丰富的牛奶、蜂蜜，这些食物含有较多的B族维生素与钙、磷等，不仅能营养脑神经，还能增强体质，是中风后遗症患者理想的健脑益智佳品。

补脑增智饮治中风后智能障碍

◎ 牛奶 180 毫升，鸡蛋黄 1 个，胡萝卜半条，苹果 1 个，橘子 1 个。制法：先将鸡蛋黄打散，搅和在牛奶里，再将胡萝卜、苹果、橘子分别榨汁加入蛋黄奶中，和匀即成。用法：每日 1 剂，晚上睡前半小时饮服。功效：补脑益智，强心爽神。适宜于中风后健忘、联想困难，兼有降压降脂作用；也适宜于夜间脑力劳动者饮服。(《中风后遗症调养食方》)

按：现代研究证明，牛奶中含有丰富的营养素，有改善脑功能作用，蛋黄中含有丰富的卵磷脂，对增进记忆、提高脑力活动有益；胡萝卜、苹果中含有多种维生素及矿物质，具有健脑益智的作用；橘子为碱性食物，有中和人体内的酸性物质、活跃思维、增强记忆的作用；此饮具有养心安神的作用，能益智增慧，为补脑的最佳饮料。

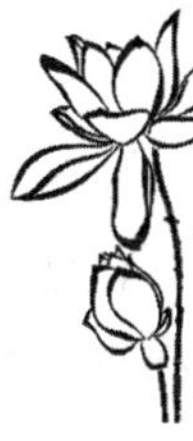

专家 zhuan jia 温馨提示

中风患者病情如已稳定，但有不同程度的意识障碍、吞咽困难时，应服用易消化的流质饮食，如浓米汤、豆浆、牛奶、新鲜蔬菜汁、果汁等。若中风患者神志清醒，但进食时有时发生呛咳，则应给予糊状饮食，如蒸蛋羹、肉末菜末稠粥、肉末菜末烂面条、牛奶冲藕粉、水果等。中风患者康复期无吞咽困难，宜以清淡、少油腻、易消化的柔软平衡膳食为主。应限制动物脂肪以及含胆固醇较高的食物，如蛋黄、鱼子、动物内脏、肥肉等，防止血中胆固醇浓度升高，加重动脉硬化。常吃些蛋清、瘦肉、鱼类和各种豆类及豆制品，以供给身体所需要的氨基酸。多吃新鲜蔬菜和水果。多吃含碘丰富的食物，如海带、紫菜、虾米等，减少胆固醇在动脉壁的沉积。

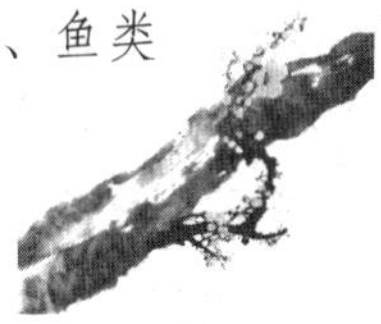

第 1 章 内科疑难病秘验精方

脑震荡后遗症

单方·秘方·经验方·食疗方·外用方

脑震荡指头部受撞击、暴力或跌倒触地后突然昏仆，少则数秒，多则数个小时，方能清醒。清醒后多忘记发生过程。轻者头晕乏力，重者头痛、恶心、呕吐，记忆力减退，小便失禁。若其症经常发作，则为后遗之症。常表现为头痛、疲乏、失眠，多梦、精神紧张、注意力不集中、健忘等。头痛性质多为重压感，搏动感，紧皱感等，表现不一。

本病引起的头痛是因头部外伤后经脉瘀阻，气血不通而致，属中医脑病的“瘀血头痛”。《医宗金鉴·正骨心法》云：“……如被坠堕打击，震动盖顶骨缝，以致脑筋转拧疼痛……”说明了头部外伤后对颅脑的影响，必然引起头痛。中医有“头为诸阳之会”“清阳之府”“脑为髓海”之说，手足诸阳经脉交会于头，头部外伤后，往往脑络不通，不通则痛。治疗则以疗损伤，化瘀血，通脑络，止疼痛为主。

通脑瘀汤治脑外伤后遗症

◎ 苏木 15 克，刘寄奴 10 克，菖蒲 10 克，豨莶草 15 克，鸡血藤 30 克，泽兰 10 克，赤芍 10 克，川芎 6 克。用法：水煎服，每日 1 剂。功效：活血祛瘀。适用于脑震荡后遗症属瘀阻脑络者，头痛有定处，痛如锥刺，痛无休止，头晕头胀，时轻时重，重者昏迷目闭，不省人事；舌质紫黯或舌边有瘀点，脉涩不利。(《头痛眩晕千家妙方》)

健脑散治脑外伤后遗症

◎ 红人参 15 克(参须 30 克可代)、地鳖虫、当归、枸杞子各 21 克，制马钱子、川芎各 15 克，地龙、制乳香、制没药、炙全蝎各 12 克，紫河车、鸡内金各 24 克，血竭、甘草各 9 克。用法：上药共研极细末，每日早、晚各服 4.5 克，开水送服。主治：凡脑震荡后遗症出现头晕而痛，健忘神疲，视力减退，周身酸痛，天气变化时则更甚；有时食欲缺乏，睡眠欠佳，易于急躁冲动；面色黧黑，舌有瘀斑，脉多沉涩或细涩者，均可用之。(《朱良春精方验案实录》)

按： 马钱子有剧毒，需经炮制，一般先用水浸1日，刮去毛，晒干，放麻油中炸，应掌握火候，如油炸时间太短，则内心呈白色，服后易引起呕吐等中毒反应；如油炸时间过长，则内心发黑而炭化，往往失效，所以在炮制中可取一枚切开，以黑面呈紫红色为最合度。

病案举例：李某，男，42岁，军人。在检查施工过程中，突然从上落下的铁棍击于头部而昏倒，当时颅骨凹陷，继则出现血肿，神志不清达20余小时，经抢救始苏，半年后曾在某地检查，脑组织萎缩1/4，整日头晕痛，健忘殊甚，记不得老战友姓名，有时急躁易怒，失眠神疲，面色晦滞，苔薄腻，舌边尖有瘀斑，脉细涩。予健脑散治之，服药1周后，头晕痛即见减轻，夜寐较安，精神亦略振，自觉爽适。坚持服用2个月，症情平稳，续予调补肝肾，补益心气之品善后。

琥珀镇静汤加味治脑外伤后遗症

◎ 琥珀（冲服）3克，龙齿（先煎）30克，天麻9克，辰砂（冲服）0.3克，豆豉9克，丁香9克，藿香9克，石菖蒲9克，丹参9克，荆芥9克，姜川连3克，参三七（冲服）2克。用法：水煎服，每日1剂，每日服2次。功效：活血化瘀，升清降浊，调肝养心。适用于气血逆乱，瘀血内阻之脑外伤后遗症，头痛，头晕目眩，经久不愈。（《头痛眩晕千家妙方》）

天麻钩藤饮加减治脑震荡后遗症

◎ 天麻9克，黄芩9克，山栀9克，制牛夏9克，地龙9克，土鳖虫9克，钩藤12克，石决明18克，茯苓15克。用法：每日1剂，水煎服，分早、晚各服1次。连服10剂为1个疗程，1个疗程后停药1~2天，再行第2个疗程。功效：平肝息风，化瘀通窍。适用于脑震荡后头晕头痛症。（《河北中西医结合杂志》1998年第7期）

四藤消震饮治脑震荡后遗症

◎ 钩藤30克，夜交藤30克，鸡血藤30克，丝瓜藤30克，酒炒大黄9克，白蒺藜9克，石菖蒲9克，当归尾15克，川芎15克，白芍15克，桑叶6克，菊花6克，蜈蚣1条，珍珠母（先煎）30克。用法：每日1剂，水煎，分早、晚2次饮服。功效：活血行瘀，祛风通络，镇惊安神。适用于脑震荡后遗症，自觉头部时有疼痛，且逐渐发作频繁，伴有体倦乏力，纳呆恶心，夜寐易梦，舌质红，边有瘀斑、齿印，舌尖有芒刺，苔白腻。（《上海中医杂志》1998年第1期）

大补元煎加减治脑震荡后遗症

◎ 紫河车10克，龙眼肉15克，桑椹30克，熟地黄18克，太子参15克，丹参15克，赤芍、白芍各9克，郁金12克，菖蒲9克，远志9克，茯苓9克，生蒲黄12克。用法：水煎服，每日1剂，每日服2次。功效：填精荣脑。适用于脑震荡后遗症属髓海空虚者，头痛且晕，健忘，目光呆滞，反应迟钝，久则骨骼痿弱，偏废失用。（《景岳全书》）

丹参红花等治脑震荡头痛

◎ 丹参30~45克，红花6克，茯神、骨碎补、续断、白菊花各12克，钩藤（后下）18克，甘草、三七(研末，冲)各3克。用法：将上药水煎，每日1剂，分2次服。加减：若头痛甚者，加血竭、元胡，或加地龙、蜈蚣；若头晕甚者，加生石决明、蒺藜；若耳鸣者，加磁石；若失眠甚者，加珍珠母、酸枣仁、生龙齿等；若神志恍惚者，加琥珀、生铁落、朱砂（冲）；若恶心呕吐者，加代赭石、麦芽等。临床报道，用上药治疗脑震荡后遗症患者16例，其中，症状全部消失者11例；症状减轻者4例；无效者1例。(《头痛眩晕千家妙方》)

当归尾钩藤等治脑震荡头痛

◎ 当归尾15克，钩藤、丹参、川续断、狗脊、威灵仙各20克，何首乌、天麻、桂枝各10克，蜈蚣、穿山甲（代）各12克，白芍25克，生甘草9克。用法：将上药水煎3次后合并药液，分早、中、晚3次口服，每日1剂。1周为1个疗程，直至痊愈为止。(《头痛眩晕千家妙方》)

通脑逐瘀汤治脑震荡后遗症

◎ 葛根15克，水蛭15克，䗪虫10克，川芎20克，赤芍9克，桃仁9克，红花9克，全蝎（研、冲）6克，白芷12克，细辛3克，甘草6克。水煎两次，分早、晚2次服。主治：脑外伤后头脑跳痛或刺痛、痛处不移，或伴轻度眩晕恶心，头昏健忘。(《四川中医》1984年第5期）

食疗妙方治脑震荡后遗症

验方1　桑仁粥

◎ 取桑椹30克，桃仁15克，粳米50克。先将粳米洗净用水浸泡。桃仁入锅，加水煎煮后去渣取汁，在药汁中加入洗净的桑椹、粳米，煮成粥，加冰糖调味即可食用。有滋补肝肾、活血化瘀的功效，适用于头痛、头晕目眩、耳鸣者服用。

验方2　川芎茶

◎ 取川芎6克，绿茶3克。用法：加水煎煮之后取药汁代茶饮用。功效：活血止痛，行气解郁。适用于瘀血阻滞所引起的头痛症状。

验方3　乌龟头黄瓜子

◎ 乌龟头1个，黄瓜子9克，黄酒适量。用法：将乌龟头用干燥箱干燥，黄瓜子晒干，同研为细末。分3次服，黄酒送下。5个乌龟头为1剂，轻症服2剂后，症状消失；重症服4剂后，病情减轻，连服五六剂可愈。功效：安神定志。用治脑震荡后遗症，症见头晕、头痛、健忘、失眠、注意力涣散等。据《家庭医生》杂志介绍，效果奇佳。

验方 4　猪脑天麻枸杞

◎ 猪脑 1 具，天麻（切片）15 克，枸杞子 25 克。用法：猪脑去筋膜，洗净，同天麻、枸杞子共放入碗内，加水少许蒸熟。吃脑饮汤。功效：养血，祛风，安神。用治脑震荡后遗症。

验方 5　三七莲藕汤

◎ 鲜莲藕 1 段，三七粉 3 克，川芎 3 克，升麻 3 克，冰糖适量。用法：鲜莲藕切片；将川芎及升麻放入药袋中，加入适量清水，煮约 40 分钟后，去除药袋，加入三七粉及莲藕片，煮熟后加入冰糖，即可食用。功效：活血化瘀，理气止痛。适于脑外伤后长年头痛，痛有定处而拒按，痛如针刺或刀割等证属瘀血阻络者。

验方 6　滋阴补血鸡汤

◎ 乌骨鸡腿 1 只，当归 9 克，白芍 9 克，熟地黄 15 克，川芎 4.5 克，白扁豆 9 克，蔓荆子 9 克，菊花 9 克。功效：滋阴补血止痛。适于脑外伤后头晕头痛、脸色苍白或萎黄、唇白目眩、心悸健忘、失眠多梦及眼睛干涩等证属阴血不足者。

专家 zhuan jia 温馨提示

脑震荡的诊断较容易，主要依据是：有头部外伤史；有短暂的意识障碍（一般小于30分钟）和近事遗忘；神经系统检查无异常。此外，还有发生脑震荡后，出现的头痛、眩晕、恶心、呕吐、失眠、记忆力减退、思想不能集中等症状。应注意的是要进行全面的神经系统检查，以排除颅内、外可能被遗漏的病变。特别是对可疑有颅内慢性渗血引起血肿，而处于中间清醒期的患者，应密切观察病情变化，以免延误治疗。脑震荡发生后，不要暗示患者有发生脑震荡后遗症的可能。脑震荡后遗症形成后应积极治疗，切忌草率从事，更不可用轻蔑、嘲讽的态度对待患者，应解除患者的疑虑，多给予体贴和鼓励，以增强患者治愈的信心。

第 1 章 内科疑难病秘验精方

癫痫（羊痫风）

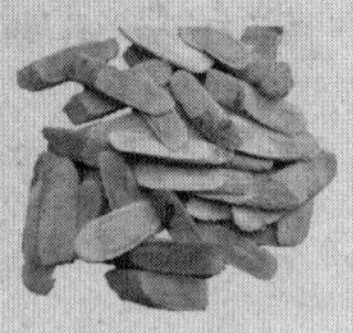

单方 · 秘方 · 经验方 · 食疗方 · 外用方

癫痫是一组反复发作的神经元异常放电所致的暂时性中枢神经系统功能失常的慢性疾病，俗称“羊角风”“羊痫风”。由于病变的部位和传导的范围不同，其临床症状也各不相同，患者发病时，轻者失神发呆、点头，重者突然跌倒，意识丧失，四肢抽搐，口吐白沫，牙关紧闭，两眼上翻，大小便失禁，甚至窒息死亡，苏醒后如常人。有的患者出现单侧肢体抽动和小儿脑瘫多动症，此类疾病在我国发病率呈上升趋势，发病率在3%左右，此病多发于儿童期和青春期，给很多患者带来了很大的痛苦和经济负担。

中医有关癫痫的病名最早见于《五十二病方》，后世对癫痫的定义与命名比较复杂，如根据病因病机和症状特点称为“风痫”“惊痫”“痰痫”“羊痫”等；在症状的描述方面，总以类似强直——阵挛发作为多，对于失神发作、精神运动性发作、自主神经性发作等分类论述较少。中医治疗癫痫的基本原则包括两方面：一是消除病因、平降逆气、醒脑开窍、息风定痉，稳定脑神以控制发作。二是调整脏腑、脉络、气血功能以巩固疗效，防止复发。

宁痫散治癫痫

◎ 槟榔30克，牵牛子30克，酒大黄25克，制南星120克，皂角30克。用法：上药共为细末，砂糖调拌。间歇期，每日晨起空腹服1次，成年人每次6克，小儿每次3克；发作时入麝香（代）少许，用米汤送下。功效：理气化痰，宁心安神。主治：癫痫属脾虚痰浊型，痫症发作日久，神疲乏力，气短懒言，面色不华，苔白腻，脉濡弱。（《中国中医药学报》1989年第6期）

定痫丸加减治癫痫

◎ 天麻9克，川贝母9克，姜半夏9克，茯神15克，丹参15克，远志12克，僵蚕12克，胆南星9克，全蝎3克，朱砂（研，冲）1.5克、琥珀（研，冲）3克，珍珠母12克，甘草5克。用法：水煎服，每日1剂。功效：涤痰息风，开窍定痫。适用于肝风痰浊证，发作前常有头晕、眩晕、胸闷、乏力等症，亦可无明显先兆。发则突然跌倒，目睛上视，口吐白沫，手足抽搐，喉间痰鸣，或有尖叫而大、小便不禁，舌质淡红，苔白腻，脉弦滑。（《中医治验·偏方秘方大全》）

治癫宝丹疗癫痫

◎ 白花蛇头3具，玳瑁20克，郁金25克，天麻15克，天竺黄20克，沉香10克，胆南星15克，白芍15克，清半夏10克，全蝎10克，蜈蚣5条，僵蚕15克，牛黄1.5克，麝香0.3克，琥珀5克，西红花5克，猪脑或羊脑1具。用法：共研细末，每次服5克，每日2次，温开水送服。功效：调整阴阳，镇静安神，协调脏腑，开窍定痫。主治癫痫经常发作，头晕，发则四肢抽搐，口吐白沫，甚则神呆，舌红、苔薄白，脉沉弦者。（国家级名老中医任继学经验方）

加味四逆散治癫痫

◎ 柴胡、枳实、甘草各30克，白芍60克。用法：共研细末，装入胶囊。每次6克，每日3次，开水送服，30天为1个疗程。功效：疏肝理脾，调理气机。主治：癫痫，阵发性发作，系突然发作，突然消失，多次反复发作，发作时突然昏倒，不省人事，两目上视，四肢抽搐，口吐白沫或有吼叫声，醒后如常人。（《浙江中医杂志》1993年第12期）

涤痰定痫丸治癫痫

◎ 炙全蝎、炙蜈蚣、炙僵蚕、广地龙各60克，陈胆星、川石斛、天麻、青礞石、天竺黄各45克，炒白芥子、化橘红、石菖蒲各30克。用法：共粉碎，水泛为丸如绿豆大，每次服3~5克，每日2次。（《朱良春精方治验实录》）

按：国医大师朱良春先生认为，癫痫交错与饮食以及先天等因素有关，亦可续发于热病、外伤之后，常由气郁生痰，或是脏气失调，痰浊内生，因痰聚而气逆不顺，从而导致气郁化火，火升风动，夹痰上蒙清窍，横窜经络，内扰神明，以致痫证发作。所以在治疗上应豁痰开窍，息风定痫。临床验证，此丸长期服用，有控制发作、稳定病情之功。

阳痫汤治癫痫

◎ 石决明30克，代赭石30克，青礞石30克，石菖蒲20克，炙远志20克，夜交藤40克，广郁金15克，干地龙15克，天麻15克，钩藤30克，生大黄15克，生铁落50克。用法：水煎服，每日1剂。症状缓解，发病次数减少后，继服验方"加减止痫丹"治疗：广郁金15克，胆南星15克，清半夏15克，血竭15克，全蝎15克，蜈蚣15克，朱砂5克，天竺黄15克，琥珀8克。用法：共研细末，成年人每服3克，早、晚各1次，儿童酌减。（《张舜华临证医案传真》）

涤痰开窍饮治癫痫

◎ 珍珠母20克，石菖蒲15克，炙远志15克，煅龙牡各20克，明天麻10克，双钩藤10克，白僵蚕15克，白芍12克，制南星10克，琥珀6克，广郁金15克，干地龙15克，夜交藤20克，紫丹参15克。用法：水煎服，每日1剂。发病次数、症状缓解后，继服愈痫丸：全蝎、白僵蚕、紫丹参、广郁金、蜈蚣、石菖蒲各等份。用法：研细末，每次3克，早、晚各1次，儿童酌减。（《张舜华临证医案传真》）

白矾蝉衣散治癫痫

◎ 雄黄20克，白矾12克，蝉蜕30克，蜈蚣20条。用法：将上药共研细末，成年人每次2克，每日服2次，开水送服。儿童每次1克，或酌情加减。服药后如有大便稀，或吐痰涎，为正常情况，不需停药。（《内蒙古中医药》1985年第3期）

生石决明天麻汤治癫痫

◎ 生石决明12克，天麻6克，蜈蚣2条，广郁金10克，南红花5克，菖蒲6克，僵蚕6克，胆草5克，神曲10克，桑枝10克，全蝎3克，朱砂（分冲）1.2克。用法：水煎服，每日1剂。功效：清肝息风，开窍醒神，镇痉止搐。用治惊痫、羊痫风。（《中医治验·偏方秘方大全》）

钩藤全蝎黄芩散治癫痫

◎ 钩藤50克，羚羊角（代）15克，全蝎15克，琥珀25克，朱砂15克，石决明50克，珍珠母15克，冰片10克，牛黄5克，菖蒲10克，枳实50克，胆星25克，天竺黄25克，黄芩60克，栀子25克。用法：共研细末，每服2克，每日服3次，饭前温水送服。功效：清热涤痰，平肝止痉。用治肝风痰热所致的癫痫。（《中医治验·偏方秘方大全》）

蚯蚓煨黄豆治痉挛

◎ 蚯蚓干60克，黄豆500克，白胡椒30克。用法：将上物放入锅内，加清水2000毫升，以文火煨至水干，取出黄豆晒干，存于瓶内。每次吃黄豆30粒，每日用2次。功效：祛风，镇静，止痉。可用于癫痫病的辅助治疗。（民间验方）

白矾散治羊痫风

◎ 净白矾适量。用法：将白矾研成细粉，备用。成年人每次服3~4.5克，每日早、晚饭后、睡

前各服1次，温开水冲服。功效：清热解毒。用治羊痫风。（民间验方）

橄榄郁金明矾治小儿癫痫

◎ 橄榄500克，郁金250克，明矾250克。用法：橄榄捣烂，同郁金加水适量煮成浓汁，去渣后再微火浓煎2次，过滤后加明矾，收成膏。每次1匙，温水送服，每日2~3次。功效：行气解郁。用治小儿癫痫。（民间验方）

简便偏方治癫痫

验方1　通关散

◎ 通关散（成药）少许。用法：吹入鼻内，取嚏而开窍。用于昏迷抽搐之实证者。

验方2　大黄防风煎

◎ 大黄10克，防风10克。用法：水煎服，每日1剂。

验方3　蓖麻根煮鸡蛋

◎ 鲜蓖麻子根60克，鸡蛋（煮熟去壳）2个，食醋60毫升。用法：3药同煮，吃蛋和醋，每周1次。

验方4　地龙僵蚕散

◎ 干地龙、僵蚕各等份。用法：研细末，白开水送服，每次15克，每日3次，小儿酌减。连服1个月。

专家 zhuan jia 温馨提示

做好优生优育是减少本病发生的重要环节；生活调摄当避免劳欲过度，尤其保持心情舒畅，饮食适宜。控制诱因是防止发作的重要措施，要注意避免感冒、惊恐、强烈刺激。本病患者不宜从事高空、驾驶及水上等工作，生活中也应注意安全，以防意外。发作时，立即让患者平卧，头偏向一侧，将压舌板缠上纱布，塞入上下臼齿之间，以防患者咬伤舌头；及时除去口腔分泌物，防止窒息和吸入性肺炎。发作时不可强按患者，以免骨折。

第 1 章 内科疑难病秘验精方

精神分裂症（狂证）

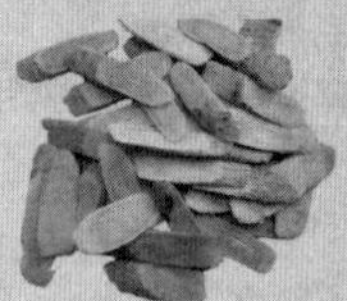

单方 · 秘方 · 经验方 · 食疗方 · 外用方

精神分裂症属中医学“狂证”“狂病”范畴。中医学认为，狂病多因五志过极，或先天遗传所致，以痰火瘀血，闭塞心窍，神经错乱为基本病机，临床以精神亢奋，狂躁不安，骂詈毁物，动而多怒，甚至持刀杀人为特征的一种常见多发的精神病。本病以青壮年罹患者为多。狂病相似于现代医学精神疾病的精神分裂症、躁狂症、分裂情感性精神病（分裂躁狂），偏执性精神障碍等，尤以精神分裂症、躁狂症为多见。其治疗宜泻火涤痰，理气解郁，化痰开窍，镇心安神。

生铁落饮治狂证

◎ 生铁落 60~120 克，天冬（去心）、麦冬（去心）、川贝母各 9 克，胆星、橘红、远志肉、石菖蒲、连翘、茯苓、茯神各 3 克，玄参、钩藤、丹参各 4.5 克，辰砂 1.5 克。用法：用生铁落煎熬 3 小时，取此水煎药，内服。加减：若大便闭结，或先用滚痰丸下之。功效：镇心涤痰，养阴清热，安神定志。主治：狂证。发作则暴，骂詈不避亲疏，甚则登高而歌，弃衣而走，逾垣上屋，此痰火结聚所致。（《医学心悟》）

加味滚痰丸治癫狂

◎ 大黄（蒸、晒 9 次）180 克，黄芩（酒炒）150 克，胆南星、青礞石（煅）、沉香、橘红各 60 克。用法：上为细末，竹沥为丸。每日 2~3 次，每次 9 克，空心白汤送下。功效：清热泻火，涤痰开窍。主治：诸般痰症，失心丧志，癫狂痫病。（《丹台玉案》）

五芝丸治痰盛癫狂

◎ 大黄（酒浸）15 克，礞石（煅）6 克，南星（矾水浸）、半夏、皂角（水浸）各 6 克，枳壳 3 克，风化硝、黄芩各 1.5 克。用法：神曲和丸如梧桐子大。每次 9~12 克，开水送下。服后小便赤，大便如胶，其验也。功效：化痰泻火。主治：痰盛癫狂。（《嵩崖尊生》）

朱砂滚痰丸治癫狂

◎ 大黄（酒蒸）、黄芩各 240 克，沉香 15 克，礞石（煅）30 克，朱砂（另研为衣）60 克。用法：

上为细末，水为丸，如梧桐子大。每次40~50丸，临卧、食后茶清、温水任下。功效：涤痰泻火，重镇安神。主治：痰热攻心，癫狂唱哭无常。(《济阳纲目》)

竹沥达痰丸治癫狂

◎ 青礞石30克，沉香15克，大黄（酒蒸）、黄芩、橘红、半夏各60克，甘草30克。用法：先将礞石打碎，用朴硝30克，同入瓦罐，盐泥固济，晒于火煅，石色如金为度，研末，和诸药，竹沥、姜汁为丸。每次6克，姜汤送下。功效：清热逐痰。主治：实热老痰，咳嗽痰稠，癫狂，或神昏，大便秘结，舌苔黄厚而腻。(《医方集解》)

当归龙荟丸治躁扰狂越

◎ 当归、龙胆草、山栀、黄连、黄柏、黄芩各30克，大黄、青黛、芦荟各15克，木香8克，麝香2克。用法：共为细末，水泛为丸，每次6克，每日2次，温开水送下。功效：泻火通便，调顺阴阳。主治：肝火炽盛之躁扰狂越。耳鸣，耳聋，眩晕头痛，面红目赤，口苦咽干，烦躁，惊悸不宁，胁痛易怒，大便秘结，小便赤涩，舌红苔黄，脉弦数有力。(《黄帝素问宣明论方》)

二石汤治火起发狂

◎ 人参15克，石膏15克，寒水石6克，茯苓9克，半夏6克，牡丹皮15克。用法：水煎服。功效：化热痰，健脾胃。主治：火起发狂，腹满不得卧，面赤心热，妄见妄言，如见鬼状。(《辨证录》)

二陈竹沥胆星汤治夹痰发狂

◎ 熟半夏15克，白茯苓10克，陈皮10克，甘草6克，胆星30克，竹沥15克。用法：水煎服，每日1剂。加减：寒凉凝结，加生姜；内有积热，加山栀、黄连；湿郁，合平胃散；气结，加枳壳、香附、石菖蒲。功效：化痰和胃，清热止狂。主治：夹痰发狂。中脘有痰，胸膈痞满，迷塞包络，口出无伦语，症似阳狂，但唇不焦，口不渴，舌有滑胎，关脉洪滑。(《伤寒大白》)

芩连清心汤治癫狂烦躁

◎ 黄芩9克，黄连3克，麦冬、天花粉、丹参各9克，牛黄2克，菖蒲、远志各6克。用法：水煎服。功效：清心开窍，化痰安神。主治：痰火扰心，癫狂烦躁。(《类证治裁》)

芩连导痰方治癫狂

◎ 枳实（麸炒）、南星各 3 克，橘红（去白）、半夏各 6 克，白茯苓 4.5 克，甘草（蜜炙）0.9 克，黄芩 3 克，黄连 1.8 克。用法：上为粗散，加生姜 7 片，水煎，去渣，加竹沥、生姜汁，食远温服。功效：清热泻火，理气化痰。主治：狂言乱语，精神恍惚，痰涎壅盛。（《杏苑生春》）

瓜蒌泻心汤治精神分裂症

◎ 全瓜蒌 30~60 克，制南星 10 克，姜半夏 10 克，黄连 6~10 克，栀子 15 克，枳实 15 克，竹沥（兑入）10 毫升，橘红 10 克，柴胡 10 克，大黄 10 克，菖蒲 10 克，郁金 12 克，白芍 15 克，甘草 3 克。用法：每日 1 剂，水煎，分 2 次温服。加减：躁狂不安，便秘者，加礞石 10~15 克；失眠重者，加朱砂 1 克研细冲服；口渴喜饮者，加知母 15 克。功能：舒肝解郁，清心化痰，安神止狂。主治：精神分裂症，烦躁不安，多语善疑，或哭笑无常，夜不安寐，或尿黄便秘，舌红苔黄，脉弦数或滑数。（《首批国家级名老中医效验秘方精选》）

癫狂梦醒汤治癫狂

◎ 桃仁 24 克，柴胡 9 克，香附 6 克，木通 9 克，赤芍 9 克，半夏 6 克，腹皮 9 克，青皮 6 克，陈皮 9 克，桑皮 9 克，苏子（研）12 克，甘草 15 克。用法：水煎服。功效：活血行气，化痰醒神。主治：癫狂。哭笑不休，詈骂歌唱，不避亲疏，许多恶态，舌胖黯紫，苔白腻，脉细涩。（《医林改错》）

散花去癫汤治癫狂

◎ 生白芍 30 克，当归、麦冬各 15 克，焦山栀、玄参、朱茯神、杜牛膝各 9 克，川柴胡 6 克，生甘草、白芥子、鲜石菖蒲各 6 克，麝香（冲）0.15 克。用法：水煎服。功效：养阴清热，化痰开窍。主治：阴血不足，虚火偏亢，悲苦发狂。（《重订通俗伤寒论》）

调气养神汤治癫狂

◎ 龙眼肉 24 克，柏子仁 15 克，生龙骨（捣碎）15 克，生牡蛎（捣碎）15 克，远志（不炙）6 克，生地黄 18 克，天冬 12 克，甘松 6 克，生麦芽 9 克，菖蒲 6 克，甘草 4.5 克，镜面朱砂（研细，用头次煎药汤 2 次送服）0.9 克。用法：磨取铁锈浓水煮药服。功效：滋血养神，清心调肝。主治：思虑过度，伤其神明，或因思虑过度，暗生内热，消耗心肝之血，以致心火肝气上冲头部，扰乱神经，知觉错乱，以是为非，以非为是，而不至于疯狂过甚者。（《医学衷中参西录》）

泻实清胆汤治癫狂

◎ 法半夏9克，茯苓9克，竹茹12克，枳实9克，大黄9克，黄芩9克，郁金9克，白芍12克，石菖蒲5克，琥珀（冲服）4.5克，牡蛎12克，焦山栀9克，甘草3克。用法：水煎服，每日1剂。功效：泻肝清火，镇心涤痰。主治：精神分裂症（狂病）。用于剧烈精神刺激致神志错乱，叫骂不休者。（《中医临床精要》李斯炽经验方）

生铁落饮加味方治癫狂

◎ 生铁落60克，生地12克，麦冬9克，远志肉6克，淮小麦30克，百合12克，甘草6克，熟枣仁9克，陈胆星9克，合欢皮15克，首乌藤30克，朱灯心0.5克，白金丸（分吞）9克。用法：水煎服，每日1剂。功效：滋阴清火，重镇养心安神。主治：精神分裂症彻夜不眠，语无伦次，哭笑无常，捶胸号叫等。（《上海老中医经验选编》茹十眉经验方）

经验方药治精神分裂症

验方1　黄石汤

◎ 大黄18克，生石膏60克，生地30克，白芍20克，麦冬20克，石斛20克，枣仁20克，石菖蒲18克，知母12克，木通30克，茯神12克，陈皮12克，远志12克。用法：上药水煎服。适用于各种类型的精神分裂症患者，只是对形寒畏冷、呆滞嗜卧的精神分裂症患者例外。

验方2　蚯蚓液

◎ 鲜蚯蚓，放冷水中游动2小时，排出腹中泥土，洗净后捞于盆中，每斤蚯蚓加白糖90克，放24小时，使其自动溶化，再加凉开水冲洗，连同蚯蚓液一同过滤，共得滤液1000毫升，放阴凉处，备用。夏天可加防腐剂。每次服100毫升，每日2次，适用于面红目赤，举止不安，兴奋叫喊之精神分裂症患者。

验方3　养血安神汤

◎ 何首乌60克，夜交藤60克，大枣20克，五味子30克，磁石30克。用法：水煎服。每日1剂，连服15剂为1个疗程。服后大便溏薄，不需处理。本方适用于不食不眠、大便秘结、心悸易惊、神思恍惚之精神分裂症患者。

验方4　化瘀醒神汤

◎ 大黄10克，桃仁10克，红花10克，赤芍12克，郁金12克，石菖蒲15克，木通10克，香附12克，三棱10克，莪术10克。用法：上药水煎服。适用于幻觉妄想、哭笑无常之精神分裂症患者。

验方5　铁落镇静汤

◎ 生铁落 120 克，天冬 15 克，麦冬 16 克，生南星 3 克，远志 10 克，菖蒲 10 克，茯神 15 克，钩藤 10 克，连翘 10 克。用法：先将生铁落用水 800 毫升煎取 400 毫升，去渣，以 200 毫升煎药（第一煎），再以 200 毫升煎第二煎，两次药液合并，每日分 3 次服。如患者大便结燥，先用大黄 10 克，芒硝 10 克，厚朴 10 克，枳实 10 克，当归 15 克，煎服，以泻火通便，然后再服本方，须连服多剂，才有效果。本方适用于言语颠倒、打人骂人、毁坏器物之精神分裂症患者。

验方6　二仙附归饮

◎ 仙茅 15 克，淫羊藿（仙灵脾）30 克，制附片（先煎）30 克，当归 12 克。用法：上药水煎服。方中附片须先煎，并逐渐加量。附片最大剂量可达每日 120 克。患者阳气不足之症状，方始改善，疗效日趋明显，未见不良反应，但附片必须先煎 4 小时。适用于呆滞、嗜卧、生活懒散、形寒畏冷之精神分裂症患者。

按：以上6则验方均引自《中国中医药报》2013年6月12日报刊。验方方名为编者加。

专家 zhuan jia 温馨提示

对于精神分裂症这种危害性较大且极易反复发作的疾病，一定要早期治疗，把握最佳治疗时机，同时，治疗之后适当的调护也是非常有必要的，这样可从某种程度上防止精神分裂症反复发作。

精神分裂症的调护工作必然离不开患者家属的配合，因为家属和患者的接触是最多的。家属首先要注意观察药物的疗效以及不良反应，因为不同种类的抗精神病药物在不同患者的身上作用差异很大，要及时将这些信息反馈给主治医生，以便及时采取对策。其次，患者家属除了要观察药物的作用之外，还应保管好药物，同时督促、检查患者的服药情况，以免患者精神分裂症再次发作，造成患者在精神症状的支配下，一次服用大量药物的意外情况发生。

此外，精神分裂症患者在家中时，患者家属一定要遵照医生的嘱咐，定期带患者进行门诊复查，主治医生可依据患者的病情变化，及时调整药物的使用量，以便于及时控制隐性症状和外在症状，患者家属不可见病情好转就自行增减药量或停药。

第 1 章　内科疑难病秘验精方

甲状腺功能亢进症（甲亢）

单方 · 秘方 · 经验方 · 食疗方 · 外用方

甲状腺功能亢进症（简称甲亢），是一种十分常见的内分泌疾病。甲状腺功能亢进症是指由各种原因导致甲状腺功能增强，甲状腺激素分泌过多或因甲状腺激素（T_3、T_4）在血液中水平增高所导致的机体神经系统、循环系统、消化系统、心血管系统等多系统的一系列高代谢症候群以及高兴奋症状和眼部症状。

甲状腺功能亢进症临床表现为 5 个方面：①甲状腺肿大；②交感神经功能过度兴奋，患者多言，性情急躁，易激动，失眠，两眼甚至舌、足出现快速的颤动，易出汗，常有热感；③突眼症：双侧眼球突出、眼裂增宽，瞳孔散大，甚至闭眼困难；④循环系统方面：常有心慌，胸部不适感，脉率加速，日久出现心律失常，心房颤动，最后发生心力衰竭；⑤基础代谢率显著增高：其程度与临床症状严重程度一致。甲状腺功能亢进患者常见形容消瘦，体倦乏力，但食欲反而亢进，此外因内分泌紊乱还可以出现停经、阳痿，也有的患者出现腹泻，周期性肌麻痹，胫前黏液水肿等症状。可发生于任何年龄，但以青年女性最为多见。

中医将本病归属“瘿病”的范畴。但由于本病临床表现比较复杂，亦有属于其他病证范畴者。如心动过速与心慌症状明显者，属怔忡、心悸；恶心突眼者，属于眼科目珠突出症；多食善饥，汗多，口渴多饮者，属消渴范围；全身肌肉无力的甲状腺功能亢进症肌病，属痿病的范围；以腹泻为突出表现者，属泄泻范围。

临床上，常将甲状腺功能亢进症分为以下 3 型。

1. 肝郁脾虚痰结型　症见精神抑郁，胸闷胁痛，吞咽不爽，胃纳不佳，餐后饱胀或有恶心，消瘦乏力，大便溏薄，又目突出，甲状腺肿大，舌质淡胖，可有齿痕，苔薄白或白腻，脉弦细，或细滑。治宜健脾解郁，化湿豁痰，软坚消瘿。方用逍遥散合六君子汤加减。

2. 气阴两虚型　症见形体消瘦，神疲乏力，怕热多汗，心悸怔忡，腰膝酸软，甲状腺肿大；舌质红，苔薄黄，脉细数。治宜益气养阴。方用生脉饮合六味地黄汤加减。

3. 阴虚阳亢型　症见心烦失眠，心悸怔忡，腰酸乏力，怕热多汗，面红升火，急躁易怒，手指震颤，多食易饥，口渴，消瘦，舌质偏红或边光红，脉弦数或细数。治以益气养阴，滋肾潜阳。方用天王补心丹加减。

中医治疗以辨证施治为主。针对瘿病的病机，初起以理气化痰、消瘿散结为基本原则，中期重在滋阴降火，后期重在养阴益气。

顾老经验方治甲亢

◎ 生地12克，玄参12克，麦冬9克，生牡蛎（先煎）30克，生龟甲（先煎）15克，生鳖甲（先煎）15克，女贞子12克，夏枯草12克，海藻12克，青葙子12克，青礞石（先煎）30克，丹参12克，莪术12克。用法：水煎服，每日1剂。功效：养阴潜阳，化痰散结。主治：甲状腺肿大伴甲状腺功能亢进症，人体消瘦，轻度眼突，两手震颤明显。

病案举例：王某，女，48岁。1978年12月1日初诊。患者于1978年11月6日发现甲状腺肿大，伴有体重减轻，心悸汗多，善饥，性情急躁，两手震颤。上方加减连服3个月后，甲状腺恢复正常，眼突已不明显，心悸汗出消失，两手不震颤，体重增加2.5千克。（《名老中医医话》上海中医学院教授顾伯华先生经验方）

夏枯草煎治甲亢

◎ 夏枯草30克，生牡蛎30克，玄参15克，白芍15克，生地15克，麦冬15克，浙贝母10克，甘草5克。用法：水煎内服，每日1剂，2个月为1个疗程。功效：清肝火，养肝阴，抑肝阳，疏痰导气。主治：痰结气滞型甲状腺功能亢进症。（《内科辨病专方治疗学》）

平瘿复方治甲亢

◎ 玄参9克，白芍9克，丹皮9克，生地9克，当归9克，茯苓9克，山茱萸6克，生龙骨、牡蛎各30克，夏枯草12克，浙贝母9克，瓦楞子15克，青皮9克，陈皮9克，三棱9克，莪术9克。用法：水煎服。功效：育阴潜阳，养心益肾，疏肝醒脾，化痰清瘿。主治阴虚阳亢型甲状腺功能亢进症。

加减：气虚者去行气药，加党参、黄芪、白术；突眼明显者加青葙子、菊花、车前子；消渴证重者加花粉、知母、石膏、葛根，重用生地、山药；心悸失眠较重者加夜交藤、生赭石、炒枣仁、珍珠母；甲状腺肿大兼有肝功能障碍者加郁金、丹参、鳖甲；有黄疸者加茵陈、泽泻、栀子、猪苓；脾虚溏泄者减补阴药，加白术、党参、山药、泽泻；咽喉肿痛、午后热重者加百合、金银花、玉竹，重用生地鳖、玄参；心气不足、气短水肿者去破气药，加党参、黄芪、合欢皮、白术、神曲、白茅根、车前子；肢萎无力者加黄芪、党参、白术、茵陈。

按：此为吉林省长春市人民医院袁文学医师经验方。本方对甲状腺功能亢进症症状改善较快，大部分病例在服药后的3~6天症状逐渐减轻或消失。中药复方对甲状腺肿及突眼均有较显著的效果，经长期观察中医中药治疗甲状腺功能亢进症的疗效较西药优越。

柴胡龙牡汤治甲亢

◎ 柴胡 10 克，黄芩 15 克，法半夏 15 克，龙骨 30 克，牡蛎 30 克，生石膏 30 克，生铁落 15 克，葛根 20 克，钩藤 15 克，僵蚕 10 克，朱砂 3 克，甘草 5 克。加减：大便干结加大黄 6 克。用法：水煎服。功效：清气火，以救阴。主治：甲状腺功能亢进症。

按： 此为湖南省宁乡县中医院喻继先主治医师经验方。本方用柴胡疏肝胆之气滞；黄芩清肝胆之郁热；龙骨、牡蛎镇肝胆之火逆，兼以敛收心液；生石膏清肺胃之气热；铁落镇肝降气；朱砂镇心安神；钩藤、僵蚕平肝散风；甘草和中缓急。全方辛凉咸寒并用，轻等重降，敛息结合，治疗效果较好。

甲亢丸治甲亢

◎ 橘红 100 克，清半夏 150 克，云茯苓 150 克，海藻 150 克，昆布 150 克，夏枯草 200 克，煅牡蛎 150 克，大贝 150 克，三棱 100 克，黄药子 50 克，甘草 50 克，琥珀 10 克，朱砂 10 克。用法：上药研为细末，炼蜜为丸，每丸重 15 克。每日服 2 次，每次 1 丸。功效：滋阴清热，化痰散结。主治甲状腺功能亢进症。

按： 此为山东中医学院附属医院张哲臣老中医经验方，本方临床疗效由黑龙江省伊春林业中心医院张淑芝整理。方中甘草与海藻、昆布同用，实则甘草及海藻、昆布，不可并用。张氏认为在治瘿瘤中并用，取其相反相成，有利无害，未发现不良反应。

知柏养胃汤治甲亢

◎ 炒知母 12 克，焦黄柏 12 克，牡丹皮 12 克，泽泻 12 克，石斛 12 克，玉竹 12 克，淮山药 15 克，茯苓 15 克，麦冬 15 克，海藻 15 克，昆布 15 克，生地黄 20 克，丹参 30 克，黄药子 30 克。用法：水煎服，每日 1 剂。此为云南省红十字会医院张永靖经验方。功效：滋肾养阴，生津清热，舒肝活血，化痰软坚。主治：肾阴虚胃热型甲状腺功能亢进症。

育阴散结汤治甲亢

◎ 北沙参 15 克，天冬 15 克，麦冬 15 克，生地 15 克，花粉 15 克，昆布 15 克，海藻 15 克，五味子 10 克，浙贝母 10 克。用法：水煎服，每日 1 剂。功效：养阴解郁，软坚散结。主治甲状腺功能亢进症。

加减： 颈部结瘿（甲状腺肿大）加海浮石15克，夏枯草15克；足趾震颤加生龙骨15克，生牡蛎15克；食欲亢进生地增到30克，加玄参15克；口渴心烦加乌梅15克，石斛15克；脾虚大便溏泄频去生地，加山药30克；气虚自汗加太子参30克，白芍15克；月经量少或阳痿加淫羊藿15克。

按：此为河南省中医研究所翟明义主任医师经验方。翟氏认为，治疗甲状腺功能亢进症的重点在肝郁气结和阴虚阳越两方面。因此，应首先采取养阴解郁、软坚散结。故用本方作为基本方剂，但还要根据个体的不同在辨证的基础上加减化裁，以取得更好疗效。

甲亢煎治甲亢

◎ 白芍 10 克，乌梅 10 克，木瓜 10 克，沙参 10 克，麦冬 10 克，石斛 10 克，扁豆 10 克，莲子肉 10 克，柴胡 6 克，桑叶 6 克，栀子 6 克，昆布 6~10 克。用法：水煎服。功效：清热养阴。主治：甲状腺功能亢进症。

按：此为天津医学院附属医院曲竹秋等经验方。先服汤剂，待病情稳定后，按上述处方配制蜜丸，每丸9克，每日服2丸，以稳固疗效，避免复发。眼胀眼球凸起显著者加白蒺藜、草决明、茺蔚子；甲状腺肿大者加山慈菇、生牡蛎；心率增加明显者加炒枣仁、生龙齿。

甲亢重方治甲亢

◎ 黄芪 30~45 克，白芍 12 克，生地 15 克，香附 12 克，夏枯草 30 克，首乌 20 克。加减：脾虚去生地加淮山药、白术、建曲；心火旺加黄连；肝火旺加龙胆草。用法：水煎服，每日 1 剂。功效：益气养阴。主治：甲状腺功能亢进症。

按：此为上海中医学院附属曙光医院夏少农教授经验方。夏氏曾对部分患者进行去黄芪的对比治疗，结果表明在益气养阴药中，重用黄芪治疗甲状腺功能亢进症确有独特的优越性，它不仅能显著改善临床症状，而且对降低血清T_3、T_4的含量，改善亢进的甲状腺功能均具有明显效果。治疗前后活性玫瑰花环形成试验的改变，再次证明黄芪具有改善机体免疫功能的作用。降低血清T_3、T_4可能是通过调整机体自身免疫功能而实现的，值得进一步研究。

复方甲亢膏治甲亢

◎ 黄芪 15 克，党参 15 克，麦冬 15 克，白芍 15 克，夏枯草 15 克，生地 30 克，丹参 30 克，生牡蛎 30 克，苏子 10 克，五味子 10 克，制香附 10 克，白芥子 6 克。用法：制成膏剂。每次 1 匙，每日 3 次。3 个月为 1 个疗程，可持续服用数个疗程。功效：益气养阴，理气活血，化痰散结。主治：甲状腺功能亢进症。

按：此为浙江医科大学附属第一医院余水谱等经验方。本方治疗后血象和肝功能无明显改变，疗效有客观指标，对轻中度甲状腺功能亢进症患者效果较好，对重度甲状腺功能亢进症患者与抗甲状腺药物并用可提高疗效，也可作为抗甲状腺药物治疗缓解后的巩固治疗，以防复发。药物制成膏剂，服用亦较方便。

甲亢平治甲亢

◎ 太子参30克，麦冬10克，玄参10克，生地15克，川石斛12克，浙贝母12克，夏枯草12克，生牡蛎30克，生蛤壳15克。用法：水煎服，每日1剂。功效：益气养阴，清热散结。主治：甲状腺功能亢进症。

加减：肝郁不达加生麦芽、漏芦；中焦湿热不化，胃火炽盛加生石膏、荷叶；脾胃虚加淮山药、白扁豆；肥肿加丹参、山慈菇；眼突加石菖蒲；汗多加浮小麦；心悸甚加朱砂。

按：本方为浙江省富阳县人民医院沈玉明先生经验方。据其观察，用本方治疗甲状腺功能亢进症40例，治愈（临床症状、体征消失，甲状腺功能检查恢复正常）24例，显效（临床症状、体征基本消失，甲状腺功能检查接近正常）9例，有效（临床症状、体征部分消失或减轻，甲状腺功能检查好转）7例。治疗时间最短38天，最长6个月，平均67天。随访1年疗效稳定。

桂甘龙牡汤治甲亢

◎ 桂枝10克，甘草10克，龙骨20克，牡蛎20克。用法：水煎服，每日1剂，分2次服。功效：滋养阴血，宁心柔肝。主治：甲状腺功能亢进，属心肝阴虚型。症见瘿肿质软，心悸不安，心烦不寐，多汗，指颤，头晕目眩。（《实用中医药杂志》1996年第3期）

疏肝理气汤（粥）治甲亢

◎ 柴胡9克，佛手9克，郁金15克，海藻15克。用法：上药加水1000毫升，武火煎沸后，改用文火煎药30分钟，滤出药液，入粳米煮粥食。每日1剂。功效：理气解郁，化痰消瘿。主治：甲状腺功能亢进属气郁痰阻型，瘿肿质软不痛，喉间如堵，急躁易怒，胸闷胁痛，手指微颤，病情波动与情绪有关。（《中华民间秘方大全》）

茅枯枳草散治甲亢

◎ 白茅根100克，夏枯草100克，枳壳10克，甘草20克。用法：上药共研细末，过100目筛，装瓶备用。每日3次，每次1.5~3克，温开水送服。7日为1个疗程。功效：清肝泻胃，生津。主治：甲状腺功能亢进属肝火犯胃型。瘿肿中度肿大，质软光滑，烦渴多饮，多汗，眼突指颤，面部烘热，多食善饥，消瘦便秘。（《当代医家中医外科经方荟萃》）

经验方药治甲亢突眼症

验方1　抗突眼汤

◎ 决明子 30 克，夏枯草 10 克，龙胆草 10 克，栀子 10 克，青葙子 10 克，密蒙花 24 克，谷精草 30 克，大黄 5~10 克，枸杞子 15 克，山茱萸 10 克，石斛 10 克，赤芍 10 克，丹参 15 克，浙贝母 10 克，半夏 10 克，甘草 6 克。功效：清肝明目，滋肾养肝，涤痰散结，活血通络。主治：甲状腺功能亢进症突眼症。(《甲状腺病千家妙方》

验方2　穿山龙浸膏

◎ 穿山龙浸膏（每 1 毫升含生药 0.5 克）。用法：口服，每次 10~20 毫升，每日 3 次。据《中药大辞典》载：治疗甲状腺功能亢进症 5 例，连服 2~3 个月后，突眼症状可消失，余症也均好转。

验方3　平突汤

◎ 夏枯草 20 克，生牡蛎 30 克，丹参、白芍各 15 克，刺蒺藜、决明子各 12 克，白菊花、浙贝母各 10 克，生甘草 5 克（并随证加减）。用法：水煎服，每日 1 剂，连服 6~8 周。然后改服散剂，即上药研末，每次 20 克，每日 2 次，2 个月为 1 个疗程。经临床观察，治疗后全部患者突眼度及超声球后间隙检查均较治疗前缩小。(《甲状腺病千家妙方》

食疗便方辅治甲亢

验方1　青柿膏

◎ 未成熟的青柿子 1000 克，蜂蜜适量。用法：将青柿子洗净，切碎捣烂，用干净的纱布绞汁放在锅中，先用大火烧沸，再用文火煎熬至稠黏状，加入蜂蜜后煎至浓稠状；待温热后装瓶备用。每日 2 次，每次 1 汤匙，以沸水冲服，连服 10~15 天。以清热泻火为主，用于甲状腺功能亢进症烦躁不安、性急易怒、面部烘热者。

验方2　五元全鸡

◎ 母鸡（约 750 克）1 只，桂圆肉、荔枝肉、黑枣、莲子肉、枸杞子各 15 克，冰糖 30 克，盐、胡椒粉各适量。制法：将鸡宰杀去毛及内脏，与桂圆肉、荔枝肉、黑枣、莲子肉同入砂锅内，加入冰糖、盐和清水，上笼蒸 2 小时，再放入洗净的枸杞子蒸 5 分钟取出，撒上胡椒粉即成。用法：1 日内分两餐服，隔日 1 次。功效：益精补血，养阴益肾。适用于精血亏虚引起的甲状腺功能亢进。

验方3　枸菊竹笋汤

◎ 竹笋 300 克，枸杞子 10 克，菊花 6 克，调料适量。制法：将竹笋切成菱状，置油锅内烘成金黄色，捞出沥去油，再与枸杞子、菊花同放空锅内，加入清汤、料酒、酱油、白糖、味精，先武火后文火，烤至卤汁干，即可食用。用法：每日 2 次分服。功效：滋阴降火，化痰软坚。适用于阴虚内热型的甲状腺功能亢进症。

验方4　龙眼麦味粥

◎ 麦冬 16 克，五味子 10 克，酸枣仁 12 克，莲子 20 克，龙眼肉 5 克，粳米 200 克。制法：先将五味子、酸枣仁捣碎，与麦冬同煮，去渣取汁；莲子去心，煮至烂熟；将龙眼肉、粳米洗净，加水煮成粥，将煮熟时，兑入酸枣仁、麦冬煎液，放入莲子，再煮 10 分钟即可。用法：食粥，每日分 2 次服。功效：滋补肝阴，益养心血。适用于心血不足肝阴虚损之甲状腺功能亢进症。

验方5　清炖甲鱼汤

◎ 甲鱼（500~750 克）1 只，枸杞子 20 克，女贞子 10 克，知母 6 克，调味品适量。制法：将枸杞子、女贞子、知母加水煎汤，滤液，投入洗切后的甲鱼，放调料炖熟后食用。用法：1 日分 2 次服，隔日 1 次，连服 5~7 日。功效：养阴清火。适用于弥散性甲状腺肿大伴甲状腺功能亢进症。

验方6　夏枯草鲫鱼汤

◎ 夏枯草 30 克，鲫鱼（约 250 克）1 条，豆腐 1 块，油、盐、葱、味精各适量。制法：夏枯草煎汤去汁，将鲫鱼、豆腐及调料加入炖汤服用。用法：每日 1 剂，连服 7~10 天。功效：清热化痰，软坚消肿。适用于单纯性甲状腺肿大伴甲状腺功能亢进症。

验方7　沙参玉竹叶瘦肉汤

◎ 北沙参 15 克，玉竹 15 克，百合 15 克，瘦肉适量，蜜枣 2 个。用法：同煮 1 小时成汤，调盐饮用。适用于甲状腺功能亢进症后期出现口干、神疲乏力等症状。

验方8　西洋参瘦肉汤

◎ 西洋参 10 克，瘦肉适量，蜜枣 1 个。用法：文火炖 1.5 小时成汤，调盐饮用。适用于甲状腺功能亢进症后期出现口干、神疲乏力等症状。

专家 zhuan jia 温馨提示

甲亢患者家庭护理要注意5点：①按医嘱服药，不可随意停药或改变药物剂量。②在高代谢状态未控制前，进高热量、高蛋白、高维生素饮食，保证足够的饮料。但忌用浓茶、咖啡等；不要大量吃海带等海产品或含碘药物如胺碘酮等。③合理安排工作、学习与生活，避免过度紧张。在疾病初始阶段应休息，以利控制病情，当症状控制后，应参与一些有益的活动、工作，以调节生活乐趣。④甲亢患者宜激动、烦躁，不良环境或语言刺激可使症状加重，因此，家人应同情安慰、理解关心。⑤定期门诊随访，及时了解病情变化。

第 1 章 内科疑难病秘验精方

甲状腺功能减退症（甲减）

单方 · 秘方 · 经验方 · 食疗方 · 外用方

甲状腺功能减退症（简称甲减），是由多种原因引起甲状腺激素合成或分泌不足，导致机体代谢活动下降而表现的一组临床症候群。以面色苍白或萎黄，神疲，嗜卧，表情淡漠，水肿，畏冷，纳差腹胀及便秘等症，且基础代谢率减低为主要临床特征。根据起病年龄分为三型：功能减退始于胎儿期或出生不久的新生儿者，称呆小病（克汀病）；功能减退始于发育前儿童期者，称幼年型甲状腺功能减退症；功能减退期始于成年期者，称成年期型甲状腺功能减退症，多见于中年女性。本病严重者，可发生黏液性水肿性昏迷，预后不良。甲状腺功能减退症属中医的"五迟""虚劳""浮肿"等范畴。

婴幼儿发育迟缓，厌食腹胀、便秘、嗜睡、皮肤干燥、粗糙，体征可有心动过缓、血压偏低等。中年女性如见畏寒、乏力、嗜睡、反应迟钝、贫血、毛发脱落、食欲缺乏而体重增加者，即应当疑为本病。基础代谢率降低、血胆固醇增高、甲状腺吸碘率明显降低是重要诊断依据。

甲状腺功能减退症西医治疗方法主要是甲状腺素替代疗法。运用中医辨证施治，采用中药治疗甲状腺功能减退症具有肯定疗效，但中西医联合用药优于单纯中药治疗。对于重度甲状腺功能减退症患者，出现危象时，必须中西医结合治疗全力抢救。

济生肾气汤合四君子汤加减方治甲减

◎ 炮附子 9 克，肉桂（后下）6 克，干姜 6 克，熟地 12 克，淫羊藿 12 克，菟丝子 12 克，党参 15 克，茯苓 12 克，白术 12 克，砂仁 6 克，甘草 6 克。用法：水煎服，每日 1 剂。功效：温肾助阳，健脾益气。用于脾肾阳虚型甲状腺功能减退症。症见面色㿠白，面部臃肿，神情淡漠，神疲嗜睡，畏寒肢冷，皮肤粗糙，纳呆腹胀，腰脊酸痛，男子阳痿，女子闭经。舌淡胖，苔白腻，脉沉细而缓。

按：方中附子、肉桂、干姜通阳散寒；党参、茯苓、白术、甘草益气健脾；熟地滋阴补肾，补血调经；砂仁行气宽中，健胃消食；淫羊藿、菟丝子温肾壮阳，补益肝肾；泽泻渗湿利尿。诸药合参，最宜于脾肾阳虚型甲状腺功能减退症的治疗。

八珍汤加味方治甲减

◎ 当归 9 克，川芎 9 克，白芍 12 克，熟地 12 克，党参 15 克，白术 9 克，茯苓 15 克，炙甘草 3 克，黄芪 30 克，肉桂（后下）3 克，大枣 3 枚。用法：水煎服，每日 1 剂。功效：益气养血。适用于气血两虚型甲状腺功能减退症。症见面色萎黄，神疲乏力，少气懒言，反应迟钝，纳呆便溏，畏寒怕冷，四肢不温，月经量少或闭经。舌淡或胖，苔薄，脉细弱。

加减：贫血严重者，加人参6克，阿胶9克，首乌15克，以加强益气养血；腹胀便秘者，加槟榔9克，枳壳9克，以理气通便；伴水肿者，加猪苓15克，泽泻15克，以淡渗利水消肿。

按：八珍汤源出《正体类要》，本方原书用治于失血过多，以致气皆虚诸证。临床应用表明，辨证加减治疗甲状腺功能减退症属气血两虚者有良效。

右归饮加味方治甲减

◎ 山茱萸12克，鹿角胶（烊冲）10克，枸杞子12克，酸枣仁18克，菊花12克，柴胡9克，熟地12克，山药18克，白芍12克，菟丝子12克，炙甘草6克。用法：水煎服，每日1剂。功效：温肾益气，滋阴平肝。适用于肝肾阴虚型甲状腺功能减退症。症状表现除有脾肾阳虚见证外，尚有五心烦热，口舌干燥，视物模糊，失眠多梦，月经量少。舌质红，少津，苔薄黄，脉细数。

按：本方源出《景岳全书》，此为加减化裁方。临床应用表明，治肝肾阴虚型甲状腺功能减退症颇有收效。

助阳温肾益气汤治甲减

◎ 党参10~30克，炙黄芪15~30克，仙茅9克，仙灵脾9~15克，菟丝子9~12克，熟地9~12克。加减：阳虚甚加熟附块6~9克，肉桂6~9克，桂枝6~9克；水肿明显加茯苓15~30克，泽泻15~30克。用法：每日1剂，水煎服，连服2~4个月。此为上海市内分泌研究所邝安堃教授经验方。功效：温肾助阳，健脾益气。用于脾肾阳虚型甲状腺功能减退症。

桂枝甘草饮治甲减

◎ 桂枝10克，炙甘草20克。用法：水煎服，每日1剂，分2次服。功效：温肾壮阳，健脾益气。主治：甲状腺功能减退症属脾肾阳虚型。症见神疲乏力，反应迟钝，畏寒肢冷，腰膝酸痛，纳呆、腹胀、便溏，表情淡漠呆板，性欲减退。(《中西医结合治疗难治内分泌免疫性疾病的良方妙法》)

芪桂苓蓉煎治甲减

◎ 黄芪30克，桂枝10克，茯苓10克，肉苁蓉10克。用法：水煎服，每日1剂，分2次服。功效：温肾壮阳，健脾益气。主治：甲状腺功能减退症属脾肾阳虚型。症见神疲乏力，反应迟钝，畏寒肢冷，腰膝酸痛，纳呆、腹胀、便溏，表情淡漠呆板，性欲减退。(《中西医结合治疗难治内分泌免疫性疾病的良方妙法》)

肉蓉生精汤治甲减

◎ 肉桂 6 克，菟丝子 10 克，肉苁蓉 10 克，生地 20 克，黄精 20 克。用法：水煎服，每日 1 剂，分 2 次服。功效：温肾壮阳，健脾益气。主治：甲状腺功能减退症属脾肾阳虚型。症见神疲乏力，反应迟钝，畏寒肢冷，腰膝酸痛，纳呆、腹胀、便溏，表情淡漠呆板，性欲减退。（《中医药研究》1999 年增刊）

二草人参汤治甲减

◎ 甘草 30 克，金钱草 30 克，人参（另炖）8 克。用法：水煎服，每日 1 剂，分 2 次服。功效：温肾壮阳，健脾益气。主治：甲状腺功能减退症属脾肾阳虚型。症见神疲乏力，反应迟钝，畏寒肢冷，腰膝酸痛，纳呆、腹胀、便溏，表情淡漠呆板，性欲减退。（《中西医结合治疗难治内分泌免疫性疾病的良方妙法》）

经验方治甲减

◎ 柴胡 6~10 克，白芍 15 克，党参 15 克，白术 10 克，茯苓 15 克，甘草 3 克。用法：水煎服，每日 1 剂。加减：口苦、失眠、烦躁加牡丹皮、龙胆草、茵陈、栀子；腹胀加陈皮、砂仁；水肿加车前子、泽泻；便秘加瓜蒌仁、火麻仁；口干加生地。主治：甲状腺功能减退。（《中西药治疗现代难治疾病集成》）

甘草人参汤治甲减

◎ 生甘草 10 克，人参 8 克。用法：上药加水 500 毫升，文火煎至 150 毫升，早、晚各 2 次温服，30 日后改为隔日 1 剂，人参每剂改为 6 克，3 个月为 1 个疗程。功效：振奋阳气，救逆固脱。主治：甲状腺功能减退属阳气欲脱型。症见体温骤降，神昏肢冷，面色灰白，精神萎顿，呼吸低微，肌肉弛张无力。（《临床医学》1989 年第 4 期）

二仙参芪汤治甲减

◎ 仙茅 15 克，淫羊藿 20 克，党参 20 克，黄芪 50 克，茯苓 20 克，泽泻 20 克，白术 20 克，苍术 20 克，生地 15 克，川芎 15 克，桂枝 15 克，炙甘草 10 克，木香 10 克，厚朴 10 克。用法：水煎服，每日 1 剂。另：配合少量甲状腺激素治疗。

按：此方为吉林省中医药科学院李贵满先生经验方。甲状腺功能减退症的发生，是由先天禀赋不足、后天失养、久病致虚、药物影响、放射线损伤或甲状腺手术失当等引起，以致精气内夺，阳气大伤。病初，多为脾肾气虚，继则由脾及肾引起肾阳不足、命门火衰，不能温煦于五脏，尤其是心脾；致心阳不振，帅血无力，日久必有瘀血内阻；脾虚，则健运失职，水湿内停，并蓄于五脏六腑、四肢百骸，泛于肌肤，甚则阳损及阴。其发病关键在于脾肾阳虚、命门火衰。方中仙茅、淫羊藿、黄芪能补肾壮阳，温煦五脏，化湿行瘀，为主药；党参、茯苓、泽泻、白术、苍术能益气健脾，升阳除湿辅君药，为臣药；桂枝、炙甘草、生地黄、川芎能温振心阳，祛瘀通络，且生地黄兼有养血滋阴，以取“阴中求阳”之意，为佐药；木香、厚朴能理气以除脾土之壅郁，为使药。诸药伍用，温阳益气，化瘀利湿，通畅血脉以治其本，配合甲状腺激素以治其标，则标本兼治，相得益彰。

徐氏甲状腺功能减退症方治甲减

◎ 煅牡蛎30克，党参12克，炒白术12克，怀牛膝12克，生白芍12克，宣木瓜12克，茯苓皮12克，郁金12克，全当归9克，杜红花6克，炙甘草3克。用法：水煎服，每日1剂。加减：疲乏、下肢疲软、面略肿去怀牛膝，加仙灵脾12克，红参1.5克，黄芪12克，党参改15克，茯苓皮改15克，煅牡蛎改60克。此方为上海中医学院徐辉光教授经验方。功效：益气健脾，利水消肿。主治甲状腺切除术后引起甲状腺功能减退症。

曾氏温阳方治甲减

◎ 党参20克，黄芪30克，桂枝5克，制附片10克，茯苓20克，泽泻20克，仙茅15克，仙灵脾15克，补骨脂10克，甘草5克。用法：水煎服，每日1剂。加减：畏寒、肢冷、水肿减轻可加麦冬12克，玉竹12克，五味子5克。此方为江苏省盐城市中医院曾学文先生经验方。功效：益气温阳，健脾补肾。主治甲状腺功能减退症。曾氏认为甲状腺功能减退症属脾肾二虚，本“虚则补之”之旨，治之有效。

简便验方治甲减

验方1　黄芪四味煎

◎ 黄芪30克，党参18克，白术24克，茯苓30克。用法：每日1剂，水煎服。适用于甲状腺功能减退症患者属气虚者。

验方2　淫羊藿复方

◎ 淫羊藿12克，当归9克，桂枝9克，大腹皮9克。用法：每日1剂，水煎服。适用于甲状腺功能减退症患者长期水肿者。

食疗便方辅治甲减

验方1　黄芪首乌黑鱼汤

◎ 黄芪 50 克，首乌 15 克。用法：煎汤去药渣与黑鱼 1 条加酒、盐、姜等调料煮汤常食。用于甲状腺功能减退症患者水肿、贫血者。

验方2　山药煲狗肉

◎ 狗肉 500 克，山药 250 克。用法：加茴香、桂皮、姜、盐、酒各适量，砂锅煲至酥烂食用。用于甲状腺功能减退症患者腰酸肢冷、脉沉迟者。

验方3　生脉龙眼粥

◎ 龙眼肉 50 克，人参、五味子各 6 克，麦冬 10 克，粳米 100 克。共加水适量熬粥。每日分早晚 2 次服，1 个月为 1 个疗程。功效：温补心肾，强心复脉。主治心肾阳虚型甲减。症见形寒肢冷，心悸怔忡，面白虚浮，动作懒散，头晕目眩，耳鸣失聪，肢软无力，嗜睡息短，或有胸闷胸痛，脉沉迟缓微弱，或见结代，舌淡色暗，苔薄白。

专家 zhuan jia 温馨提示

地方性缺碘以及手术、放疗或服用药物不当，易引起本病，应注意预防。本病发展是由轻至重的渐进过程，现代医学以替代疗法治疗，但部分患者不能耐受，尤其是老年伴心脏病的患者，故应采用中西医结合或单纯中医药治疗的方法。轻症患者，不宜用大剂温燥补阳之品。黏液性水肿性昏迷是本病最危重的阶段，病死率高，必须以西药为主抢救。

绝大多数甲状腺功能减退症患者需终身服药，切忌症状好转后即自行停药，否则症状会重新出现。治疗期间要定期测定血液中的甲状腺素水平，以便医生及时调整和确定最适合该患者的用药剂量。患者日常应避免劳累过度，宜调畅情志，增进营养，慎食油腻寒凉之品，预防感冒及创伤感染。

颈淋巴结结核（瘰疬）

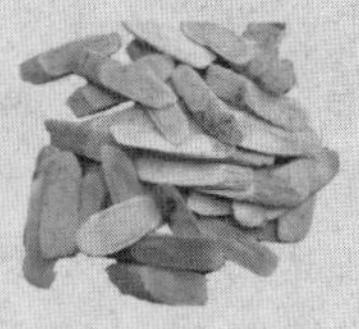

单方 · 秘方 · 经验方 · 食疗方 · 外用方

颈淋巴结结核是感染结核杆菌，好发于颈部淋巴结的慢性感染性疾病。多见于儿童和青年人。呈多颗淋巴结大、散在性、可推动，随疾病发展可融合成团块、固定、不能推动，最后干酪样坏死，形成寒性脓肿，破溃后形成慢性窦道，经久不愈。

本病属中医“瘰疬”的范畴。因其结核累累如贯珠之状，故名瘰疬。《薛氏医案·瘰疬》云：“其候多生于耳前后颈腋间，结聚成核，初觉憎寒发热，咽项强痛。”《河间六书·瘰疬》云：“夫瘰疬者，经所谓结核是也。或在耳前后，连及颈颌，下连缺盆，皆为瘰疬。”其特点是多见于体弱儿童或青年，好发于颈部及耳后，起病缓慢。初起时结核如豆，皮色不变，不觉疼痛，以后逐渐增大，并可串生，溃后脓液清稀，夹有败絮样物质，往往此愈彼溃，形成窦道。

本病的治疗当辨别虚实。早期结核累累属气滞痰凝证，治宜疏肝化痰，方用逍遥散合二陈汤加减；阴虚火旺证，治宜滋阴降火，方用六味地黄汤合清骨散加减；气血两虚证，治宜益气养血，方用香贝养荣汤加减。多配合运用外治疗法和抗结核治疗。

程氏消瘰丸治颈淋巴结结核

◎ 玄参（蒸）、牡蛎（煅，醋研）、浙贝母（去心，蒸）各 120 克。制法：共为末，炼蜜为丸，如梧桐子大。用法：每服 9 克，每日 2 次，开水送服。功效：清热滋阴，化痰散结。治肝肾阴亏所致的瘰疬。（清·程钟龄《医学心悟》）

按：本方所治瘰疬，是由肝肾阴亏，肝火郁结，灼津为痰而成。方中玄参清热滋阴，凉血散结；牡蛎软坚散结；贝母清热化痰。三药合用，可使阴复热除，痰化结散，使瘰疬自消。亦可用于痰核，瘿瘤属痰火结聚者。临床当以颈项结核，累累如珠，按之不痛，舌红苔黄，或兼潮、热盗汗为用方依据。

张氏消瘰丸治颈淋巴结结核

◎ 牡蛎（煅）300 克，生黄芪 120 克，三棱 60 克，莪术 60 克，朱血竭 30 克，生明乳香 30 克，生明没药 30 克，龙胆草 60 克，玄参 90 克，浙贝母 60 克。制法：上药 10 味，共为细末，蜜丸，梧桐子大。用法：每服 9 克，用海带 15 克，洗净切丝，煎汤送下，日再服。功效：化痰软坚，健脾清肝，通气活血。治肝胆郁火与痰涎凝结而成之瘰疬。（清·张锡纯《医学衷中参西录》）

按： 此方重用牡蛎、海带以消痰软坚，为治瘰疬之主药。恐脾胃弱者，久服有碍，故用黄芪、三棱、莪术以开胃健脾，使脾胃强壮，自能运化药力，以达病所。且此证之根在于肝胆，而三棱、莪术善理肝胆之郁。此证之成，坚如铁石，三棱、莪术善开至坚之结。又佐以血竭、乳香、没药，以通气活血，使气血毫无滞碍，瘰疬自易消散也。而犹恐少阳之火炽盛，加胆草直入肝胆以泻之，玄参、贝母清肃肺金以镇之。

消瘰散结丸治颈淋巴结结核

◎ 夏枯草 30 克，玄参 20 克，当归 20 克，牡丹皮 10 克，红花 10 克，金银花 15 克，黄芪 15 克，昆布 30 克，海藻 30 克，牡蛎 20 克，紫花地丁 20 克。用法：上药共为细面，炼蜜为丸，每丸重 9 克。早、晚各服 1 丸，白开水送服。功效：软坚散结，解毒化瘀。主治：瘰疬（淋巴结结核）。适用于瘰疬初起或日久未溃破者。一般一料即愈。必要时可取活体组织检查，以明确诊断。服药期间忌食辛辣、鱼腥等物。加减：若瘰疬已经溃破，则可用本方再加桔梗、连翘、百部各 10 克，以增解毒祛痰排脓之效。(《中药方剂大全》)

舒解软坚丸治颈淋巴结结核

◎ 夏枯草 15 克，知母 10 克，黄芩 12 克，连翘 15 克，木香 10 克，陈皮 10 克，白芍 15 克，黄柏 10 克，柴胡 10 克，桔梗 15 克，三棱 10 克，莪术 10 克，葛根 6 克，香附 15 克，升麻 10 克，炒山甲（代）20 克，乳香 9 克，黄连 6 克，龙胆草 10 克，当归 15 克，红花 10 克，防风 10 克，海藻 12 克，昆布 12 克，煅石决明 15 克，天花粉 12 克，玄参 15 克，牡蛎 12 克，麝香 3 克，没药 9 克。用法：上药研成细面，水泛为丸。早、晚各服 10 克。本方系北京老中医房芝萱祖传秘方，临床应用确有良效，不但适用于瘰疬未成脓者，也可用于结核、流注、瘿瘤等疾病。(《北京市老中医经验选编》)

猫骨丸治颈淋巴结结核

◎ 猫骨头 1 个，活蝙蝠（剖腹）1 个，朱砂 10 克，天南星、白矾各 30 克。制法：将猫骨头烘干醋煅，再将朱砂装蝙蝠腹内炙焦，天南星、白矾各药为末，以黄蜡熔化调和诸药为小丸如小豆粒大。用法：每晚睡前以大米汤送服 30 粒。主治：淋巴结结核。注意：治疗期间忌食生冷、黏滑、油腻辛辣之物。(《黑龙江中医药》1984 年第 1 期)

天葵丸专治瘰疬

◎ 紫背天葵 45 克，海藻、海带、昆布、浙贝母、桔梗各 30 克，海螵蛸 15 克。用法：共为细末，酒糊为丸，如梧桐子大。每服 70 丸，食后温酒下。清代医家赵学敏称：黄宾江传天葵丸，专治瘰疬。(《本草纲目拾遗》卷四)

赵氏瘰疬散治颈淋巴结结核

◎ 白头翁 50 克，猫爪草 24 克，白花蛇舌草 30 克，夏枯草 24 克，蜂房 30 克，元参 30 克，黄精 24 克，白附子 12 克，川贝母 15 克，全蝎 15 克，蜈蚣 4 条，地龙 20 克，鳖甲 50 克，昆布 50 克，海藻 50 克，没药 20 克，元胡 30 克，三七 20 克。功效：清热解毒，化痰散结，活血化瘀，益气养阴。主治：瘰疬（淋巴结结核）。兼治女性乳痈（乳腺炎）、乳癖（乳腺增生病）。

用法：①内服药：将诸药用粉碎机加工成细末，装袋备用。每次服 6~8 克，每日 2~3 次，最好用白头翁汤作引药送下（白头翁 100~120 克，陈皮 12 克，连煎两次，共取汁 400~600 毫升，分 2~3 次作引药），或用温开水冲服。饭前饭后服药均可，忌食生冷、辛辣、鱼腥等食品。1 个月为 1 个疗程。②吃药蛋：取药粉 1~2 克，装入 1 个鸡蛋内，搅匀后蒸熟食之，每日早、晚各 1 个，1 个月为 1 个疗程。③喝药酒：取药粉 500 克，装入纱布袋内，投入 2 千克川酒内，一起装入耐高温密封玻璃瓶或瓷坛内，浸泡 8 小时，然后入锅隔水炖沸 1 小时，取出放在阴凉处存放 15~20 天即成。每次服 15~30 毫升，每日 2~3 次，饭后 1 小时饮用。④外敷药膏：取药粉 50~100 克，用香油、川酒或陈醋（任选其一，患部溃烂后，只能用香油）调成软膏，装瓶备用。每次取少许敷于患部与脐部，纱布固定，8~12 小时换 1 次。

以上 4 法，除必须内服药外，其余 3 法不一定同时都用，应根据病症和临床治疗需要酌情而定。

加减：热毒盛加金银花20克，蒲公英20克，鱼腥草30克；肺肾阴亏严重，加龟甲30克，枸杞子30克，沙参24克；血瘀气滞、痰凝不化、结核坚硬，加三棱30克，莪术30克，枳壳24克，猪苓20克，白芥子15克；肿块溃烂、疮口不愈、疼痛不止，加生大黄20克，生地榆50克，血竭12克，郁金30克，乳香15克。以上各种情况仍按内服药加工及服用，同时还应用香油调制化腐生肌散软膏外敷患部，每日1~2次。（《中国中医药报》第1619期，赵秉理经验方）

神效三妙散治瘰疬

◎ 夏枯草、金银花、蒲公英各 15 克。用法：水酒各半煎服。清代医家赵学敏称：三妙散，治结核瘰疬遍满脖项。此方虽平易，神效异常，屡试屡验。（《串雅内编》卷二）

内消散治瘰疬

◎ 天花粉、苦参各 15 克，皂角刺 49 个，土茯苓 150 克。用法：共煎汤当茶饮。忌牛肉。清初医家钱峻称：内消散，治病核不拘近久，已破未破，屡试屡验，奇异方也。（《经验丹方汇编》）

四虎散治颈淋巴结结核

◎ 全蝎、地龙、土鳖虫、蜈蚣各等份。用法：上药共研细末调匀，装胶囊内，每次服 1 克，每

日3次。主治：瘰疬、阴疽、脱疽。(《中医外科学》)

夏枯草汤治颈淋巴结结核

◎ 夏枯草、金银花、蒲公英各18克，浙贝母9克。用法：水、酒各半煎，内服，每日1剂。适用于颈淋巴结结核，瘰疬未溃者。(《中国中医药报》第3344期，宋丽华荐方)

消瘰膏消瘰疬肿块

◎ 生半夏30克，生山甲（代）9克，生甘遂3克，生马钱子（剪碎）12克，皂角刺9克，朱血竭6克。用法：上药，前5味用香油煎枯，去渣，加黄丹收膏，火候到时，将血竭研细掺膏中熔化，和匀，随疮大小摊药做膏。临用时每药一贴加麝香少许。清代名医张锡纯谓："友人之女年5岁，项间起瘰疬数个，年幼不能服药，为制此药，贴之痊愈。"(《医学衷中参西录》)

消核散治颈生痰核

◎ 肉桂90克，山柰15克，公丁香15克，细辛15克，姜黄15克，生半夏15克，制乳香15克。用法：共研细末，贮瓶密封。临用撒布消散膏上敷贴局部。著名老中医凌云鹏先生介绍："消核散的应用，我家已历三世，以其活血通瘀，消核除积的疗效确实，诚属价廉效高之方。"(《临诊一得录》)

秘方一嗅灵治颈淋巴结结核

◎ 麝香2克，煅珍珠1粒，鸡爪皮（烘干）5个，蜈蚣3条，轻粉1.5克，壁虎0.5条，大枣3枚。制法：上药共为细末，以大枣研泥调匀，装瓶石蜡密封瓶口备用。用法：用时取上药量的1/2，用鼻嗅1~3小时。适应证：瘰疬。注意：用药7日内禁食盐、碱、油；1个月内禁房事；孕妇及肝功能不良者禁用。(《浙江中医杂志》1985年第6期)

夏枯草鸡蛋治颈淋巴结结核

◎ 夏枯草60克，柴胡6克，鲜鸡蛋（煮熟）14枚。用法：先以水5碗，煮草药成汁，去渣，再将熟鸡蛋去壳，放入药汁内同煮，以汁尽为度。每次吃1枚，每日服2次，饭后用温水送下，连服7日为1个疗程，治疗1~3个疗程。功效：软坚散结。主治：颈部淋巴结结核，无论男女、新久皆宜。(《中药方剂大全》)

消瘰枣治颈淋巴结结核

◎ 夏枯草250克，海藻250克，昆布250克，紫花地丁60克，大枣1500克。用法：将夏枯草、海藻、昆布、紫花地丁洗净加清水5000毫升，浸泡半小时后武火煎1小时，使药物浓缩至原水量的

1/3，用纱布过滤去药渣，再将药汤加入大枣，以文火慢煎，使药物全浸入大枣内，煎干为宜，取出红枣（药枣）妥善保存待服，此为1剂量。大枣需完好无溃者，煎时避免烧焦。服用制备的药枣，小儿每天吃药枣16个，成年人每天吃药枣26个，分早、晚2次服用，服完1剂为1个疗程，每个疗程间隔3天。治疗全程不用其他抗结核药物。功效：疏肝解郁健脾，化痰软坚散结。主治：颈淋巴结结核。（《新中医》1998年第8期）

按：该方治疗颈淋巴结结核以初期患者最好，中期次之，而对后期患者的治疗，效果欠佳。这是由于病程长、病情逐渐加重、耗伤气血阴津之故。如在原方的基础上辨证辅以益气养血滋阴之品，或配合抗痨药物的使用，可望提高疗效。

蜈蚣散治颈淋巴结结核

◎ 全蝎、蜈蚣、僵蚕、浙贝母各等量。用法：共为细末，每次用1~1.5克和鸡蛋1个搅拌均匀，用植物油（以香油为佳）或不用油煎，以勿焦为度服下，每日2次，20~30天为1个疗程。适应证：颈淋巴结结核（以未溃者为佳）。注意：服药期间忌烟、酒和一切辛辣刺激食物。（《广西中医药》1987年第5期）

灵验鸡蛋方治颈淋巴结结核

◎ 斑蝥（去头、足、翅）16只，炮穿山甲粉6克，白芷粉3克，鸡蛋4枚，猪肥肉100克。用法：先将鸡蛋各打开1小孔去蛋清留蛋黄；将穿山甲粉、白芷粉均分4等份，分别放入4只蛋内拌混，再于每只蛋内放入斑蝥4只；用蒲纸封口，放入碗内（封口向上），隔水蒸30分钟后取出，打破蛋壳，去斑蝥，用肥肉汤将蛋送服。3天服1次，服至肿大淋巴结消散后停药。小儿剂量酌减（如7−10岁儿童用半量）。注意：①孕妇忌服，体虚者慎用，心、肝、肾功能不全者不宜服用。②服药期间如出现小便不利或浑浊等症状时即停服，并用车前子、木通各15克煎服即可通利。（《江苏中医》1987年第2期）

结核散配鸡蛋治淋巴结结核

◎ 蜈蚣30条，全蝎100克，白芥子15克。用法：共为细末，分成30包，每包均分为2份，每份装入1个鸡蛋，搅匀，蒸熟后将药蛋共食之。如此药蛋，每日早、晚各食1个，30天为1个疗程。据刘露祥先生介绍：临床应用结核散配鸡蛋，30年来治愈淋巴结结核100余例，一般用药1个疗程，肿大淋巴结即消失。（《千家妙方》下册）

病案举例：张某，女，20岁，工人。右侧颈部起疙瘩3枚，1个如核桃，2个如杏核，已1年余，经县级专区医院均诊为淋巴结结核，用异烟肼、链霉素等药物治疗半年多，效果不著，并有发展。后改用结核散配鸡蛋食之，治疗1个月，肿大淋巴结消失。已随访10年，再未见复发。

专家
zhuan jia
温馨提示

本病多发于青少年，他们处在长身体的时期，需要营养物质也较高，要增加营养，忌食辛辣和生痰助火食物；坚持适当身体锻炼，增强体质；做好预防工作尤有必要，儿童要及时接种卡介苗，注意口腔卫生，早期治疗龋齿及切除有病变的扁桃体。避免与结核患者的接触。单或双侧发现有肿大淋巴结应及时治疗检查，一旦诊为结核性淋巴结炎，抗结核治疗应足够疗程，使淋巴结的病变控制在初期，不致演变为寒性脓肿或产生窦道及慢性溃疡。对初期的单个，活动淋巴结早期切除并做活体组织检查，做到早期诊断、早期治疗，坚持长期治疗，以防复发。

第 2 章 外科疑难病秘验精方

乳腺增生病

单方 · 秘方 · 经验方 · 食疗方 · 外用方

乳腺增生病是乳腺导管和小叶在结构上的退行性、增生性改变，情志内伤、冲任失调是其重要的致病因素。临床表现见乳房有肿块，疼痛以经前加重、经后减轻为主要特征，多见于30—50岁女性。汉代的《中藏经》、宋代窦汉卿的《疮疡经验全书》称其为“乳癖”，清代顾世澄《疡医大全》名为“乳痞”。本病最大的疑点是病因不清，难点是对本病的治疗尚无行之有效的方法。口服西药有不良反应，手术又不易被年轻女性所接受。传统中医药治疗乳腺增生病有独特疗效，内治以疏肝解郁、行气化痰、调理冲任为主要治法，临床常用小金片、逍遥丸和乳癖消片等治疗，但作用均较慢，患者应遵医嘱坚持治疗一段时间为宜。

乳康散治乳腺增生病

◎ 仙茅、巴戟天、淫羊藿叶、王不留行、柴胡、莪术各2份，浙贝母、川贝母、生牡蛎、玄参、丹参、北芪各4份。用法：共研为细末。每天50克，加水适量煎煮5分钟，顿服，经后5天开始服用，疗程3个月。据报道，用此方治疗乳腺增生病304例，有效率为86.2%。（《中医治验·偏方秘方大全》）

消癥汤治乳腺增生病

◎ 柴胡9克，夏枯草、橘核、橘叶、海藻、八月札、王不留行、炒麦芽各15克，露蜂房12克，穿山甲（代）10克，生甘草5克。用法：在月经来临之际加益母草15克。每天1剂，水煎，分2次口服。经临床验证，治疗乳腺增生110例，总有效率为96.4%。(《中医治验·偏方秘方大全》)

丹栀逍遥散合消瘰丸治乳腺增生病

◎ 香附15克，柴胡10克，白芍15克，当归（微炒）15克，茯苓10克，白术10克，玄参10克，牡蛎10克，牡丹皮15克，栀子10克，浙贝母10克，昆布10克，海藻10克，炙甘草5克。加减：胸闷胀痛者，加川楝子、延胡索；失眠多梦者，加五味子、夜交藤；多疑善虑者，加珍珠母、龙齿；血瘀重、肿块质韧难消者，加三棱、莪术；更年期女性或阴虚火旺者，加鳖甲、知母；疼痛重者，加乳香、没药；气滞症状明显者，加青皮、苏叶；肾虚兼冲任失调者，加知母、淫羊藿；气虚体弱者，加黄芪、党参。用法：每日1剂，水煎服。上述药渣可趁热装入纱布中，热敷于患处，以加强疗效。两组均以30日为1个疗程，一般治疗2~3个疗程即有显效。(《中医研究》2007年第3期)

二仙疏肝汤治乳腺增生病

◎ 柴胡9克，川楝子12克，制香附12克，茯苓12克，仙茅9克，淫羊藿（仙灵脾）10克，三棱10克，莪术12克，青皮、陈皮各10克。用法：水煎服，每日1剂，早、晚分服，经净后开始服用，月经期停服，连服3个月为1个疗程。诸药合用，共奏行气化痰散瘀、调摄冲任之功，使痰瘀得去，乳癖得消。(《中医药临床杂志》2004年第6期)

温肾补阳法治乳腺增生病

◎ 鹿角片10克，仙灵脾10克，仙茅10克，川断10克，柴胡10克，川楝子10克，丹参10克，赤芍10克，白芍10克，茯苓10克，延胡索10克。用法：每日1剂，水煎分2次服，21天为1个疗程，3个疗程后统计疗效。结果：利用温肾补阳法治疗乳腺小叶增生病30例，总有效率为96.67%。(《南京中医药大学学报》2009年第6期)

消核汤治乳腺增生病

◎ 柴胡、当归、枳壳、香附、莪术、乳香、路路通、浙贝母、海藻、昆布各15克，赤芍、瓜蒌壳、牡蛎、夏枯草各30克，郁金20克，青皮10克，甲珠（研末兑服）10克，甘草5克。乳房疼痛甚者加延胡索、川楝子各15克；红肿者加蒲公英、紫花地丁各30克。用法：每天1剂，水煎2次，早、晚分服，5 剂为 1 个疗程，共治疗 4~6 个疗程后统计疗效结果：治乳腺小叶增生症的总有效率为 98%。(《世界卫生杂志》2006 年第 8 期)

消结散治乳腺小叶增生症

◎ 柴胡 10 克，瓜蒌 15 克，薤白 10 克，青皮 10 克，乳香 10 克，没药 10 克，川芎 15 克，浙贝母 10 克，夏枯草 15 克，郁金 10 克，赤芍 10 克，延胡索 10 克，穿山甲（代）6 克，桔梗 10 克，白术 10 克。用法：于月经来潮前 5 天开始至月经来潮，每日 1 剂，绝经者每日 5 剂。以上疗法每月为 1 个疗程，共治乳腺小叶增生症 30 例，最多 1 例连用 5 个疗程，其余皆 2~3 个疗程即痊愈，总有效率为 93.3%。(《中华现代中医学杂志》2008 年第 4 期)

加减四物汤治乳腺增生病

◎ 当归、川芎、赤芍、柴胡、郁金、夏枯草、白芷、半枝莲、海藻、昆布各 15 克，甘草 3 克。用法：每日 1 剂，水煎，分早、中、晚 3 次服，每次服用 200 毫升，10 剂为 1 个疗程。服药期间禁辛燥之品，保持心情舒畅。功效：活血化瘀，疏肝解郁，软坚散结。用于乳腺增生病，总有效率占 95.2%。(《中国健康月刊》2011 年第 7 期)

乳癖汤治乳腺小叶增生症

◎ 柴胡 10 克，赤芍 12 克，当归 10 克，橘核 12 克，青皮 12 克，浙贝母 10 克，牡蛎（先煎）24 克，昆布 15 克，海藻 15 克，鹿角霜（先煎）15 克，三棱 10 克，莪术 10 克。用法：水煎服，每日 1 剂，分早、中、晚 3 次服，每次约 200 毫升。加减：若伴有经前痛甚，加香附 12 克，丹参 15 克；局部有灼热感加蒲公英 24 克，白花蛇舌草 24 克。方中柴胡、青皮、橘核疏肝解郁行气；鹿角霜、浙贝母、牡蛎、昆布、海藻化痰、软坚散结、消肿；赤芍、三棱、莪术活血化瘀、理气止痛。本方服用疗效较长，恐耗气伤正，故佐当归养气活血以扶正。共奏疏肝理气、解郁、化痰、软坚、破瘀散结之功，也起了调经的作用，故能收到满意的效果。临床观察，总有效率为 97%。(《中国保健》2006 年第 18 期)

调冲消癖饮治乳腺增生病

◎ 柴胡、川楝子、郁金、香附、白芍、王不留行、浙贝母、淫羊藿各 10 克，丹参、橘核各 15 克。加减：乳房肿块明显加鳖甲、山慈菇各 10 克；疼痛明显加玄胡索、乳香、没药各 10 克；乳头溢液加山楂 10 克，麦芽 25 克；脾肾虚加黄芪 15 克，肉苁蓉 10 克。用法：每日 1 剂，分早、晚服用，经期停服。无特殊饮食禁忌、注意避免劳累和精神刺激。每 3 周为 1 个疗程。一般治疗 2~3 个疗程即效。(《实用中医药杂志》2002 年第 10 期)

消癖丸治乳腺增生病

◎ 柴胡15克，白芍20克，半夏15克，茯苓30克，海藻15克，昆布15克，三棱12克，穿山甲（代）10克。加减：肝热内盛者加夏枯草30克，玄参20克，白花蛇舌草15克；痰湿重者加浙贝母15克，白芥子30克；胀痛明显者加延胡索20克，丝瓜络15克，五灵脂30克；阴虚火旺者加鳖甲30克，牡蛎30克；体虚者加黄芪20克。用法：将配好的药物打碎研粉，做成15克的蜜丸，每日早、晚各1丸，月经期停服，3个月为1个疗程。用此方治乳腺小叶增生症56例，总有效率为98.2%。（《杏林中医药》2007年第1期）

通气散治乳腺增生病

◎ 青皮400克，陈皮400克，甲珠200克，瓜蒌仁200克，甘草100克，金银花100克，连翘100克。制法：按比例制成散剂。用法：月经干净开始服，每次5克，每日2次。经期停服，疗程3个月。临床报道，用本方治疗乳腺增生病200例，总有效率为90.2%。（《中医药信息》2007年第4期）

乳安合剂治乳腺增生病

◎ 瓜蒌25克，蒲公英30克，当归15克，三棱12克，莪术15克，郁金15克，甘草10克。加减：乳房胀痛明显者，加柴胡12克，青皮15克，枳壳10克；体虚者，加党参20克，白术15克；肿块明显者，加海藻15克，昆布12克，橘核20克；冲任失调者，加菟丝子12克，淫羊藿18克。用法：从前次月经干净后第5天开始服用，每日1剂，早、晚各服1次。20天为1个疗程。用本方治疗乳腺小叶增生症120例，总有效率为80.67%。（《中医研究》2003年第4期）

三橘乳癖散治乳腺增生病

◎ 橘叶24克，橘核12克，橘络15克，柴胡10克，丹参15克，三棱10克，仙灵脾10克，天冬15克，白芥子10克，土贝母15克。用法：水煎服，每日1剂，早、晚分服，月经期停服。10天为1个疗程，一般为2~5个疗程。加减：胸闷，胁痛，善叹息，肿块有刺痛者加玄胡、郁金、川楝子；烦躁易怒，口苦，苔黄，脉弦滑或弦数者加栀子、黄芩；肿块或大或小，疼痛伴随行经前后而增减者加赤芍；乳房有热象者加蒲公英、连翘；冲任失调偏于肾阳虚而见精神萎靡，面色少华，腰酸痛，白带多，舌淡苔白润，脉弱者加鹿角霜、仙茅；偏于肾阴虚而见面红，口咽干燥，烦躁少寐，月经量少，色殷，舌红苔少，脉弦细而数者加生地、白芍、龟甲；脾虚而见神疲，乏力，纳少，便溏者加党参、黄芩、白术、茯苓。临床观察，用本方治乳腺小叶增生症36例，总有效率96.4%。（《云南中医中药杂志》2008年第6期）

蜂慈散治乳腺增生病

◎ 露蜂房、山慈菇、郁金、炒白芍、王不留行各 15 克，淫羊藿、全瓜蒌、蒲公英、皂角刺各 30 克。加减：胀痛甚加川楝子、延胡索、香附；肿块硬加海藻、生牡蛎；阴血虚加当归、女贞子；气虚加黄芪、白术；阳虚加鹿角、巴戟天；瘀滞日久加炮穿山甲（代）、三棱、莪术；乳头溢液加麦芽。用法：每日 1 剂，水煎早、晚分服。1 个月为 1 个疗程，2 个疗程后统计疗效，共治乳腺囊性增生病 100 例，总有效率为 95%。(《河北中医》2006 年第 1 期）

巧用中药乳罩治乳腺增生病

验方1　丁香郁金乳罩

◎ 公丁香、郁金、地龙、丝瓜络各 15 克，赤芍 20 克。用法：共研细末，装入 6 厘米 ×5 厘米白棉布袋中，一面加一层软塑料膜。将药袋置于乳罩夹层内，非塑料膜一面紧贴乳房并完全覆盖患处，每周换药袋 1 次，4 周为 1 个疗程。(《百病外治 500 问》)

验方2　疏肝散结乳罩

◎ 柴胡、青皮、陈皮各 3 克，川芎、赤芍、生白芥子、广郁金、制香附各 5 克，砂仁、冰片各 3 克。用法：上药共研细末，用汗衫布一层，做成 10 厘米 ×10 厘米口袋装入上药，铺平后固定在患侧乳罩内，1 周换药 1 次，15 日为 1 个疗程。或用聚乙烯醇 20 毫升，加蒸馏水 200 毫升，加热至糊状，加入 40 克甘油，10 克聚山梨酯 -80 搅匀，再加入以上药末（过 7 号筛）搅拌均匀后涂版。版面平铺一层纱布，55℃干燥，脱膜，剪取直径为 15 厘米圆形药膜，制成双侧或单侧有药膜的乳罩佩戴。(《家庭中医药 800 问》)

验方3　化瘀通络乳罩

◎ 生川乌、白芷、白芥子、乳香、没药、穿山甲（代）、当归、土鳖虫各 60 克，香附 45 克，冰片 5 克。用法：共研成极细末，装瓶备用。用白棉布做成 5 厘米 ×5 厘米药袋，将上述药粉 30 克左右均匀地撒于厚度适宜的海绵上，放入药袋中，根据病变部位及肿块多少，将药袋固定于相应部位的乳罩上，戴上乳罩即可，直至病灶消失为止。(《百病外治 500 问》)

外治妙方治乳腺增生病

验方1　柴胡散结方

◎ 柴胡、白术、橘核、浙贝母各 10 克，白芍、全瓜蒌、夏枯草各 15 克。用法：先将上药煎汁内服，再将药渣装入布袋放醋中煮沸，趁热熨敷患处。药袋冷即更换，每日 1 次，每次 30 分钟，10 次为 1 个疗程。一般用药 2 个疗程可有明显效果。(《家庭中医药 800 问》)

验方2　瓜蒌连翘散

◎ 瓜蒌、连翘、川芎、红花、泽兰、桑寄生、大黄、芒硝、丝瓜络、鸡血藤各30克。用法：分装2袋交替使用。用时将药袋蒸热，洒酒精或烧酒少许，外敷乳房部，每日1~2次，每次0.5~1小时。药袋可反复使用10次左右。(《中医治验・偏方秘方大全》)

验方3　乳癖宁膏

◎ 王不留行、白花蛇舌草各20克，赤芍、土贝母各21克，穿山甲（代）、昆布各30克，木鳖子、莪术各18克，丝瓜络15克。用法：将上药入适量麻油内煎熬至枯，去渣滤净，入黄丹适量充分搅匀，熬至滴水成珠，再加入乳香、没药、血竭细末各10克，搅匀成膏，倒入冷水中浸泡半月后取出，隔水烊化，摊于布上。用时将膏药烘热，贴于肿块或疼痛部位，7天换药1次，3次为1个疗程，疗程间隔3~5天。(《百病外治500问》)

验方4　香附饼

◎ 香附子120克，陈醋、酒各适量。用法：香附子研末，陈醋、酒酌量以拌湿为度，捣烂后制成饼蒸热，外敷患处。药饼干燥后，可加酒、醋复蒸，每贴药可用5日。(《中医治验・偏方秘方大全》)

验方5　化核膏

◎ 穿山甲（代）、全蝎、山慈菇、五倍子、白芥子、香附、大黄、莪术、乳香、冰片各等份。用法：共研细末，加入米醋、冰糖各适量，调成药膏，敷于患处。病程长、肿块硬于月经第6天开始敷药；病程短、肿块软者于月经第14天开始敷药，每天换药1次。(《中医临床杂志》2008年第4期)

验方6　蒙药八味狼毒散

◎ 瑞香狼毒、酸模、多叶棘豆、黄精、天冬、菖蒲各15克，姜黄、生草乌各100克。用法：共研细末，备用。每用蛋清或陈醋将20克药末调成糊状，均匀涂于纱布上，厚0.5厘米，外敷患处，每日1次，9次为1个疗程。(《中国民族医药》1996年第4期)

专家 zhuan jia 温馨提示

患者要保持精神愉快，忌恼怒忧郁。积极防治妇科和内分泌系统疾病。对于少数经久不愈的患者，特别是中年以上女性，则应提高警惕，定期到医院检查，防止恶变，有恶变倾向者应及时手术治疗。

第 2 章 外科疑难病秘验精方

男子乳腺发育症

单方 · 秘方 · 经验方 · 食疗方 · 外用方

男性乳腺发育症临床并非罕见，首要的问题是给患者带来不适，影响美观；怀疑癌肿，增加心理负担。本病临床表现为男子出现单侧或双侧可触及的乳腺组织，呈圆盘状结节或弥漫性增大，有时可伴有乳头和乳晕增大。局部可感隐痛不适或触痛，少数患者在挤压乳头时可见少量白色分泌物溢出。

一般认为男性一生中除了 3 种情况（新生儿的一过性乳腺增生症，青春期乳腺增大和偶尔发生在老年男性的乳腺增生）外，可触摸到乳腺组织即视为异常，即病理性的男性乳腺增生症。器质性疾病引起的病理性男子乳腺发育症还有原发病的临床表现。

中医学认为，男子乳腺发育症是肝气郁结、痰湿内蕴所致，治法宜用疏肝理气，健脾化痰之剂。有人报道，逍遥散有效率可达 90%，可惜缺乏对照。

乳癖消方治男性乳腺发育症

◎ 丹参 18 克，麦芽 18 克，白芍 12 克，何首乌 12 克，淮山药 12 克，当归 9 克，党参 9 克，香附 9 克，女贞子 15 克。用法：水煎服，每日 1 剂，每日服 2 次。功效：疏肝养血，通络化痰。适用于男性乳腺发育属肝郁血虚，痰凝气滞证。（广东省名老中医周子容方）

乳疬清消汤治男性乳腺发育症

◎ 柴胡 12~18 克，当归 15~20 克，茯苓 20~30 克，赤芍、白芍各 15~20 克，白术 15~18 克，女贞子 30 克，枸杞子 18 克，夏枯草 15~20 克，猫爪草 20~30 克，半夏 15~18 克，丹参 15~30 克。加减：胁肋胀甚者加青陈皮、延胡索、郁金；乳核大且硬者加三棱、莪术、贝母、穿山甲（代）；乳房胀痛甚者加全瓜蒌、生麦芽、川楝子；阴虚明显者加生地、玄参；阳虚明显者加仙茅、淫羊藿、肉苁蓉。用法：每日 1 剂，水煎服。功效：补益肝肾，理气化痰，散结消核。主治：男性乳腺发育症。（《河南中医》1996 年第 4 期）

按：男性乳腺发育症属于中医学“乳疬”范畴。清代《疡科心得集·辨乳痈乳疽论》指出：“男子乳头属肝，乳房属肾，以肝虚血燥、肾虚精怯，故结肿痛。”今人秦伯未《中医临症备要·乳核》中云“男子肾虚肝燥，忧思怒火郁结，乳部亦能生核……”中医学认为，乳疬的发病与肝肾亏虚、痰凝气结、血瘀气滞等有关。自拟乳疬清消汤针对乳疬病因病机，采用补益肝肾、理气化痰、散结消核为治法。方中用当归、白芍、女贞子、枸杞补益肝肾、养血柔肝；丹参、赤芍等养血活血、化瘀消肿止痛；半夏、白术、茯苓、柴胡健脾燥湿、理气化滞；夏枯草、猫爪草加强化痰散结消核之功。

病案举例：夏某，男，73岁。4个月前，偶感两乳头部位刺痛，未曾介意，尔后两乳房憋胀且有增大感。1个月前于洗澡时，发现两乳胀大如同女性乳房，方到医院就诊，诊断为“男性乳房发育症”。经肌内注射睾丸素、口服维生素E、男宝等数种药物治疗20余日，效果不理想，遂求治于中医。目前感两乳房偶有胀憋不适感，乳内结块有触痛。检查见两乳房隆起增大如丘，右侧为甚，直径约10厘米，两乳晕下分别有硬核如枣大，症属“乳疬”。投以乳疬清消汤加三棱、贝母、淫羊藿等药6剂，药尽后患者感痛减，乳核变小变软，两乳增大隆起有所减轻。上方加减继投20余剂后乳房已软平如常，乳核消失。嘱继服逍遥丸、六味地黄丸半月巩固治疗。后曾随访2次，未有复发。

消疬汤治男性乳腺发育症

◎ 柴胡10克，制香附10克，橘叶、橘核各15克，生牡蛎30克，浙贝母10克，山慈菇15克，三棱10克，莪术10克，炮山甲(代)15克，淫羊藿(仙灵脾)15克，巴戟天15克，当归10克。加减：肿块较硬者加桃仁、红花、赤芍；气滞疼痛甚加玄胡、川楝子、郁金；痰湿明显者加陈胆星、白芥子；肾阴虚者加菟丝子、山茱萸、熟地；肾阳虚者加仙茅、肉苁蓉。用法：每日1剂，水煎服，15日为1个疗程。外用消疬散：山慈菇、芒硝、黄药子、生半夏各10克，研极细末，用黄酒调敷患处，外用纱布敷盖，每日1次。功效：疏肝益肾，化痰散结。主治：男性乳房异常发育症。(《实用中医药杂志》1995年第5期)

按：根据中医学乳头属肝、乳房属肾，男子以气为主的理论，消疬汤采用疏肝益肾、化痰散结的药物组方。方中以柴胡、香附、橘叶、橘核疏肝理气、消核止痛；牡蛎、山慈菇、浙贝母化痰软坚；当归、三棱、莪术、炮山甲（代）活血逐瘀；巴戟天、仙灵脾益肾壮阳。在内服中药的同时外敷消疬散能直接作用于肿块。具软坚散结、消肿止痛的治疗效果，内外合治，疗效更为明显。

病案举例：张某，男，57岁。两乳结块，疼痛作胀，伴情志不舒，胸胁胀闷，食欲不佳，性欲减退，四肢不温，神疲形萎。曾注射丙睾，疗效不明显。检查：右乳晕下2.5厘米×2.5厘米结块，扁平、光滑、触痛。舌淡苔薄，脉弦紧，证属肝郁气滞、痰瘀阻络。以上方加郁金、川楝子、肉苁蓉，同时外敷消疬散。7日后，胸闷乳胀症状明显减轻，以原方去川楝子加陈胆星、白芥子继服14剂，配合外敷。复诊时结块缩小50%，压痛不明显。继以基本方加减服药半月，肿块消失，随访半年未复发。

自拟消疬汤治男性乳腺发育症

◎ 仙茅、仙灵脾、巴戟天各12克，鹿角粉（另包吞服）3克，柴胡、青皮各10克，白芍、当归、大贝母、王不留行各15克，全瓜蒌30克。加减：胸胁胀痛者加川楝子、郁金各10克；脘腹痞闷、纳呆、苔腻者加制半夏、陈皮各10克；烦躁易怒、面赤升火者加丹皮、炒山栀各10克；口干、目涩、舌红少苔者加熟地、枸杞子各15克；肿块结硬难消者加炮甲片（代）10克。用法：水煎服，每日1剂，2个月为1个疗程，1个疗程后观察疗效。钱小强报道，用本方治疗男性乳房发育症30例，总有效率为93.3%，疗效满意。(《实用中医药杂志》1999年第6期)

阳和汤治男性乳腺发育症

◎ 熟地黄30克，鹿角胶、生甘草各15克，白芥子、姜炭、麻黄各10克，肉桂5克。加减：肿痛明显者加郁金、延胡索各15克，晒参40克；硬节较大且质地较硬者加夏枯草30克，天花粉15克；有分泌物者加麦芽40克。用法：每天1剂，水煎，饭后温服250毫升，每天2次，30剂为1个疗程。功效：温阳补血，散寒通滞，化痰通络。主治：男性乳腺发育症。（《浙江中医杂志》2004年第3期）

按：阳和汤源出《外科证治全生集》卷四，为治阴疽之名方。据《浙江中医杂志》2004年第3期张锐、夏明岐等报道，用本方治疗男性乳房发育症28例，痊愈4例，显效8例，好转14例，无效2例，总有效率为92.86%。

专家温馨提示 zhuan jia

女性乳腺的生长有赖于雌激素的作用。给予男子雌激素亦可导致乳腺发育，而且在组织学上和其他原因引起的男子乳腺发育不能区别。因此，可以认为所有的男子乳腺发育都是由于雌激素分泌增多或雄激素/雌激素比值降低所致。雌激素过多是男子乳腺发育症的主要原因，给男性外源性雌激素制剂，如前列腺癌患者用雌激素治疗，转性男性长期使用雌激素以及肾上腺或睾丸肿瘤分泌过多的雌激素均可导致乳腺增生症。原发性或继发性睾丸功能减退症也可导致男性乳房发育症发生。患者应及时停服和停止使用可能引起男性乳腺发育的药物。必要时应在正规医院医生指导下用药，并定期做检查。此外，多以清淡食物为主，注意饮食规律。

第2章 外科疑难病秘验精方

雷诺病（肢端血管痉挛症）

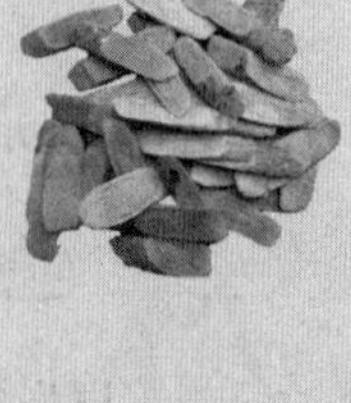

单方·秘方·经验方·食疗方·外用方

雷诺病又称雷诺综合征，是一种原发性肢端动脉痉挛性疾病，故又称“肢端动脉痉挛症”“肢端青紫症”。由于受寒冷因素的影响，我国北方雷诺病发病率明显高于南方，该病多见于女性，动脉痉挛原因尚未明确。主要表现为受凉和情绪激动后，手指（足趾）皮肤出现典型的发作性苍白、发绀、潮红性改变，手指冰冷、麻木；久治不愈后小动脉管腔狭窄，继而闭塞，指（趾）端出现硬皮样改变、溃疡或缺血性坏疽。

本病属中医学“寒厥”“血痹”“螺疮”的范畴。《诸病源候论》虚劳四肢逆冷候记载：“经脉所行皆起于手足，虚劳则血气衰损，不能温其四肢，故四肢逆冷也。”雷诺病缠绵反复，严重者可致肢端坏死，目前治疗颇为棘手。中医学认为，肢端是十二经经脉阴阳交接之处，若患者素体气血虚弱，阳气衰微，推动无力，复受寒邪侵袭肢端，痹阻络道，以致气血运行不畅，不能达于四肢，四肢末梢失于温煦就可能会诱发本病，治当以补益气血、温经散寒、活血通脉为主要方法。

通脉方治雷诺病

◎ 生黄芪 15 克，当归 9 克，桂枝 6 克，细辛 3 克，赤芍、桃仁各 9 克，川芎、红花、木通各 6 克。用法：每日 1 剂，水煎服，每日服 2 次。功效：益气温阳，活血化瘀，宣通络脉。主治：雷诺综合征，肢端青紫症。(《中华名中医治病囊秘·张镜人卷》)

按：雷诺征，其表现为双手指（足趾）遇寒后出现发白、潮红、发绀，同时伴有长年四肢不温现象，中医学责之阳气虚弱。四肢为诸阳之末，阳气不足，四末失其温养，故见于手足厥寒，正如成无己所说：“手足厥寒者，阳气外虚，不温四末，脉细欲绝者，阴血内弱，血行不利。”本方系《伤寒论》中当归四逆汤合黄芪桂枝五物汤化裁而成。具有益气温阳，活血化瘀，宣通络脉的功效。方中黄芪甘温，补气之功独专，合当归益气而养阴；桂枝配细辛，味辛气温，温阳气而通络脉，血得温则流畅；桃仁伍红花、赤芍伍川芎，皆有活血化瘀的作用；木通能通降滑利，配以诸药通利血脉关节的疗效更优。

温经通脉汤治雷诺病

◎ 川桂枝 10 克，炙黄芪 15 克，当归、炒白芍各 10 克，北细辛 5 克，木通 5 克，川芎 6 克。用法：每日 1 剂，水煎服，每日服 2 次。功效：温经散寒，养血通脉。主治：雷诺病(肢端血管痉挛症)。本方症以手指遇寒麻木甚至苍白，进而紫黑疼痛，甚则不愈为特点，此乃中医血痹阴寒之证，脉沉细者可加附子 10 克。一般连服 1 个月有效。连进 3 个月可控制 3 个月。(《名医治验良方》)

按：雷诺病，类似中医的“血痹”“螺疮”范畴。多因寒凝血脉，脉络阻滞所致。方中桂枝味辛甘性温，功能温经散寒活血；细辛味辛性温，专司温经散寒而止痛；当归味甘、辛性温，可补可散，是治血痛之要药；白芍专入肝脾，功专柔肝止痛、养血滋阴；黄芪味甘性微温，能行血中之气，上药合伍，养血通脉而缓肢端之痉挛；川芎为血证又一要药，功专活血理气、搜风止痛；木通、川芎以加强通脉活血；细辛配甘草等药有镇痛之效。

黄芪桂枝五物加味汤治雷诺病

◎ 炙黄芪 15 克，桂枝 9 克，杭白芍 15 克，干姜 5 克，炙甘草 6 克，大枣 6 枚，当归 10 克，淡附片 5 克，鸡血藤 15 克。用法：水煎服，每日 1 剂，分 2~3 次服。功效：益气祛寒，养血通络。主治：

雷诺病。(《中医杂志》1990 年第 8 期)

温阳散寒通脉汤治雷诺病

◎ 黄芪 30 克，葛根 30 克，桂枝 10 克，当归 15 克，丹参 30 克，白芍 10 克，独活 10 克，羌活 10 克，细辛 3 克，通草 10 克，大枣 10 克，炙甘草 6 克。用法：每日 1 剂，水煎 3 次，每次加水浸透药平面（首次先泡 15 分钟），大火煮沸后，小火续煎 30 分钟，取煎液 150 毫升，温服。加减：乏力重者，加制天南星 10 克；肌力恢复良好，可去天南星，加怀牛膝 10 克。功效：温阳散寒，行痹通脉。主治：雷诺综合征、多灶性运动神经病、多发性硬化、单神经炎等，证属血痹、脉痹、风中经络、手足厥寒者。(《中国中医药报》总第 3359 期，叶世龙经验方)

温阳通脉汤治雷诺病

◎ 黄芪 30 克，桂枝 10 克，白芍 15 克，当归 10 克，细辛 6 克，红花 6 克，炙甘草 6 克，生姜 6 克，大枣 5 枚。用法：每日 1 剂，水煎温服。功效：益气养血，温通血脉。主治：雷诺病。(《甘肃中医》1997 年第 6 期)

病案举例：高某，男，28岁。2年前冬季到玉门经商，因身体虚弱，加之过度受寒又无取暖设备而得本病。开始手足冰凉发紫，继则出现苍白，逐渐变成青紫，麻木疼痛。早晨天气寒冷时此证明显加重。患者面色青黄，手足青紫微胀，肌肤粗糙结茧变硬，有杵状指征象，按其两寸口及两趺阳脉搏动应手，舌青白苔薄，脉沉细。让其将手伸入温水之中，则青紫之手逐渐变为红活如常。本病为雷诺病。证属阳虚血弱、寒伤经脉。治宜益气养血，温通血脉。方用温阳通脉汤。药用：黄芪30克，当归10克，白芍15克，桂枝10克，细辛6克，红花6克，全蝎（研冲）2克，炙甘草4克，生姜10克，大枣5枚。水煎温服，每日1剂，连服10剂，诸症好转。继以本方增减服药60余剂而告愈。嘱其戒除烟酒，防寒保暖，随访1年，未见复发。

自拟温阳祛瘀通闭汤治雷诺病

验方1　内服方

◎ 制附子 10 克，桂枝 10~20 克，细辛 3 克，生姜 12 克，丹参 30 克，当归 10~15 克，黄芪 30 克，伸筋草 20 克，地龙 10 克，乳香 6 克，没药 6 克。用法：每日 1 剂，水煎 2 次，取汁约 300 毫升，分 2 次服，30 天为 1 个疗程，可重复 1~2 个疗程。

验方2　外洗方

◎ 生川乌 10 克，生草乌 10 克，威灵仙 20 克，艾叶 10 克，伸筋草 20 克，路路通 15 克，桂枝 10 克。用法：每日 1 剂，煎水 1500 毫升，水温约 55℃，每次泡洗肢端 10~15 分钟，每日数次，30 天为 1 个疗程。

内服方功能益气温阳，活血止痛；外洗方辛热散寒，通络止痛，方证对应，故取得满意疗效。用本方治疗 21 例中临床控制 3 例，显效 12 例，有效 4 例，无效 2 例，总有效率为 90.4%。说明中药内外结合治疗有较好的疗效。(《湖南中医学院学报》1999 年第 1 期)

血府逐瘀汤加减方治雷诺病

◎ 生地 15 克，当归 15 克，赤芍 15 克，川芎 15 克，桃仁 15 克，香附 15 克，枳壳 15 克，紫丹参 15 克，延胡索 15 克，姜黄 10 克，地龙 10 克，甘草 10 克。用法：上方以水煎，分 3 次服，每日 1 剂。功效：行气活血，化瘀通络。适用于雷诺病属气滞血瘀型，症见情绪激动即见肢端苍白、青紫、潮红，或出现持续性肢端青紫或发绀，患肢肿胀，麻木刺痛，痛处固定不移，舌质有瘀点或瘀斑，脉弦涩。(《中国中医药报》总第 2059 期，施永连荐方)

活络祛寒汤治雷诺病

◎ 黄芪 15 克，当归 10 克，丹参 12 克，桂枝 9 克，白芍 15 克，乳香、没药各 6 克，生姜 3 克。用法：水煎，每日 1 剂，分 2 次服。加减：寒甚加细辛、吴茱萸；瘀重加红花、王不留行；血热加生地、丹皮；气滞加香附、乌药。功效：通阳益气，活血祛瘀。主治：雷诺病，肢端青紫症。(《辽宁中医杂志》1988 年第 10 期)

外治验方治雷诺病

验方1　硫黄散

◎ 硫黄 20 克，血竭 10 克，丁香 10 克，白胡椒 6 克。用法：研成细末后用醋调成糊状，敷于手足心，每 2 日换 1 次。

验方2　葱白洗剂

◎ 葱白 30 克，生姜、桂枝、红花、地肤子各 15 克。用法：煎汁熏洗患处，每日 1 次，每次 30 分钟左右。

验方3　苍附洗剂

◎ 苍术、附子、川乌、草乌、生麻黄、甘叶、红花各 10 克。用法：煎水熏洗患处。破溃者不可用。

验方4　肢端外敷散

◎ 附子、川乌、丁香、皂矾、白胡椒各等份。用法：研成末后装入手套内，套在手指或足趾上。

验方5　当归紫草膏

◎ 当归 60 克，甘草 36 克，白芷 15 克，紫草 6 克，血蝎、轻粉各 12 克，香油 100 毫升，白蜡 60 毫升。用法：将前 4 味药放香油中浸泡 5 天后，再用文火煎沸，去渣过滤，再加热熬至滴水成珠时，加入其余药粉，搅匀成软膏，外敷患处，隔日换药1次，10次为1个疗程，敷药1~3个疗程。治疗湿热型雷诺病有显效。

饮食疗法辅治雷诺病

验方1　通络猪蹄汤

◎ 猪蹄1只，毛冬青30克，鸡血藤50克，丹参50克。用法：猪蹄洗净与上述药一起煮，猪蹄烂熟后，弃药渣，吃猪蹄喝汤，孕妇禁用。

验方2　当归红枣汤

◎ 当归20克，红枣40枚。用法：煨熟后吃枣喝汤。

验方3　木耳紫菜蛋汤

◎ 鸡蛋1只，黑木耳15克，紫菜10克。用法：煮汤后加佐料食之。

专家 zhuan jia 温馨提示

患者应避免寒冷刺激和情绪激动；禁忌吸烟；避免应用麦角胺、β-受体阻滞药和避孕药；明显职业原因所致者（长期使用震动性工具、低温下作业）尽可能改换工种。细心保护手指免受外伤，因轻微损伤容易引起指尖溃疡或其他营养性病变。日常生活中饮少量酒类饮料可改善症状。如条件许可者可移居气候温和，干燥地区，可减少症状发作。解除患者精神上顾虑，保持乐观都是预防中的一项重要措施。

第2章　外科疑难病秘验精方

慢性化脓性骨髓炎（附骨疽）

单方·秘方·经验方·食疗方·外用方

慢性化脓性骨髓炎是由急性化脓性骨髓炎治疗不及时或治疗不彻底形成的。具有骨质破坏、死骨形成、窦道经久不愈，反复发作的特点，是临床常见病、多发病。慢性化脓性骨髓炎属中医“附骨疽”的范畴。慢性化脓性骨髓炎绝大多数均系由急性化脓性骨髓炎演变而来，即在其急性期病状消退或手术治疗伤口封闭后，因仍有病灶未完全消灭，每当机体抵抗力降低或局部受轻伤时，又能急性发作，红肿或破溃。附骨疽的发病多由病后正气虚弱，余毒未尽所致。多表现为血虚寒凝，气血两虚和肝肾不足。

慢性化脓性骨髓炎是急性化脓性骨髓炎的延续，往往全身症状大多消失，只有在局部引流不畅时，才有全身症状表现，一般症状限于局部，往往顽固难治，甚至数年或十数年仍不能痊愈。目前，中西医结合治疗此病为大家认同，即在急性期以大量、有效的抗生素为主，如病情转为慢性时，则在辨证论治的基础上，以中药内服、外用治之，临床收效极为显著。

阳和汤治慢性骨髓炎

◎ 熟地 30 克，肉桂（去皮，研粉）3 克，麻黄 2 克，鹿角胶 9 克，白芥子 6 克，姜炭 2 克，生甘草 3 克。用法：水煎服，每日 1 剂。功效：温阳补血，散寒通滞。主治：阴疽属于阳虚寒凝证。贴骨疽、脱疽、流注、痰核、鹤膝风等。患处漫肿无头，酸痛无热，皮色不变，口中不渴，舌苔淡白，脉沉细等。现临床常用于慢性骨髓炎、骨与关节结核、骨瘤、类风湿关节炎、颈椎病、乳腺小叶增生症、乳腺炎、血栓闭塞性脉管炎等。(《外科全生集》)

按：本方是治疗阴疽的主要方剂。黄志坚大夫在《福建中医药》1989年第4期报道，根据阳和汤具有温阳滋补，内消外散的作用，用治慢性骨髓炎，获得良效，现将病案介绍于下：黄某，男，19岁，农民。自幼即患有骨髓炎，十多年来左小腿骨里时有间断性疼痛，遇天冷发作，痛不堪言，面色发青，口干、但不欲饮水，微恶寒，舌有瘀点，脉迟结，痛处无红肿。拟为阴寒内盛，血虚寒凝阴疽证，方用阳和汤。处方：熟地黄30克，鹿角霜10克，炒白芥6克，肉桂（捣未冲服）2克，炮姜3克，麻黄3克，生甘草2克。服12剂而愈。录此以资验证。

解毒消疽饮治慢性骨髓炎

◎ 银花 30 克，紫花地丁 30 克，蒲公英 30 克，生石决明 30 克，连翘 15 克，黄连 6 克，栀子 10 克，黄柏 10 克，赤芍 10 克，川贝母 10 克，生甘草 10 克，当归 12 克，茯苓 15 克。用法：上方加水 500 毫升，煎至 300 毫升，每日 1 剂，分早、午、晚 3 次服，儿童酌情减量。功效：清热解毒，消肿软坚，活血止痛，祛腐生新。主治：慢性骨髓炎急性发作。(《新疆中医药》1995 年第 4 期）

病案举例：刘某，女，53岁。右股骨下端近膝关节肿胀、疼痛、流脓37年，X线提示：慢性骨髓炎改变。给予解毒消疽饮半年后，右股骨下端无肿胀、疼痛，无流脓，伤口愈合。后继续给予上方巩固治疗。随访3年未复发。

清骨解毒汤治慢性骨髓炎

◎ 了哥王 10 克，入地金牛 10 克，铁包金 15 克，金刚头 15 克，金锁匙 15 克，磨盘草 15 克，金银花 15 克，旱莲草 15 克，鹅不食草 15 克，七叶一枝花 15 克。用法：上药加水 1000 毫升，煎至

300毫升，隔日1剂，每剂分早、晚2次服，药渣再煎水外洗患处。功效：清热解毒，凉血消肿。主治：各种急慢性骨髓炎。(《新中医》1993年第1期)

按：本方用了哥王清热解毒，配入地金牛、铁包金、金刚头、鹅不食草、磨盘草以清热散风通络、消肿止痛，金锁匙解毒利水，旱莲草凉血养阴、散结消肿，共奏祛邪解毒之功。

病案举例：黄某，男，20岁。右桡骨骨髓炎2年余，右桡骨局部灼热，溃疡，X线提示：右桡骨中段骨质不规则增厚和硬化，给予上药服用，2周后局部病灶干结，2个月后无脓液及死骨排出，续服7个月，X线片提示：骨质修复良好。

健骨解毒汤治慢性骨髓炎

◎ 知母20克，黄柏15克，肉桂3克，锁阳20克，枸杞子20克，巴戟天15克，苏木9克，当归15克，白芍15克，龟甲20克，全蝎3克，黄芪20克，桔梗9克，骨碎补20克，甘草9克。用法：水煎服，每日1剂。功效：育阴潜阳，活血驱邪。适用于慢性骨髓炎病后余邪未尽，客于筋骨。(《千家妙方》罗禹田方)

蜈蚣散治慢性骨髓炎

◎ 蜈蚣(约12克)10条。用法：研粉末装入1号胶囊(每粒胶囊含生药约0.3克)，第1~5天，每日1次，每次6粒；第6~7天，每日1次，每次5粒。7天服完为1个疗程。可间隔1周，续用上法。据谭毅大夫报道，曾用老中医马馨甫家传验方蜈蚣散治疗慢性骨髓炎，屡获效验。(《新中医》2000年第10期)

刘氏骨髓炎方治慢性骨髓炎

◎ 黄芪30克，天花粉30克，当归15克，鹿角霜15克，浙贝母15克，金银花20克，白芥子20克，肉桂3克，穿山甲(代)8克，川芎8克，赤芍10克，木瓜10克，白芷10克，连翘12克。用法：上方加水500毫升，煎至300毫升，每日1剂，分3次温服。功效：托里透脓，益气生肌。主治：慢性骨髓炎久不愈合。(《新中医》1990年第4期，刘字富经验方)

病案举例：周某，男性，19岁。右胫骨下段近内髁处溃口流脓5年，X线片提示：右胫骨下段骨质破坏，骨膜增生，诊断为胫骨下段骨髓炎，给予上方口服，外用红升丹换药，服药30剂后，局部皮色渐转红润，胫、踝隆肿已消，步履自如，又服60余贴，改用上药做为丸药，口服5个月后，一切良好，随访3年未复发。

克骨汤治慢性骨髓炎

◎ 淫羊藿 10 克，白芥子 10 克，肉桂 8 克，骨碎补 10 克，九头青 30 克，鬼箭羽 10 克，红升麻 10 克，寻骨风 20 克，穿山甲(代)10 克，毛大丁草 20 克，绣仙菊 20 克，水蛭 6 克，新疆卫茅 30 克。用法：上方加水 500 毫升，煎至 300 毫升，每日 1 剂，分早、晚 2 次温服。主治：慢性骨髓炎，阳虚型。(《中医正骨》1995 年第 3 期)

按：中医学认为，肾主骨、生髓，慢性骨髓炎的病机为肾虚血亏寒湿之邪浸淫，稽留不行，腐筋败骨，耗伤阴血肾精。本方用淫羊藿、骨碎补、肉桂、白芥子温经散寒，补肾养血，益精生髓；用卫茅、升麻、水蛭、毛大丁草活血化瘀；穿山甲（代），蜈蚣通经排脓，改善局部血液循环，促进炎症吸收；九头青、寻骨风、绣仙菊清热解毒。合而用之标本兼治。

益气化瘀解毒汤治慢性骨髓炎

◎ 黄芪 15~30 克，党参 15 克，白术 12 克，丹参 15 克，赤芍 12 克，当归 10 克，银花 15~25 克，蒲公英 10~15 克，蚤休 12 克，生薏苡仁 18~25 克，骨碎补 12~25 克，甘草 5 克。用法：上方加水 500 毫升，煎至 300 毫升，每日 1 剂，分 3 次温服。高热烦渴者加石膏 15 克，大青叶 15 克，败酱草 20 克；疼痛明显者加乳香 15 克，没药 15 克；阴虚者加玄参 12 克，石斛 12 克；阳虚者加附片 9 克，鹿角胶 12 克；有窦道者可用生肌玉红膏换药。功效：益气化瘀，解毒排脓。主治：慢性骨髓炎，气虚血瘀型。(《中医正骨》1994 年第 4 期)

病案举例：张某，女，11岁。左小腿肿胀疼痛、溃烂流脓反复发作2年，X线片提示：左胫骨呈畸形状，边缘不光整，有大小不等的密度减低区，诊断为左胫骨慢性骨髓炎。给予上药口服，25天后伤口收口愈合。1年后，X线片提示：胫骨骨皮质清晰规整，密度较均匀，随访2年无复发。

民间验方治慢性骨髓炎

验方1　三七蜈蚣散

◎ 三七 45 克，蜈蚣（干）100 条，金银花 60 克。用法：将上药研成极细末，混合均匀后分装为 60 包，每日 2 次，每次 1 包内服。(《四川中医》1985 年第 9 期)

验方2　附骨疽散

◎ 人参 15 克，蜈蚣 14 条，僵蚕 36 克，陈曲 36 克，全蝎 14 条，朱砂 15 克，蝉蜕 36 克，夜明砂 36 克，当归 36 克，焙斑蝥 10 个，制穿山甲（代）30 克。加减：流黄水加鱼鳔 30 克，香油炸或焙干上药，全为细末，拌匀。成年人每次 6 克，每日 3 次。6—9 岁，每次 3 克，每日 3 次。10—15 岁，

每次4.5克，每日3次。饭后黄酒冲服。用本方治疗慢性骨髓炎4例,3例治愈,1例好转。(《山东医药》1975年第1期)

外治专方治慢性骨髓炎

验方1　独角莲膏药

◎ 鲜独角莲2份，樟丹1份，香油2份。制法：先将独角莲切成片，将香油熬开后下独角莲炸其成黄褐色，后取出弃之。炼药油至滴水成珠后，加入樟丹，搅拌成黑色后，倒入冷水中拔火毒即成膏药。用竹签将药摊在纸上或布上备用。用法：加热局部外贴。适应证：急、慢性骨髓炎。(《千家妙方》下册)

验方2　黄升丹

◎ 水银30克，白矾24克，火硝21克。制法：将上述3药用升华方法制成，色黄者为黄升丹，色红者为红升丹。药用久存者为佳。用法：以75%乙醇浸泡过的细棉绳蘸药适量后，插入窦道到底端。初次用药量可稍多，后逐次减少，毒尽腐脱停用。对汞过敏者禁用。适应证：慢性骨髓炎窦道形成、腐肉未脱之时。(《千家妙方》下册)

验方3　绣线菊

◎ 绣线菊叶或根皮适量。用法：鲜叶捣烂敷患处，或晒干研粉撒患处。也可用根皮加白酒煎取药液外用，以纱布浸药酒覆盖患处，每日或隔日换药1次。内服：银花15克，蒲公英15克，紫花地丁15克，独脚莲9克，牛膝3克。每日1剂，水煎，分3次服。此方用于慢性骨髓炎。(《草药偏方治百病》)

食疗妙方治慢性骨髓炎

验方1　海马九味鸡散

◎ 海马1个，阿胶15克，芒硝50克，黄蜡150克，乳香、没药、血竭、儿茶各15克，母鸡1只。制法：母鸡去内脏存毛，将上药装入鸡腹内，封好用黄泥外糊1厘米厚，晾至半干，用桑柴烧烤，先用文火后改武火，烤至鸡熟，需3~4小时。鸡熟后剥去泥土，将药取出研成细末备用。用法：早、晚各服1次，以红糖水送服，每次3~5克。1料为1个疗程。一般连用1~3个疗程。(《民间偏方大全》)

验方2　山石榴根猪骨汤

◎ 山石榴根60克，猪骨适量。用法：加水2碗半，与猪骨共煮，煮存1碗，冲入黄酒100毫升，空腹服，每日1剂，30天为1个疗程。(《草药偏方治百病》)

验方3　委陵大蓟汤

◎ 三叶委陵菜根（捣碎）15 克，大蓟根 15 克。用法：加水或烧酒炖服，严重者连服 3 个月。另外，用半边莲 5 份，椰榆根皮 8 份捣烂外敷，每日换药 1 次。最后可用三叶委陵菜全草或根捣烂外敷收口，至痊愈为止。(《草药偏方治百病》)

验方4　地梅艾头瘦肉汤

◎ 冬地梅根 30 克，艾头 15 克。用法：煎汤炖瘦肉服，每日 1 剂。另用大蓟根 2 份，生姜 1 份，捣烂外敷局部，早、晚各 1 次。症状缓解后，用小号紫珠根 30 克，金银花头 15 克，煎汤炖瘦肉服，连服 2~3 剂，以巩固疗效。此方用于慢性骨髓炎。(《草药偏方治百病》)

专家 zhuan jia 温馨提示

骨髓炎患者的饮食强调清淡可口。由于骨髓炎患者组织酸性化，如果摄入过多的酸性食物就加重了身体内酸碱的不平衡。糖、酒、鱼、肉、禽、蛋及动物的油脂均属酸性食物，而蔬菜、水果、薯类和海藻则为碱性食物。这一时期鼓励患者多喝汤，在饮食中要做到三低：低脂肪、低糖、低盐。经过早期的临床治疗和饮食调养，身体有所好转，可在原来素食的基础上适当补充一些高蛋白质饮食，粗细搭配，少荤多素。这一时期应注重钙的补充。可进食一定的牛奶、豆类等。此外，患者在治疗期间要注意及时补充钙及各种维生素，尽可能减少服用各类化学合成的维生素。

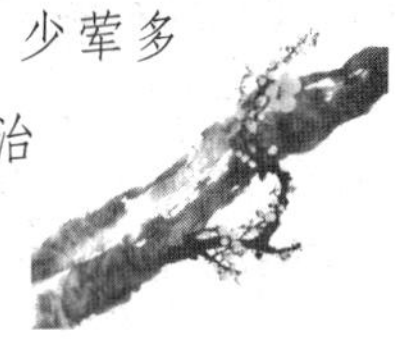

第 2 章　外科疑难病秘验精方

下肢慢性溃疡（臁疮）

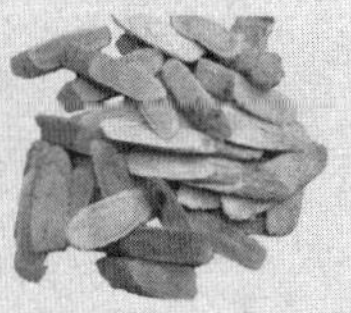

单方 · 秘方 · 经验方 · 食疗方 · 外用方

臁疮是发于小腿下部内外侧的慢性溃疡，特点是难以收口，或虽经收口，每因损伤而复发，故俗称其为“老烂腿”。本病好发于长期从事站立的工作者，并伴有下肢静脉曲张的患者。典型的患者，好发部位为小腿下 1/3 处，内侧多于外侧。多表现为反复发作，发作前先痒后痛，焮红漫肿，继则溃烂面形成。日久不愈，疮口凹陷，边缘形如缸口，创面肉色灰白，流溢灰色或带绿色臭脓水；若创面碰伤或损伤血管，则容易出血；溃疡周围皮肤色素沉着而呈黑色。伴湿疮、下肢静脉曲张者，病程大多较长，严重的可烂至胫骨，并发骨髓炎。少数下肢溃疡患者，疮面呈菜花状，应警惕发生癌变。

本病一般不需内治，如有急性继发感染，局部焮红漫肿，流脓黄稠，伴发热、白细胞增多者，宜清热利湿，用萆薢渗湿汤加减：萆薢12克，苡仁30克，黄柏12克，茯苓12克，丹皮9克，泽泻12克，滑石12克，通草6克，甘草6克。水煎服，每日1剂。

四妙勇安汤治臁疮

◎ 银花50克，玄参50克，当归30克，生甘草15克。用法：每日1剂，水煎，早、晚各服1次。加减：如湿热重者，加川柏、苍术、知母各10克，泽泻12克；血瘀明显者，加桃仁12克，红花5克，虎杖20克；气血两虚者，加党参、炙黄芪、生地各15克，白术12克，鸡血藤30克。配合外用：先用生理盐水(0.9%氯化钠)清洗疮面，如疮面脓水腐肉较多者，将蜡膏加五五丹调和后敷于疮面；如疮面较清洁，脓水较少者，将蜡膏与生肌散调和后敷于疮面，再用无菌敷料包扎固定。每日或隔日换药1次。主治：下肢慢性溃疡。(《江苏中医》1999年第4期)

病案举例：韩某，男，79岁。右下肢溃疡反复发作4年余。有外伤搔破史，无下肢静脉曲张史。检查：右内踝上方约2厘米处有一溃疡，大小约4厘米×4厘米，疮面黄稠脓水淋漓，肉芽欠新鲜，疮口下陷约0.5厘米，边缘高起似缸口，周围轻度红肿。舌苔薄黄腻，脉濡。中医诊断为臁疮，乃湿热下注，血脉瘀滞所致。予上方加减：银花60克，玄参60克，当归30克，生甘草15克，苍术12克，川柏12克，牛膝15克。水煎服，每日1剂。局部疮面给予生理盐水清洗后，将蜡膏与五五丹调和，敷于疮面，再用无菌纱布包扎固定，每日换药1次。治疗10天后，疮面明显缩小，脓水减少，肉芽新鲜。再以原方去川柏、苍术，如法煎服。局部疮面予蜡膏与生肌散调和后外敷，并用无菌纱布包扎固定。又经治疗2周后，疮面基本愈合。

按：中医学认为，臁疮的病因病机以湿热邪毒蕴结，气血瘀滞为主，四妙勇安汤既能清热解毒，又能活血散瘀，故治之甚为合宜。本方用药君、臣、佐、使配伍精当，味少量峻力猛，临床依症加味化裁，故获佳效。

本病的治疗，内服汤剂固然重要，但外治必不可少，用四妙勇安汤治疗的35例均予以局部创面外敷五五丹或生肌散。五五丹有拔毒提脓、祛腐生肌之功，生肌散的作用为活血润肤、生肌敛疮。外治与内治合用，相得益彰。

简便外治法治臁疮

◎ 淡盐水清洗创面，揩干。疮面有腐肉的用红油膏、九一丹外敷；疮面肉色转红，脓水变稠，肉芽始长时，用白玉膏、生肌散外敷，每日1次。继发感染，脓性分泌物多时，可用10%黄柏溶液湿敷。

缠缚疗法治臁疮

◎ 疮面有胬肉的，用红油膏加九一丹外敷，再用宽绷带缠缚患处和整个小腿，隔日换药 1 次；如疮面肉芽始长，改用白玉膏加生肌散，亦如前法缠缚；疮面周围伴有湿疮的，可加用青黛散。（《百病外治 500 问》）

胶布包扎法治臁疮

◎ 将胶布剪成宽约 2 厘米，长为小腿周径一圈半的若干条。先将患处用 0.9% 等渗盐水清洗干净，将胶布条一条一条“叠瓦状”把疮面封住，封出疮面上下缘 2 厘米，包扎须稍用力，使胶布的中段正贴疮面。分泌物少，每周换药 1 次；分泌物多而有腥臭气味者，3~4 日换药 1 次。注意：伴湿疮或对胶布过敏者，不宜用此法。（《中国中医药报》第 2062 期，王惟恒荐方）

生肌散治臁疮

◎ 鲜牛胆 1 枚，儿茶 30 克，枯矾 30 克，密陀僧 30 克，血竭 20 克，青黛 20 克，象皮 20 克，黄丹 10 克，轻粉 10 克，冰片 5 克，蟾酥 3 克，白及 50 克，大黄 50 克，黄柏 50 克，紫草 50 克。用法：取鲜牛胆（保留胆汁，如无牛胆可用猪胆代替）纳入儿茶、枯矾、密陀僧、血竭、青黛、象皮、黄丹、轻粉、冰片、蟾酥，用丝线扎口挂于通风处阴干后，取下研磨成粉，将白及、大黄、黄柏、紫草焙黄，研极细末，各药混合，和匀过 120 目筛，储瓶密封，高压消毒即成。用法：患部先以 3% 双氧水（过氧化氢）清洗，剪除已坏死的组织，拭净脓液、痂皮后，再用 0.2% 苯扎溴铵消毒。若渗液少者，取药粉少许加蜂蜜适量调呈稠糊外敷患处，继以凡士林纱布覆盖，后用敷料包扎固定；渗液多者，可将药粉少许直接撒布于患处，每日早、晚换药 1 次。7 天为 1 个疗程。直至红肿、渗液消失，疮面结痂生肌为止。主治：下肢溃疡。对初起或日久之下肢溃疡均适用。（《内蒙古中医药》1999 年第 1 期）

溃疡生肌散治臁疮腿顽固性溃疡

◎ 蜈蚣、全蝎、虎杖、蝉蜕、云南白药等，按 1:2:6:3:14 的比例配取，前 4 味药分别用文火焙干研极细末，然后与云南白药混匀过细筛，装瓶备用。用法：用碘酒、乙醇常规消毒创面皮肤，双氧水洗净创面分泌物及脓液，然后用生理盐水冲洗并剪去腐肉，如创面渗出较多时用溃疡生肌散直接撒在创面上，厚度约 0.2 毫米，然后盖一层凡士林纱布；如创面无渗血，可用溃疡生肌散加凡士林配制成 10% 软膏外用，根据溃疡面积大小及感染情况 1~3 天换药 1 次。（《中国中医药报》第 2062 期，王惟恒荐方）

生肌愈溃散外用治臁疮

◎ 青黛 200 克，紫草 100 克，当归 100 克，血竭 100 克，黄柏 50 克，田三七 20 克。制法：共研细末，过 100 目筛，消毒备用。用法：常规清洗局部疮面，以香油调以适量药糊外敷患处，覆盖纱布，胶布固定。每日换药 1~2 次，15 天为 1 个疗程。用本方共治 42 例，临床治愈 39 例，好转 2 例，无效 1 例，治愈率 92.8%。(《医药月刊》2008 年第 3 期)

病案举例：张某，男，60岁。初疹：2005年4月24日，右小腿溃疡3个月，双下肢患静脉曲张8年，3个月前，不慎划破右小腿内踝处，随即感染，右小腿胫骨面溃疡，溢脓。曾治疗2个月，疮面创口无明显好转，到我院诊治。症见右小腿胫骨面有4厘米×4厘米，深约0.5厘米的溃疡，疮口凹陷，肉色晦黯，滋水淋漓，周围皮肤紫黯，舌淡苔薄黄腻，脉弦，诊断为“臁疮”，于局部创面常规清洗，予生肌愈溃散外敷，每日1次，7日后局部创面面积缩小，疮面干燥，肉芽新鲜红活。继续治疗半月，疮面完全愈合，随访2年未见复发。

金芒液熏洗治臁疮腿

◎ 金银花、蒲公英、马齿苋各 30 克，芒硝 45 克。用法：将 4 味药加水煎煮 30 分钟，取药汁 2000 毫升，药渣保留备用。使用时先将患肢置药渣上熏蒸 10~15 分钟，待药液温热时用消毒纱布浸药汁湿敷 20~30 分钟。每天 1 剂，早、晚各熏洗 1 次，熏洗后疮面宜暴露。10 天为 1 个疗程。(《中国中医药报》第 2062 期，王惟恒荐方)

女贞叶治臁疮有良效

◎ 采摘鲜女贞叶 15~20 片洗净，放搪瓷器皿内，加水适量煎水熏洗患处后，再取煎熟的女贞叶贴于疮口上（或用洗净的鲜叶捣烂敷患处），盖上纱布并以胶布固定，每日换 2~3 次。(《百病外治 500 问》)

草药偏方治臁疮

验方1　鲜石龙芮外敷

◎ 鲜石龙芮适量。用法：洗净，切碎，水煮后榨汁熬成膏外敷，每日或隔日 1 次。(《草药偏方治百病》)

验方2　梧桐鲜叶外敷

◎ 梧桐鲜叶。用法：洗净，用银针密刺细孔，再用米汤或开水冲泡，全叶敷患处，每日换 2 次。(《草药偏方治百病》)

验方3　乌贼骨散

◎ 乌贼骨适量。用法：先将乌贼骨放在火上烤干，直至呈淡黄色为止，去掉外面的硬壳，将骨碾成极细的粉末，装瓶备用。使用时，先将创面洗净，擦干，撒上乌贼骨粉，直到溃疡面撒满为止，盖上纱布。每隔 2~3 天换药 1 次，直到溃疡面没有渗出液后再上药 1~2 次。(《中国中医药报》第 2876 期，容小翔荐方）

验方4　豆腐樟脑膏

◎ 豆腐 50~100 克，樟脑丸 1/4 粒。用法：将樟脑丸研细，加入豆腐中捣烂调成膏状。先用盐水冲洗疮面，再用洗必泰（氯己定）棉球消毒疮面，将豆腐樟脑膏均匀地敷贴在溃疡表面，完全吸附皮肤，不留空隙，厚度达 0.5~1 厘米，包扎。每 1~2 日换药 1 次，现配现用。功效：清热解毒，吸湿止痒，祛腐生肌。(《祝您健康》2005 年第 12 期）

验方5　桑石桐方

◎ 鲜桑根白皮，生石膏粉，生桐油。用法：上 3 味适量，共捣烂，摊贴患处，大小视疮面而定，以覆盖患处为度，用绷带固定。每天更换 1 次。功效：润燥解毒，收敛生肌。(《祝您健康》2005 年第 12 期）

耳穴敷药治顽固性下肢溃疡

◎ 先在耳背沟中央部位做一标记，经常规消毒后，用灭菌针头刺破皮肤，以皮肤有少量出血为度。外敷自制的中药药面（药物配制：川芎 10 克，当归 10 克，梅片 2 克，麝香 0.3 克，血竭 5 克。共研细末），药量为 3 个小米粒大小，并以胶布固定。48 小时后去除药物，并局部消毒。两耳交替敷药，隔日 1 次，同时配合溃疡面局部清洁换药。(《百病外治 500 问》)

专家 zhuan jia 温馨提示

治疗期间应避免搔抓。忌海鲜、酒类、辛辣等刺激之品。患足宜抬高，并减少运动，使血液循环保持通畅，有助于早愈。疮面愈合后，应经常用弹性护套加强防护，以避免外来损伤，防止复发。

臁疮要注意预防。下肢静脉曲张的患者，小腿可用弹力绷带或弹力护腿保护；有皮肤破损和感染时要及时治疗，溃疡愈合后可到医院做大隐静脉高位结扎和曲张静脉剥离术。

第 2 章 外科疑难病秘验精方

术后肠粘连与肠麻痹

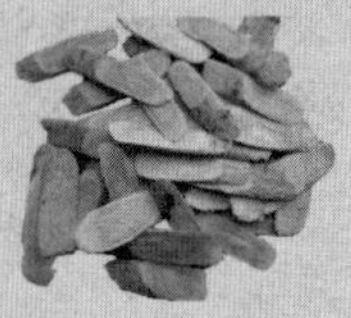

单方 · 秘方 · 经验方 · 食疗方 · 外用方

术后肠麻痹是由于神经抑制或毒素刺激以致肠管失去蠕动功能，咽下空气及肠内容物无法向远端排送所致。中医“关格”中所描述的气虚型证候与肠麻痹相似。症见全腹胀满，甚则胸闷气急，腹部叩之如鼓，腹痛轻，无攻撑，无矢气或有呕吐，不能饮食。

腹部施行外科手术后，有的患者会发生程度轻重不同的肠粘连症，出现腹痛、腹胀、呕逆等不适症状。肠粘连的发病机制是腹腔手术创伤炎症致使肠浆膜间皮细胞受到刺激，浆膜下结缔组织释放血管活性物质，使毛细血管扩张，通透性增加，大量纤维蛋白原渗出形成纤维蛋白，在局部凝固机化造成肠壁浆膜的黏着和胃肠功能紊乱。

中医学认为，术后肠粘连和术后肠麻痹是气血受损，气滞血瘀，肠道经络阻滞造成的。故治疗以调气活血，行气通腑为主。

复方大承气汤防治术后肠粘连

◎ 厚朴 15 克，炒莱菔子 30 克，枳实 15 克，桃仁 9 克，赤芍 15 克，大黄 15 克，芒硝（后下）9 克。用法：水煎服，每日 1 剂。临床研究表明，大承气汤能明显增强肠道的蠕动、容积和推进功能，有促进肠套叠还纳和肠扭转的复位作用。临床可用于治疗单纯性肠梗阻，如术后出现排气、排便停止，腹胀明显等阳明腑实证的表现时，据此可应用复方大承气汤以通腑化瘀，减少急腹症术后并发症，防治肠粘连。(《中药方剂精要》)

升枳汤治术后肠粘连

◎ 升麻 9 克，枳壳 6 克，厚朴 10 克，生大黄 10 克，芒硝 10 克。用法：将前 3 味药煎 30 分钟后，放入大黄，再煎 5 分钟，取汁。药汁兑入芒硝，先服 50 毫升，无呕吐，30 分钟后再服，每日 1 剂。功效：升清降浊，理气通经。主治：小儿术后肠粘连或肠梗阻属痞结型，痛、吐、胀、闭虽俱，但症轻者。亦适用于瘀结型轻症，痛有定处，局部拒按。(《四川中医》1983 年第 1 期）

理气宽肠汤治术后肠粘连

◎ 当归 15 克，桃仁 9 克，红花 9 克，乌药 15 克，青皮 9 克，陈皮 9 克。用法：水煎服，每日 1 剂。功效：理气治血，宽肠润下。主治：轻型痞结型肠梗阻而正气较虚者，或用于腹部外科手术后胃

肠功能恢复。(《常见急腹症中医辨证论治浅说》)

黄芪皂刺粥治术后肠粘连

◎ 生黄芪30克，皂角刺30克，糯米50克。用法：用时先将生黄芪和皂刺加水1000毫升，慢煎，然后除去药渣，将药汁与淘净之糯米混合，再酌情加水适量，煮成药粥。早、晚2次分服。2周为1个疗程，一般用1个疗程后即可见效，也可连用2个疗程。适用于腹部手术后致肠粘连腹痛。(《桂香室随笔》)

灌肠疗法治术后肠粘连

◎ 厚朴、枳实、生大黄，玄明粉，炒莱菔子（打碎）、赤芍、当归各15克，广木香9克。用法：每日1剂，每次加水800毫升，煎至200毫升，早、晚各煎1次，做低位灌肠。一般灌肠4小时后可见效，用药2次后病情缓解。病情严重者，4~6小时后可重复使用，以恢复排便、排气，腹痛消失为度。然后以通腑轻剂善后，药用厚朴、青皮、陈皮各8克，木香、生大黄、枳壳各6克，炒莱菔子9克，炒谷芽、炒麦芽各15克。水煎内服。腹感微胀者可同时用皮硝30克敷脐。(《百病外治500问》)

芒硝敷脐治术后肠粘连

◎ 芒硝和食用面粉各等份，加食醋和白酒等量调和为泥状，每晚临睡前敷于脐部，以肚脐为中心，敷料直径可延长至3厘米，以绷带固定，晨起后洗净。适用于各种肠粘连之腹痛、腹胀，对夜间腹痛尤甚者疗效更佳。(《百病外治500问》)

桃红松解散敷脐治术后肠粘连

◎ 当归、丹参、红花、桃仁、厚朴、元胡、陈皮、白术、生白芍、甘草、赤芍各等份。用法：粉碎后装入1个10厘米 ×10厘米的纯棉布包中。将药包敷在神阙穴，外用绷带或宽布带固定，局部加用温水袋热敷或红外线理疗，每次20~30分钟，每天3次。药袋平时戴在身上，4天为1个疗程。治疗期间需进流食。(《中医外治杂志》2003年第2期)

隔姜灸脐法治术后肠粘连

◎ 将生姜切成2毫米厚的薄片，置于脐上，然后将拌有冰片的艾绒捏成宝塔糖样大小的艾炷，置姜片上施灸。当患者感觉灼烫难忍时，可将姜片微微提起，绕脐做顺时针旋转，并时而接触脐部，至艾绒烧完，余热用尽，再置艾绒施灸，一片姜烧3炷艾为1次，需15~25分钟，每日3次。经临床验证，本法治疗粘连性肠梗阻的显效率为94.44%。(《胃肠病千家妙方》)

芪参枳朴汤治术后肠麻痹

◎ 黄芪 30 克，党参 10 克，枳实 10 克，厚朴 10 克，生大黄（后下）10 克。用法：水煎服，每日 1 剂。功效：补气，行气，导滞。主治：术后麻痹性肠梗阻，全腹胀满，叩之如鼓，腹痛轻，无攻撑，无矢气。如出现呕吐，则应停服，放置胃肠减压管。(《常见病内治小方》)

药苓朴陈汤治术后肠麻痹

◎ 山药 10 克，茯苓 10 克，厚朴 10 克，陈皮 60 克，生大黄（后下）10 克。用法：水煎服，每日 1 剂。功效：益气健脾，行气导滞。主治：术后肠麻痹，全腹胀满，叩之如鼓，腹痛轻，无攻撑，无矢气。(《常见病内治小方》)

专家 zhuan jia 温馨提示

按摩疗法有助于治术后肠粘连和肠麻痹。方法是：患者平卧，双目微闭，舌抵上腭，意留脐中，作平静腹式呼吸3分钟，每分钟6次。在继续呼吸的同时，自叠双手，右掌在下，将右掌从右下腹开始以顺时针方向做绕脐按摩。按摩时用力要均匀，绕脐1周用时10秒，同时进行一次腹式呼吸，共进行5分钟。再如前做腹式呼吸3分钟，即告结束。注意应在饥饱适度的时候进行操作，每天晨起和临睡时各进行1次。

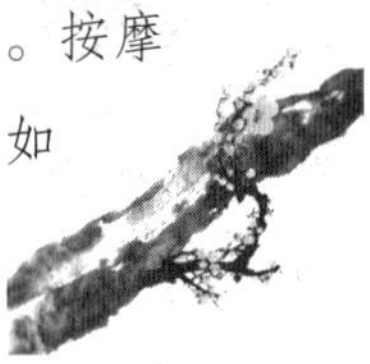

第 2 章 外科疑难病秘验精方

慢性前列腺炎

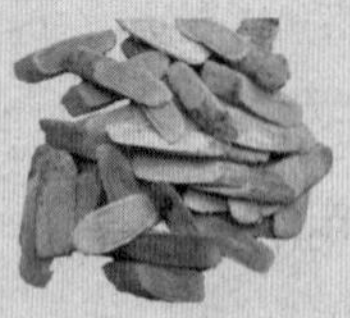

单方 · 秘方 · 经验方 · 食疗方 · 外用方

慢性前列腺炎是一种发病率非常高（4%~25%）且让人十分困惑的疾病，接近 50% 的男子在其一生中的某个时刻将会遭遇到前列腺炎病痛的影响。由于本病病因、病理改变，临床症状复杂多样，病程迁延，且易反复发作，常与尿道炎、精囊炎、睾丸炎同时并发，还对男性的性功能和生育功能有一定影响，严重地影响了患者的生活质量，使他们的精神与肉体遭受极大的折磨。

本病属中医“热淋”“精癃”或“癃闭”的范畴。中医学认为，前列腺炎之病因多有饮食失节，过度饮酒或房室不洁，致湿热内生，蕴于精室；或外感热毒，蕴结不散，流注下焦，气血壅滞，经脉阻隔，膀胱气化不利，而成淋浊之证；或房事太过，或强忍不泄，致肾精亏耗，阴虚火旺，相火妄动，引动下焦之湿热而致此病。治疗以清热利湿，化瘀散结，补脾益肾为基本原则。

败酱草合剂治慢性前列腺炎

◎ 败酱草、马齿苋、马鞭草各 30 克，生黄芪、炒延胡索各 15 克，川牛膝、丹皮、枳壳各 10 克，蜂房 6 克。用法：水煎，每日 1 剂，每日分 2 次温服。可配伍外治法：用野菊花、苦参、马齿苋、败酱草各 30 克，延胡索 15 克，当归 12 克，槟榔 10 克，加水煎成 1500~2000 毫升，坐浴 30 分钟，每晚 1 次。亦可局部按摩，每周 1 次，4 次为 1 个疗程。适用于湿热蕴结型慢性前列腺炎，总有效率达 86.7%。(《当代健康报》2001 年 12 月 27 日）

前列腺汤治慢性前列腺炎

◎ 柴胡 10 克，牡丹皮 10 克，黄柏 10 克，赤芍 10 克，川楝子 10 克，车前子 10 克，甘草 6 克，萹蓄 20 克，萆薢 20 克，滑石粉 30 克，败酱草 30 克，赤小豆 30 克。用法：水煎 2 次分 2 次服，每日 1 剂。功效：清热导湿。主治：湿热型慢性前列腺炎。肛检前列腺肿大，压痛明显，前列腺液中脓细胞（++）以上，前列腺液培养多有细菌生长，尿道口滴白量多，尿频、尿急、尿痛，口苦而干，大便干结。舌质红，苔黄腻，脉弦滑数。(《男科病千家妙方》程洪林验方）

二仙三妙汤治慢性前列腺炎

◎ 芡实、金樱子各 30 克，黄柏 20 克，苍术 10 克，牛膝 10 克。用法：水煎，每日 1 剂，分 2 次温服。加减：少腹胀者，加川楝子 10 克；尿急、尿痛者，加竹叶、甘草梢各 10 克，木通 5 克；遗精、早泄者，加煅牡蛎 30 克，白莲须 10 克；头晕者，加太子参 30 克；不寐者，加合欢皮 30 克；关节疼痛者，加防己 10 克。功效：清热导湿。主治：慢性前列腺炎属湿热下注型。(《河南中医》1985 年第 3 期）

活血散瘀汤治慢性前列腺炎

◎ 当归尾 10 克，赤芍 12 克，桃仁 10 克，川芎 9 克，苏木 9 克，牡丹皮 9 克，槟榔 12 克，枳壳 9 克，瓜蒌 12 克，大黄 9 克。用法：水煎服，每日 1 剂。功效：活血化瘀。主治：瘀血型慢性前列腺炎。症见会阴部刺痛明显，痛引睾丸、阴茎、少腹或腰部，肛检前列腺质地较硬或有结节，前列腺液中夹有脓细胞，终末尿滴白量少，小便滴沥涩痛，血尿。舌质紫或瘀斑，脉涩。(《中医男科临床治疗学》)

桃红活血丸治慢性前列腺炎

◎ 桃仁 45 克，红花 45 克，泽兰 45 克，王不留行 45 克，露蜂房 45 克，生槐角 60 克，丹参 60 克，赤芍 60 克，败酱草 60 克，制乳香 15 克，小茴香 15 克，没药 15 克，象牙屑（代）15 克，琥珀 30 克，甘草梢 8 克。用法：上药研细末，另用生地黄、生黄芪、龙葵各 90 克煎取浓汁，制如绿豆大，每服 6~9 克，每日 2 次。主治：瘀血型慢性前列腺炎。(《朱良春精方治验实录》)

丹参活血汤治慢性前列腺炎

◎ 丹参 20 克，赤芍 12 克，红花 15 克，桃仁 15 克，王不留行 10 克，泽兰 15 克，败酱草 15 克。用法：水煎服，每日 1 剂。主治：瘀血型慢性前列腺炎。(《良方大全》)

保元通闭汤治慢性前列腺炎

◎ 生黄芪 100 克，滑石（布包）30 克，琥珀粉 3 克。用法：将前 2 药煎后取汁，再兑入琥珀粉，每日分 2 次空腹服。功效：补益中气。主治：中虚型慢性前列腺炎。症见尿滴白，尿意不尽，尿后余沥，劳累后加重，会阴部坠痛，肛指检查后肛门坠胀感可延续数天；神疲乏力，面色少华，小便清长或频数，纳谷不香，心悸自汗。舌质淡红，苔薄白，脉细而软。(《男科病千家妙方》黄志强验方)

菟丝子丸加减治慢性前列腺炎

◎ 菟丝子 10 克，沙苑子 10 克，熟地黄 24 克，益智仁 9 克，续断 12 克，牡蛎 12 克，茯苓 15 克，山药 15 克，车前子 12 克，远志 6 克。用法：水煎 2 次，分 2 次服，每日 1 剂。功效：补肾涩精。主治：肾虚型慢性前列腺炎。症见腰痛，阳痿，梦遗，前列腺液中卵磷脂小体明显减少，或有红细胞；尿末滴白，尿道口时流黏液黏丝，小便余沥不尽；五心潮热，午后低热颧红，大便干结，小便黄少，失眠多梦。舌质红，少苔，脉细数。(《中医男科临床治疗学》)

益肾清浊汤治慢性前列腺炎

◎ 益智仁 9 克，山药 30 克，芡实 15 克，莲子 15 克，萆薢 12 克，炒黄柏 9 克，炒黄连 9 克，茯苓 15 克，猪苓 12 克，车前子 15 克，法半夏 9 克，砂仁 10 克，石菖蒲 10 克，甘草 6 克。用法：水煎服，每日 1 剂，一般服药 2~3 个月。主治：肾虚型慢性前列腺炎。(《男科病千家妙方》张肇峰经验方)

玄地阿胶汤治慢性前列腺炎

◎ 玄参15克，生地黄15克，阿胶（溶化）10克，黄柏10克，蒲公英20克，紫草20克，车前子10克，乳香10克，没药10克。用法：水煎2次，分2次服，每日1剂，15剂为1个疗程。功效：滋阴清利活血。治疗精浊（慢性前列腺炎）阴虚瘀热内阻之证。（《广西中医药》1989年第6期）

外治妙方治慢性前列腺炎

验方1　中药坐浴法

◎ 红藤、败酱草、虎杖各30克，三棱、乳香、没药、苏木各20克，王不留行、桃仁、川楝子、白芷各15克。用法：每天1剂，每剂药可用2~3次，每次坐浴30分钟，水温以42℃为宜。属湿热型前列腺炎者，可用萆薢、白芷各30克，甘草5克，煎汤坐盆内水渍于小腹部。

验方2　紫草红花糊

◎ 紫草30克，红花、穿山甲（代）各10克，乳香、没药各5克。用法：共研细末，以凡士林调成糊状。患者取胸膝位，以1:1000新洁尔灭消毒会阴后，术者戴无菌手套，取药3~5克，捏成圆团，蘸少许液状石蜡或植物油，以示指将药自肛门轻轻塞入直肠，涂于直肠前壁近前列腺处。嘱患者俯卧休息30分钟，每天或隔天1次，10次为1个疗程，疗程可间断重复。临床观察表明，本方有清热活血散血的作用。总有效率达82.5%。

验方3　外敷疗法

◎ 牛膝、吴茱萸、川楝子、小茴香、肉桂各等份。用法：共研细末，每次3~6克，用白酒调成糊状，敷于小腹曲骨穴（耻骨联合上缘）处，外用止痛膏贴盖，3~5日换药1次。

验方4　敷脐疗法

◎ 用白胡椒7粒，研末备用。先将脐部用温水洗净，将麝香粉0.15克倒入脐中，再放入胡椒粉末，上盖一张圆白纸（以盖住肚脐为度），外用胶布固定，每隔7~10天换药1次，10次为1个疗程。每疗程间休息5~7天，连用6个疗程。

◎ 药用王不留行子、石菖蒲、青黛、艾叶、金钱草、茜草、蒲公英、煅龙骨、煅牡蛎等各适量。将诸药研末调成稀糊状，用干净纱布包裹药糊敷于脐眼中，每天换药1次，10~15天为1个疗程。

验方5　药带疗法

◎ 药用萆薢10克，车前子12克，桃仁10克，红花10克，金钱草15克，刘寄奴30克，白花蛇舌草40克，败酱草15克，乌药10克。用法：将药物研成细末，做成药带，缚于小腹部，长期使用有疗效。

验方6　灌肠疗法

◎ 地锦草、蒲公英、地丁各30克，白茅根、石韦各20克，皂角刺、穿山甲（代）各12克。用法：水煎取汁150毫升，保留灌肠，每日1剂，30日为1个疗程。对慢性前列腺炎属湿热下注者更有效。

食疗药膳调治慢性前列腺炎

验方1　车前绿豆粱米粥

◎ 将车前子60克，橘皮15克，通草10克，用纱布包，煮汁去渣，入绿豆50克和高粱米100克煮粥。空腹服，连服数日。适用于老年人前列腺炎，小便淋痛。

验方2　慈菇凌霄粉

◎ 将山慈菇花30克，凌霄花20克共研为细末。每次取6克，白开水送服，每日3次。适用于前列腺炎。

验方3　白兰花猪肉汤

◎ 将猪瘦肉150~200克洗净，切小块，与鲜白兰花30克（干品10克）加水汤，加食盐少许调味。饮汤食肉，每日1次。补肾滋阴，行气化浊。适用于男子前列腺炎及女子白带过多等症。

验方4　萝卜浸蜜

◎ 将萝卜1500克洗净，去皮切片，用蜂蜜浸泡10分钟，放在瓦上焙干，再浸再焙，不要焙焦，连焙3次。每次嚼服数片，盐水送服，每日4~5次，常吃。适用于气滞血瘀型慢性前列腺炎。

验方5　赤豆薏苡粥

◎ 赤小豆30克，薏苡仁50克。用法：加水煨烂，入少量糖调味，分2次食用，每日1剂。适用于湿热型慢性前列腺炎。

验方6　土狗子蛋

◎ 土狗子（蝼蛄）3~4只，生鸡蛋1~2只。用法：在生鸡蛋的一头敲穿一小孔，纳入土狗子，煮熟。每日上午吃1次。适用于中虚型慢性前列腺炎。

验方7　二紫通尿茶

◎ 紫花地丁、紫参、车前草各15克，海金沙30克。上药研为粗末，置保温瓶中，以沸水500毫升泡闷15分钟。代茶饮，每日1剂。适用于前列腺炎、排尿困难及尿频尿痛症者。

专家 zhuan jia 温馨提示

慢性前列腺炎患者，在饮食方面要注意多吃富含维生素的食品，以新鲜蔬菜、水果，清淡易消化的饮食少食多餐，保持能量的供给，禁烟禁酒及刺激性食物，经常做保健运动：每天沿着尿道两侧进行按摩15~20分钟，强度以自己能够承受为准；站立做收缩肛门运动，每天早起和晚睡前做50~100次，以肛门感觉酸热为准；夏天用湿毛巾冷敷睾丸，每晚2~3次，以睾丸收缩到位为准；完全放松自己的心理压力；每天早晨晨练，慢跑10~15分钟，以微出汗为准；每天早晨双手叩腰，刺激肾血液循环，应叩100~150次最好。

第 2 章　外科疑难病秘验精方

前列腺增生症

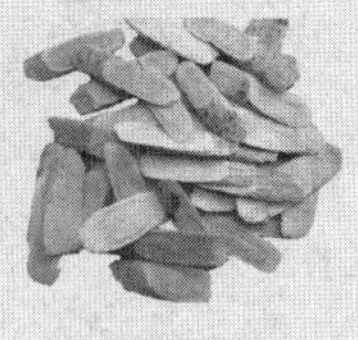

单方 · 秘方 · 经验方 · 食疗方 · 外用方

前列腺增生症（又称前列腺肥大）是中老年男性泌尿生殖系统的一种多发病，在前列腺疾病中位居第二位。因前列腺肥大后压迫尿道引起梗阻而出现排尿不畅，尿流变细、滴沥，甚至排尿困难等临床症状，严重影响患者的生活质量，给患者造成极大的痛苦。此症属于中医“癃闭”“淋症”等范畴，临床分为肾气不足、气滞血瘀、热毒郁结三个证型，中医内治、外治疗法均对其有很好的疗效。

滋阴通淋汤治前列腺增生

◎ 生地、玄参、白头翁各 30 克，白芍、萹蓄各 20 克。用法：水煎服，每日 1 剂。功效：养阴清热，利尿通淋。主治：前列腺增生症属阴虚火旺型，小便频数，淋漓不畅，时发时止，尿道灼热，伴小腹胀满，口干，头晕耳鸣，大便干结，易出汗，舌红少苔，脉细数。(《中国中医秘方大全》)

通关瞿麦丸治前列腺增生

◎ 瞿麦穗、芍药、大黄（锉，炒）、当归（切，焙）、冬葵子、甘草（炙）、榆白皮（锉）、栀子仁、木通（锉）、石韦（去毛）、大麻仁各 30 克。用法：上 11 味，捣为粗末。每服 15 克，用水 220 毫升，入灯心少许，煎至150毫升，去滓温服。功效：清热利尿，活血通闭。主治：老年癃闭（前列腺增生症），膀胱积热，小便不通。（《圣济总录》卷九十五）

公英葫芦茶治前列腺增生

◎ 蒲公英15克，葫芦茶15克，车前子（包）10克，乌药12克，木香10克，王不留行18克，三棱、莪术各10克，滑石20克，通草5克，怀牛膝10克。功效：清热利湿。主治：膀胱积热型前列腺增生症。（《男科纲目》）

灵仙克癃汤治前列腺增生

◎ 威灵仙、茯苓、泽泻、肉苁蓉、夏枯草、丹参各30克，桂枝、知母、皂角刺、车前子各12克，穿山甲（代）15克。用法：水煎服，每日1剂。功效：消癥通淋。主治：慢性前列腺炎，尿潴留。（《河北中西医结合杂志》1999年第1期）

三子二壳通关汤治前列腺增生

◎ 冬葵子、地肤子、王不留行各10克，海蛤壳20克，枳壳15克，肉桂5克。用法：水煎服，每日1剂。症情改善稳定后，即间断服药（每周2~3剂）或改用丸方，冬令则用膏剂。功效：清热利湿，祛瘀消积，通利小便。治疗老年癃闭属湿热内蕴，瘀血阻滞者。（《上海中医药杂志》1991年第4期）

补肾疏肝化积散治前列腺增生

◎ 肉桂、车前草、桃仁各30克，地黄、炒穿山甲（代）、蜈蚣、王不留行、乌药、皂角刺各20克，制成散剂。用法：每次10克，每日2次，口服。并用药膏（含大黄、芒硝、樟脑各1份。制成散剂，密封，用时加香油调糊）杏核大置胶布上，贴肛前会阴部，每日1次。忌烟酒及辛辣刺激之品。10日为1个疗程。功效：补肾活血，疏肝化积。治疗老年癃闭属肾虚肝郁者。（《山西中医》1989年第1期）

前通汤治前列腺增生

◎ 生大黄、赤芍药、炮山甲（代）各10克，桃仁、生甘草、川牛膝各9克，嫩桂枝6克，琥珀末3克。用法：每日1剂，水煎2次，合汁分上、下午各服1次。方中琥珀末分2次用药液冲服。15天为1个疗程。功效：祛瘀散结，通调水道。主治：老年前列腺肥大症。（《江西中医药》1987年第6期）

按：临床报道，采用本方共治疗老年前列腺肥大症患者50例，其中绝大部分患者年龄在60—69岁，经用本方治疗全部病例在24小时内，癃闭症状均有不同程度减轻。小便安然无恙全通利者1~3天，长者7天。38例经肛门指诊复查，肿大的前列腺得以消失。

简便单方治前列腺增生

验方1　贝母合剂

◎ 浙贝母、苦参、党参各25克。用法：水煎分2次服用，每日1剂，7天为1个疗程，一般1~2个疗程可痊愈。

验方2　芪滑煎

◎ 生黄芪100克，滑石30克，琥珀粉3克。用法：将前2药煎后取汁，再兑入琥珀粉，每日分2次空腹服用，7天为1个疗程。

验方3　黄夏琥珀汤

◎ 生大黄、法半夏各10~15克，琥珀5~10克。用法：前2药水煎200毫升，用100毫升冲服琥珀粉5克，1次服完，每日早、晚各服1次，1周为1个疗程。

验方4　田三七

◎ 田三七粉3克。用法：每日服1次，连服10~15天。

验方5　生南瓜子

◎ 生南瓜子30克。用法：去壳食之，每日2次，连续服食10~15天。

验方6　琥珀散

◎ 琥珀70克。用法：研为细末，早、晚各服5克，温开水送服，1周为1个疗程，一般1~2个疗程即可痊愈。

验方7　三七洋参散

◎ 田三七、西洋参各15克。用法：分别研粉混匀，每次口服2克，每日1次，温开水冲服，15天为1个疗程。一般治疗2~3个疗程即可痊愈；病程较长者，小便点滴而出者，每天服4克，分2次服用。

验方8　二子温通饮

◎ 冬葵子、地肤子、王不留行、海蛤壳各15克，枳壳9克，肉桂4克。用法：水煎服，每日1剂。

外敷药方治前列腺增生

验方1　蒜栀贴脐

◎ 独头蒜1个，栀子3枚，盐少许。用法：共捣烂，摊纸上后贴脐部。对前列腺肥大所致的尿潴留有通利作用。

验方2　田螺贴气海穴

◎ 田螺2个。葱白15克。用法：共捣烂，再入冰片1克，麝香0.3克，贴于气海穴（在下腹部，前正中线上，当脐中下1.5寸），或外加热熨，可急救尿道梗塞之小便不通。

验方3　醋调化瘀通关散

◎ 黄芪、肉桂、穿山甲（代）、海藻、三棱、王不留行、当归、桃仁、赤芍、牛膝、大黄各等份。用法：共研为粗末。用中药散剂250克，白醋适量，拌匀，置铁锅内文火炒热（温度以不烫伤皮肤为宜），再装入布袋内，然后将药袋贴小腹部热敷（冷却后可重新炒热再敷），每日6~8次，1周为1个疗程，可连续用药4个疗程。据报道，用此法治疗前列腺肥大的总有效率达97.8%。

验方4　葱盐热敷

◎ 食盐500克，生葱（切碎）250克。用法：葱与食盐同放锅内炒热后，用布包之，待热度适宜时，熨暖小腹部，冷则易之，热熨数次即可见效。这是取钠离子与挥发油能透肤通阳通便的功效，使小便通利。

验方5　甘冰散

◎ 甘遂细末9克，面粉适量，冰片少许。用法：加温水调成糊状，贴于中极穴（脐下4寸）方圆约2寸的位置上，一般30分钟即可见效。这是取其药效能透穴通窍的机制，使小便通利。用于小便不畅，伴有刺痛，偶见会阴及小腹有坠胀感，舌质淡红有紫气，可见瘀点，苔薄白，脉细涩。

验方6　热艾石散

◎ 艾叶60克，石菖蒲30克。用法：上药置锅中炒热，温度达60~70℃，用布包起，敷于脐部，时间以自己能忍受为度，然后取下停2~3分钟，再次敷上，直至药物冷却。每天1次，10天为1个疗程。适用于老年人前列腺增生症，夜尿增多，小便短少而清，频次增多，或小便不畅，便后仍感膀胱紧迫，舌质淡红，苔薄白，脉沉缓。

验方7　皂药粉

◎ 皂矾10克，黄药子10克。用法：上药研成极细粉末，调匀，每次取混合粉约2克置于脐眼中，上覆毛巾。然后取温水逐步从毛巾上缓缓向脐中滴入，使皂矾、黄药子徐徐从脐部融化，吸收。

洗浴药方治前列腺增生

验方1　瓜蒌坐浴

◎ 瓜蒌 30~60 克。用法：每日煎汤坐浴约 20 分钟，以微汗为宜。能肃降肺气而通调水道。

验方2　栀子二妙汤

◎ 栀子 10 克，黄柏 10 克，苍术 10 克，滑石 15 克，连翘 15 克，冬葵子 12 克。用法：水煎取汁 3000 毫升，坐浴热浸会阴及小腹部，可使湿热尿闭者症状缓解。

验方3　擦浴方

◎ 麻黄、桂枝、荆芥、防风、苍术、五倍子各 15 克，赤芍、丹皮、川芎各 30 克，黄芩、黄柏、大黄、甘草各 20 克，艾叶 10 克。用法：将上药放锅中加水（每次加水以盖过药物 2 厘米为宜）煎取汁 3 次，然后将三煎所取药液混合备用。擦浴前，先用一浴盆装温热水（40℃），清洗腰骶、臀部、下腹、会阴、大腿及阴茎，洗净弃水。再取适量温开水（45℃）加上述药液 1/2 混匀，坐盆中浸浴，药液以淹没臀部及盆腔为度。浸浴同时，用一块毛巾蘸药水反复揉擦腰骶、臀部、下腹、会阴、大腿及阴茎，重点为会阴部，揉擦力度以局部皮肤潮红为适度。每剂药每日用 2 次。

验方4　硝母天花煎

◎ 芒硝、益母草、天花粉、生葱各 30 克，艾叶、车前草各 10 克。用法：上药煎煮 30~40 分钟，煎取药液约 2000 毫升，倒于盆内，坐盆上先熏蒸，水温稍降后以毛巾浸药液熨洗会阴部，水温再降后坐盆内，直至水冷为止。每日 2~3 次，连续使用 15 天左右。小便不畅，伴有刺痛，偶见会阴及小腹有坠胀感，舌质淡红有紫气，可见瘀点，苔薄白，脉细涩。

验方5　大黄清热汤

◎ 大黄、毛冬青、银花藤各 30 克，川红花 12 克，吴茱萸、泽兰各 15 克。用法：上药煎煮 30~40 分钟后，取汁 1500 毫升左右，坐浴其上，15~20 分钟。每日 1 剂，早、晚坐浴各 1 次，15 天为 1 个疗程。用于小便淋沥不尽，尿色黄赤，尿后尿道口灼热，口干多饮，舌质红，苔黄，脉数。

热熨方治前列腺增生

验方1　熨脐方

◎ 艾叶 60 克，石菖蒲 30 克。用法：炒热，以布包之，热熨脐部（神阙穴），冷则易之。这是取两药挥发油之成分透穴位，开下窍，理气血，使小便自利。

验方2　独盐方

◎ 食盐 250 克。用法：食盐 250 克置锅中炒热至 60~70℃，用布包裹，熨敷于小腹部，直至食盐冷却为止。

食疗药膳治前列腺增生

验方1　参芪冬瓜汤

◎ 党参 15 克，黄芪 20 克，冬瓜 50 克，味精、香油、盐各适量。用法：将党参、黄芪置于砂锅内加水煎 15 分钟去渣留汁，乘热加入冬瓜至熟，再加调料即成，佐餐用，有健脾益气，升阳利尿之功效。

验方2　桂浆粥

◎ 肉桂 5 克，车前草 30 克，粳米 50 克。用法：先煎肉桂、车前草，去渣取汁，再加入粳米煮熟后加适量红糖，空腹服。有温阳利水之功效。

验方3　杏梨石韦饮

◎ 苦杏仁 10 克，石韦 12 克，车前草 15 克，大鸭梨 1 个，冰糖少许。用法：将杏仁去皮捣碎，鸭梨去核切块，与石韦、车前草加水同煮，熟后加冰糖，代茶饮。有泻肺火，利水道的功效。

验方4　利尿黄瓜汤

◎ 黄瓜 1 个，瞿麦 10 克，味精、盐、香油各适量。用法：先煎瞿麦，去渣取汁，再重煮沸后加入黄瓜片，再加调料，待温食用。有利水道之功效。

验方5　核桃仁粥

◎ 核桃仁 50 克，粳米 80 克。制法：粳米煮粥，核桃仁去皮捣烂入粥内，文火煮数沸，见粥面有油即可，加红糖调味。用法：早晚食用。功效：温阳益气，润肠通腑。

专家 zhuan jia 温馨提示

前列腺增生患者，首要问题是消除紧张心理，其次饮食起居要有规律，如吸烟、饮酒、久坐、劳累和进食辛辣、高脂肪食物等，可使前列腺瘀血加重，应予避免。故作息要有规律，不过劳，不久坐，不受凉，多吃新鲜蔬菜和水果。前列腺增生的患者，平时应注意保持会阴部清洁，不要憋尿，即如有尿意应及时排尿。憋尿会造成膀胱过度充盈，使膀胱逼尿肌张力减弱，导致排尿困难，容易引起急性尿潴留。

卵巢囊肿

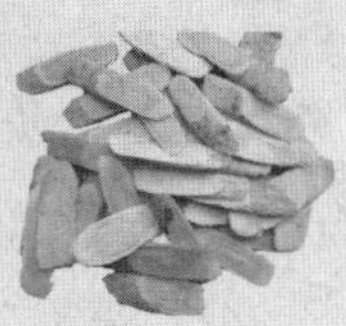

单方 · 秘方 · 经验方 · 食疗方 · 外用方

卵巢囊肿属广义上的卵巢肿瘤的一种，各种年龄均可患病，但以 20—50 岁最多见。卵巢囊肿在早期并无明显的临床表现，患者往往因其他疾病就医在行妇科检查时才被发现，以后随着肿瘤的生长，患者有所感觉，其症状与体征因肿瘤的性质，大小，发展，有无继发变性或并发症而不同。简单直观地说，“卵巢囊肿”就是指卵巢内部或表面生成肿块，卵巢囊肿内通常是液体，有时也可能是固体，或是液体与固体的混合。卵巢囊肿的体积通常比较小，类似豌豆或腰果那么大，也有的囊肿长得像垒球一样，甚至更大。

本病属中医“癥瘕”的范畴。中医学认为，引起卵巢囊肿主要有以下诸因素。痰瘀凝结，忧思伤；虚生痰，痰饮停聚而阻滞气机，引起气滞血瘀、痰饮与血瘀结成块。痰瘀久积也可导致癌症。气血凝滞期或产后受寒，寒凝血滞。或内伤情志，抑郁伤肝，气机运行不畅，气滞血也滞，气血瘀凝而致。若瘀积日久变成癌症。表现为除下腹部有肿块外，一般无明显症状或仅见舌有瘀点。如为恶性者，下腹部肿块坚硬固定，疼痛拒按，皮肤不润，面色紫，舌有瘀点。中医治疗以理气行滞，活血祛痰，化瘀散结，软坚消肿为基本原则。

阳和汤加减治卵巢囊肿

◎ 熟地 15 克，鹿角胶 12 克，麻黄 6 克，肉桂 3 克，炙甘草 6 克，姜炭 6 克，白芥子 6 克，牛膝 15 克，水蛭粉（装胶囊）3 克。用法：上方隔日煎服 1 剂，水蛭粉连续服用。功效：温补和阳，散寒导滞，化瘀消癥。适用于癥瘕（卵巢囊肿）属素体阴虚，风寒乘虚侵袭胞宫，脉络瘀阻，结而成癥瘕者。(《南京中医药大学学报》1996 年第 4 期)

按：阳和汤见于清代王维德所著《外科证治全生集》，是治疗外科一切阴证的名方。由鹿角胶、肉桂、姜炭、熟地、麻黄、白芥子、生甘草7味药组成。方中熟地大补营血为君；鹿角胶血肉有情之品，生精补髓，养血助阳为辅；姜炭温中，破阴回阳；肉桂入营，温通血脉；麻黄达卫散寒，协同姜、桂能使气血宣通；熟地、鹿角胶可以补而不滞；白芥子通阳散结，祛皮里膜外之痰；甘草调和诸药。综观全方，有温补和阳、散寒导滞、扶正与祛邪相兼之功效。根据异病同治的原则，以本方为基础，随证加减，用于妇科“阳虚气凝、气滞血瘀”的多种疾病，一方多用，亦获良效。方中甘草，因所治属虚寒之证，故炙用以达温补之功；麻黄、肉桂、姜炭均辛温，故剂量宜轻。

桂枝茯苓丸加味治卵巢囊肿

◎ 桂枝、茯苓、丹皮、赤芍、桃仁、鸡内金、水蛭（焙干研末，装入胶囊服）、荔枝核、乌药各15克，黄药子30克。用法：将上药水煎后，分4次内服。并用大黄䗪虫丸每次1丸，每日2次，口服，3个月为1个疗程，连续用药至痊愈止。应用上药治疗卵巢囊肿300例（均经妇科检查和B超检查确诊，囊肿在8厘米 × 8厘米以内）治疗1~2个疗程后，痊愈255例，好转30例，无效15例，总有效率为95%。治程中无不良反应。（《中医杂志》1994年第6期）

少腹逐瘀汤加味治卵巢囊肿

◎ 小茴香6克，干姜6克，延胡索15克，当归20克，川芎10克，官桂3克，赤芍10克，蒲黄10克，炒五灵脂10克，香附12克，乌药10克。用法：上方每日1剂，水煎成400毫升，分2次温服，月经期不停药。功效：理气化瘀通络。适用于巧克力囊肿。指征：大部分患者感腰骶部疼痛不适，月经先后无定期，部分患者有痛经史，个别患者诉性交时下腹部胀痛，全部病例均经妇科检查及B超提示为卵巢巧克力囊肿。（《吉林中医药》1994年第2期）

按：《妇人良方大全）指出：“妇人腹中瘀血者，由月经闭积或风寒凝瘀，久而不消，则为积聚癥瘕矣。”根据中医理论，该病属于中医“瘀血”范畴，其病机为气血运行不畅，局部气血凝滞。治疗多以活血祛瘀为大法，选用活血祛瘀温经止痛的少腹逐瘀汤为主。应用上方时应注意，原方加入香附、乌药2味意在增强活血化瘀之效果。

病案举例：李某，36岁。反复腰骶部疼痛8个月，月经先后无定期，经量、色泽无异常，苔薄，舌面见绿豆大小的瘀紫斑点，脉细。妇科检查：外阴已产式，宫颈轻度炎症，子宫大小正常，双侧附件增厚，并触及囊性肿物粘连于子宫后壁。B超显示在子宫底部后方区域见一5厘米×8厘米的液性暗区，内有密集低回声小光点，提示：卵巢巧克力囊肿。中医辨证属气滞血瘀络阻，治以理气化瘀通络法，处以少腹逐瘀汤加味，每日1剂。上方药连服64天，诸症消失，月经周期恢复正常，即嘱去妇科复查，妇科检查：双侧附件正常，B超探查卵巢巧克力囊肿消失。

山甲水蛭丸治卵巢囊肿

◎ 炮穿山甲（代）100克，生水蛭60克，三棱、莪术、白芥子各30克，肉桂20克。用法：将上药研为细粉，黄蜡为丸，早、晚各服4.5~6克。30日为1个疗程。疗程间隔7日。连续用药至症状消失时止。用上药治疗卵巢囊性肿瘤12例，治疗1~3个疗程后，全部获得治愈。经1~8年随访，仅1例复发。再服本品后，囊肿消失。（《辽宁中医杂志》1989年第2期）

消瘀除湿汤治卵巢囊肿

◎ 刘寄奴、赤芍、制没药、苍术、威灵仙、橘核各10克，薏苡仁30克，桃仁、萆薢、茯苓、陈皮、泽兰各10克。加减：血瘀重者，加三棱、莪术；小腹胀痛或经前乳房胀痛者，加柴胡、香附；包块坚硬，B超示囊实性者，加炮穿山甲（代）、生牡蛎。用法：每日1剂，水煎，分2~3次内服。同时，取药渣加食醋适量，葱白3寸切碎，炒热装布袋内，热敷患部30~40分钟，每日2次。1个月经周期为1个疗程，经期停用。采用上药治疗卵巢囊肿56例，治疗1~3个疗程后，痊愈40例，好转11例，无效5例，总有效率为91%。治程中未见不良反应。(《山西中医》1994年第5期)

消囊肿汤治卵巢囊肿

◎ 海藻15克，薏苡仁20克，三棱、莪术、桃仁各10克，白芥子、夏枯草、赤芍各12克，天南星、甘草各6克。加减：虚寒者，加附子、鹿角胶、炮姜；气虚者，加黄芪、党参、白术；血虚者，加熟地、当归、阿胶；痰湿者，加茯苓、苍术、土茯苓；郁热者，加牡丹皮、大黄、黄芩；血瘀者，加水蛭、丹参、泽兰；气郁者，加香附、郁金、橘核。用法：每日1剂，水煎后分2~3次内服。10日为1个疗程。用上药治疗卵巢囊肿60例，治愈58例，有效2例，总有效率为100%。(《辽宁中医杂志》1995年第10期)

水蛭消癥散治卵巢囊肿

◎ 水蛭150克，炮穿山甲（代）、桃仁、莪术各50克，生牡蛎200克，土鳖虫30克，夏枯草、大黄各100克。用法：上药共研细末，装入胶囊。每次10克，每日2次，口服，20日为1个疗程，经期停服。应用本方治疗卵巢囊肿44例，用1~3个疗程后，痊愈36例，有效5例，无效3例，总有效率为93%。(《山东中医杂志》1996年第1期)

蚤休虎杖丸治卵巢囊肿

◎ 重楼（蚤休）、虎杖、丝瓜络各70克，皂角刺、连翘各100克，当归、赤芍各80克，桂枝、牛膝、牡丹皮、琥珀各50克，败酱草75克，鳖甲35克，异烟肼片10克。用法：将上药共为细末，制蜜丸，每丸12克。每次1丸，每日2次，口服，1个月为1个疗程。运用本方治疗卵巢囊肿96例，用1~2个疗程后，其中治愈87例，显效7例，无效2例，总有效率为98%。治程中未见不良反应。(《长春中医学院学报》1998年第1期)

理气利水散结汤治卵巢囊肿

◎ 生牡蛎、橘核各30克，海藻、姜半夏、泽泻、刘寄奴各15克，枳壳、炮穿甲片（代）各10克，浙贝母、瞿麦各20克。加减：气虚者，加党参、生黄芪、生白术；血虚者，加阿胶、制何首乌、当归；带多色黄者，加红藤、川黄柏、半枝莲、椿根皮；月经血块多（或舌质紫黯）者，加桃仁、红花、三棱、莪术。用法：治疗组103例，将上药水煎服，每日1剂。20日为1个疗程，用1~3个疗程。

用上药治疗卵巢囊肿 69 例，显效 21 例，有效 7 例，无效 6 例，总有效率为 96%。(《中国中医药科技》2001 年第 1 期）

化囊汤治卵巢囊肿

◎ 白芥子、昆布、白茯苓各 10 克，皂角刺、当归、生白芍、绞股蓝各 10 克，穿山甲（代）、路路通各 6 克。加减：阳虚者，加制附子、肉桂；气虚者，加党参、黄芪；月经量多者，加三七、炒蒲黄；黄带者，加红藤、败酱草；腹胀痛者，加延胡索、川楝子；B 超示囊壁厚、内有光点回声者，加海藻、水蛭。用法：每日 1 剂，将上药水煎 3 次后合并药液，分早、中、晚内服。15 日为 1 个疗程。用上药治疗卵巢囊肿 80 例，用 1~2 个疗程后，治愈 55 例，有效 20 例，无效 5 例，总有效率为 94%。(《实用中医药杂志》2001 年第 11 期）

三甲蛇藤汤治卵巢囊肿

◎ 醋柴胡、赤芍、虎杖、制鳖甲、红藤、醋三棱、醋莪术、茯苓皮各 15 克，枳实、炮穿山甲（代）、桃仁各 12 克，生牡蛎、白花蛇舌草、薏苡仁各 30 克，甘草 3 克。加减：子宫肌瘤者，加鬼箭羽、夏枯草、昆布、水红花子；盆腔积液者，加败酱草、泽兰；输卵管不通致不孕症者，加苏木、路路通、川牛膝；月经失调、出血多者，加茜草炭、乌贼骨、贯众炭、三七粉。用法：每日 1 剂，水煎，分 2~3 次内服。25 日为 1 个疗程。用至症状消失止。用本方治疗卵巢囊肿 228 例，治愈 149 例，显效 53 例，无效 26 例，总有效率为 89%。(《河南中医》2003 年第 6 期）

内服外敷法治卵巢囊肿

◎ 当归、穿山甲（代）、三棱、莪术各 15 克，丹参、茯苓皮、车前子（包）、败酱草各 30 克，桂枝 10 克，桃仁 9 克，皂角刺 20 克。加减：腹痛甚者，加香附、延胡索、制乳香、制没药；腰痛甚者，加狗脊；腹痛发凉者，加乌药，小茴香；囊肿较大者，加泽泻、赤小豆；瘀血重、囊肿硬者，加鳖甲、鸡内金、土鳖虫、夏枯草；神疲乏力者，加党参、黄芪；白带黄稠者，加半枝莲、黄柏、金银花藤。用法：每日 1 剂，水煎服。药渣用布包热敷患部，每次 30 分钟，每日 1~2 次。应用内服外敷法治疗卵巢囊肿 120 例，痊愈 51 例，有效 62 例，无效 7 例，总有效率为 94%。并发不孕 45 例，治疗后已怀孕者 41 例。(《河南中医》1994 年第 2 期）

中药敷贴法治卵巢巧克力囊肿

◎ 丹参、桃仁、赤芍、穿山甲（代）、鸡血藤各 10 克，水蛭 6 克。用法：将上药共研为极细末，装入瓶内备用。用时，取药末适量，加入食醋，调成稠膏状，做成药饼，敷贴少腹部，纱布覆盖后，再固定，并以热物熨 15 分钟。每 24 小时加醋适量调和 1 次，每 3 日换药 1 次，经期停用。3 个月为 1 个疗程。连续用药至症状消失时止。应用中药敷贴法治疗卵巢巧克力囊肿 21 例，治愈 19 例，无效

2例，治愈率为90%。用药时间为1~3个疗程即可。（《新中医》1994年第3期）

化癥膏敷脐治卵巢囊肿

◎ 马钱子10克，生天南星、金不换、巴豆各100克，川乌、草乌各50克，罂粟壳200克。用法：加麻油3千克，浸泡72小时，文火炸枯，取油用武火炼至滴水成珠；再用文火，加樟丹1千克，搅拌均匀；离火后再加丹砂、红升、银朱、阿魏各100克，冰片10克，边搅拌边向锅内洒水3次，最后将其倾入冷水中，浸泡24小时；取出，用绵纸包裹。每次取20克，温水化开，摊于桑皮纸或布上，敷贴于神阙穴，5~10日1次。临床观察，采用化癥膏敷脐治疗卵巢囊肿患者，疗效显著。（《上海中医药杂志》1998年第2期）

消瘀桂苓汤灌肠治卵巢囊肿

◎ 桂枝10克，皂角刺12克，穿山甲（代）10克，赤芍12克，三棱15克，桃仁12克，莪术15克，当归20克，茯苓15克，生黄芪12克，红花6克，白芷10克，制乳香10克，制没药10克，制大黄10克，柴胡10克。用法：将上药用水煎汁后混合，浓缩至50毫升左右，待温度降至38℃左右，用50毫升针筒抽取药液，接肛管灌肠。灌肠前先排空大小便，灌入200毫升左右，让患者取左侧卧位，尽可能将药液保留1小时以上，如即有便意可改为胸膝卧位5~10分钟。一般每晚灌1次，急性而症状较重者可1天灌2次。余下的药液仍可分次口服，以增药效。7~15天为1个疗程，一般治疗2个疗程。适应证：卵巢囊肿单侧、双侧、混合性、实质性等所有病例均有不同程度的不规则阴道出血、流液、小腹胀痛、肛门坠胀等症状，周围血象多有偏高。（《浙江中医杂志》1995年第11期）

食疗妙方治卵巢囊肿

验方1　山药核桃母鸡汤

◎ 母鸡1只，山药40克，核桃仁30克，水发香菇25克，笋片25克，火腿25克，黄酒、精盐适量。制法：将山药去皮切薄片，核桃仁洗净；净母鸡用沸水焯去血秽，放在汤碗内，加黄酒50毫升，精盐适量，鲜汤1000毫升；将山药、核桃仁、香菇、笋片和火腿片摆在鸡面上，上笼蒸2小时左右，待母鸡酥烂时取出食用。功效：补气健脾，活血化瘀。适用于卵巢囊肿并现神疲体倦、气短懒言，乏力，动则益甚；下腹隐痛喜按，月经后期量少，舌淡黯，边有齿印，脉细涩，症属气虚血瘀者。

验方2　菱角薏米花胶粥

◎ 菱角500克，生薏米100克，花胶（鱼肚、鱼鳔胶）150克，陈皮半个，粳米适量，盐少许。制法：将各材料分别用清水洗净备用；菱角去壳取肉，花胶先用清水浸透发开并切块；瓦煲内加适量清水，猛火煲至水滚后放入材料，待水再滚起改用中火继续煲至粳米开花成稀粥，调味即可食用。功效：健脾去湿、解毒散结、滋养肝肾。适用于卵巢囊肿，并见肥胖，带下量多、黏稠，色黄有异味，阴痒；舌淡红苔白腻，脉滑，症属脾虚湿盛者。该粥不燥热，适合一家大小日常食用，可健脾养肝肾，但夜尿频或遗尿者不宜食用。

验方3　核桃仁三棱莪术蜜饮

◎ 将核桃仁 15 克，三棱 15 克，莪术 15 克，当归 10 克，丹参 30 克，枳壳 10 克分别拣去杂质，洗净，晒干或烘干，切成片或切碎，同放入碗中，备用。将鳖甲 30 克洗净，晾干后，敲碎，放入砂锅，加水浸泡片刻，大火煮沸，改用中火煎 30 分钟，将盛入碗中的其他 6 味药物倒入砂锅，拌和均匀，视需要可酌加适量温开水，煎煮 30 分钟，用洁净纱布过滤，收取滤汁放入容器，待其温热时，加入蜂蜜 30 毫升，拌和均匀即成。上、下午分服。功效：活血化瘀，行气消癥。适用于卵巢囊肿。

验方4　核桃仁粥

◎ 先将核桃仁 15 克，鸡内金 12 克捣烂如泥，加水研汁去渣。同粳米 100 克煮为稀粥。上为 1 日量，分顿食用。连服 10 天为 1 个疗程。功效：破瘀行血，通络消癥，适用于子宫肌瘤、卵巢囊肿，证属气滞血瘀，腹中瘀滞疼痛，月经量不甚多，属血瘀者食用。

专家 zhuan jia 温馨提示

卵巢囊肿可以预防，定期做妇科检查，早发现，早诊断，早治疗。若发现卵巢有异常而不能确诊者，必须定期随访，同时检查对侧卵巢是否正常，结合患者年龄，是否保留生育功能，一般采用中医中药的非手术治疗。月经期和产后女性应特别注意摄养，严禁房事，保持外阴及阴道的清洁；心情舒畅，尽量减轻生活中的各种竞争压力，切忌忧思烦怒，学会自我调节；注意保暖，避免受寒，冒雨涉水，或冷水淋洗，游泳等；劳逸适度；饮食富于营养，宜清淡，易消化，忌食生冷刺激性食物。保持机体正气充足，气血通畅，身心健康。

第 3 章　妇科疑难病秘验精方

子宫肌瘤

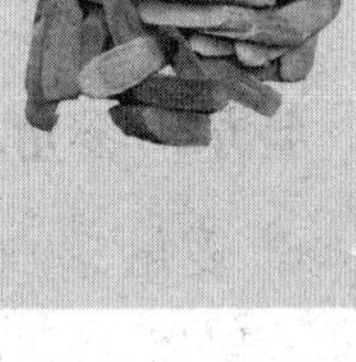

单方 · 秘方 · 经验方 · 食疗方 · 外用方

子宫肌瘤是女性生殖器中最常见的一种良性肿瘤，也是人体最常见的肿瘤之一。由子宫平滑肌增生而成，其间有少量纤维结缔组织。多见于30-50岁女性，20岁以下少见。临床表现以白带增多、月经过多、经期延长或阴道不规则流血为主要症状。肌瘤大者，可有膀胱、直肠压迫症状，并可导致不孕症和贫血。

本病属中医"癥瘕""带下"范畴，有些子宫肌瘤患者，以阴道不规则流血为主要证候，亦可按"崩漏"辨证施治。

中医学认为，癥瘕"皆五脏六腑真气失而邪气并，遂乃生焉"。所以癥瘕的形成，不仅是局部气血阻滞的结果，而且与脏腑经络的功能失调密切相关。究其原因，多为经期、产后、产时，血室正开，胞脉空虚，风寒湿邪乘虚侵入胞宫络脉，或房事不节，损伤脉络，瘀阻胞宫。内因多为脾气虚弱，气血瘀阻，积聚胞宫，久成癥瘕。

桂苓消瘤丸治子宫肌瘤

◎ 桂枝120克，茯苓150克，牡丹皮100克，桃仁100克，鳖甲120克，穿山甲（代）100克。制法：上药共研细末，炼蜜为丸，每丸重10克。用法：每日服2丸，早、晚各服1丸。1个月为1个疗程，可连续服用3个疗程以上。功效：活血化瘀，消癥散结。主治：子宫肌瘤属血瘀型，肌瘤质硬固定不移，肌肤乏润，舌质紫黯。（《北京中医杂志》1989年第6期）

消癥Ⅰ号治子宫肌瘤

◎ 香附、川楝子、丹参、桃仁、红花、鳖甲、桂枝、茯苓、牛膝各10克，夏枯草12克，牡蛎20克。加减：气虚者，加黄芪、党参；血虚者，加阿胶、熟地黄；月经量多者，加蒲黄炭、血余炭；腹痛者，加延胡索、五灵脂；白带多者，加白术、败酱草；腰酸者，加杜仲、川续断；便秘者，加火麻仁；不孕者，加枳实、覆盆子、路路通。用法：将上药水煎服，每日1剂，用药1个月后，制成丸剂，续用2个月。月经期停用。临床应用：用本方治疗子宫肌瘤，总有效率为85%。（《山西中医》2001年第1期）

水蛭蒲黄散治子宫肌瘤

◎ 水蛭、丹参、蒲黄、赤芍、红花、姜黄各等份。用法：取上药研细末混匀，每次15克，以温开水空腹时冲服，早、晚各1次。1个月为1个疗程，可连续用药1~3个疗程。功效：活血化瘀，消癥散结。主治：子宫肌瘤属血瘀型，肌瘤质硬，固定不移。（《江苏中医》1996年第8期）

软坚散结汤治子宫肌瘤

◎ 海藻30克，昆布30克，海浮石30克，生牡蛎30克，山慈菇15克，夏枯草15克。用法：取海浮石、牡蛎加水500毫升，先煎30分钟，余药用水浸泡，待先煎药达到时间后，纳入余药同煎。每剂药煎服2次，每日1剂。功效：化痰，软坚，消癥。主治：子宫肌瘤属痰湿型，肌瘤不消，固定不移，舌苔白腻。（《中医杂志》1992年第5期）

桂枝茯苓丸治子宫肌瘤

◎ 桂枝、茯苓、牡丹皮、赤芍、桃仁各等份。制法：将上药共研细末，炼蜜为丸，如梧桐子大。用法：每次 6 克，每日 2 次，温开水送服。功效：活血化瘀，缓消癥块。主治：妇人小腹宿有癥块，按之痛，腹挛急。或经闭腹胀痛，白带多等证。对子宫肌瘤有良好的治疗作用。(《中成药研究》1986 年第 5 期)

桂苓丸治子宫肌瘤

◎ 桂枝、茯苓、桃仁、蕲柏、蕲艾、青皮、川续断、黄芪各 10 克，黄柏 6 克。用法：共研成细末，蜜制为丸，每丸重 10 克。每日 3 次，每次 1 丸，1~3 个月为 1 个疗程，月经来潮时停药。适用于子宫肌瘤血瘀型偏寒虚弱者，小腹隐痛，带下量多、清稀。(《新编实用家庭医学全书》)

肌瘤内消丸治子宫肌瘤

◎ 山慈菇 60 克，夏枯草 120 克，射干 60 克，海藻 90 克，生首乌 90 克，远志 60 克。用法：上药共研细末，炼蜜为丸，每丸重 9 克。每次 1 丸，每日 3 次。经期停服，3 个月为 1 个疗程。本方用药重在化痰散瘀，软坚散结。据报道，用本方治疗子宫肌瘤 125 例，治愈 11 例，显效 69 例，有效 37 例，无效 8 例，总有效率为 93.6%。(《中国医药学报》1990 年 2 期)

橘荔散结丸治子宫肌瘤

◎ 川楝子、橘核、荔枝核、岗稔根、制首乌、川断各 15 克，小茴 12 克，乌药 12 克，海藻 20 克，生牡蛎 30 克，栗壳 12 克。用法：共研细末，炼蜜为丸。每天 6 克，分 3 次口服。月经干净后 3 天开始服用，月经前 3~5 天停药，3 个月为 1 个疗程。本方用药重在理气、化痰、软坚。据报道，用本方治疗子宫肌瘤 150 例，治愈 18 例，有效 111 例，无效 21 例，总有效率为 86%。(《新中医》1990 年 2 期)

宫癥汤治子宫肌瘤

◎ 当归、炮山甲（代）、桃仁、莪术、香附、续断、夏枯草、怀牛膝各 12 克，王不留行、三棱各 9 克，昆布 15 克，薏苡仁 30 克。用法：水煎内服，每日 1 剂。经期加用三棱注射液肌内注射，每日 1 次。(《中医诊治 100 病》)

活血软坚汤治子宫肌瘤

◎ 丹参 30 克，泽兰、当归各 20 克，川芎、白芍各 12 克，三棱、莪术各 9 克。加减：若气虚加四君子汤；月经期加仙鹤草 30 克，艾叶炭 10 克；肾虚加续断、桑寄生各 10 克。用法：水煎，每日 1 剂，分 2 次服。多在服药后 3 个月取效。(《中医诊治 100 病》)

自拟瓦楞棱莪散结汤治子宫肌瘤

◎ 瓦楞子 20~30 克，三棱、莪术各 5~10 克，桂枝 3~6 克，茯苓、桃仁、香附、炙鳖甲各 6~10 克，丹皮、赤芍、益母草各 6~12 克。加减：兼痰型者，加浙贝、牡蛎；兼热型者，加大黄、黄芩或黄柏；气虚者，加党参、白术；血虚者，加当归、阿胶；经血过多者，加仙鹤草、地榆炭、乌贼骨；血块多者，加茜草炭、蒲黄炭；腹痛者，加延胡索或失笑散；肝郁者，加青陈皮、枳壳；肝郁化火者，加柴胡、黄芩；闭经者，加大黄、土鳖虫、穿山甲（代）。用法：将上药水煎，分 2~3 次内服。每日 1 剂，用 1 个月后，改 2 日 1 剂。临床应用自拟瓦楞棱莪散结汤治疗子宫肌瘤 40 例，治疗 1~3 个月后，治愈 29 例，显效 9 例，好转 2 例，总有效率为 100%。(《北京中医》1995 年第 3 期）

中药内服外熨治子宫肌瘤

◎ 天花粉 100 克，香附、赤芍、生黄芪、防风各 20 克，仙鹤草、生地榆、全瓜蒌、昆布各 30 克，当归、海藻、穿山甲（代）、橘叶各 10 克。加减：白带频者，加芡实、蛇床子；崩漏不止者，加琥珀、参三七；腹痛者，加巴戟天、桑寄生；小便不利者，加茯苓、生薏苡仁；贫血者，加阿胶、桂圆肉；黏膜下肌瘤者，加天冬、瓦楞子；浆膜下肌瘤者，加血竭、鳖甲。用法：每日 1 剂，水煎后分 2~3 次内服。同时，外用软坚平癥散：穿山甲（代）20 克，当归尾、白芷、赤芍各 10 克，小茴香、生艾叶各 30 克。共研为粗末，装入长 7 寸、宽 5 寸的净白布袋内，置小腹上，上置暖水袋，每次 30 分钟，每晚 1 次。30 日为 1 个疗程。临床应用：采用中药内服外熨治疗子宫肌瘤 81 例，治疗 3 个疗程后，治愈 69 例，好转 7 例，无效 5 例，总有效率为 94%。(《江苏中医》1991 年第 5 期）

中药热敷治子宫肌瘤

◎ 穿山甲（代）20 克，当归尾 30 克，白芷 30 克，赤芍 30 克，丹参 30 克，小茴香 30 克，生艾叶 30 克。用法：将诸药装入长 21 厘米、宽 15 厘米的纱布袋，先用水浸泡数小时，再隔水蒸 15 分钟，取出待温热后置于小腹上热敷，如冷却再放置热水袋加温。每日 1 剂，每日热敷 2 次，每次 20~30 分钟，20 次为 1 个疗程。(《百病外治 500 问》)

药膏贴敷治子宫肌瘤

◎ 川乌、土鳖虫、乳香、没药各 18 克，天南星 12 克，蜈蚣 12 条，马钱子 50 粒。用法：诸药共研为细末，加凡士林调和成膏，摊纱布上，贴敷脐孔和肿块处，每天 1 次，每次敷药 2 小时。(《肿瘤千家妙方》)

灌肠疗法治子宫肌瘤

◎ 三棱、莪术各 20 克，生蒲黄 12 克，五灵脂、桃仁各 9 克，七厘散 1 小瓶。将前 5 味药加水煎取汁，再把七厘散冲入药汁中，保留灌肠。(《肿瘤千家妙方》)

冲阴灌肠法治子宫肌瘤

◎ 红藤、半枝莲、连翘、败酱草、牡蛎、赤芍、荔枝核各 24 克，五灵脂、白芷、三棱、莪术、延胡索各 12 克，皂角刺 30 克，三七粉 9 克。用法：上药水煎取汁后与三七粉混合搅匀，倒入市售特制冲洗器中，每晚睡前将臀部垫高，涂上肥皂，插入阴道或肛门，用手加压将药液注入阴道或肛门，保留 4 小时以上。(《百病外治 500 问》)

专家 zhuan jia 温馨提示

肌瘤小时可随访观察。避免过劳，饮食有节且富于营养。患者出血多时，应及时服止血之品并纠正贫血。保持外阴清洁，白带多时要及时更换内裤，并清洗曝晒。调和情志，保持心情舒畅。

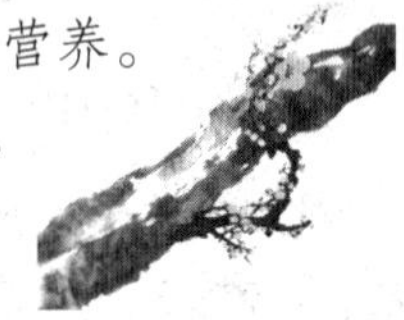

第 3 章 妇科疑难病秘验精方

慢性盆腔炎

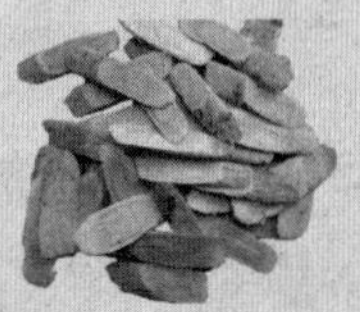

单方 · 秘方 · 经验方 · 食疗方 · 外用方

慢性盆腔炎是指女性内生殖器及其周围的结缔组织、盆腔腹膜发生慢性炎性病变所引起的症状和体征，具有病程长、病情缠绵、复发率高等特点，多发于中青年女性，常为急性盆腔炎治疗不彻底，或患者体质较差，病程迁延所致，但也有的女性并没有急性盆腔炎的过程，而直接表现为慢性盆腔炎。

慢性盆腔炎包括子宫内膜炎、输卵管炎、卵巢炎、盆腔腹膜炎及盆腔结缔组织炎等。本病全身症状多不明显，有时可有低热，易感疲劳。病程时间较长，部分患者可有神经衰弱症状。慢性炎症形成的瘢痕粘连以及盆腔充血，可引起下腹部坠胀、疼痛及腰骶部酸痛，常在劳累、性交、月经前后加剧。由于盆腔瘀血，患者可有月经增多，卵巢功能损害可有月经失调，输卵管粘连阻塞时可致不孕。

本病可局限于某一部分或几个部分同时发炎，一般用抗生素治疗本病效果不是很理想，病情较顽固。当机体抵抗力较差时，可急性发作，而且病情复杂、病程较长，严重影响女性的身心健康。

中医学中没有盆腔炎病名的记载，但根据其症状特点，可概括于“带下病”“妇人腹痛”“热入血室”“产后发热”“癥瘕”等病之中。中医治疗该病急性期，以清热解毒，清热利湿为主，活血化瘀为辅；在慢性炎症期，多有瘀阻胞脉，痹阻络道，治疗应以行气活血，消癥散结，温经散寒为要，随证辅以清热解毒、利湿之品，慢性盆腔炎多有正气不足，肝肾亏虚。因此，活血、清热、解毒、祛湿热与调补肝肾须兼顾应用。

盆腔清解汤治盆腔炎

◎ 红藤 30 克，败酱草、蒲公英各 20 克，丹参、赤芍、薏苡仁、土茯苓各 15 克，牡丹皮、黄柏、川楝子、甘草各 10 克。用法：每日 1 剂，水煎 2 次服，严重者每 6 小时服 1 剂。并将药渣以文火熬热，加食醋 30 克拌匀，布包温熨下腹胀痛处。一般服用 3~5 剂见效。功效：清热解毒，活血散瘀，理气渗湿。用于急、慢性盆腔炎，小腹痛，带下量多色黄。(《新中医》1985 年第 4 期)

按：方中红藤、败酱草、蒲公英清热解毒，散瘀消肿；薏苡仁、土茯苓清热解毒，健脾利湿；丹参、牡丹皮、赤芍清热凉血，活血化瘀；川楝子泄肝理气，黄柏清下焦湿热，甘草泻火解毒，调和诸药。全方共具清热解毒，活血散瘀，理气渗湿之功。药渣以醋炒热，布包温熨痛处，促使患部炎症的吸收。本方经长期临床实践观察，确属治疗本病之有效方剂。

化瘀通解汤治盆腔炎

◎ 丹参、赤芍各 30 克，当归 20 克，五灵脂、牡丹皮、酒制大黄各 12 克，香附、延胡索、泽兰各 15 克，莪术 10 克。用法：水煎服，每日 1 剂，分 2 次服。加减：湿热瘀结型，白带量多色黄者，加龙胆草、黄柏各 12 克，薏苡仁 30 克，苦参 15 克；寒凝血瘀型，加肉桂 6~10 克，茴香 8 克，续断 20 克。功效：活血化瘀，行气止痛。主治：慢性盆腔炎，包括慢性盆腔结缔组织炎、慢性附件炎及子宫肌炎。(《山东中医杂志》1992 年第 4 期)

棱莪汤治盆腔炎性包块

◎ 三棱、莪术、川芎、延胡索各 12 克，赤芍、桃仁、牛膝、当归各 15 克。用法：每日 1 剂，水煎，分 2 次服，经期停服。10 日为 1 个疗程。加减：急性发作期带下色黄可加连翘 10 克，银花、蒲公英、地丁各 25 克。功效：活血化瘀，消瘕散结。主治：盆腔炎性包块及带下量多。(《中医研究》1999 年第 1 期)

盆炎汤治盆腔炎

◎ 丹参、生蒲黄各 15 克，桃仁、乳香、没药各 10 克，赤芍、荔枝核、延胡索、五灵脂各 20 克。

用法：水煎服，每日1剂。加减：气滞血瘀者，加柴胡、香附；寒湿凝滞者，加小茴香、肉桂；湿热蕴结，白带量多色黄者，加白花蛇舌草、红藤、败酱草、蒲公英。功效：温经化湿，行瘀止痛。主治：慢性盆腔炎。(《湖南中医》1993年第4期)

慢盆汤治慢性盆腔炎

◎ 制附子、肉桂、莪术、胆南星各10克，小茴香、红花、川芎、延胡索各15克，当归、芥子各12克。用法：水煎服，每日1剂。加减：少腹坠痛者，加香附30克，乌药12克；腰酸痛者，加川续断18克，淫羊藿15克；胸胁乳房胀痛者，加青皮、郁金、荔枝核各12克；身倦乏力气短者，加党参15克，黄芪30克；带下量多者，色白质稀者加苍术、白术各12克，芡实30克，干姜6克。25日为1个疗程。经期停用。功效：温经散寒，理气活血，化痰散结。主治：慢性盆腔炎。(《山西中医》1997年第3期)

丹芍皂角刺汤治盆腔炎

◎ 丹参、当归、败酱草各15克，赤芍、乌药、桃仁、延胡索各12克，土茯苓、皂角刺各20克，川楝子10克。用法：水煎服，每日1剂。加减：盆腔有炎性包块者，加三棱、莪术各10克；月经量多有血块，腹痛甚者，加炒蒲黄、炒五灵脂各10克；经血量少者，加熟地黄、白芍、枸杞子各15克；有低热者，加银柴胡、地骨皮各10克。功效：活血化瘀，理气止痛。主治：慢性盆腔炎，腰酸痛，小腹痛，带下量多。(《吉林中医药》1998年第4期)

理气活血汤治慢性盆腔炎

◎ 柴胡、桃仁、红花各10克，枳壳、三棱、莪术、鬼箭羽、白术、茯苓、当归、川芎各15克。用法：每日1剂，水煎2次，分2次口服。功效：理气活血。主治：慢性盆腔炎属气滞血瘀证，症见小腹胀痛，腰骶坠痛或胀痛，带下色白，经前乳房、胸胁胀痛，心烦易怒，小腹胀痛加重，月经或先或后，色暗红，夹血块，婚久不孕。舌质紫黯，苔薄白，脉弦或涩。(《带下病千家妙方》)

当归元胡汤治慢性盆腔炎

◎ 当归15克，元胡15克，败酱草20克，酒大黄15克，赤芍15克，香附12克，桃仁15克。用法：水煎服，每日1剂。加减：腹痛加蒲黄12克，炒五灵脂15克；腰骶痛加狗脊15克，川断15克；带下多加白果12克，苍术12克；带下色黄加黄柏9克，苦参6克；腹部有包块加荔枝核、橘核各15克，水蛭9克；急性发作者：主方加连翘15克，蒲公英18克，牡丹皮12克，金银花20克。高热者除用上方外，可加用青霉素80万单位，甲硝唑250毫升静脉滴注，连用5~7日，每日2次。

中药每疗程服 20~30 剂。结果：按北京市药检所编“新药审批规定”的评分标准(1990 年)判定，痊愈、有效率为 95.5%。(《中国中西医结合杂志》1994 年第 2 期)

丹参红藤败酱汤治慢性盆腔炎

◎ 丹参、赤芍、白芍各 10 克，红藤、败酱草各 15~30 克，广木香 6~9 克，延胡索 12 克，桑寄生 12 克，茯苓 12 克，川续断 10 克，山楂 9 克，五灵脂 10 克。用法：每日 1 剂，水煎分服。功效：清热利湿，化瘀止痛。主治：慢性盆腔炎，腰酸，少腹一侧或两侧隐隐作痛，劳累则加剧，卧则病痛不著，或伴带下较多，色黄白，质黏稠，或伴低热，神疲乏力，妇科检查等确诊为慢性盆腔炎性病证者。本方虽以活血通瘀，清利湿热为主，但补肾健脾者亦不在少数，虚实兼顾，治此甚合。治湿热性带下，带下黄白，量多，质黏稠，有臭气，腰酸腹胀，纳欠神疲，苔黄白腻，脉象细濡者，用本方治疗时，应加入黄柏 10 克，制苍术 10 克，荆芥 6 克。(《带下病千家妙方》夏桂成主任医师经验方)

中药外敷治慢性盆腔炎

验方1　盆腔炎散

◎ 当归、赤芍、续断各 15 克，红花、乌药、白芷、防风、川椒、制乳香、制没药、羌活、独活各 10 克，透骨草 100 克，艾叶 200 克，黄锁梅、千年健各 50 克，血竭 6 克。用法：将上药共为粗末，装入布袋，加醋 200 克，干蒸 20 分钟后热敷于下腹部，每次 30 分钟，每日 1 次，15 日为 1 个疗程，经停停用。功效：活血散瘀，祛寒除湿，行气止痛。主治：慢性盆腔炎。(《河南中医》1993 年第 6 期)

验方2　大黄牡丹汤

◎ 大黄 300 克，牡丹皮 200 克，桃仁 150 克，瓜子 100 克，芒硝 120 克。用法：将上药 (芒硝除外) 共为末，分 3 份，使用时将 1 份加米醋拌匀，以润而不渗为宜，然后拌入芒硝 40 克，装入事先做好的布袋内 (布袋大小可上至脐，下至耻骨，左右达附件)，放锅内蒸至透热，趁热敷于少腹，药袋上加盖热水袋，以保温助热，温度以热而不烫为宜。每袋药用 2~3 日，早、晚各 40 分钟。3 份共用 6~9 日为 1 个疗程。功效：清热利湿，活血化瘀。主治：慢性盆腔炎。(《湖南中医》1992 年第 1 期)

中药熏洗法治盆腔炎

◎ 蛇床子 50 克，野菊花 40 克，生百部、苦参各 20 克，枯矾末 12 克。用法：上药用纱布包好，入水煎 30~40 分钟，取液熏洗阴部，每日 3~4 次，每次 15~30 分钟，每剂可用 2 日。功效：清热解毒，利湿消炎。主治：盆腔炎，带下量多，外阴瘙痒。

中药灌肠方治慢性盆腔炎

验方1　红藤煎

◎ 药用红藤、败酱草、蒲公英、鸭跖草、紫花地丁各20~30克。用法：煎汤100毫升。将导尿管或小儿肛管插入直肠14厘米以上，药液温热时20分钟内灌完，灌后静卧30分钟。如能晚上临睡前灌，保留至次晨，效果更好。

验方2　三黄虎杖煎

◎ 药用黄芩、黄柏、黄连须各15克，虎杖35克。用法：加水煎取100毫升药液，作保留灌肠。

验方3　鱼腥草汤

◎ 鱼腥草30克，黄芪25克，败酱草、益母草、茯苓、蒲公英各20克，桃仁、丹参、赤芍、香附、半夏、胆南星、海藻各10克。用法：上药煎取药汁100毫升，药温50℃时，缓慢滴注灌肠。灌肠时患者取胸膝卧位，灌后15分钟改为平卧，1小时后可起床活动。每日1次，30日为1个疗程。

通解汤灌肠治慢性盆腔炎

◎ 赤芍9克，桃仁9克，红藤9克，败酱草90克，蒲公英30克。用法：水煎取汁100毫升保留灌肠，每日1次，10次为1个疗程。治疗可反复进行多疗程，但经期应暂停。主治：对有急、慢性盆腔炎病史而导致输卵管炎症、水肿，以致输卵管粘连、堵塞者，常可引起继发性不孕症。所以，应用中药灌肠既可治疗原发病，又能消除输卵管炎症。

食疗药膳治盆腔炎

验方1　皂角刺大枣粥

◎ 皂角刺30克，大枣10枚，粳米30克。用法：前2味加水煎半小时以上，弃渣取药液300~400毫升，再加入粳米，煮成粥，每日分2次服食，7剂为1个疗程。适用于急性、亚急性盆腔炎。

> **按：**本方为上海中医学院附属曙光医院施慕文医师（原载《上海中医药杂志》1984年3期）之临床经验方，方中皂角刺辛温，无毒，功能活血、消肿、化痰、排脓。但久服有引起胃痛的可能，所以配以大枣和粳米，以缓和该药的不良反应，减少胃黏膜刺激，并便于肠内吸收，以提高疗效。经临床多年验证，对于急性、亚急性盆腔炎获效显著。

验方2　桃仁赤芍粥

◎ 桃仁10克，赤芍15克，薏苡仁50克，红糖适量。用法：共煮成粥，每日1次。功效：活血化瘀利湿。主治：盆腔炎证属湿热夹瘀者。

验方3　银花冬瓜仁蜜汤

◎ 冬瓜籽仁 20 克，金银花 20 克，黄连 2 克，蜂蜜 50 克。用法：先煎金银花，去渣取汁，用药汁煎冬瓜籽仁 15 分钟后入黄连、蜂蜜即可。每日 1 剂，连服 1 周。主治：盆腔炎属湿热瘀毒型，下腹及小腹两侧疼痛，拒按，微发热，自汗，带下色黄量多，舌红苔黄。

验方4　桃仁饼

◎ 桃仁 20 克，面粉 200 克，麻油 30 克。用法：桃仁研成极细粉与面粉充分拌匀，加沸水 100 毫升揉透后冷却，擀成长方形薄皮子，涂上麻油，卷成圆筒形，用刀切成每段 30 克，擀成圆饼，在平底锅上烤熟即可。早晚餐随意服食，每日数次，每次 2 块，温开水送服。功效：理气活血，散瘀止痛。主治：慢性盆腔炎属气滞血瘀型，下腹部及小腹两侧疼痛如针刺，腰骶疼痛，舌有紫气，脉细弦。

验方5　青皮红花茶

◎ 青皮 10 克，红花 10 克。用法：青皮晾干后切成丝，与红花同入砂锅，加水浸泡 30 分钟，煎煮 30 分钟，用洁净纱布过滤，去渣，取汁即成。当茶频频饮用，或早、晚 2 次分服。功效：理气活血。主治：慢性盆腔炎属气滞血瘀型，下腹部及小腹两侧疼痛如针刺，腰骶酸痛，带下量多，舌有紫气，脉弦。

验方6　荔枝核蜜饮

◎ 荔枝核 30 克，蜂蜜 20 克。用法：荔枝核敲碎后放入砂锅，加水浸泡片刻，煎煮 30 分钟，去渣取汁，趁温热调入蜂蜜，拌和均匀即可。早、晚 2 次分服。功效：理气，利湿，止痛。主治：各类慢性盆腔炎，下腹及小腹两侧疼痛不舒，心情抑郁，带下量多。

验方7　苦菜莱菔汤

◎ 苦菜 100 克，金银花 20 克，蒲公英 25 克，青萝卜（莱菔）200 克切片。用法：上 4 味共煎煮，去药后吃萝卜喝汤。每日 1 剂。主治：盆腔炎，属湿热瘀毒型，发热，下腹胀痛，小腹两侧疼痛拒按，带下色黄量多，舌质红、苔黄，脉滑数。

验方8　佛手玫瑰花煎

◎ 佛手 12 克，玫瑰花 10 克，败酱草 30 克。用法：上 3 味同时水煎，煎至 300 毫升。每日分 2 次服，每日 1 剂。功效：活血化瘀、理气消胀。适用于气滞血瘀型急、慢性盆腔炎。症见下腹坠胀疼痛，痛有定处，带下黄多。

专家 zhuan jia 温馨提示

加强经期、产后、流产后的个人卫生，勤换内裤及卫生巾，避免受风寒，不宜过度劳累。月经期忌房事，以免感染。月经垫要注意清洁卫生，最好用消毒卫生纸。盆腔炎容易导致身体发热，所以要注意多喝水以降低体温。尽量避免不必要的妇科检查，以免扩大感染，引起炎症扩散。医务人员在分娩、流产等宫腔手术操作时应严密消毒，严格遵守无菌操作规程，以免发生感染而引发盆腔炎。为预防起见，手术后嘱适当服用抗生素预防感染，避免不必要的妇科检查。多做一些让自己开心的事情，学会心理调节，保持良好的心理状态，避免过分激动和急躁。保持心情愉快也是一种增进免疫力的好方法，另外平常的生活作息也要正常，这样才能让免疫系统正常运作。

盆腔炎大多因湿、热、毒内蕴，肝脾气血瘀滞，或因寒凝胞宫，痰湿内结所致。食疗选择清淡饮食，少吃腌腊、油腻食品，生冷、辛辣也应控制，选择菜肴及药膳的组合宜以清热、解毒、温通、散结的中药，配以富含维生素、蛋白质及铁、钙等微量元素的食品。

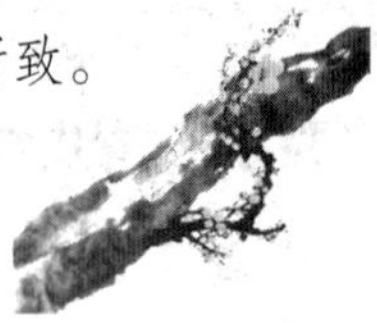

第 3 章 妇科疑难病秘验精方

功能失调性子宫出血（崩漏）

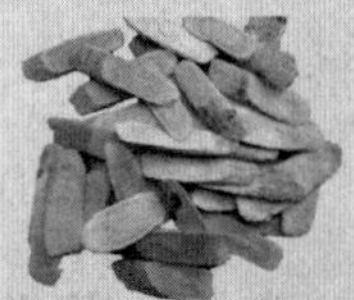

单方 · 秘方 · 经验方 · 食疗方 · 外用方

功能失调性子宫出血又称功能性子宫出血（以下简称“功血”）。系指排除全身或生殖道器质性病变，而由于下丘脑－垂体－卵巢－子宫轴功能失调引起的异常性子宫出血。分为无排卵型和有排卵型功能性子宫出血，其中约85%患者属无排卵型功能失调性子宫出血。无排卵型功能失调性子宫出血多发于青春期和绝经期女性，但也可发生于生育期女性，临床上最常见的症状是子宫不规则出血，特点是月经周期紊乱，经期长短不一，经量不定，甚至大量出血。

中医学据其临床表现而将其归属于“崩漏”“月经过多”“经水淋漓不尽”“经水不调”等范畴，认为其主要病机概括起来不外为虚、热、瘀三端，本着“急则治其标，缓则治其本”的原则，以塞流、澄源、复旧为治疗大法，疗效显著，在临床诊疗过程中积累了丰富的经验。

益气摄血汤治崩漏

◎ 人参20克，白术15克，黄芪30克，云苓30克，远志12克，阿胶10克，棕榈炭10克，三七（冲服）5克，山茱萸肉15克，熟地15克，菟丝子15克，升麻6克，柴胡6克，炙甘草9克。加减：气虚血瘀者，加炒红花10克，炒丹皮12克；气虚郁热者，加栀子12克，黄柏10克；肾虚明显者，加杜仲15克，川断20克，五味子10克。用法：水煎服，每日1剂，4~6剂为1个疗程。功效：益气健脾，升阳举陷，补肾固冲。用于脾肾两虚，气不摄血之崩漏。（《中国中医药报》第3129期）

健脾固冲汤治崩漏

◎ 酒黄芩9克，炒白术9克，白芍12克，地黄炭9克，甘草3克，阿胶（另包）12克，姜炭6克，赤石脂30~60克。用法：水煎服。适用于崩漏下血，量多色红，口干，四肢乏力，脉虚数或沉软，舌质红略干或淡红苔黄。（《月经病千家妙方》刘云鹏经验方）

按：本方由《金匮》黄土汤加减引申而来。以姜炭易附子，赤石脂易灶心土，去其辛温雄烈之味，增强固涩之力，再加白芍之酸平，合地黄、阿胶敛阴止血；黄芩苦寒坚阴；白术、甘草健脾益气。全方健脾而不温燥，养阴而不碍脾，是一养血敛阴健脾摄血，固涩冲任之良剂。中壮年，尤其是老年女性的崩漏，属脾虚阴伤，冲任不固者，效果显著。若阴伤甚者加女贞子、旱莲草、龟胶；偏于热盛者加黄柏；腰痛加杜仲、续断；下血量多加棕榈炭、牡蛎、龙骨等，灵活随证加减。

加减归脾汤治崩漏

◎ 党参15克，黄芪30克，阿胶（另烊化，分2次服）15克，血余炭9克，白术9克，炒当归6克，远志9克，炒枣仁15克，棕榈炭30克，陈皮9克，甘草9克。用法：先将药物用冷水适量浸泡1小时，浸透后煎煮。首煎武火（温度较高），煎沸后文火（温度较低）煎20~25分钟。二煎武火煎沸后文火煎15~20分钟，煎好后两煎混匀，总量以250~300毫升为宜，每日服1剂，每剂分2次服用，早饭前及晚饭后1小时各温服1次。连服5~10剂为1个疗程。功效：补脾摄血。主治：崩漏之脾虚型。症见阴道骤然下血或漏下不止，血色鲜红或浅淡，小腹胀痛，食少便溏，心慌气短，倦怠乏力，腰部酸痛，面色浮黄，舌淡苔薄，脉象细数等。（《名医不公开且有显著疗效汇萃》王云铭经验方）

按：本方系在宋·严用和《济生方》归脾汤的基础上加减而成。崩漏发生的机制，主要是冲任损伤不能固摄所致。脾虚者补脾摄血，用加减归脾汤；血热者清热止血，用清热止血汤；气郁者疏肝解郁止血，用加减逍遥散；血瘀者化瘀止血，用加减逐瘀止崩汤；肾阳虚者温补肾阳佐以止血，用加减右归饮；肾阴虚者滋阴补肾佐以止血，用加味地黄汤。425例中，治愈者375例，治愈率为88.23%；有效者26例，总有效率为94.34%。其中脾虚型占223例。

临床应用时须注意加减。血色红、口干脉数者，加地榆炭30克；血色黯有块、舌有瘀点瘀斑、脉沉弦者，加三七粉6克（分2次另服）；腹胀痛、两胁胀痛、舌质紫黯、脉弦者，加乌梅30克；头痛者，加荆芥炭9克；气短懒言、舌质淡、脉细弱者，减党参，加人参（另煎入）9克；下血量多不止者，加醋30克配，水煎。

二稔汤治崩漏

◎ 岗稔根30~50克，地稔根30克，党参20~30克，白术15克，桑寄生15克，制首乌30克，熟地15~20克，棕榈炭10克，赤石脂20克，续断15克，甘草9~15克。用法：每日1剂，水煎2次，温服。功效：补气摄血，固本止崩。主治：崩漏，因脾虚不能摄血，经血暴下如崩，头晕，肢冷，面色苍白，舌淡胖，苔白，脉虚大。加减：血量特多者，加五倍子10克，阿胶12克，并炖服人参（或高丽参）10克；有血块者，加益母草15~30克；经色淡而小腹冷痛者，加艾叶15克，或以姜炭易棕榈炭；经色鲜红者，加旱莲草20~25克，紫珠草30克。（《罗元恺论医集·崩漏》）

按：岗稔、地稔均为华南地区的草药，性味甘涩平，补血摄血而止崩漏；党参、白术、甘草补气健脾，补气以摄血；桑寄生补肝肾而益血，续断益肝肾而止崩；熟地滋肾养血，首乌养肝肾而益精血，并温敛止血，滋而不腻，补而不燥；棕炭、赤石脂敛涩止血，以收涩流之效。

生地龙牡汤治崩漏

◎ 大生地30克，煅龙骨15克，煅牡蛎30克，墨旱莲12克，冬桑叶3克，蒲黄炭9克。适用于崩漏日久伤阴。（《妇科临床经验选》裘笑梅经验方）

按：妇人以血为本，血为阴液，崩漏日久，必耗阴分。生地龙牡汤滋阴清热固涩。方中重用桑叶者，信《傅青主女科》"清海丸"之意，补阴而无浮动之虑，缩血而无寒凉之苦。使胞宫清凉，血海自固。若食欲缺乏，加谷芽、鸡内金；阴虚盗汗加地骨皮、浮小麦；腰脊痛楚，加桑寄生、杜仲。所以，运用本方在临证中应据证灵活加减，以达驱除病邪的目的。

益气固冲汤治崩漏

◎ 黄芪50克，炒白术30克，升麻10克，柴胡10克，煅龙骨（捣细先煎）25克，煅牡蛎（捣细先煎）30克，山茱萸（去净核）30克，生杭芍12克，海螵蛸（捣细）12克，五倍子10克，茜草12克，紫珠15克，仙鹤草30克，棕榈炭15克，三七粉（每次用药汁冲服）3克。用法：水煎服。功效：益气健脾，固冲摄血。主治：气虚崩漏。（《湖北中医杂志》1991年第4期）

固冲汤治崩漏

◎ 生黄芪18克，炒白术30克，煅龙骨（捣细先煎）24克，煅牡蛎（捣细先煎）24克，山茱萸（去核）24克，生杭芍12克，海螵蛸（捣细先煎）12克，茜草9克，棕榈炭6克，五倍子（研末，冲服）

1.5克。用法：水煎服。功效：益气健脾，固冲摄血。主治：气虚崩漏，或月经过多，色淡质稀，心悸气短，舌淡，脉虚大或弱。现代多用于功能性子宫出血、产后出血过多等属气虚者。（清·张锡纯《医学衷中参西录》）

按：本方对出血过多，有阳脱者，加重黄芪60克，并加人参10克，制附子15克；偏热者，加生地30克；偏寒者加制附子6~10克；大怒伤肝而至崩者加柴胡6克。若服2剂不愈，去棕榈炭，加阿胶（另煎同服）20克；服药感觉热者加重生地用量。

固本止崩汤加减治崩漏

◎ 党参35克，炒白术20克，北黄芪30克，熟地黄20克，炮姜10克，当归12克，炙甘草9克，鹿衔草15克，马鞭草15克，何首乌20克，桑寄生20克，续断15克。用法：水煎服，每日1~2剂。功效：补气摄血，养血调经。用于脾虚型崩漏，经血非时妄行，崩中与漏下交替反复，经色淡而质稀，可有血块。面色苍白，气短神疲，甚则两目昏花，面浮肢肿，四肢不温，食欲缺乏。舌淡胖，苔白，脉细弱。（《中医治验·偏方秘方大全》）

加减断下汤治崩漏

◎ 党参30克，熟地30克，艾叶30克，乌贼骨60克，干姜15克，阿胶25克，附子9克。用法：上为粗末。每次15克，水煎服。功效：温经补血。主治：气血虚寒，崩中漏下，黑多红少，脐下冷痛，饮食渐减，四肢无力，舌质淡、苔薄，脉迟无力。（《中医妇科治疗学》卓雨农经验方）

芪断固崩汤治崩漏

◎ 黄芪40克，续断20克，山茱萸10克，熟地15克，枸杞子15克，炒白术10克，炒白芍10克，茜草12克，生三七末（兑服）6克，炙甘草10克。用法：水煎服，每日1剂，每日服3次。功效：补肾固冲益阴，祛瘀止血。主治：肾虚血瘀之崩漏，经乱无期，阴道流血日久不止，量时多时少，或经量增多如注，或经期延长，淋漓而下，色红夹血块，伴头晕、腰酸痛、少腹隐痛、口干，舌红夹瘀，苔薄津少，脉细弦。（《方药传真》易修珍经验方）

寿胎丸治崩漏

◎ 菟丝子12克，桑寄生10克，川续断10克，阿胶10克。用法：水煎服，每日1剂。功效：补益肾气，固冲止血。主治：崩漏属肾气虚弱型，经血量多如崩如漏，血色淡红质稀，腰酸膝软，舌淡、苔薄，脉沉细。（《中国医药学报》1993年第3期）

加减将军斩关汤治崩漏

◎ 当归炭15克，大黄炭15克，白术15克，茯苓15克，益母草30克，党参30克，艾叶30克，升麻6克，阿胶（烊）12克。用法：水煎服，于月经来潮第2天服至月经干净后1周。主治：月经过多、崩漏属气虚者。（《方药传真》杨守玉经验方）

清热止血汤治崩漏

◎ 生地30克，黄芩9克，牡丹皮9克，地骨皮15克，地榆30克，棕榈炭30克，阿胶（烊化另入）15克，甘草9克。用法：先将药物用冷水适量浸泡1小时，浸透后煎煮。首煎武火（温度较高），煎沸后文火（温度较低），煎20~25分钟。二煎武火煎沸后文火煎15~20分钟，煎好后两煎混匀，总量以250~300毫升为宜，每日服1剂，每剂分2次服用，早饭前及晚饭后1小时各温服1次。连服5~10剂为1个疗程，待至下次月经来潮时，原方如法再服1个疗程。功效：清热止血。主治：崩漏之血热型。症见阴道骤然下血甚多，血色鲜红，烦热口渴，睡眠欠佳，面色潮红，腰酸，心慌气短，倦怠乏力，舌红苔黄，脉象数大。（《名医治病良方》王云铭经验方）

生脉二至乌茜汤治崩漏

◎ 太子参30克，麦冬12克，五味子10克，女贞子15克，旱莲草15克，乌贼骨24克，茜草12克。用法：水煎服，出血量多可1日2剂。用于阴道出血量多，色鲜红，伴倦怠乏力，少气懒言，口干欲饮，手足心热，舌经少苔，脉细数。气阴两虚血热所致的崩漏，月经过多，使用本方必定有效。（《方药传真》杨家林经验方）

止崩汤治崩漏

◎ 桑叶30克，白芍30克，黄芪30克，山茱萸10克，生地30克，甘草6克。用法：水煎服，每日1剂。主治：崩漏，月经过多。应用指征：经行量多，淋漓不尽，头晕，舌质淡、苔白，脉弱。禁忌：痛经，经量多夹有血块者禁用。（《方药传真》张达旭经验方）

补肾止血汤治崩漏

◎ 当归30克，白芍20克，生地20克，女贞子15克，旱莲草10克，枸杞子20克，桑椹子20克，血余炭20克，地榆炭20克，侧柏炭25克，益母草30克，仙鹤草30克，紫珠草15克。用法：每日1剂，水煎2次取液600~900毫升，分3次口服。于下次月经前5天再服此方至血净。连续3个月经周期为1个疗程。期间停用其他止血的中西药。主治：崩漏，月经量多，经期延长等月经不调。

（《方药传真》董克勤经验方）

益气固冲止崩汤治崩漏

◎ 黄芪 30 克，白术、醋柴胡、陈皮炭、仙鹤草、甘草各 10 克，党参、荆芥炭、当归、炒续断各 15 克，升麻 4 克。用法：水煎服，每日 1 剂。功效：益气摄血。主治：崩漏。（赖天松等《临床方剂手册》）

固肾摄血汤治崩漏

◎ 熟地黄、枸杞子、山药各 12 克，蒲黄炭、山茱萸各 10 克，菟丝子 20 克，续断、党参、北黄芪各 15 克，海螵蛸 18 克。用法：水煎服，每日 1 剂。功效：滋肾益阴，止血调经。（《广西中医药》1989 年第 3 期）

外治验方治崩漏

验方1　贴穴法

◎ 蓖麻子仁 15 克。用法：捣如泥，将头顶百会穴（在头部，当前发际正中直上 5 寸，或两耳尖连线的中点处）处的头发剪去，将药泥敷于百会穴上，外用绷带包扎，血止后去药。

验方2　敷脐法

◎ 沙苑子、益智仁各 30 克，焦艾叶 30 克。用法：前 2 味药烘干，研为细末；取药末适量，用艾叶煎浓汁，熬调成膏。以纱布包裹，敷于脐部，胶布固定，每日换药 1 次，直至血止。

验方3　敷涌泉法

◎ 据《江西中医药》1990 年第 2 期报道，用大蒜泥敷双侧涌泉穴可适用于崩漏止血，敷贴 3 小时后患者自觉灼痛时取下，局部可起小疱。以后血量渐少，发疱 1 周后自愈。

食疗妙方治崩漏

验方1　豆浆韭汁饮

◎ 豆浆 1 碗，韭菜 250 克。用法：韭菜洗净，捣取汁，兑入豆浆煮沸即可。空腹时 1 次服下。功效：补气温经。适用于气虚型崩漏。

验方2　淡菜猪肉汤

◎ 淡菜 50~100 克，猪瘦肉适量。用法：同煮汤食用。适用于男子阳痿，女性崩漏；月经前服用，可治经血过多。

验方3　猪皮胶冻

◎ 猪皮 1000 克。用法：加水用小火煮烂，加黄酒 250 毫升，红糖 250 克，调匀煮沸后装入盆中，冷藏成胶冻，切片食用。有滋阴养血，止血润肤的作用，经常食用，可治贫血消瘦，月经过多，崩漏及各种出血症。(《月经病千家妙方》)

验方4　苎麻粥

◎ 生苎麻根 30 克，炒陈皮 10 克，粳米、大麦仁各 50 克，细盐少许。先煎苎麻根、陈皮，去渣取汁，后入粳米及大麦仁煮粥，临熟放入盐少许。用法：分作 2 次服，每日空腹趁热食。功效：凉血、止血、安胎。适用于血热崩漏，妊娠胎动下血及尿血，便血等症。(《圣济总录》)

验方5　红米生地粥

◎ 生地黄 50 克，红米 100 克，冰糖适量。制法：取生地黄，洗净后煎取药汁，与红米加水共煮，煮沸后加入冰糖；煮成稀粥。用法：每日早、晚空腹温热食。功效：清热生津，凉血止血。适用于血热崩漏，鼻出血及消化道出血，还可用于热病后期，阴液耗伤，低热不退，劳热骨蒸，或高热心烦，口干作渴。注意：此粥不宜长期食用。服用期间，忌吃葱白、韭白、薤白及萝卜。(《食医心鉴》)

验方6　三七粉粥

◎ 三七粉 3 克，大枣 5 枚，粳米 100 克，冰糖适量。制法：先将三七打碎研末，粳米淘洗净，大枣去核洗净，然后一同放入砂锅内，加水适量煮粥，待粥将成时，加入冰糖汁即成。用法：每日 2 次服食。功效：补血止血，化瘀清热。适用于崩漏下血及其他出血症。

验方7　阿胶粥

◎ 阿胶 30 克，糯米 100 克，红糖适量。制法：先将糯米煮粥，待粥将熟时，放入捣碎的阿胶，边煮边搅匀，稍煮 1~2 沸，加入红糖即可。用法：每日分 2 次服，3~5 日为 1 个疗程。功效：滋阴补虚，养血止血，安胎。适用于功能失调性子宫出血及血虚，咯血，衄血，大便出血等。注意：连续服用可有胸满气闷的感觉，故宜间断服用。脾胃虚弱者不宜多食。(《食医心鉴》)

验方8　马齿苋二草汤

◎ 以马齿苋、益母草、仙鹤草各 30 克为主加味，水煎服。经血色红无块者，加黄芩、生地、侧柏叶炭、牡蛎等；色黯有块者，加没药、五灵脂、三七、牡蛎等。对功能性子宫出血有良效。

验方9　荠菜龙芽草汤

◎ 荠菜 30 克，龙芽草 30 克。用法：水煎服，每日 1 剂。用于血热型崩漏及月经过多。(《广西中草药》)

> **按：**龙芽草又称仙鹤草，为蔷薇科植物龙芽草的嫩茎叶。味苦辛平，具有止血、健胃的功效。主治咯血、吐血、尿血、便血、赤白痢疾、崩漏带下、劳伤脱力、痈肿、创伤出血。《滇南本草》载：“治妇人月经或前或后、赤白滞下、面寒腹痛，日久赤白血痢。”

专家 zhuan jia 温馨提示

功能性子宫出血患者应注意身体保健，要增加营养，多吃含蛋白质丰富的食物及蔬菜和水果，忌食辛辣香燥及生冷之品。在生活上劳逸结合，不参加重体力劳动和剧烈运动，不宜涉水冒雨；睡眠要充足，精神愉快，不要在思想上产生不必要的压力，这对功能性子宫出血的防治很有效。

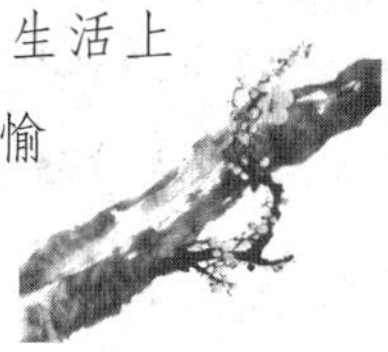

此外，要特别注意阴部卫生，严禁房事。

第 3 章　妇科疑难病秘验精方

闭　经

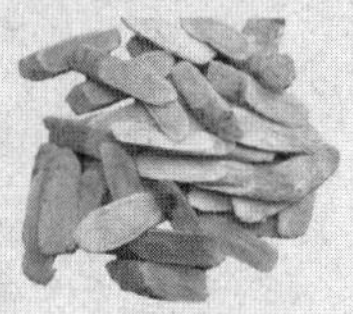

单方 · 秘方 · 经验方 · 食疗方 · 外用方

闭经是妇科常见病症，中医大致将闭经分虚实两类，虚者为精血不足，血虚则无血可下；实者邪气阻隔，脉道不通，经血不得下行。对此，可根据病因及其临床表现辨证用药。

血虚渐进性闭经，月经逐渐后延，量少，血色淡而质薄，继而停闭不行，面色萎黄或苍白，眩晕，神疲肢倦，时有心悸、失眠、舌淡、脉弱等，应选用益气补血调经类成药，如八珍益母丸、血速升冲剂、妇科再造丸、乌鸡白凤丸、八宝坤顺丸等。其中八珍益母丸药性平和，补而不腻，可以常服。八宝坤顺丸具有补养气血兼疏肝调经之效，对血虚气滞所致闭经更为适宜。

肝郁血瘀型闭经，月经数月不来，精神抑郁不乐，烦躁易怒，两胁胀闷，小腹胀痛或拒按，脉沉弦而涩，宜选用理气活血化瘀药，如活血调经丸、妇女痛经丸、血府逐瘀丸。又如，调经姊妹丸、通经甘露丸、调经化瘀丸、妇科通经丸，偏于破血行气通经，亦可选用；而调经至宝丸、妇科回生丹破气攻瘀兼以消癥，攻伐之力强，故不可多服、久服。舒肝保坤丸、调经活血片对血瘀兼肝郁血虚者尤为适宜。

阳虚寒湿内盛型闭经，月经数月不行，小腹冷痛，得温则舒，畏寒肢冷，大便溏泄，带下量多，色白清稀，苔白或腻，脉沉紧或沉迟，可选用温散寒湿，通经活血药，如艾附暖宫丸、暖宫孕子丸及十二温经丸等。

禀赋不足，体弱血虚型闭经，年过 18 岁未行经，或月经错后，量少逐渐至闭经，体质虚弱，腰酸腿软，头晕耳鸣，舌淡红，苔少，脉沉弱或细涩，宜选用滋补肝肾、养血调经药，如蛤蚧补肾丸、坤灵丸、女宝、天喜调经丸等。

复方鹿角饮治闭经

◎ 鹿角（先煎）3克，泽兰15克，益母草30克，全当归12克，赤芍、白芍各12克，炒白术10克，山药、熟地、山茱萸、桃仁泥各10克，红花6克，炙甘草5克，生姜4片，大红枣5枚。用法：上药浓煎2次分服，每日1剂。治原发性闭经，25天为1个疗程；治继发性闭经，10天为1个疗程。服药后月经来潮者，可以八珍汤（当归、熟地、川芎、白芍、党参、白术、茯苓、甘草）善后。功效：温阳益肾，活血通经。主治：闭经。（《家庭医生报》2002年第12期，陈树人荐方）

按：在运用本方时，要因人因证制宜。如体弱血虚经闭，上方加阿胶珠10克，党参12克，黄芪20克，以增强补益功能；如体壮血瘀经闭，上方加水蛭（研末装胶囊，开水送服）3克，大黄3克，土鳖虫9克，以助活血化瘀药效。

归芪调经汤治闭经

◎ 当归30克，炙黄芪30克，生姜3片，大枣10枚，淫羊藿（仙灵脾）15克，菟丝子30克。用法：每日1剂，水煎服，可连续服用3~6个月。功效：益气养血，补肾调经。主治：气血两虚之闭经。（《中医杂志》1984年第12期）

加减八珍汤治闭经

◎ 党参12克，茯苓9克，白术9克，当归9克，桂枝9克，川芎9克，熟地15克，鸡血藤15克，制附块6克，干姜6克，炙甘草6克。用法：水煎服，每日1剂，每日服3次。功效：调补气血，健脾益肾。用于中医辨证属气血两虚之闭经。（朱南荪经验方）

三紫调心汤治继发性闭经

◎ 紫石英15克，紫丹参12克，紫参15克，琥珀末5克，淮小麦30克，合欢花10克，柏子仁12克，广郁金12克，生卷柏12克。用法：先将紫石英加水入煎，沸后30分钟，除琥珀末外，将其他药加入共煎，合欢花后下，2次煎液合并，分早、晚温服，琥珀末亦分2次吞服，每日1剂。功效：润燥宁心，活血调经。主治：继发性闭经。月经停闭超过3个月而由明显的精神因素引起者。症见性情忧郁，心烦急躁，口干咽燥，大便干结，苔薄舌黯红，脉细涩。（《月经病千家妙方》名老中医姚寓晨经验方）

按：闭经有虚实之异，《济阴纲目》引朱丹溪云："因七情伤心，心气停结，故血闭而不行。"此等之证，忧思过度，黯耗心阴，虚火灼精则经闭血枯。其辨治要点，闭经有明显的精神神经因素，苔薄舌黯红，脉细涩。方中柏子仁配淮小麦养心安神，润燥调营；三紫（紫丹参、紫参、紫石英）上能定志除烦，下能养血调经；生卷柏辛平，生用破血，强阴益精；更用合欢花配琥珀镇惊安神，畅气散瘀，以收通补兼施之效。

补肾养血汤治闭经

◎ 仙灵脾 10 克，仙茅 10 克，紫河车 10 克，女贞子 25 克，枸杞子 20 克，菟丝子 30 克，当归 20 克，白芍 10 克，党参 20 克，香附 10 克。用法：水煎服。适用于闭经属肝肾亏损者。症见月经闭止，无白带，腰膝酸软，脉象细弱。(《中医症状鉴别诊断学》)

按：此方为二仙汤的变方，治疗虚证闭经，方中加紫河车、女贞子、枸杞子、菟丝子填精补肾，故对阴阳亏损，精血不足者有效。

四二五合方治闭经

◎ 当归 9 克，川芎 3 克，白芍 9 克，熟地 12 克，覆盆子 9 克，菟丝子 9 克，五味子 9 克，车前子 9 克，牛膝 12 克，枸杞子 15 克，仙茅 9 克，仙灵脾 12 克。用法：水煎服，每日 1 剂，每日服 2 次。功效：养血益阴，补肾填精。用于血虚肾亏之闭经，或席汉综合征。(《刘奉五妇科经验》)

理冲汤治妇女经闭不行

◎ 生黄芪 9 克，党参 6 克，白术 6 克，生山药 15 克，天花粉 12 克，知母 12 克，三棱 9 克，莪术 9 克，生鸡内金（黄者）9 克。用法：用水 3 盅，煎至将成，加好醋少许，滚数沸服。服之觉闷者，减去白术；觉气弱者，减三棱、莪术各 3 克；泻者，以白芍代知母，白术改用 12 克；热者，加生地、天冬各数克；凉者，知母、花粉各减半，或皆不用。主治：用于女性经闭不行，或产后恶露不尽，结为癥瘕。以致阴虚作热，阳虚作冷，食少劳嗽，虚证沓来。服此汤十余剂后，虚证自退；30 剂后，瘀血可尽消。亦治室女月闭血枯。(清·张锡纯《医学衷中参西录》)

血府逐瘀汤治瘀血经闭

◎ 当归 12 克，生地 15 克，桃仁、红花各 10 克，赤芍 10 克，枳壳 10 克，柴胡 10 克，川芎 6 克，桔梗 10 克，牛膝 15 克，甘草 6 克。用法：水煎服，每日 1 剂。主治：闭经，功能性子宫出血，抗精子抗体阳性所致不孕症，更年期综合征。应用指征：经闭不行或有血块，且多伴有精神症状，如烦躁易怒、失眠等，舌紫黯或有瘀点、瘀斑，舌下静脉曲张、甲皱微循环提示瘀血。禁忌：无瘀血证者不宜使用该方；体虚者慎用。(《方药传真》孙丽蓉经验方)

化瘀通经散治血瘀经闭

◎ 炒白术、天冬、生鸡内金各等份。用法：上为细末。每服 9 克，开水送下，每日 2 次；同时山楂片 9 克煎汤，冲化红蔗糖 9 克，以之送药更佳。功效：消癥瘕，通经闭。主治：癥瘕坚结及月事不通。(《医学衷中参西录》)

> 按：鸡内金消瘀通经；伍以白术者，恐脾胃虚弱，不任鸡内金之开通也；更辅以天冬者，恐阴虚有热，不受白术之温燥也。

化瘀通经汤治原发性闭经

◎ 当归、赤芍、桃仁、红花、三棱、莪术、牛膝、乌药、穿山甲（代）、丹参、刘寄奴各 10 克，川芎 5 克，肉桂 3 克。加减：若有热象者加丹皮 10 克，去肉桂；积瘀过久，已成干血（痨）者，加地鳖虫 10 克。用法：水煎服，每日 1 剂，分 2 次服。一般服药 60 余剂左右。功效：活血化瘀，调气散寒。主治：原发性及继发性闭经属气滞血瘀者。症见月经数月不行，少腹胀痛，脉象沉弦，舌质尖边有紫点。(《名医特色经验精华》)

补乙滋癸调经汤治疗继发性闭经

◎ 紫河车 10 克，当归 15 克，白芍 15 克，砂仁伴熟地（或制首乌）20 克，山茱萸 10 克，山药 10 克，菟丝子 15 克，枸杞子 15 克，女贞子 15 克，益母草 15 克，香附 10 克，牛膝 15 克。加减：分泌物增多，基础体温升高加仙茅 10 克，仙灵脾 10 克；分泌物稀少，闭经日久加鹿角胶 10 克，龟甲胶 10 克。用法：每日 1 剂，分 3 次空腹服，连服 14 天。功效：补肾滋阴，益气养血。主治：肝肾不足之继发性闭经，月经初潮迟，量少色淡红，渐延闭经。伴头晕腰酸，或耳鸣腿软，子宫略小。（根据名医许润三、王子瑜经验方化裁而成）

益气补冲汤治闭经

◎ 党参 15 克，白术 12 克，茯神 12 克，当归 9 克，熟地 12 克，黄芪 9 克，枸杞子 9 克，菟丝子 9 克，炙甘草 9 克。用法：水煎服，每日 1 剂，每日服 2 次。功效：气血双补，兼滋肝肾。用于中医辨证属肝肾精枯，气血亏甚之闭经。(《中医妇科治疗学》)

育阴养血方治原发性闭经

◎ 炒当归 9 克，生地黄、熟地黄各 9 克，川芎 9 克，熟女贞子 9 克，淫羊藿 12 克，肉苁蓉 9 克，狗脊 9 克，山茱萸 9 克，制黄精 12 克，河车大造丸（吞）6 克。用法：水煎服。功效：滋肾养血。主治：

原发性闭经。1 个月为 1 个疗程，通常观察 3 个月，最好能同时测基础体温。经治疗后体温如能呈现双向，即预示症情好转，继用调经方。(《月经病千家妙方》)

调经方治原发性闭经

◎ 炒当归 9 克，熟地黄 9 克，川芎 4.5 克，白芍 9 克，怀牛膝 9 克，丹参 9 克，制香附 9 克，桂枝 3 克，红花 4.5 克，泽兰叶 9 克。用法：水煎服。功效：活血调气通经。主治：原发性闭经。(《月经病千家妙方》)

养血补肾助阳饮治闭经

◎ 当归 12 克，丹参 15 克，白芍 9 克，熟地黄 30 克，菟丝子 9 克，肉苁蓉 9 克，巴戟天 9 克，淫羊藿 12 克，仙茅 9 克，鹿角胶（烊）6 克，阿胶（烊）12 克，紫河车粉（分吞）3 克。用法：水煎服。功效：补督脉，壮元阳，养血液，生精髓。主治：产后脱血，肾阳虚损所致闭经，或席汉综合征。(《裘笑梅妇科临床经验选》)

通经方温肾填精治闭经

◎ 肉苁蓉 10 克，巴戟天 10 克，黄芪 20 克，熟地黄 15 克，当归 12 克，川芎 10 克，鸡血藤 20 克，芍药 10 克，磁石（先煎）30 克，阿胶（烊）10 克，鹿角片（先煎）10 克，泽兰叶 12 克，紫河车粉（分吞）6 克。用法：水煎服。功效：温肾，填精，通络。主治：席汉综合征，闭经。经本方治疗后，如觉下腹胀痛，有行经之感，可改服桃红四物汤加淫羊藿、巴戟天、益母草、香附、王不留行；如果服桃红四物汤后腹胀甚而经血不下，闭经，可再服本方。(《月经病千家妙方》)

舒肝活血通经汤治闭经

◎ 炙香附 10 克，吴萸连 6 克，姜川朴 6 克，紫丹参 15 克，川楝肉 10 克，炙元胡 6 克，桃仁 6 克，枳实 6 克，当归 12 克，丹皮 10 克，半夏 10 克，赤白芍各 6 克，焦三仙各 6 克。用法：水煎服，每日 1 剂，每日服 3 次。功效：舒肝和胃，活血通经。用于中医辨证属肝郁气滞，胃失和降，经脉闭阻之闭经。（瞿文楼经验方）

四物逍遥汤治闭经

◎ 柴胡 9 克，当归 9 克，川芎 9 克，香附 9 克，延胡索 9 克，桃仁 9 克，红花 9 克，赤芍 12 克，生地 12 克，青皮 6 克。用法：水煎服，每日 1 剂，每日服 2 次。功效：疏肝解郁，利气调经。用于中医辨证属肝郁气滞之闭经。（朱南荪经验方）

简便验方治闭经

验方1　蝼蛄外用方

◎ 蝼蛄 2 个。用法：捣烂，绵纸裹，塞阴户内，1 日即通。治经血周岁不行方。(《历代名医良方注释》)

验方2　桃奴散

◎ 桃奴（桃树上嫩桃干朽不落者，冬月及正月收）、猳鼠粪（即雄鼠粪也，两头尖者是）、玄胡索（炒）、肉桂（炒）、香附（炒）、五灵脂（炒）、砂仁、桃仁（去皮尖，另研）各等份。用法：为细末。每服 9 克，空心温酒调下。治妇人室女月经不通，渐成胀满。(《医学正传》卷七)

验方3　急性子汤

◎ 急性子 30~60 克，莪术 10~15 克，红花 10 克，蒲黄 10 克，香附 12 克，益母草 30 克，牛膝 10~15 克。用法：水煎服，每日 1 剂。临床报道，用急性子汤治疗闭经 30 例，其中 27 例用药后月经来潮，一般用药 6~9 剂。(《千家妙方》下册)

验方4　经闭干血神方

◎ 雄鸡 1 只，煮熟去肉，取全骨 1 副，即嘴爪俱要不遗，再用童便、生姜汁、高醋各 3 钟，将骨入砂锅，或置新瓦上，微火焙炒，陆续将 3 汁洒在骨上，仍留汁一小半，将骨打碎，又用香附米 30 克，同骨再焙，仍将 3 汁陆续洒在骨上焙之，俟骨酥脆，去香附不用，将骨研成细末，分作 3 服，黄酒调下，1 服汗出，3 服经行，神效之极。(《回生集》卷下)

食疗妙方治闭经

验方1　鳖甲炖鸽

◎ 鳖甲 30 克，白鸽 1 只，米酒少许。用法：将白鸽去毛和内脏，并将鳖甲打碎，放入白鸽腹内，加清水适量，米酒少许，放瓦盅内隔水炖熟，调味服食。本方适用于肝肾不足之闭经。

验方2　山药内金散

◎ 山药 90 克，鸡内金 30 克。用法：将 2 味干燥，共研细末，每服 12 克，每日 1 次。用糯米酒或黄酒送服。本方适用于气血虚弱之闭经。

验方3　木耳胡桃酒

◎ 黑木耳、胡桃仁各 120 克，红糖 240 克，黄酒适量。用法：将木耳、核桃仁碾末，加入红砂糖拌和均匀，瓷罐装封，每服 30 克，黄酒调服，每日 2 次，黄酒送服。本方适用于气血虚弱之闭经。

验方4　泽兰炖水鱼

◎ 泽兰叶 10 克，水鱼（鳖）1 只，米酒少许。用法：将活的水鱼用热水烫，使其排尿后，切开去肠脏。泽兰叶研末，纳入水鱼腹内（甲鱼肉同用），加清水适量，放瓦盅内隔水炖熟，加少许米酒服食。每隔 1 天 1 次，连服 3~5 次显效。本方适用于阴虚血燥之闭经。

验方5　薏苡茶

◎ 薏苡仁根 30 克。用法：将药洗净，切段，水煎，早、晚空腹饮用，连服 10 余剂方有效。本方适用于痰湿阳滞之闭经。

专家 zhuan jia 温馨提示

女子出现闭经，应该及时去医院，查明病因，对症治疗，一般都会得到满意效果。不可讳疾忌医，否则，闭经时间越久，子宫就会萎缩得越厉害，治疗效果也就越差。青春期女性闭经能否治愈的问题，取决于闭经的原因。例如，青春期继发性闭经，多数是由环境改变、情绪波动和体重变化引起，除去这些病因之后，月经都能逐渐恢复。少数因病引起的闭经，如多囊卵巢综合征、甲状腺功能异常、结核病菌等，经过治疗后，月经也能恢复。但是有些闭经不能治愈，例如生来没有子宫、子宫太小或子宫内膜已经因病变受到破坏等原因引起的闭经，是不能治愈的。不管哪种情况的闭经，都要检查清楚。即便对于不能治愈的闭经，也要检查清楚确定对将来的影响如何。

患者要合理安排工作和生活，劳逸结合，注意营养，进食富含维生素及蛋白质的饮食。加强体育锻炼，增强体质，保持精神舒畅。解除患者顾虑，积极治疗子宫性闭经，贫血、结核或其他内分泌疾病所致者，宜请专科医生诊治。

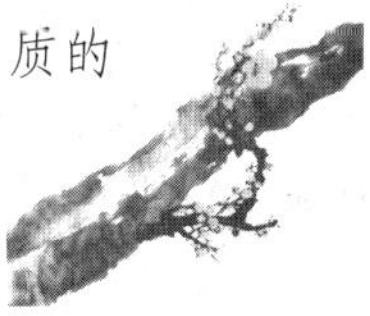

第 3 章　妇科疑难病秘验精方

习惯性流产（滑胎）

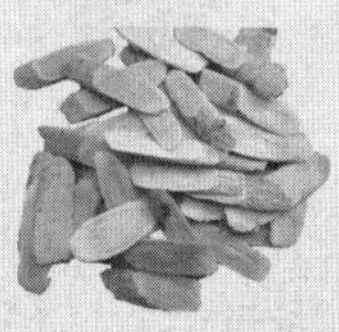

单方 · 秘方 · 经验方 · 食疗方 · 外用方

习惯性流产 妊娠后阴道不时下血，或时下时止，量少而无腰酸腹痛者称为胎漏，亦称胞漏或漏胎。若妊娠期见有腰酸、腹痛或下腹坠胀或伴有少量阴道出血者称为胎动不安，亦称胎气不安。胎漏、胎动不安是堕胎小产的先兆（西医称为先兆流产），若不及时治疗，或久下不止，则可导致堕胎。堕胎、小产连续发生3次以上者，则属习惯性流产。

习惯性流产属中医“滑胎”的范畴。中医治疗强调治未病，受孕之前，首先进行检查，排除精卵细胞遗传性疾病以及器质性疾病，然后积极培补脾肾，调养冲任。如果已怀孕，则当健固胎元，防患于未然而提前保胎，治疗期限应超过以往殒胎的妊娠月份。若阴道少量出血，腰酸坠疼，按“先兆流产”诊治，以求继续妊娠，若阴道出血量多，腰腹坠痛明显，则属胎元已殒，急按“难免流产”处理。

中医治先兆流产，多以固肾安胎为大法。根据中医辨证，治疗用药的侧重点亦有不同。因肾虚胎元不固者，当固肾安胎，兼以益气；因气血虚弱而胎动不安者，宜益气养血安胎；因血热扰动胎元者，当清热安胎；因扭挫伤而损胎者，当益肾和冲，和血安胎。清·单南山《胎产指南》指出：“安胎方以补为主，佐以顺气清凉，参术黄芩，乃安胎之圣药，归芎怀熟，实补血之良剂，佐以苏叶陈皮，可为常服方也。”此处说的是：治疗胎动不安，以补肾益气血为主，佐以理气安胎药和清热安胎药，党参、白术、黄芩是安胎主药；当归、川芎、熟地，能养血安胎；苏叶（以用苏梗为佳）、陈皮能理气安胎，可以作为安胎的常用方。

保产无忧散治习惯性流产

◎ 黄芪9克，菟丝子9克，当归6克，白芍6克，川芎3克，枳壳3克，厚朴3克，生姜3克，艾叶2克，川贝母2克，羌活2克，荆芥2克。用法：每日1剂，水煎取汁，每日服2次，服至前次滑胎之月份为全疗程。功效：调畅气血，补益虚损，固摄冲任。主治：习惯性流产。（《内蒙古中医药》1995年第4期）

按：用本方治疗习惯性流产30例，治愈率达100%。该方为《傅青主女科》中之经方，方中黄芪补气；菟丝子固肾；当归、白芍、川芎养血和血；枳壳、厚朴宽中理气；羌活、荆芥宣发升举；艾叶温肾暖宫；川贝母润胎顺产；生姜和胃降浊；炙草调和诸药。归纳全方，组合有序，调补突出，无不是围绕着调畅气血、补益虚损、固摄冲任而为之。此方将解表药、理气药、润肺药、和胃药灵活运用，大药轻用，借题发挥，调动一切积极因素，更完美协调地达到调畅气血的目的。气血得到调畅，就能够更好地协调补气药、补血药、固肾药，以补益虚损、固摄冲任，此乃其治“习惯性流产”疗效神奇的内因所在。

补肾固胎汤治习惯性流产

◎ 菟丝子15克，覆盆子15克，杜仲15克，川断15克，桑寄生15克，熟地黄15克，白芍15克，党参15克，阿胶（烊化）12克，陈皮12克，甘草6克。用法：水煎服，每日1剂，分2次服。于停经之日起服，服至以往流产月份，再隔日1剂，服15剂停药。功效：补益肾气，固冲安胎。主治：习惯性流产。（《中国医药学报》1989年第4期）

按：用本方治疗习惯性流产55例，有效率为96.36%。补肾固胎汤是采用寿胎丸合胎元饮化裁而成。方中菟丝子、覆盆子、杜仲、川断、寄生补益肾气而固冲任；阿胶为血肉有情之品，能益精、养血、安胎；熟地、白芍补血；党参、甘草健脾益气；陈皮和中健胃。诸药相伍，使肾气盛，精血充，则冲任得固，胎有所养，从而达到预防和治疗之目的。

病案举例：王某，34岁。结婚11年，孕8次，均在孕3~4个月时自然流产。夫妇曾赴北京、上海多家医院查染色体及遗传基因，均正常。每逢妊娠即卧床休息，并经中西医保胎治疗，均未见效。现停经62天，感乏力头晕，纳差泛恶，乳房作胀，腰酸，小便正常，大便干。舌质淡红，苔薄白，脉滑而无力。体温37℃，尿妊娠试验阳性。此属“滑胎”重证，有滑而不禁之势。急以补肾培元、固本安胎为治。投补肾固胎汤，每日1剂。并嘱其绝对卧床休息，忌房事，保持大便通畅，服药30剂，诸症明显减轻。再服30剂，自觉全身有力，纳可，大小便正常，未出现腰酸、小腹下坠现象。嘱再服15剂，隔日1剂，服完后停药观察。后孕足月剖宫产一女婴，健康状况良好。

泰山磐石散治习惯性流产

◎ 人参3克，黄芪6克，白术6克，炙甘草2克，当归3克，川芎2克，白芍3克，熟地黄3克，川续断3克，糯米6克，黄芩3克，砂仁1.5克。用法：上用水500毫升，煎至350毫升，食后1小时服。但觉有孕，3~5日常用1剂，服4个月之后，方无虑也。功效：益气健脾，养血安胎。主治：气血虚弱所致的堕胎、滑胎。胎动不安，或屡有堕胎宿疾(即习惯性流产)，面色淡白，倦怠乏力，不思饮食，舌淡苔薄白，脉滑无力。(《古今医统大全》卷八十五)

按：方中人参、黄芪、白术、炙甘草益气健脾以固胎元；当归，熟地、白芍、川芎补血调血以养胎元；续断合熟地益肝肾而保胎元；砂仁调气安胎；糯米补脾养胃，黄芩与白术合用有安胎之功。诸药配合，使气血调和，冲任得固，自无堕胎之患。

滋肾育胎丸治习惯性流产

◎ 菟丝子240克，熟地180克，党参150克，续断120克，阿胶120克，白术120克，枸杞120克，巴戟天120克，杜仲90克，鹿角胶90克，当归90克，吉林人参30克，砂仁15克，大枣（去核）50枚。用法：上药研细末，炼蜜为丸。每次服5克，每日3次，饭前淡盐水送服。3个月为1个疗程，经期停服，一般至孕期3个月后渐停药。功效：滋补肾阴肾阳，健脾养血，止血安胎。主治：习惯性流产。(尤昭玲等《实用妇产科手册》)

保胎汤治习惯性流产

◎ 菟丝子、桑寄生、川断各15克，阿胶珠12克。加减：气虚加党参，黄芪各15克；血虚加熟地15克，何首乌12克；脾虚加白术12克，山药15克；肾虚加杜仲、补骨脂各12克；血热加黄芩9克，旱莲草12克；有出血加仙鹤草12克，艾叶炭6克。用法：水煎服，每日1剂。功效：补肾固冲任，安胎，为治习惯性流产之良方。(《妇产科病最新治疗》)

调补冲任方治习惯性流产

◎ 人参15克，白术9克，茯苓9克，甘草9克，续断20克，黄芩9克，莲子15克，砂仁3克，甘草9克。用法：于怀孕之月份起，每月服5剂，每日1剂，早、晚煎服1次，连服至妊娠7个月。主治：习惯性流产（滑胎），常有头晕肢软，神疲乏力，心悸气短，舌质淡，苔薄白，脉细弱者。注意：习惯性流产患者，素有慢性疾病致气血虚弱者，在未孕之先，即应进行治疗，以恢复健康。在此情况下不宜服用“调补冲任方”。(《方药传真》王云铭经验方)

按：胎漏下血者加阿胶（烊化，分2次服）30克，以养血止血；气虚小腹重坠者，加黄芪30克，升麻9克，柴胡9克，以益气升提；血虚腹痛者，加炒当归9克，黄芪30克，白芍15~30克，以补气生血，和营止痛；肾阳虚腰冷痛者，加巴戟天9克，鹿角胶（另烊化，分2次服）9克，以温补肾阳；肾阴虚腰酸痛者，加枸杞子30克，熟地黄15克，以滋补肾阳。

寿胎丸加味治习惯性流产

◎ 菟丝子15克，桑寄生15克，续断12克，阿胶12克，党参15克，白术12克。加减：阴道流血量多，加仙鹤草10克，旱莲草10克；腰腹坠痛加黄芪15克，升麻12克，以益气升阳；小便频数失禁加益智仁10克，桑螵蛸10克。用法：水煎服，每日1剂。功效：固肾安胎，兼能益气。主治：肾虚胎元不固，妊娠期阴道少量下血，色淡红或黯，质清稀，腰酸腹坠痛，或曾屡次堕胎。伴头晕耳鸣，小便频数，夜尿多或失禁，舌淡苔白，脉沉滑尺弱。(《医学衷中参西录》)

胎元饮加味治习惯性流产

◎ 人参6克，当归12克，杜仲10克，白芍12克，熟地10克，白术12克，陈皮10克，炙甘草8克。加减：若阴道出血量多加地榆炭9克，仙鹤草20克，芝麻根炭15克；腹痛者，加白芍9克，甘草6克；腰酸者，加桑寄生10克，杜仲9克，菟丝子12克。用法：水煎服，每日1剂。功效：益气养血安胎。适用于气血虚弱型胎动不安，表现为妊娠期阴道少量流血，色淡红质稀薄，或感腰腹胀痛或坠痛，神疲肢倦，面色无华或萎黄，心悸气短，舌质淡，苔薄白，脉沉细。(《景岳全书》卷五十一)

安胎饮治血热阴伤之习惯性流产

◎ 太子参20克，黄芪、苎麻根各15克，阿胶12克，生地炭、炒白芍各9克，川柏炭4.5克，黄芩炭6克，桑叶30克，藕节炭10克，乌梅5克。加减：热偏盛者，加金银花20克，山栀12克，黄连3克；偏阴虚者，加麦冬6克，石斛9克，五味子12克；大便干者，加杏仁、瓜蒌仁各9克，火麻仁5克，用蜜冲服。用法：水煎服，每日1剂。功效：凉血清热，滋阴安胎。适用于血热型，见妊娠后阴道流血、色鲜红，腹痛下坠，心中烦闷，溲赤便结，口渴喜饮，舌红、苔薄黄，脉滑数。(《中医经典·母婴安康方略》)

固肾安胎饮治先兆流产

◎ 桑寄生9克，当归9克，白芍9克，川断9克，苎麻根12克，杜仲9克，阿胶9克，菟丝子9克，炒艾叶3克，甘草5克，生地12克，黄芪12克，党参12克。用法：水煎服，每日1剂。加减：如阴虚血热者去艾叶，加旱莲草9克；如有外伤诱因加砂仁3克。此方为安徽中医学院附属医院徐志华经验方。功效：补肾益气，固摄冲任而安胎。适宜于冲任损伤，胎元不固，或胚胎缺陷、不能成形，故而屡孕屡堕者。一般服10~30剂就能达到保胎目的。(《中国中医秘方大全》)

参芪保胎方治先兆流产

◎ 黄芪30克，党参30克，白术12克，白芍12克，山药12克，熟地12克，杜仲12克，桑寄12克，砂仁6克，大枣5枚。用法：水煎服，每日1剂，分2次服。功效：调补冲任，保元安胎。主治：先兆流产。(尤昭玲等《实用妇产科手册》)

补血安胎饮治先兆流产

◎ 当归、熟地、白芍、杜仲、续断、桑寄生、阿胶、白术、菟丝子各9克。加减：流血多者加炒地榆15克，海螵蛸12克。用法：水煎服，每日1剂。功效：补气养血，固肾安胎。主治：血虚型先兆流产。(《百灵妇科》韩百灵经验方)

参芪胶艾汤治先兆流产

◎ 炒党参15克，炙黄芪24克，阿胶（另烊）12克，艾叶炭1.2克。用法：水煎服。功效：补气养血，止血安胎。主治：气血两虚型先兆流产。(《裘笑梅妇科临床经验选》裘笑梅经验方)

安胎止血汤治先兆流产

◎ 熟地、白芍、党参、山药、菟丝子、杜仲、桑寄生各15克，当归身、山茱萸、阿胶各10克，旱莲草、苎麻根各30克，生甘草6克。用法：水煎服。功效：补肾益气，安胎止血。主治：先兆流产。(尤昭玲等《实用妇产科手册》)

清热安胎饮治先兆流产

◎ 山药 15 克，石莲子 9 克，黄芩 9 克，川连 3 克（或马尾连 9 克），椿根白皮 9 克，侧柏炭 9 克，阿胶块(烊化)15 克。用法：水煎服，每日 1 剂。功效：健脾补肾，止血安胎。主治：血热型胎漏。(《刘奉五妇科经验选》)

中药外用治胎动不安

验方1　敷脐法

◎ 药用阿胶、艾叶各 10 克。用法：先将阿胶烊化，再把艾叶焙干研末，然后将艾叶末倒入阿胶液中调和均匀，制成糊状备用。取药糊直接涂敷于孕妇脐中神阙穴上，盖以纱布，胶布固定，再以热水袋置脐上熨之，每日 1~2 次。此法有温经养血安胎的作用，可用于气血虚弱型胎漏、胎动不安。

验方2　膏贴法

◎ B 超检查无器质性病变者，可自制膏药贴于关元穴，14 日换 1 次新膏药，直到临产。制法：酒洗当归 50 克，炙黄芪、炒白术、杭白芍、肉苁蓉各 15 克，炒黄芩、粉甘草各 50 克，生地黄 20 克，置于 1000 克麻油中，7 日后将油煎枯去渣，再熬沸，离火片刻，加米醋 50 克，用桑枝搅拌均匀，使白烟褪尽，再熬到滴水成珠时，加飞黄丹 400 克，熬成软膏；趁热时加入龙骨粉 50 克，搅匀，用缎布剪成盏口大，制膏备用。

验方3　保胎膏

◎ 党参、当归、生地、杜仲、续断、桑寄生、地榆、砂仁、阿胶各 32 克，熟地 64 克，炒蚕沙 48 克。制法：上药加入麻油 750 克，黄丹 388 克，黄蜡 64 克收膏，再下煅紫石英、煅赤石脂、煅龙骨各 15 克搅匀。用法：先 1 个月贴腰眼，7 日换 1 次，过 3 个月后，半个月换 1 次，10 个月满为止。贴于腰眼、丹田、命门可以固肾安胎，防止流产。

食疗妙方治胎动不安

验方1　参术黄芪粥

◎ 党参、白术、黄芪各 9 克，红枣 5 枚，糯米 50 克。用法：煮稀粥服食，每周 2~3 次。适用于气血虚弱的习惯性流产者。

验方2　莲子龙眼山药粥

◎ 莲子、龙眼肉各 50 克，文火煲汤，加山药粉 100 克煮粥。怀孕后即开始食用，每日 1 次。此方适宜于阴道出血、小腹坠痛、腰腿酸软、苔白舌淡、有习惯性流产史者。

验方3　苎麻鲤鱼粥

◎ 苎麻根 15 克，鲜鲤鱼（约 400 克）1 条，糯米 100 克，精盐 2 克。用法：将苎麻根洗净煎煮后去渣取汁；鲤鱼去鳞、内脏及鳃，洗净，煎汤，去渣骨；糯米淘洗净后与苎根麻根汁、鱼汤，同煮成粥。粥成后放入精盐。每日分 2 次，温热服食。3~5 天为 1 个疗程。功效：止血安胎，消肿利尿。

验方4　二蒂散

◎ 南瓜蒂 3 个，莲蓬蒂 6 个。用法：共焙黄为末，分 3 次米汤送服，1 日服完。此方适宜于妊娠数月后胎动腹痛、阴道出血、面赤口干、五心烦热、小便短赤的血热型先兆性流产者。

验方5　参芪地黄阿胶膏

◎ 人参 15 克，黄芪 30 克，生地黄 20 克，阿胶 30 克，白蜜 100 克。制法：先将人参、黄芪、生地加水 500 毫升煎 2 次，取汁浓缩至 300 毫升；阿胶加水 100 毫升隔水蒸化，然后在人参、黄芪、生地浓缩汁中加入阿胶和白蜜 100 克，收膏（共 500 毫升）装瓶。用法：每服 20 毫升，每日 3 次。功效：补气，滋阴止血。适用于气阴两虚的先兆性流产；亦适宜于身体虚弱、有习惯性流产史的孕妇。

专家 zhuan jia 温馨提示

对于有习惯性流产史的女性来说，孕期保健显得尤其重要。

首先，要做到生活规律，劳逸适度。起居以平和为上，既不可太逸（如过于贪睡），亦不可太劳（如提掣重物或攀高履险等）。要养成定时排便的习惯，还要适当多吃富含纤维素的食物，以保持大便通畅。大便秘结时，避免用泻药。

第二，避免盲目保胎。有先兆流产的孕妇应进行详细检查寻找原因，以便判断是否应该保胎。如发现胎儿异常，从优生考虑，应行人工流产。如果阴道出血量超过平时月经量，出血时间超过10~14天，提示胎儿存活机会不大，要终止妊娠。

第三，休息为主，用药为辅。经医生检查后确需保胎，则应卧床休息，情绪不能过分紧张，要保持心情舒畅。更重要的是，治疗期间要绝对禁止性生活（不管阴道出血是否已停止）。对有自然流产史的孕妇来说，妊娠3个月以内、7个月以后应避免房事，习惯性流产者此期应严禁房事。

此外，要注重生活调理。孕妇要注意选食富含各种维生素及微量元素、易于消化的食品，如各种蔬菜、水果、豆类、蛋类、肉类等。胃肠虚寒者，慎服性味寒凉的食品，如绿豆、白木耳、莲子等；体质阴虚火旺者，慎服雄鸡、牛肉、狗肉、鲤鱼等易使人上火的食品。

小儿夏季热

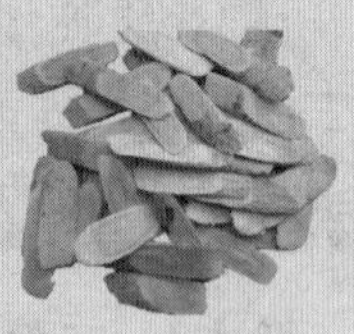

单方 · 秘方 · 经验方 · 食疗方 · 外用方

夏季热是婴幼儿时期特有的疾病，以 6 个月到 3 岁的小儿为多见。多表现为长期发热不退，口渴，多饮，多尿。汗闭或少汗。因发于夏季，故称为“夏季热”。一般患病时间多集中六、七、八 3 个月，秋凉以后症状均能自然消退。部分患儿可连续几年发病。对小儿“夏季热”的治疗，目前尚无特效药，而用中药防治本病效果较好。

本病的发生，与气候有密切关系。由于小儿脏腑娇嫩，阴阳稚弱，机体调节功能未臻完善，若兼禀赋不足或病后虚弱，入夏以后，暑气当令，不能耐受外界炎热气候的熏蒸，暑气乘虚侵袭而发病。但因患儿年龄和体质存在差异，故临床证候有暑伤肺胃、脾阳不振、下虚上盛等不同。夏季热的治疗以清暑养阴、补脾益气、温下清上为主。

四叶二皮饮治小儿夏季热

◎ 鲜嫩苦瓜叶 8 片，鲜嫩丝瓜叶 8 片，鲜嫩南瓜叶 8 片，鲜荷叶 8 片，梨皮 1 个，西瓜皮 80 克。用法：上药共同研成泥取汁，加入冰糖适量，口服，每日 3 次，早、中、晚各 1 次，连服 7 天为 1 个疗程。功效：清暑益气，生津止渴。适用于小儿夏季热。本方药源广，采摘易，价格廉，服用方便，易被小儿接受。(《中国中医药信息杂志》1998 年第 2 期)

病案举例：某男，4岁。早产儿，发热32天不退，上午体温稍降低，中午体温逐渐升高，口渴多饮，尿多无汗，饮食日见减少，无畏寒咳嗽，无腹泻。查体：体温39℃，神志清楚，精神尚可，烦躁不安，皮肤灼热，面色潮红，口唇干燥，两肺呼吸音粗糙，未闻及干湿啰音。心音强，各瓣膜听诊区未闻及病理性杂音。腹软，无压痛及反跳痛。舌质红，苔薄白，脉数。实验室检查无异常。曾用中西药退热、抗感染及激素、补液等治疗，效果不佳。此乃小儿夏季热，暑热伤及肺胃之象。投四叶二皮饮治疗6天，停用其他药物，体温逐渐下降至正常，饮食、大小便正常。

盘地荷竹汤治小儿夏季热

◎ 鲜盘龙参 15 克，地骨皮 15 克，鲜竹叶卷心 15 克，鲜荷叶 30 克。用法：每日 1 剂，煎 2 次合约 1 杯，待凉后加入适量蜂蜜调甜味以适口为度，即可多次分服或不定时当茶饮用。功效：益阴清热，解暑涤烦。适用于小儿夏季热。(《福建中医药》1997 年第 6 期)

病案举例：苏某，男，1岁5个月。夏初始持续发热近2个月，先后服用中药解表泄热剂和西药抗生素、退热药治疗，体温稍有下降，但低热长期不退，体温持续波动于38~39℃，体检未见任何阳性体征，实验室检查均未见异常。症见神倦乏力，肚腹烫手，心烦若渴，苔薄舌稍胖，指纹色淡。此乃暑热困扰脾胃、耗伤阴津而致。经服用盘地荷竹汤3剂后，热退体温转为正常，余症随之消失，复诊再取3剂以固后，余热未见复发，且大便通畅，饮食向佳，诸恙悉除。

清暑益气汤加减治小儿夏季热

◎ 党参、麦冬、知母、石斛各10克，荷梗、竹叶各6克，黄连、甘草各3克，鲜西瓜皮、粳米各15克。用法：水煎，分2~3次服，每日1剂。功效：清暑益气，养阴生津。主治：夏季暑热伤肺胃型。本证多见于素禀阴虚的患儿，除发热、口渴、多尿、汗闭或少汗外，烦躁较为明显，精神食欲改变不大。发热虽高，病程虽长，但无头痛、恶风、恶寒和神昏惊厥等症状。多见唇红干燥，咽红，苔薄黄，脉滑数，指纹紫。(《中医诊治100病》)

三鲜饮治小儿夏季热

◎ 鲜荷叶、鲜竹叶、鲜薄荷各30克。用法：加水煎煮约10分钟，再放入适量蜂蜜搅匀，冷却后代茶饮。功效：有生津止渴、清热解毒。(《中医经典·母婴安康方略》)

清心汤治小儿夏季热

◎ 金银花、栀子、山楂各15克，甘草5克。用法：水煎，凉后当茶饮。功效：清热、去火、消暑、爽身。(《新编实用家庭医学全书》)

蚕茧汤治小儿夏季热

◎ 蚕茧10克，乌梅肉15克，大枣5枚。用法：煎汤频饮。功效：清热生津，消渴除烦。(《家庭中医药800问》)

蕹菜荸荠饮治小儿夏季热

◎ 鲜蕹菜500克，荸荠500克。制法：将蕹菜及荸荠洗净，蕹菜切成小段，荸荠削皮切片，二物同入锅，加水适量，煮沸15分钟即可。用法：凉后喝汤，可代茶饮。连续服用至病愈。功效：清热解毒，消胀利二便。主治：小儿夏季低热不退，食欲缺乏，口渴喜冷饮，大便干燥，小便黄少。(《家庭中医药800问》)

荷叶瓜叶汤治小儿夏季热

◎ 荷叶 2 张，丝瓜叶 4 张，甜瓜叶 4 张，南瓜叶 4 张（以上四叶均用鲜品），白糖适量。用法：将上面 4 种瓜叶洗净，撕成碎片，入锅，加水适量，煮沸 15 分钟，加入白糖调味。用法：代茶水饮汤，每日数次。功效：清热生津，健脾消胀，凉血解毒。主治：夏季小儿发热不退，食欲缺乏，口渴喜饮，大便干燥。(《新编儿童食补食疗全书》)

杨梅蜜膏治小儿夏季热

◎ 鲜杨梅 500 克，蜂蜜 200 毫升。制法：鲜杨梅洗净，放入小锅内，加入蜂蜜，置小火上加热（边煮边搅），煮沸。待凉装瓶，存放冰箱内。也可将杨梅洗净绞汁，将杨梅汁加热熬成膏，再加入与杨梅膏等量的蜂蜜，煮沸。待凉装瓶，放入冰箱。用法：每日服 2 次，每次 1 汤匙，用温开水冲化后服下，服完为止。功效：生津除烦，开胃消胀。主治：小儿夏季热，口渴，食欲缺乏。(《新编儿童食补食疗全书》)

马蹄糖水治小儿夏季热

◎ 马蹄（荸荠）250 克，白糖适量。制法：马蹄洗净去皮，捣碎，入锅，加水 2 碗，煮沸 5 分钟，弃渣留汤。白糖适量调味。用法：代茶饮汤。连服数日。功效：清热生津，清暑解渴。主治：小儿夏季热伴食欲缺乏，口渴，大便干结。(民间验方）

西瓜皮荷叶饮治小儿夏季热

◎ 鲜西瓜皮（除瓤后绿色部分）500 克，鲜荷叶 2~4 张。制法：将西瓜皮、荷叶洗净，切成小块，入锅，加水 3~4 碗，煮沸 10 分钟，滤汁弃渣，汤汁中加入白糖适量。用法：代茶饮汁，每日数次。连续服用。功效：解暑热，消烦，止渴，助脾开胃，利小便。主治：小儿夏季发热，口渴，心情烦躁，食欲缺乏，小便黄少。(《小儿病千家妙方》)

红枣蚕茧汤治小儿夏季热

◎ 红枣 20 枚，蚕茧（内有蚕蛹的）20 枚，白糖少许。制法：红枣洗净，与蚕茧同入锅，加水 2 碗，煮沸后改小火慢煎 15 分钟，滤汁于大碗内，加入白糖调味。用法：以汤代茶饮服，连服数日。功能：养胃健脾，润肺生津止咳，散风热。主治：小儿夏季热，腹胀，口渴，烦躁不安。(《新编儿童食补食疗全书》)

金银花翠衣汤治小儿夏季热

◎ 金银花 10 克，西瓜翠衣 250 克，冰糖适量。制法：将西瓜翠衣洗净，切成小块，与二花一起入锅，加水适量，煮沸 15 分钟，去渣取汁，加入冰糖煮沸。用法：喝汤，代夏季饮料饮服。功效：消暑解毒，解热止渴，祛湿利尿。主治：小儿夏季热伴口渴少尿。(《家庭中医药 800 问》)

荷叶绿豆汤治小儿夏季热

◎ 绿豆 50 克，鲜荷叶 1 张。制法：荷叶洗净，撕碎入锅，加水适量先煮 10~15 分钟，捞弃荷叶，加入绿豆，煮至豆烂即可。用法：吃豆喝汤，分多次服完，每日 1 剂，连服装 5~7 天。功效：清热解暑，防烦止痒。主治：小儿夏季低热伴口渴烦躁，满身痱子，浑身发痒。(《家庭中医药 800 问》)

二豆糯米粥治小儿夏季热

◎ 绿豆 15 克，白扁豆 10 克，糯米 50 克，白糖适量。制法：绿豆、白扁豆洗净，入锅，加入适量开水，煮至豆烂时，加入淘洗干净的糯米，继续加热煮至米烂汤稠，加白糖适量调味。用法：作为早、晚餐食用。每日 1 剂，连服数日。功效：清暑，健胃，利湿。主治：小儿夏季不思饮食，精神不振，口渴喜饮，体虚消瘦。(《新编儿童食补食疗全书》)

百合冬瓜汤治小儿夏季热

◎ 百合 10 克，鲜冬瓜 150 克，白糖适量。制法：冬瓜切片，与百合同入锅，加水适量。大火煮沸，改小火煮至冬瓜烂时，加入白糖。用法：喝汤吃瓜及百合。每日 1 剂，分多次服完，连服 3~5 日。功效：清热养心，养胃生津。主治：小儿暑季饮食下降，体重减轻，口渴少尿。(《家庭中医药 800 问》)

荷叶苡米仁粥治小儿夏季热

◎ 鲜荷叶半张，苡米仁 20 克，粳米 50 克。制法：将荷叶、苡米仁、粳米分别洗净。荷叶撕碎，入锅加水适量先煮 10 分钟，捞出荷叶，加入苡米仁、粳米，共煮。至米烂成粥时加白糖适量。用法：作为早餐或晚餐食之。每日 1 次，经常食用。功效：消暑祛湿，生津止渴。主治：小儿暑季烦渴多饮，尿少而黄，食量下降，体重减轻。(《新编儿童食补食疗全书》)

滴鼻疗法治小儿夏季热

◎ 银黄注射液、柴胡注射液各 1 支，混合均匀，装入滴鼻瓶内滴鼻，6 个月至 1 岁每侧鼻孔滴 1~2 滴，1−3 岁滴 3 滴，4−7 岁滴 3~4 滴，每日 4~6 次，一般用药 15 分钟后体温开始下降，12~24 小时体温可逐渐恢复正常，可清热解毒，解肌退热。同时，可取丝瓜叶、苦瓜叶、鲜荷叶各 2 张，煎汤代茶饮。(《家庭中医药》2006 年第 6 期）

药浴疗法治小儿夏季热

验方1　祛暑散浴汤

◎ 藿香、香薷、浮萍、竹叶、大青叶各 30 克，豆卷 50 克。用法：上药共煎水 2000~2500 毫升，煎沸，滤去药渣，倾入盆内，俟水温降至 40℃左右时，置患儿于水中，半仰卧，频频用手带水在患儿腋下、胸、背、手足心等部位抚摩。10~15 分钟后，将患儿抱起，揩干身体，隔 3 小时后再如法 1 次，3 次为 1 个疗程。如发热不退，则另作他治。运用本汤浴时须口服补液盐水适量。据观察，经治 1~3 次后，汗出热退，总有效率为 100%。(《家庭中医药》2006 年第 6 期）

验方2　二香清暑汤

◎ 香薷、藿香、佩兰、荆芥、紫苏叶、蒲公英、金银花、车前草各 30 克。用法：水煎取汁，放入浴盆中，趁热熏洗患儿全身，每日 2~3 次，每日 1 剂，连续 2~3 天，可芳香化湿、疏风清热。取鲜薄荷叶 60 克，煎汤洗浴，每日 2~3 次，亦有良效。此外，温水浴法也是最为简便的方法，可使用比患儿体温低 3~4℃的温水洗浴，每日 2~3 次，每次持续 20~30 分钟。(《家庭中医药》2006 年第 6 期）

按：宋代《小儿卫生总微论》云："小儿立夏后有病身热者，慎勿妄为吐下，但以除热汤浴之。"除热汤："白芷、苦参、秦皮（各等份），煎汤（洗浴）。或无众药，得一味煎汤皆可。"诚可试用。

敷涌泉法治小儿夏季热

◎ 用生绿豆 50 克，研成极细末，以鸡蛋清调成膏状，做成直径 3~5 厘米，厚 0.5~0.8 厘米的圆形糊饼 2 个，分摊于纱布上，分别敷于双足涌泉穴，外以绷带包扎，每天 2 次，每次敷 6~8 小时。绿豆外敷可清热解毒、平肝泄热，用于小儿夏季热以及小儿感冒和腮腺炎发烧。或用栀子 10 克，鸡蛋 1 个，将栀子研末，与蛋清调匀，做成药饼，厚如 3 个 5 分硬币，摊于布上，敷于涌泉穴并包扎，8 小时换药 1 次，连续 3 天。发热兼抽搐者，加敷内关穴。(《百病外治 500 问》)

足浴疗法治小儿夏季热

◎ 西瓜皮（切细）1 块，升麻、香薷、佩兰、竹叶、柴胡、黄芩各 10 克。用法：水煎取汁足浴，每日 2 次，每次 10~30 分钟，连续 2~3 日。功效：可芳香化湿，解表退热。(《小儿病千家妙方》)

砂黄擦熨法治小儿夏季热

◎ 漂朱砂、雄黄、硫黄各 3 克。用法：研末，用烧酒和匀，再用大蒜去蒂蘸药，从患儿尾骨起，

沿着脊柱两旁逐节徐徐擦上此药。每日 1~2 次，至热退为止。(《小儿病千家妙方》)

黄芩燕子泥敷脐治小儿夏季热

◎ 黄芩 20 克，燕子泥 150 克。用法：共研细末，加适量鸡蛋清调糊状，外敷肚脐，一般用 1 小时症状全部消失。此法对各种发热均有效。(《家庭医生报》2005 年 7 月 25 日)

专家 zhuan jia 温馨提示

小儿夏季热应注重调护。小儿脏腑娇嫩，中医学认为，小儿属“稚阴稚阳”之体，机体调节功能未发育完善，炎夏易受暑气侵袭，故入夏之后，要注意小儿饮食和营养，增强体质；保持住房空气流通与凉爽，或易地避暑；适当服食一些健脾益气、养阴清热药物等，均能有效地预防本病的发生。

患儿可适当服用金银花露或金银花、杭菊花煎汤代茶饮；或用丝瓜叶、苦瓜叶、鲜荷叶各2张，煎汤代茶饮，能消暑热，解烦渴。也可自制防暑清凉饮料、清暑养阴的药粥调理。要加强护理，注意防止并发症。

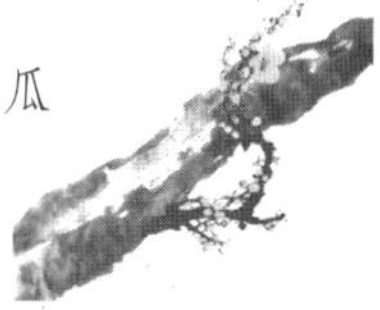

第 4 章 儿科疑难病秘验精方

小儿支气管哮喘

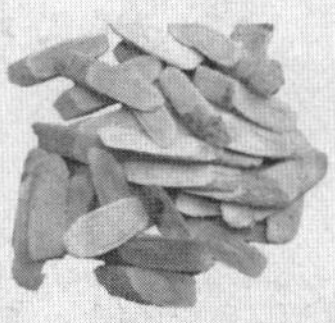

单方 · 秘方 · 经验方 · 食疗方 · 外用方

小儿支气管哮喘是以呼吸困难，气息急促，甚则喘鸣有声，张口抬肩，难以平卧等为主要特征的呼吸道疾病。该病以春秋两季发病较多，常呈反复发作，严重者则可导致终身难愈。

该病的发病原因很多，其中以禀赋不足，卫外不固，每因外感而诱发致病者最为多见。其他如肺气失调，肾失摄纳，乃致气机升降失司，从而导致发病。现代医学则认为，引起哮喘发病的主要因素大多责于过敏性体质，其次免疫功能低下也是导致哮喘反复发作，久治不愈的重要因素。本病目前尚无特效的根治疗法，民间采用中药验方、饮食疗法，却能收到意外的效果。按中医辨证施治的原则选方治疗，则疗效更佳。

小儿哮喘有虚、实、寒、热之分，临床上主要从以下几个方面分型辨治。

1. 热性哮喘 咳喘哮鸣，痰稠色黄。发热面红，胸闷膈满，渴喜冷饮，声高息涌，呼气延长，小便黄赤，大便干燥或秘结，舌苔黄或黄腻，脉象滑数。治宜清肺化痰定喘。

2. 寒性哮喘 咳嗽气促，喉间有哮鸣声，咳痰清稀色白，呈黏沫状，形寒无汗，面色晦滞带青，加肢不温，口中不渴，或渴喜热饮，舌苔薄白或白腻，脉象浮滑。治宜温肺化痰定喘。

3. 虚证哮喘 哮喘日久，咳声低微，面色无华，自汗怕冷，腰酸脚弱，倦怠乏力，或夜间遗尿，舌淡，脉细无力。治宜补益肺肾，健脾化痰。

海石汤治小儿热性哮喘

◎ 海蛤粉（布包）10克，石韦10克，杏仁10克，五味子6克。用法：水煎服，每日1剂。功效：清肺化痰，镇咳平喘。主治：支气管哮喘发作期，属热性哮喘型，咳嗽哮喘，声高息涌，咳痰黄稠，胸膈满闷。据《湖北中医杂志》1989年第1期报道，用本方治疗支气管哮喘70例，有效59例，无效11例，有效率为84.23%。

葶苈散治小儿热性哮喘

◎ 葶苈子10克，炙麻黄3克，川贝母3克，炙甘草3克，杏仁3克。用法：水煎服，每日1剂。功效：清肺化痰，定喘止咳。主治：支气管哮喘发作期，属热性哮喘型，咳嗽哮喘，声高息涌，咳痰黄稠，胸膈满闷。（《小儿百病秘方》）

萝卜粥治小儿热性哮喘

◎ 白萝卜（生者，捣汁）2枚，生石膏30克，粳米50克，冰糖适量。用法：先将石膏入水中煮之，去渣取汁，再入粳米熬粥，俟粥成之后加冰糖熬融，最后兑入萝卜汁食之。功效：清热利肺，行气平喘。主治：哮喘急性发作，喘促难平者。（民间验方）

癞蛤蟆蛋治小儿热性哮喘

◎ 鲜鸡蛋1个，活癞蛤蟆1只。制法：将癞蛤蟆禁食1~2天，用水洗净；将鸡蛋自癞蛤蟆的口中塞入其腹中（不要塞破了鸡蛋）。用黄泥巴将癞蛤蟆包裹严实，放入火中烤或烧，至鸡蛋熟透，除去黄泥及癞蛤蟆肉，剥去鸡蛋壳。用法：吃鸡蛋，每日1个，连服15日。倘若有效，停数天后可进行第2个疗程。功效：清热定喘，增加营养。主治：小儿哮喘，咳嗽咳痰，舌红苔黄。（《小儿病千家妙方》）

麻杏石韦汤治小儿寒性哮喘

◎ 炙麻黄5克，杏仁10克，石韦15克，僵蚕10克，地龙8克。用法：上方加水400毫升，先用武火煎沸后，改用小火续煎15分钟，药汁1次服完。每剂煎服2次，每日1剂。功效：宣肺平喘，祛风化痰。主治：支气管哮喘属寒性哮喘型，咳嗽气喘，喉间有哮鸣音，痰多白沫，形寒无汗，鼻流清涕。据《浙江中医杂志》1987年第11期报道，用本方治疗小儿哮喘82例，56例临床治愈，15例好转，总有效率87.87%。

玉屏风散治小儿虚证哮喘

◎ 防风8克，炙黄芪10克，白术15克。用法：水煎服，每日1剂。功效：补肺固卫，健脾益气。主治：小儿支气管哮喘缓解期，属肺气虚弱和脾气虚弱型，面色苍白，气短懒言，反复感冒，食少便溏。

按：本方原出《简易方》。动物实验表明，防风能刺激小鼠产生较多的游离抗体，中和侵入机体的过敏原，玉屏风口服液是有效的免疫促进剂，对体液免疫和细胞免疫均有一定的保护作用。

保金宣肺饮治小儿虚证哮喘

◎ 南沙参、麦门冬、川贝母各9克，百合、竹笋嫩尖、糯米各15克，活鲫鱼1尾。用法：先将前4味入水中煎煮，去渣取汁，再将鲫鱼剖腹后去净肚杂，与糯米一同入以上药汁中煮至鱼熟，最后入竹笋再煮至熟，不拘时食鱼、米、竹笋，并将汤喝完。主治：毒气入肺而导致的哮喘，症见咳嗽喘促，通身肌肉水肿，胸满壅塞，气短难卧，或见痰鸣鼻扇，小便短少，诸症甚急等。(《新编儿童食补食疗全书》)

光绪喘咳方治小儿虚证哮喘

◎ 炙麻黄、百部（蜜炙）各21克，川贝母、秋桔梗、红参各15克，紫河车1具，活公鸭1只。先将公鸭饿半日之后，饲胎盘2日，再将鸭饿一昼夜，将鸭杀死，去净毛与内脏，洗净，另用布将诸药包扎好，填入鸭腹之中，置锅内将鸭煨至烂熟，不入油盐，食鸭饮汤。主治禀赋不足，肺肾两虚，燥湿互见之哮喘。(《新编儿童食补食疗全书》)

蛤蚧海蛸散治小儿虚证哮喘

◎ 蛤蚧（约80克）1对，海螵蛸100克。用法：取上药焙干研细末，每次3~6克，临服时加白糖等份以矫味，温开水送服，每日3次，连服4个月，每料可服2周左右。功效：补肺固表，益肾纳气。主治：支气管哮喘属肺气虚弱或肾气不纳型，面色苍白，气短懒言，畏寒肢冷，腰膝酸软。临床用本方治疗儿童哮喘8例，痊愈6例，2例发作次数减少，症状亦轻。(《中医杂志》1989年第8期）

猪肺川贝馔治小儿虚寒哮喘

◎ 猪肺（连气管）1具，川贝母10克，白胡椒2.5克，鲜鸡蛋2个。制法：将猪肺洗净，把川贝母及白胡椒共研末，加入2个蛋清，搅拌成糊状，自猪肺气管口缓缓灌入，然后用绳扎紧管口。入锅，加水适量(以漫过猪肺为宜)。不放任何佐料，置火上煨烂熟即成。用法：将熟肺及气管切成薄片，于中午或晚上吃饭时食之。每日1~2次，每次1小碟（约50克），可用酱油、味精调味，并喝适量原汤。每次食用前均应加热煮沸。如效果较佳，可隔1周后再服1具猪肺，直至病好为止。功效：润肺散结，温中下气，消炎解毒，止咳化痰，补肺利咽。主治：初冬季节上感久咳所致的支气管哮喘。(《新编儿童食补食疗全书》)

水晶桃治小儿虚证哮喘

◎ 核桃仁500克，柿霜饼500克。用法：先将核桃仁置锅内蒸至烂熟，取出后捣烂，再与柿霜饼一同置锅内蒸融，俟冷后随意食之。功效：补肺益肾，止咳定喘。主治：肺肾两虚，咳嗽喘逆，不能平卧，以及哮喘日久，反复发作者。(《小儿病千家妙方》)

蜜汁核桃杏仁汤治小儿虚证哮喘

◎ 核桃仁25克，杏仁、生姜各10克，蜂蜜适量。制法：生姜洗净，与核桃仁、杏仁分别捣碎，入锅，加水1碗，煮沸加蜂蜜，再煮沸，改文火10分钟。用法：分2次服完，每日1剂。连服数月。功效：补肾润肺，止咳定喘。主治：久患哮喘，体质虚弱，气短喘促。(《小儿病千家妙方》)

萝卜子杏仁饮治小儿哮喘

◎ 莱菔子（萝卜子）15克，杏仁15克。制法：将萝卜子文火炒黄，轻砸使其略有裂纹；杏仁置温水中略泡片刻，去皮去尖。将二物同入砂锅中，加水1碗，煎至半碗，去渣留汤即可。用法：趁热服完。每晚1次，连服数日。功效：止咳平喘，降气化痰。主治：小儿哮喘痰多，气促，呼吸困难，张口抬肩，喉中哮鸣如小鸡叫。(《小儿病千家妙方》)

墨鱼骨炭末粥治小儿哮喘

◎ 将墨鱼骨（中药学中称乌贼骨）洗净置文火上焙成黄色，冷却后研末备用。用法：每次取鱼骨炭末10克，白糖少许，拌入粥内食用。每日2次，连服数日。功效：止咳定喘。主治：小儿哮喘，咳嗽痰多。(民间验方)

皂荚红枣汤治小儿哮喘

◎ 皂荚（剥去皮）50克，红枣500克。制法：将皂荚剥皮后，炙烧存性，研末备用；红枣3枚煎汤小半碗。用法：每次取皂荚末2克左右，用红枣汤送食红枣。每日2次，连服数天。有抗过敏，止喘，祛痰作用。适用于小儿过敏性哮喘。（民间验方）

蒸柚子鸡治小儿哮喘

◎ 青柚子1个，仔鸡1只。制法：仔鸡宰杀后，洗净切块备用；切开柚子盖，掏去内瓤。将鸡块塞入柚子内，盖上顶盖置锅中，隔水蒸3小时左右，吃鸡肉饮汤。用法：每日1次，每次1只，连服数日。此方既可止咳喘，又能增加营养。适用于久喘体虚，体重减轻，驼背弓腰。（《饮食养生全方略》）

四物蜜糖膏治小儿哮喘

◎ 蜂蜜500克，芝麻500克，杏仁150克，阿胶250克，冰糖250克。制法：芝麻、杏仁分别以热水烫泡，去外皮（杏仁捣碎），同入锅，加水3碗，煎半小时。加入阿胶、蜂蜜、冰糖，继续煎熬（同时注意用锅铲不停上下搅动，避免煳底），熬至黏稠如膏状即可。用法：每日早、晚各服1~2汤匙，温开水送服，服完为止。功效：滋肾润肺，止咳定喘。主治：久喘体弱，支气管感染性哮喘，咳嗽咳痰。（《饮食养生全方略》）

芥子胡椒姜汁膏防治小儿哮喘

◎ 白芥子3克，细辛0.6克，胡椒1克，白附子1克。用法：将以上4味共研细末，用生姜汁调后敷于肺俞穴上，每日夜间睡前敷上，次晨取下，如局部反应重时，亦可只敷1~2小时取下，1~2日进行1次，7次为1个疗程。适用于哮喘缓解期。既可用于预防，又可用于治疗。（《百病外治500问》）

专家 zhuan jia 温馨提示

要重视哮喘患儿的护理。患儿的居室环境要安静、舒适，室内要空气新鲜，温度、湿度适宜，光线充足。室内不要放置花草、羽毛等易引起过敏的物品。哮喘患儿多体质较弱，治疗期间应注意增加营养，避免吃生冷食物及易诱发哮喘的食物，如牛奶、蛋、鱼虾等。及早发现发作先兆，如烦躁不安、喉痒、胸闷、干咳等，按医嘱立即应用解痉药如异丙嗪（非那根）、氨茶碱及其他平喘的气雾吸入剂。喘促汗多，用温毛巾擦干汗液，必要时更换内衣，勿受凉。如有感染症状，发热超过38℃时，要及时去医院就诊。

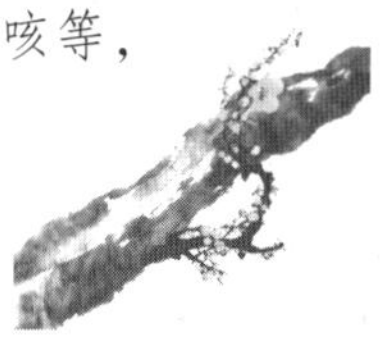

第 4 章 儿科疑难病秘验精方

脑积水（解颅）

单方 · 秘方 · 经验方 · 食疗方 · 外用方

脑积水是因先天性或后天性颅内疾病引起脑脊液循环途径受阻或吸收障碍，脑脊液分泌过多，使脑脊液在脑室系统或蛛网膜下腔逐渐积聚，并有颅内压增高者称脑积水。

脑积水的临床表现，主要为孩子的头颅快速、进行性增大，同时额顶凸出，前囟扩大隆起，颅缝移开，颅骨变形。叩击头部，会发出"破壶声"，头发稀少，头皮静脉扩张。眼球上部白色的巩膜时常暴露，黑色的眼球贴近下眼睑，如同傍晚贴近地平线的夕阳，称为"落日征"。严重者可伴有大脑功能障碍，表现为癫痫、呕吐、抽搐、斜视，眼球震颤，语言障碍，肢体瘫痪，共济失调，行走困难及智力发育不全等。现代西医学迄今尚无可靠的药物治疗，手术疗法预后亦难肯定。

中医学将本病归纳在"解颅""囟填"等病中，认为其病的根源是肾虚。肾主水，肾虚则水液运化障碍，而停积脑中；肾又主骨生髓充于脑，肾虚则主骨充脑无力，颅骨的合缝与脑的发育均不良。所以从宋代的钱乙开始，就用补肾与利水两法治疗本病。积水多，颅内压高，则重在利水；积水控制，颅内压不高，则重在补肾，以治其本。此外，外伤瘀血不化，也会阻碍颅内津液的运行而导致积水，这类患者又当以活血化瘀利水为主要治法。

通窍活血汤加味治脑积水

◎ 丹参 50 克，桃仁 25 克，川芎 10 克，红花 15 克，地龙 25 克，茯苓 15 克。加减：症重便秘加麝香 0.01 克，水蛭 0.5 克；有毒征合人工牛黄 0.1 克，冰片 0.5 克，大黄 7.5 克，制成散剂合用，随汤冲服。用法：每剂为 2 天量，水煎 2 次，分 6~8 次匀服。功效：活血祛瘀，破阻通络。用于瘀阻型脑积水。（清 · 王清任《医林改错》）

通窍活血利水汤治脑积水

◎ 内服方：当归、赤芍、川芎、红花、桃仁、丹参、黄芪、地龙、全蝎、车前子、川菖蒲各 3~9 克，葱白 1 根，大枣 3 枚。加减：眼球震颤加天麻、钩藤、僵蚕；眼球不旋重用黄芪；纳少便稀加党参、白术。用法：每日 1 剂，水煎 2 次，分 3~4 次匀服。外用方：红花、艾叶各 10 克，皂角 1500 克，麝香 1 克。用法：将前 3 味加水 2500 毫升，煎 2 小时后去渣取汁，浓缩成药液能吊起如线为止，再加入麝香调匀，装入瓶内冷藏备用。用时，先剃光患儿头发，将上药均匀涂于头上，颅缝及囟门处适当涂厚一些。然后用绷带包裹，早、晚以温水湿敷绷带各 1 次，使其保持一定湿度，每周换药 1 次。以上内外兼治，30 天为 1 个疗程，中间休息 3~7 天。临床报道，内外合治脑积水共 7 例，基本痊愈 4 例，

显效2例，有效1例，总有效率为100%。（《中医临床研究》2011年第4期）

按：《上海中医药杂志》1982年第7期亦报道，通窍化瘀利水汤治疗脑积水有良效。以通窍活络，化瘀利水，补肝肾的方法，在王清任《医林改错》"通窍活血汤"的基础上，制定了"通窍化瘀利水汤"进行治疗。主方：麝香0.1克（另包冲服，或用白芷5克代之），桃仁7.5克，红花5克，赤芍5克，地龙5克，牛膝5克，黄芪12克，骨碎补12克，茯苓7.5克，木通5克。上方剂量适宜于1岁患儿，根据患儿年龄大小，剂量以此加减。临床收到满意疗效。

脑积水丸治脑积水

◎ 熟地、山药、鹿角胶、牛膝、茯苓、黄精、茺蔚子、猪苓、丹皮、车前子、肉苁蓉各10克，当归6克。用法：上药制成蜜丸，每丸重1.5克。每日早、晚各服1次。3个月以内患儿，每次半丸；3个月以上患儿，每次1丸。临床共治疗脑积水10例，显效4例，有效5例，无效1例，总有效率为90%。（《医学百科》）

赵氏验方治脑积水

◎ 人参（或党参12克）3~6克，炒白术10克，茯苓12克，熟地12克，黄芪15克，山药10克，当归6克，白芍6克，炙甘草3克，石菖蒲6克，黄精12克。功效：益气养血，扶脾补肾。用法：水煎服，每日1剂。主治：脑积水。（《赵心波儿科临床经验选编》）

益脾强肾汤治脑积水

◎ 党参6克，黄芪8克，白术6克，山药8克，茯苓8克，当归6克，熟地6克，白芍药6克，川芎4克，菟丝子8克，巴戟天6克，鹿茸（分3次冲服）0.3克，龟甲6克，泽泻6克，甘草2克，枸杞6克。用法：水煎服，每日1剂。功效：益气补血，扶脾强肾。主治：先天性脑积水。（名老中医刘春圃经验方）

何世英老中医治脑积水经验

病案举例：张某，男，出生后34天。1975年2月11日初诊。患儿于生后2天即开始头颅增大，到满月前舌更为明显。前囟宽大饱满隆起，颅缝分离。头皮静脉怒张，精神差，嗜睡，厌食吐乳，大便可。两目垂视，心肺正常。舌质红稍淡，指纹淡滞，脉细无力。印象：先天性脑积水（解颅）。

处方：熟地6克，山药3克，鹿角胶9克，牛膝3克，茯苓9克，净萸肉3克，当归3克，猪苓9克，茺蔚子3克，牡丹皮3克，车前子9克。每日1剂，水煎服。

自服上药后，每日尿量较多，精神、吃奶均渐好转，不吐。连服2周后头围开始逐渐缩小，两目已不垂视。服至第3周后，头围基本正常，前囟已平，颅缝已小。（《何世英儿科医案》）

按：本例患儿，何老认为系肾气不足，脑髓不充所致，采用地黄丸加味，以补肾益髓治本，行水化湿治标而获显效。何老指出，本病系难治之症，如单纯补肾，效果极为缓慢，故强调标本同治，且治疗越早，效果愈好。一般于服药1~2周，头围即开始缩小，3~6周多可恢复正常。但本法仅适合先天性脑积水患儿。

五苓散加味方治脑积水

◎ 桂枝 8 克，茯苓 10 克，泽泻 10 克，猪苓 10 克，法半夏 10 克，白芷 8 克，葶苈子 6 克，杏仁 10 克，石菖蒲 10 克，炙甘草 3 克。用法：水煎服，每日 1 剂。功效：健脾利水，燥湿除饮。主治：小儿脑积水。(《中华现代中医学杂志》2005 年第 2 期)

病案举例：患儿，男，4岁，达州人。因头颅增大曾多方求医诊治，无效。于2001年10月23日经人介绍至成都中医药大学抚琴门诊部张家礼老师处就诊。予五苓散加味。连续服药1个月后复诊，头围明显减小，精神情志活动也有了明显改善，已无呆痴之状。但其仍形态消瘦，面色白，头颅较大，目无神采。舌淡，苔白润，脉细。患儿家长诉小便黄少，症状明显改善。服药前食欲不佳、表情呆滞，服药后胃口好多了，神志也比以前清楚，智商也有所提高，感冒的次数也减少了。效不更方，继服五苓散加味方。患者反馈疗效甚佳。

民间验方治脑积水

◎ 生半夏 15 克，生南星 15 克，生附子 15 克，生川乌 15 克，生草乌 15 克，细辛 15 克，紫油桂 15 克，川芎 15 克，乌梅 30 克。方法：上药研为粗末，高粱酒 2000 毫升，将药纳入酒中浸泡 5~7 天（夏日泡 5 天，冬日泡 7 天）。时时温之，药棉蘸取药酒贴囟门处，药棉干即换，每日数次。另外内服补肾地黄丸。此为民间验方。临床报道，用本方治疗脑积水百余例，效果良好。(《基层中药杂志》1994 年第 4 期)

按：补肾地黄丸源自《活幼心书》卷下。由干山药（去黑皮）、山茱萸（酒浸润，蒸透，去核，取皮用）、熟干地黄（酒洗，焙干）各15克，鹿茸（蜜或酒涂，炒）、川牛膝（酒洗，焙）各12克，牡丹皮（净洗）、白茯苓（去皮）各9克，泽泻（去粗皮）6克组成。用法：上药锉焙为末，炼蜜为丸，如麻仁大。每服15~25丸，空腹时用温盐汤或温酒送下。主治：小儿禀赋不足，肾气虚弱，骨髓枯竭，囟大，头缝不合，语迟、行迟、齿迟者。

病案举例：郭某，男，3岁。患儿生后，生长发育一切如常，8个月时突然高热，在当地医院诊为脑膜炎，经治疗热退病愈，而后发现患儿面色晄白。神情呆钝，头颅逐渐增大，颅缝裂开，前囟宽大，颅皮表面静脉扩张，额骨突出，眼球下垂，而眼上部巩膜外露，囟门扩大膨凸并有搏动，患儿因头颅过重而不能举头。曾到徐州等地医院治疗，均无效果。来我院治疗经检查除以上症状外，量其头围为75.9厘米，颅囟最宽处为13.2厘米。经用上方治疗，1个月患儿头围缩小至60厘米，颅囟最宽处缩小至8.2厘米，头颈能够支持。治疗3个月患儿能坐，6个月能站。

内服外用结合治脑积水

◎ 内服六味地黄汤加味方：熟地 12 克，山药、茯苓、山茱萸、牡丹皮、泽泻各 10 克，鹿角霜 3 克，胎盘粉（冲服）4 克，党参、白术、谷芽、麦芽各 8 克。水煎服，每日 1 剂。外用加味封囟散：桂心、细辛、干姜、柏子仁、防风、天南星各 6 克，共研成细末，每用 5 克，猪胆汁调贴囟门，每日换药 1 次。功效：补肾益髓，滋阴清热，健脾利湿，和胃消滞。用于小儿脑积水。（《四川中医》1989 年第 2 期）

病案举例：林某，男，11个月。1987年9月5日诊。患儿早产20余天。娩后2个月，出现头部增大，伴大便稀薄，食欲缺乏，7个月后，头形增大明显，经四川大学华西医院等院均诊为脑积水。诊见神情呆钝，头大明显，呈方形，头围56.4厘米，前囟4 厘米×6厘米，颅缝1.2厘米，头额青筋暴露，头发稀疏晦黄，颈细软，形体消瘦，体温37.6℃，夜寐不安，盗汗，纳呆，便溏，舌质淡，苔薄白，脉沉弱，指纹淡。证属肾虚髓热，脾失健运。治以补肾益髓，滋阴清热，健脾利湿，和胃消滞。方用六味地黄汤加味方，外用加味封囟散治疗。服药6剂后，精神好转，食增寐安，盗汗减少。续服10剂，盗汗消失，大便基本成形。共服药65剂，外敷40余次，囟门、颅缝逐渐缩小。经超声波检查，脑积水已解除。继将原内服方研末，每服3克，每日3次。外敷药同上。先后治疗4个月余，查头围50.2厘米，囟门、颅缝已合。食欲正常，能走会跑，健康如常儿。

皂角膏外用治脑积水

◎ 皂角 1500 克，艾叶 60 克。用法：将上药中皂角去子研碎合艾叶加水 7500 克，用武火煎煮 2 小时后过滤。浓缩至用筷子蘸药液扯出 9~15 厘米长的黏条时，将锅离火，稍冷后，放入麝香 0.9~1.5 克搅拌均匀，装入瓷质容器内备用。使用时，将膏均匀地涂敷于整个头部，颅缝和前囟部位涂药要厚些。每 2 个月更换膏药 1 次，共用 3~5 次。疗效：治疗脑积水 2 例，均获愈。（《新医药学杂志》1996 年第 3 期）

专家 zhuan jia 温馨提示

为患儿创造良好的居住环境。室温保持在18~21℃，湿度55%为宜，定时通风换气，保持病房空气流通，为患儿提供一个安静、整洁、舒适、安全的治疗康复环境。饮食应以有利于开脑窍、通经络、健脾益肾、填精益脑、强身易消化的食物为主。做好心理护理，家属应帮助患儿树立起战胜疾病的信心，积极配合治疗，变被动为主动，创造出一个接受治疗康复的最佳心理状态。

第 4 章 儿科疑难病秘验精方

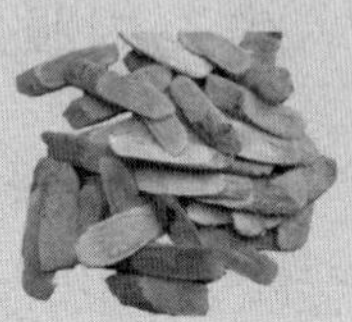

儿童肥胖症

单方 · 秘方 · 经验方 · 食疗方 · 外用方

儿童肥胖症是指儿童体内脂肪积聚过多，体重超过按身高计算的平均标准体重的20%，或者超过按年龄计算的平均标准体重加上两个标准差以上时。本症对儿童的生长发育、心理、体质和智能行为均有不利的影响，又是成年期肥胖症的基础。儿童对减肥一般没有太多的动机，毅力和自制力也较差，因而以家庭疗法为基础，加以运动训练、饮食控制以及行为矫正是适合于儿童肥胖症的防治手段。

儿童肥胖的治疗目的是促进儿童生长发育，增强儿童有氧能力，提高体质健康水平。养成科学、正确、良好的生活习惯，保持身心健康，去除成年疾病危险因素。在治疗儿童肥胖症时应注意儿童身体生长发育的特点，以控制体重为基本概念，不进行以减轻体重为目标的所谓“减肥”“减重”治疗，禁止使用禁食、饥饿、半饥饿或变相饥饿疗法。减肥保健品如减肥茶、减肥胶囊、减肥饼干等，作用机制大致有3类，即：替食型减肥品、轻泻型减肥品及神经抑制型减肥品。这些药物作用的最终结果不外乎通过缓泻作用、利尿作用以及发汗作用等使机体组织细胞间水分排出体外，减肥的作用并不理想。儿童正处于生长发育阶段，需要足够的营养，如果用减肥药物连续抑制或变更食欲中枢的兴奋－抑制过程的话，就极易形成对食欲的抑制甚至诱发厌食症，这对儿童的健康是有害无益的。所以未在医生监督下，家长不可为儿童轻易尝试减肥药物，也禁止使用以下方法控制儿童期肥胖：①饥饿、半饥饿或变相饥饿疗法。②短于3个月的快速减重、反复多次的减重－反弹循环。③采用手术、物理治疗等手段去除脂肪。选择中药调治要在中医师指导下进行。

消肥汤治单纯性肥胖

◎ 桃仁、红花、川芎、当归、泽兰、炒白术、苍术、泽泻、半夏、皂角各10克，益母草15克，茯苓30克，白矾2克。用法：水煎服，每日1剂，每日服2次。功效：利湿化浊，活血化瘀。主治：单纯性肥胖症。(《陕西中医》1991年第2期）

张氏减肥方治痰湿型肥胖

◎ 法半夏、陈皮、白茯苓、炒米仁各10克，炒苍术、炒白术各15克，大腹皮、车前草（鲜者20克）、炒泽泻、冬瓜皮（鲜者20克）、炙香附、柏子仁各10克。用法：水煎服，每日1剂，每日服3次，另用蕨菜作每餐食用。功效：健脾，燥湿，化痰。主治：痰湿型肥胖病。(《中国中医秘方大全》张纯孔经验方）

按：用本方治疗2例，1例服药25剂，体重从87千克降至61千克；1例服6剂，体重从38千克降至29千克（儿童）。

减肥散治肥胖症

◎ 半夏、荷叶各10克，茯苓、泽泻各15克，焦三仙9克，二丑、槟榔各5克。用法：上药共研细末，贮瓶备用。用时每取药末15~30克，用鲜荷叶捣烂取汁或用大黄15克水煎取汁调成软膏状，敷于脐部，外以纱布覆盖，胶布固定。每日换药1次。1个月为1个疗程。本散亦可内服，每次服3~5克，每日服3次，温开水送服。内外并治，效果更好。功效：健脾利湿，利水减肥。主治：肥胖病。一般用药10日以上，必日见其效。(《穴位疗法治百病》)

外用减肥方治肥胖症

◎ 番泻叶15克，泽泻、山楂各30克，油麻(又称油草)50克。用法：上药共研细末，贮瓶备用。用时每取药末15~20克，以红茶水（浓汁）调和成软膏状，敷于肚脐上，外以纱布盖上，胶布固定。每日换药1次。功效：清胃热，健脾运，利水湿，散痰饮。主治：肥胖症。

按：治疗50例，连用月余，有效率达100%。本方为程氏祖传秘方。本方去油麻，加干荷叶50克，重用泽泻为60克。验之临床，效果尤佳。（《穴位贴敷治百病》）

食疗妙方辅治儿童肥胖症

验方1　虾米白菜

◎ 干虾米10克，白菜200克，植物油10克，酱油10克，食盐3克，味精少许。用法：先将干虾米用温水浸泡发好，再将白菜洗净，切成约3厘米的段。再将油锅烧热，放入白菜炒至半熟，再将发好的虾米、食盐、味精放入，稍加清水，盖上锅盖烧透即可。虾米白菜具有补肾、利肠胃等功效，尤其适合于肥胖儿童经常食用。

验方2　黄瓜拌肉丝

◎ 鲜嫩黄瓜750克，瘦猪肉100克，当归3克，白糖50克，醋30毫升，食盐2克，生姜10克，菜油50毫升。用法：先将黄瓜洗净削去两头，切成3厘米长的瓜段，再切成粗丝，生姜洗净切成细丝，当归洗净切成片，猪肉洗净后先用开水煮熟，捞出待凉后再切成丝。再把肉丝、黄瓜丝放入盘内，加上白糖、醋、姜丝、食盐拌匀。接着，将锅置火上加入清油，烧至八成熟时下入当归片，待浸出香味时拣出当归不用，再将油倒在瓜丝上拌匀即可。黄瓜拌肉丝具有滋阴润燥、清热利湿之功效。肥胖儿食之，不仅减肥，亦可红润肌肤。

验方3　蜜饯山楂

◎ 生山楂500克，蜂蜜250克。制法：先去除山楂的果柄及果核，放入锅中，加清水适量，煎煮至七成熟烂（或水将耗尽）时，加入蜂蜜，再以小火煎煮至熟透，收汁即可。待冷却后，放入瓶内贮存备用。用法：每日服数次。蜜饯山楂能消除脂肪，并具有补虚、活血化瘀等功效，对肥胖症有一定疗效。

验方4　盐渍三皮

◎ 西瓜皮200克，刮去蜡质外皮，洗净；冬瓜皮300克，刮去绒毛外皮，洗净；黄瓜400克，去除瓜瓤，亦洗净；食盐、味精各适量。制法：将三皮切成条块状，置于容器中，用食盐、味精腌渍12小时，即可食用。西瓜皮、冬瓜皮、黄瓜皮均有清热、利湿、畅通之作用，将3味同用，可共奏利湿减肥协同之效，对小便不利、四肢水肿者尤其有效。

验方5　燕麦片粥

◎ 燕麦片50克。制法：将燕麦片放入锅内，加清水待水开时，搅拌、煮至熟软。或以牛奶250毫升与燕麦片煮粥即可。每日1次，早餐服用。中医学认为，燕麦味甘，性温。充饥滑肠并疗虚汗不止。其营养价值很高，所含皂苷有降低血清胆固醇、三酰甘油、β脂蛋白等作用。具有降脂、减肥作用。适用于患有肥胖、高脂血症和健康小儿日常保健用。

验方6　赤小豆粥

◎ 赤小豆25克，粳米50克。制法：将赤小豆浸泡半日，淘去豆中杂质，与洗净的粳米一同放锅中，以小火煮煨成熟即可。赤小豆甘酸，可清热利水，散血消肿，古人有“赤小豆久食瘦人”之说。此粥常服，对小儿湿热久蓄的肥胖肿胀有一定效果。

验方7　茯苓饼

◎ 茯苓200克，面粉100克。将茯苓研成粉末，与面粉混合，水调作饼，烙熟。经常食用。茯苓含膳食纤维很多，据测定，每100克茯苓膳食纤维可达80.9克。膳食纤维可与胆脂酸结合，增加粪便中胆盐的排出，有降低血清胆固醇的作用。此外，膳食纤维入胃后，会产生很强的饱腹感，进食减少，从而具有减肥效果。

此外，如薏苡仁粥、荞麦面、凉拌豆芽、白煮鲤鱼、赤小豆鲤鱼汤等食疗方，均可应用于小儿肥胖的辅助治疗。

斑 秃

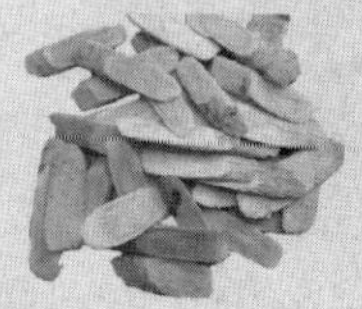

单方 · 秘方 · 经验方 · 食疗方 · 外用方

斑秃属中医“油风”的范畴。《诸病源候论》记载：“人有风邪，在于头，有偏虚处，则发秃落，肌肉枯死，或如钱大或如指大。发不生，亦不痒，故谓之鬼舔头。”认为人的头部先天有皮腠虚弱，则风邪易袭偏虚处，引起部分头发脱落，造成斑秃。又如《外科正宗》记载：“油风乃血虚不能随气荣养肌肤，故毛发根空，脱落成片……此皆血热乘虚攻注而然。”《外科大成》曰：“油风则毛发成片脱落，皮肤光亮，痒如虫行者是也，由风热乘虚攻注，血不能荣养所致。”《医宗金鉴》中称油风为“毛孔风袭致伤血”。因此，中医学多认为斑秃发生与肝肾不足、精血亏损及风盛血热等相关。

中医治疗应分清虚实，即肾虚、血虚、血热或血瘀，分别采用补肾、养血、凉血活血以辨证论治，遵循“虚则补之，实则泻之”的原则，实证以清以通为主，虚证以补以养为要，使肾气足，则毛发光泽，精血充则发根坚固；血热清则血循其经，血瘀祛则新血易生，毛发得以滋养而不脱。局部治疗的主要目的是刺激局部充血，改善局部血液循环，促进毛发生长。

滋肾养血汤治斑秃

◎ 熟地 30 克，枸杞、首乌各 15 克，丹参 18 克，茯苓、当归、女贞子、旱莲草、黑芝麻各 12 克，补骨脂、菟丝子各 9 克。用法：上药加水 2400 毫升，用文火慢煮至 800 毫升，分 4 次服，每天早、晚各服 1 次，每剂服 2 天，以愈为度。

加减：血虚偏重者，加白芍、川芎各12克；肾精亏损偏重者，加黄精、山茱萸各15克；肾精亏损而腰痛遗精者，加知母、黄柏各12克，金樱子、刺猬皮各15克；兼气虚者，加黄芪30克，党参18克；心烦不寐者，加酸枣仁、柏子仁各12克。（《中国中医药报》2009年8月19日）

按：方中丹参、当归养血；熟地、首乌、枸杞、女贞子、旱莲草、黑芝麻滋养肝肾之精血；茯苓健脾除湿，固中焦，防上药滋腻碍脾；所以又用补骨脂、菟丝子，善补阴者，于阳中求阴之义也。诸药合之，共奏滋补肝肾、益精养血之效，故用于此病，甚为适宜。

神应养真丹加味方治斑秃

◎ 全当归、川芎、白芍、熟地、菟丝子、羌活、天麻、木瓜、生首乌各 120 克，大黄 60 克，酸枣仁 50 克。用法：诸药烘干，研成细末，蜂蜜 1250 克，为丸，每丸重 10 克，每次 1 丸，每日 3 次。

服药1料为1个疗程。主治：块状斑秃、湿性脂溢性脱发、干性脂溢性脱发，所有病例均伴有不同程度的心烦失眠，性情急躁，大便干结等症状。

按：神应养真丹源出《三因极一病证方论》。处方组成为羌活、天麻、当归、白芍、川芎、熟地（《外科正宗》加木瓜、菟丝子）各等份为末，为蜜丸如梧桐子大。每次10克，每日2次，饭后温酒或盐汤送下。具有滋肝补肾，活血祛风，养血生发之功效。适用于肝、肾、血虚而有瘀血在内，风邪外袭以致风盛血燥，不能荣养的脱发症。在内服丸药的同时，配用海艾汤（蕲艾、菊花、藁本、蔓荆子、防风、薄荷、荆芥、藿香、甘松各6克），加水煎数滚，先将热气熏头面，候汤稍温，用布蘸洗，每日2次。1剂用4天后再换新药。

加减美髯汤治斑秃

◎ 何首乌30克，当归30克，杭白芍12克，鱼鳔胶（烊化）9克，菟丝子10克，补骨脂9克，枸杞子10克，怀牛膝10克，代赭石6克，淡竹叶9克，连翘心4.5克，炙甘草6克。用法：水煎服，每日1剂。（《千家妙方》下册，宛新挣经验方）

按：据宛氏介绍，用加减美髯汤作为基本方治疗斑秃近6年中，治疗42例，均获得满意效果。一般连续服药20~30剂即获显效。

茯苓粉可治斑秃

◎ 白茯苓500克，生姜适量。先将茯苓研为细末（或由药店代加工），装瓶密封保存，每次服5~10克，每日2次，温开水送下，应坚持用药以发根生出为度。另取生姜切开，用新鲜切面擦斑秃部位，每日3~5次，可刺激患处早生毛发。

按：本方源自《岳美中医案集》。此方重用茯苓，以行健脾利湿之功。治疗脾虚水湿上泛之斑秃。茯苓是扶正固本的药物。《本草纲目》37卷记载，茯苓能“调营而理卫”，“善能断谷不饥”，说明其具有补虚损，延年益寿之功，现代药理实验证明它具有调节神经系统和提高机体免疫功能作用，因此推测其治疗斑秃可能是通过增强机体免疫功能，而达到治疗效果的。近代有人通过实验证明，茯苓多糖能显著提高实验动物腹腔巨噬细胞吞噬能力，激活T淋巴细胞和B淋巴细胞，并有一定的增强免疫功能的作用，常用茯苓500~1000克，研细末，每服6克，白开水送服，每日2次，连续服用。或睡前前服10克，并同时服补骨脂25克，旱莲草25克。

加味养血生发汤治斑秃

◎ 生地15克，熟地15克，鸡血藤15克，首乌藤15克，生黄芪30克，川芎9克，白芍15克，明天麻6克，冬虫夏草6克，旱莲草9克，桑椹15克，木瓜6克。用法：水煎服，每日1剂，日服2次。功效：滋补肝肾，养血生发。适用于肝肾不足，血虚斑秃。（《赵炳南临床经验集》）

八宝生发散治斑秃

◎ 制熟地黄、制何首乌、当归、枸杞子、侧柏叶、黄精、黑芝麻、山茱萸各50克。用法：上药共研细末，过90~120目筛，贮瓶备用。用法：每次口服10克，每日3次，同时脱发区头皮下注射泼尼松，每次5毫克，隔日1次。共用10次。加减：风热血燥去熟地加丹皮15~20克，川芎12~15克；气滞血瘀加红花12~15克，川芎12~15克；皮肤瘙痒加苦参15~30克，地肤子15~30克。服药期间少食辛甘肥厚之品，多食水果蔬菜。(《陕西中医学院学报》1997年第3期)

常青方治斑秃

◎ 淫羊藿、菟丝子、紫草、生地黄、蝉蜕、辛夷花、当归各10克，何首乌藤20克，葛根12克。用法：制成糖浆500毫升，每次50毫升，每日服3次。主治：脂溢性脱发、斑秃。一般服药4周即可见效。(《湖北中医杂志》1985年第3期)

按：据报道，用本方治疗脂溢性脱发、斑秃60例中，男51例，女9例，病程2个月至24年。其中脂溢性脱发39例，斑秃（包括全秃）21例。以服药4周判定疗效。结果：毛发生长良好，色黑而有光泽，1~2年未见复发为治愈共59例，无效1例。

清燥救肺汤治斑秃

◎ 人参（另炖）5克，甘草5克，枇杷叶6克，麦冬10克，石膏15克，桑叶9克，阿胶（烊化）6克，胡麻仁9克，杏仁9克。加减：头痛者加菊花9克；便秘者以胡麻仁易火麻仁12克，并加郁李仁9克。用法：水煎服，每日1剂。(《湖南中医杂志》1989年第2期)

按：肺主皮毛，肺败则皮毛先绝。肺位最高，为脏之华盖，主一身之气，肺气旺，则能助津液营血的宣发与输布，内则荣养脏腑，外则润肌肤皮毛和毛窍，若肺损则会变生诸证，其中毛发稀少、枯黄或花白脱落，就是最多见的外证之一。据罗才盛报道，从肺主皮毛的理论出发，以清燥救肺汤加减治疗斑秃38例，痊愈31例，好转7例。

病案举例：刘某，男，37岁，工人。1987年9月28日就诊。患者于1个月前开始发热恶寒、头痛干咳，咽干口燥、肤热心烦，体倦，继而毛发片状脱落，大便干燥、口唇鲜红。舌苔薄白、脉浮细数。证属燥热伤肺，毛发失荣。治以清燥润肺。方选清燥救肺汤：太子参12克，甘草5克，枇杷叶6克，麦冬12克，阿胶6克，杏仁8克，石膏15克，桑叶6克，火麻仁12克，川贝母5克。水煎服，每日1剂。服药10剂后咳嗽止，毛发停脱。

何首乌生发饮治斑秃

◎ 熟地、何首乌、元参、黑芝麻各30克，山药、白芍各20克，女贞子、旱莲草、山茱萸、当归、补骨脂各15克，五味子10克。用法：每日1剂，水煎，分3次口服。加减：伴口渴，心烦失眠，舌质红少苔，脉细数者，加生地20克，远志、山栀各10克；伴大便秘结，腹满，纳差者，加大黄（后下）、焦三仙各15克，黄连、槟榔各10克；腰膝酸软较甚者，加川断、寄生、狗脊各15克；伴见小便频数，尿频、尿黄或尿赤者加白茅根30克，竹叶6克，栀子10克。功效：滋阴补肾，行气活血。主治：斑秃。

口服生发饮同时配合外用搽剂。配方如下：硫黄、补骨脂、生姜丝各60克，辣椒（碎）3个，铁锈末90克。将上述比例药物放入广口瓶中加白酒500毫升，密封7天后过滤液外搽。每天2~3次，每次用旧牙刷蘸搽剂反复涂搽2~3分钟。1个月为1个疗程。(《四川中医》1995年第6期)

按：斑秃多由肝肾不足，精血亏少以致不能濡养皮肤，又遇风邪侵入，发失所养而致。生发饮中熟地、何首乌、女贞子、旱莲草、黑芝麻、五味子、元参七味药均为黑色，富含铁质，乌须发；熟地补血滋阴；山药补益脾肺肾；何首乌补肝肾，益精血；白芍补血敛阴；女贞子补益肝肾；旱莲草补益肝肾，凉血止血；山茱萸补益肝肾；五味子滋肾涩精，宁心安神；当归养血活血。外用搽剂可刺激局部毛囊，促使毛发生长。因此，内服加外用相互配合共起佳效。据报道，用本方共治疗50例斑秃患者，其中男20例，女30例；病程2天至5个月。结果：痊愈（患部长出的新发与健康毛发相同）42例；显效（脱发处长出的新发稀疏）6例；无效（治疗后脱发处未见改善）2例。总有效率为96%。

生发2号丸治斑秃

◎ 干地黄60克，山药60克，枸杞子60克，女贞子60克，桑椹子60克，神曲30克，蚕沙30克。用法：上为细末，炼蜜为丸，每丸重9克，早、晚各服1丸。功效：滋肝益肾，凉血消风。主治：斑秃。(《朱仁康临床经验集》)

按：本方均为滋补肝肾之品，佐以蚕沙祛风燥湿；恐其久服滋腻伤胃，故用神曲助运，使其补而不滞。本方适宜于因七情（忧、思、惊、恐）而伤肝肾，致风从内生，头发突然脱落之症。

乌发丸治斑秃

◎ 当归90克，黑芝麻90克，女贞子60克，旱莲草60克，桑椹子60克，侧柏叶60克。制法：上为细末，炼蜜为丸，每丸重9克。用法：每日早服1丸，晚服1丸，开水送下。功效：血清热，滋肝益肾。主治：青少年白发、斑秃。(《朱仁康临床经验集》)

按：方中当归养血；黑芝麻滋肝肾、乌须发；女贞子、旱莲草、桑椹子、侧柏叶滋肾阴，清血热。用于青少年由于血热所致的白发、斑秃，舌质红绛之证。

四物二至加味汤治斑秃

◎ 生地 15 克，当归 9 克，灵磁石 30 克，砂仁 6 克，熟地 15 克，川芎 6 克，墨旱莲 15 克，桑椹子 15 克，白芍 12 克，制首乌 15 克，朱茯神 15 克，木瓜 9 克，黄精 15 克。用法：水煎服，每日 1 剂，每日服 2 次。功效：补肾荣发，养血宁心。主治：心肾不足，血不荣发之斑秃。(《脱发千家妙方》董国权经验方）

秘传治斑方治斑秃

◎ 天麻 200 克，金樱子 200 克，女贞子 200 克，黄芪 200 克，当归 200 克，熟地 200 克，制首乌 300 克，黑芝麻 200 克，黑豆 200 克，蜜糖 1000 毫升。用法：除蜜糖外，余药在药店打碎成粉，每天 2 汤勺药粉，2 汤勺蜜糖一起用开水冲服，连药渣一起吃下。功效：滋肝补肾，养血，益气养容，活血生发。此方一般坚持吃 3 付，落发处就会长出头发来。每天坚持用温水洗头效果更好更快。(民间秘验方）

内外合治法治斑秃

验方1　加味四物汤合补骨脂酊

◎ 内服加味四物汤：当归、白芍、赤芍、生地黄、熟地黄、川芎、丹参、何首乌各 15 克，每日 1 剂，早、晚煎服。外用补骨脂酊：补骨脂 150 克，浸入 75% 乙醇 500 毫升中，待 1 周后以此药涂擦患处，每日 1~3 次，连用 2 个月。共治斑秃 57 例，其中全秃 8 例，有效率达 91.33%。(《吉林中医药》1996 年第 2 期）

> **按**：外治利于局部药液吸收生效，内服药物重在调整机体平衡，标本兼治。近年来，不少学者根据清代外治专家吴师机中药内服与外用功效一致的理论，倾向于内外合治的方法以提高疗效。

验方2　异功散加味方合异功斑蝥酊

◎ 异功散加味：黄芪 45 克，陈皮 6 克，甘草 9 克，党参 15 克，白术 12 克，茯苓 12 克，每日 1 剂，水煎，饭前 1 小时服。外治方：本方 2~3 剂加 50% 乙醇 1000 毫升，浸泡 1 周后滤取药液。每 70 毫升药液加 50% 斑蝥酊 30 毫升，擦患处，每日 2 次，用 30~45 天。用本方治疗斑秃 50 例，治愈 41 例，好转 5 例，无效 1 例，总有效率为 92%。(《河北中医》1998 年第 1 期）

验方3　生发饮合生发酊

◎ 内服生发饮方：当归、制何首乌、桑椹、女贞子、旱莲草、郁金、枳壳各 12 克，黄芪、丹参各 15 克，远志、丝瓜络各 9 克，升麻 6 克。用法：水煎服，每日 1 剂。生发酊：生何首乌、补骨脂各200克，干姜、红花、川芎、桂皮、蛇床子各100克，切碎加75%乙醇3000毫升，浸泡10日后过滤。用药3个月。内服生发饮，外用生发酊治疗斑秃126例，有效率高达99.20%。(《云南中医中药杂志》1997年第4期)

验方4　生发汤合生发膏

◎ 内服生发汤：何首乌30克，人参（炖服）、炙黄芪、白芍、秦皮、当归各15克，丹参12克，白术、柴胡、川芎各10克，蜈蚣（吞服）1条，甘草5克。用法：水煎服，每日服3次，2日1剂。外搽生发膏即生姜汁调生草乌粉如稀糊状，涂搽病灶，每日1次。治疗32例斑秃，总治愈率为96.87%。(《四川中医》1998年第5期)

验方5　生发汤合斑蝥酊

◎ 内服生发汤：生地黄、熟地黄、枸杞子、制何首乌各15克，旱莲草、女贞子、天麻、刺蒺藜、侧柏叶、菟丝子各10克，川芎、菊花各6克。用法：每日1剂，分早、晚服。外涂斑蝥酊：斑蝥8只，毛姜、冬虫夏草各15克，浸入200毫升乙醇中，经常摇晃，15天后外涂患处，3~4次。治疗32例斑秃，有效率为100%。(《安徽中医学院学报》1997年第1期)

药酒药酊治斑秃

验方1　斑蝥骨碎补酊

◎ 斑蝥7克，骨碎补、补骨脂各12克，鲜侧柏叶30克。用法：上药切碎，泡入75%的乙醇或普通白酒500毫升中，1周后外搽患处，以患处皮肤微红为度。(《中医临床备要·基本篇》)

验方2　双花樟脑酊

◎ 芝麻花、鸡冠花各60克，樟脑1.5克，白酒500毫升。将芝麻花，鸡冠花撕碎。然后浸泡入酒内密封，15日后过滤，再将樟脑入药酒中，使之溶化，备用。以药棉蘸药酒，涂搽脱发区，每日搽3~4次。适用于神经性脱发。(《百病外治500问》)

验方3　斑秃生发灵

◎ 黑芝麻50克，何首乌30克，桑椹子20克,75%酒精1000毫升。制法：将上药用纱布袋包扎，在75%酒精中浸泡20天；过滤药液，加入10%斑蝥酊100毫升，10%川椒酊500毫升，充分溶和后，再加入少量5%蓖麻油，搅匀即可。用法：外用。用棉球蘸药酒涂擦患处，每日2次。用于治疗各种原因引起的斑秃。(《中医治验·偏方秘方大全》)

验方4　生发灵搽剂

◎ 补骨脂20克，旱莲草10克，斑蝥2个，红花5克，花椒10克，干姜10克。用法：70%乙醇200毫升，浸泡1周，外搽患处，每日3次。(《百病外治500问》)

验方5　斑秃搽剂

◎ 红花60克，干姜90克，当归、赤芍、生地黄、侧柏叶各100克，将上药切碎放入75%乙醇3000毫升中密封浸泡10天后备用，每日搽患处3~4次，治疗各型斑秃。(《百病外治500问》)

川椒辣椒醋治斑秃

◎ 川椒、辣椒各5克。用法：加入米醋100毫升浸泡。每天搽患处2~3次。(民间验方)

黑豆茯苓膏治斑秃

◎ 黑豆500克，茯苓500克，蒲公英60克，冰糖150克。用法：将黑豆、茯苓研成细末，蒲公英(纱布包)同入砂锅内，加水适量煮至糊状，去蒲公英药渣，加入冰糖，文火收膏，贮瓶冷藏备用。每日3次，每次20克，饭前空腹服食。主治：斑秃、脱发、脂溢性皮炎。(《脱发千家妙方》)

专家 zhuan jia 温馨提示

患者在用药治疗期间，应心情舒畅，切忌忧愁焦虑，生气怒动，再损伤肝肾；要保证充足睡眠。此病发生较快，恢复较慢，故治疗此病，医者和患者均不可操之过急，只要诊断正确，就应当坚持守方，否则，必欲速而不达；力戒酒色，因为酒色最能损伤肝肾，致病情加剧。

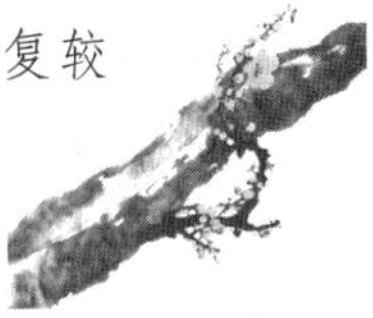

第 5 章　皮肤科疑难病秘验精方

黄褐斑

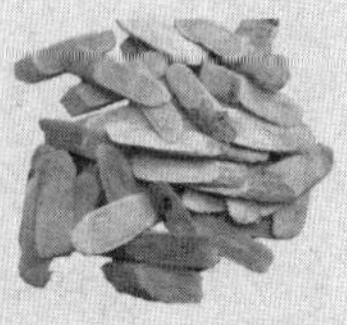

单方 · 秘方 · 经验方 · 食疗方 · 外用方

黄褐斑是一种好发于面部的对称性缓慢发展的后天色素沉着性皮肤病，又称妊娠斑或蝴蝶斑，多见于育龄期女性，是体内疾病在面部的一种外在表现。主要临床表现为鼻梁两侧、两颊或前额可见深褐色成片斑块，严重影响患者的外形美观；现代医学认为，本病常与消化道疾病、肝肾疾病、盆腔炎、内分泌失调、妊娠等因素有关，长期服用避孕药也可发生。

本病属中医学“肝斑”“黧黑斑”范畴。西医学主要是寻找和避免各种可能的发病因素，采用脱色脱斑等治疗方法，但鲜有显效。中医采用辨证治疗，以内治为主，多以行气消斑、活血消斑、化瘀消斑为法，临床疗效颇佳。

消斑汤治黄褐斑

◎ 仙灵脾 12 克，仙茅 12 克，巴戟天 12 克，菟丝子 12 克，枸杞子 15 克，桔梗 5 克，北沙参 10 克，赤芍 10 克，丹参 10 克，桃仁（打）10 克，红花 10 克，川贝母 10 克，生牡蛎（先煎）30 克，白芷 6 克。用法：水煎服，每日 1 剂。经期、孕期停服。功效：温肾宣肺，化瘀畅络，散结消斑。主治：黄褐斑，肾虚肺郁证。（《湖南中医杂志》1998 年第 1 期）

病案举例：徐某，女，30岁。2年前两颊部出现黄褐斑，逐渐增多，颜色加深，范围扩大。诊见：面部黄褐斑累累，对称如蝶状，边缘清楚。并伴头晕腰酸、胸闷心悸，经行衍期，量少，舌淡苔白，脉象弦细，两尺不足。证属肾虚肺郁，瘀滞阳明经络所致。治拟益肾宣肺，活血散结。方用消斑汤，14剂后面部色斑变淡，胸闷腰酸减轻。续进1个月，斑块消失，随访1年，未见复发。

疏肝化瘀消斑汤治黄褐斑

◎ 丹参 30 克，赤芍 20 克，白芍 15 克，柴胡、当归、川芎、桃仁、生地、薄荷各 10 克，合欢皮 25 克。用法：每日 1 剂，水煎 2 次，早、晚分服，15 剂为 1 个疗程，经期停服。功效：活血化瘀、疏肝解郁。主治：黄褐斑。（《家庭保健报》2007 年 12 月 4 日）

退斑汤治黄褐斑

◎ 当归、生地、熟地各 12 克，柴胡、香附、茯苓、川芎、白僵蚕、白术、白芷各 9 克，白鲜皮 15 克，白附子、甘草各 6 克。用法：水煎服，每日 1 剂；或为水丸，每次 6 克，每日 3 次。功效：疏肝解郁，养血健脾。主治：黄褐斑属情志抑郁，渐伤肝脾，肝郁化火，火燥瘀滞者。（《中医治验 · 偏方秘方大全》姜兆俊经验方）

陈氏退斑汤治黄褐斑

◎ 当归 10 克，赤芍 10 克，川芎 10 克，黄芩 10 克，山栀 10 克，丹皮 10 克，制首乌 10 克，制乳香 10 克，制没药 10 克，生地 20 克，枇杷叶 15 克，桑白皮 15 克，蒲公英 30 克。加减：气虚者加黄芪 30 克，白术 15 克，党参 15 克，改生地为熟地 20 克；肝郁气滞者加柴胡 10 克，薄荷（后下）10 克；失眠多梦者加夜交藤 30 克。用法：每日 1 剂，水煎服，30 日为 1 个疗程。功效：通络化滞，逐瘀生新。主治：黄褐斑。据陈建生医生报道，用本方治疗 26 例，经 20~90 日治疗，治愈 11 例，显效 9 例，有效 4 例，无效 2 例，总有效率为 92.3%。（《实用中医药杂志》2002 年第 1 期）

化斑通络汤治黄褐斑

◎ 丹皮、川芎、桃仁、红花、白僵蚕、白芷、郁金各12克，赤芍、白蒺藜各15克，柴胡6克。用法：水煎服，每日1剂，一般用药20余剂，即可见效。主治：黄褐斑，阴虚火旺，肝肾不足，大便不通或不畅，容易口臭，脸肤暗黑容易潮红者。（《皮肤病千家妙方》）

滋阴地黄汤治黄褐斑

◎ 熟地10克，山茱萸10克，山药10克，泽泻10克，茯苓10克，牡丹皮10克，旱莲草15克，女贞子15克，白芍10克，赤芍10克，丹参10克，鸡血藤15克，陈皮10克。用法：水煎服，每日1剂。功效：滋阴补肾，调和气血。主治：黄褐斑，表现为淡褐色或淡黑色斑疹，形状不规则，或呈蝶翼状，对称分布于颧、额、鼻等颜面皮肤，局部皮损常无自觉症状，部分患者伴胸胁胀痛，性情急躁，睡眠较差，多见于中年女性并常伴月经不调，舌淡红，苔薄白，脉弦滑或微滑。（《中国中医药报》第2685期）

舒肝冲剂治黄褐斑

◎ 本品为成药。每服1袋，每日2次。功效：舒肝理气，散郁调经。用于黄褐斑伴胸腹胀满，两肋疼痛，肝气不疏，月经不调，头痛目眩，口苦咽干者。（《中医临床备要·基本篇》）

玉容祛斑膏治黄褐斑

◎ 天花粉100克。用法：研成极细末，与适量鸡蛋清调匀成膏。先用热水将脸洗净，并用热毛巾将面部皮肤捂热，随即对着镜子将药膏涂一层于面斑上，每日午休和夜间睡前各1次，起床后将药洗去，连用1~3个月。（《祝您健康》2004年第12期）

鸡血鸡蛋汤调治黄褐斑

◎ 鸡血30克，鸡蛋2枚，白糖10克。用法：将鸡血与鸡蛋一同放入锅中，加入适量清水，煮至鸡蛋熟后，捞出鸡蛋，去壳，再放入锅中稍煮片刻，调入白糖即可。每次吃蛋喝汤。此汤有美容护肤，消除黄褐斑的功效。（《常见病自疗小妙招》）

复方氢醌霜外搽治黄褐斑

◎ 当归、白芷、白蔹、白及、川芎、桃仁、细辛各100克。用法：共研细末，过80目筛备用。患者洁面后用开水将中药面膜15克调成糊状，待温热时敷于面部，40分钟后洗去，每3日1次。每天晚上睡前搽复方氢醌霜于患处，并轻轻按摩以利吸收，避免搽及口周、眼周。30 天为 1 个疗程，连续用药 2 个疗程。(《百病外治 500 问》)

按：治疗期间注意防晒，白天可搽市售防晒霜。用复方氢醌霜有轻微刺痛感，减量或停用即消失；用中药面膜时有灼热感，一般均能适应。

五白消斑膏治黄褐斑

◎ 白及、白附子、白芷各 6 克，白蔹、白丁香各 45 克，密陀僧 3 克。用法：上药共研为细末，每次用少许药末放入鸡蛋清调成稀膏，晚睡前先用温水洗面，然后将此膏涂于有斑处，晨起洗净，主治面部色斑。(《中国中医药报》第 3222 期)

白芷祛斑膏治黄褐斑

◎ 白芷 200 克，白附子 40 克。用法：共研成极细末；菟丝子 400 克，洗净，加冷水 1500 毫升，浸泡 2 小时后，文火煎 1 小时，滤取药液 400 毫升。将白芷、白附子细末趁热掺入菟丝子药液中，充分搅拌和匀，装瓶备用。用法：每晚用冷水洗脸后，取药膏适量均匀薄涂皮损处，保留 2 小时以上，临睡前用软纸擦去（勿用水洗）。1 个月为 1 个疗程。(《皮肤病千家妙方》)

紫草汤外洗方治黄褐斑

◎ 紫草 30 克，茜草、白芷各 10 克，赤芍、苏木、红花、厚朴、丝瓜络、木通各 15 克。用法：加水 2000~2500 毫升，煮沸 15~20 分钟，外洗面部并湿敷。对肝斑、中毒性黑皮病及面部继发性色素沉着疗效良好。(《中国中医药报》第 2685 期)

中药面膜治黄褐斑

◎ 白芷、白蔹、白及、当归、川芎、桃仁、细辛各 100 克。用法：共研为细末，过 80 目筛备用。患者洁面后用开水将中药面膜 15 克调成糊状，待温热时敷于面部 40 分钟后洗去，每 3 天 1 次。(《家庭中医药 800 问》)

敷脐疗法治女性面部色斑

◎ 山楂、葛根、穿山甲（代）、厚朴、乳香、没药、鸡矢藤各 100 克，桂枝、甘草各 30 克，白芍 50 克，细辛、冰片各 15 克。制法：将山楂、葛根、白芍、甘草水煎去渣，煎液浓缩成膏；穿山甲（代）、厚朴、桂枝共研成细粉；乳香、没药溶于 95% 乙醇中以除去不溶成分。以上 3 者混合，烘干研细末；细辛、鸡矢藤提取挥发油，加入冰片，共混入上述细粉中备用。用时取药粉 0.2 克敷脐，胶布固定，3~7 日换药 1 次，连续用药数次。用于女性面部色斑。(《辽宁中医杂志》1984 年第 1 期)

专家 zhuan jia 温馨提示

黄褐斑是一种非常顽固的皮肤色素沉着，想要治疗黄褐斑光靠一些护肤品是不可以的，只有找到黄褐斑的产生原因才可以从本质上进行治疗。现代医学认为，黄褐斑常与消化道疾病、肝肾疾病、盆腔炎、内分泌失调、妊娠等因素有关，长期服用避孕药也可发生。因此，积极治疗各种内科疾病，注意调节内分泌功能，避免长期服用避孕药，都有利于防止黄褐斑的发生。患者应保持心情舒畅，避免紧张和忧郁，避免强烈的阳光照射。在饮食方面，应少吃咸鱼、咸肉、火腿、香肠、虾皮、虾米等食品，少吃葱、姜、辣椒、胡椒及酒类等刺激性食品，多摄取新鲜的水果、蔬菜等。面部禁用含激素类的外用药。

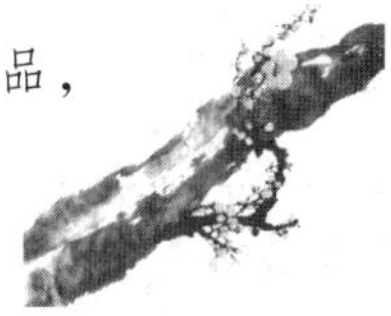

第 5 章　皮肤科疑难病秘验精方

白 癜 风

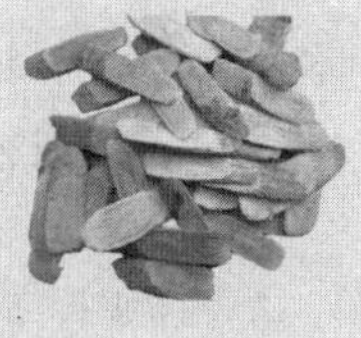

单方 · 秘方 · 经验方 · 食疗方 · 外用方

白癜风又称“白驳风”，是一种原发性、局限性或泛发性的皮肤色素脱失症，是由于皮肤和毛囊的黑色素细胞内酪氨酸酶系统功能减退或丧失所致，治疗颇为棘手。本病主要特点是在皮肤出现边缘清楚、大小不等的白色斑片，可以单发，亦可泛发，周围皮色往往较深，斑内毛发可变白。皮疹表面光滑，不痛不痒，经过缓慢，偶有自行消退者。现代医学研究显示，本病与遗传、自身免疫等有密切关系。

本病自古已为人们所知，《诸病源候论》谓：“面及颈项身体皮肉色变白，与肉色不同，亦不疼痛，谓之白癜。”中医学认为，本病多因风湿搏于皮肤，气血不和，血不荣肤而成。目前西医对此病无特效药物，可试用皮质激素口服；或用自体表皮移植术，因手术成功率受多方面因素影响，故需慎重选择；局部可外用硫汞白斑涂剂，或复方氮芥酊及皮质激素霜剂等。中医治疗的方法包括内服、外治、药条灸等综合治疗，往往能取得较为满意的疗效。

乌蛇天麻酒治白癜风

◎ 乌梢蛇（酒浸，去皮、骨，炙微黄）180 克，防风（去芦头）60 克，桂心 60 克，白蒺藜（炒，去刺）60 克，天麻 60 克，五加皮 30 克，羌活 90 克，牛膝（去苗）60 克，枳壳（麸炒微黄，去瓤）

90克，熟干地黄120克。制法：上药细剉，生绢袋盛，以优质白酒2000克，于瓷瓮中浸，密封7日后即可饮用。用法：每日3次，每次温饮一小盏（约15毫升）。注意事项：忌毒滑物、猪、鸡肉。主治：治风及白癜、紫癜。（宋·《太平圣惠方》）

如意黑白散治白癜风

◎ 旱莲草90克，白芷60克，何首乌60克，沙蒺藜60克，刺蒺藜60克，紫草45克，重楼30克，紫丹参30克，苦参30克，苍术24克。用法：上药共为细末，收贮勿泄气，每日服3次，每次6克，开水送服。功效：祛风活血，除湿清热，补益肝肾。主治：白癜风。（《千家妙方》云南名老中医来春茂经验方）

病案举例：李某，女，29岁，学生。于1963年9月就诊。患者颈项，面部、臂骶肩臂等处皮肤均有边界清楚大小不等的圆形白斑，并且逐渐发展。2年来，曾多方求治较长时期服用过维生素B、叶酸，外擦以0.5%升汞乙醇，亦曾经以中医治疗，均未见效。患者前来此诊治，见其片状白斑于上述部位外，胸腹亦有白色小斑点，其白斑区内之毛发亦呈白色，其他无异常不适。余诊后即投以“如意黑白散”内服。另外以外用药配合治疗，其方为：肉桂30克，补骨脂90克，以水酒各半混匀后浸泡二药，1周后用之，使用时患处洗净，外搽即可。该患者共服“如意黑白散”二料，使用外用药一料，病获痊愈。

双调祛风汤治白癜风

◎ 当归15克，川芎10克，黄芪20克，白术12克，茯苓12克，女贞子15克，旱莲草20克，黑芝麻20克，何首乌15克，补骨脂10克，甘草3克。用法：水煎服，每日1剂，每日服3次。功效：调补阴阳。主治：白癜风。（《千家妙方》云南名老中医来春茂经验方）

玄机汤治白癜风

◎ 紫草25克，草河车50克，丹参50克，川芎15克，浮萍50克，刘寄奴25克，琥珀10克，地龙10克，丹皮25克，土鳖虫10克，威灵仙25克。用法：水煎服，每日1剂，每日服2次。小儿可酌减，孕妇忌服。1个月为1个疗程。功效：补血活血，通络祛风。主治：白癜风。（《中医杂志》1981年第6期）

按：大连名老中医傅魁选用本方治疗白癜风141例，男77例，女64例；年龄最小7岁，最大52岁。结果：痊愈（白斑完全恢复正常及色者）5例；显效（白斑面积70%以上恢复正常皮色者）17例，好转（白斑面积明显缩小，白斑内有大量色素沉着或发红变黯者）107例；无效（服药1个月以上，无任何改变者）12例。

滋阴通络丸治白癜风

◎ 生地250克，旱莲草150克，当归150克，黑芝麻150克，补骨脂150克，菟丝子150克，枸杞150克，桑螵蛸150克，龙胆草40克，知母40克，黄柏40克，白蒺藜40克，麻黄60克，川芎60克，皂角刺60克，桃仁60克，丹参60克，赤芍60克，檀香60克，红花60克，路路通60克。制法：上药共研极细末，炼蜜为丸，每丸重10克。用法：成年人每日4丸，早、晚分服，温水送下，儿童减半。服药期间忌辛辣厚味、烟酒、浓茶，戒恼怒、节房事。服完1料为1个疗程，可服1~2个疗程。功效：滋阴活血，祛风通络。主治：白癜风之阴虚生风证。(《四川中医》1994年第12期)

病案举例：李某，女，23岁。头面颈项胸背部皮肤出现十余处白色斑片4个月余，大小不一，钱币至1/3掌面大小。发于头皮者其发亦白，不痛不痒。曾多次服用中西药治疗无效。月经提前，经期短，经量少。性情内向，急躁易怒，舌稍红、苔薄白，脉滑略数。予滋阴通络丸，服半料即愈。为巩固疗效，嘱其服完1料停药。随访至今未复发。

补骨脂酒治白癜风

◎ 补骨脂60克，白酒500毫升。用法：将补骨脂泡入白酒中，浸泡5~7天。每天早、晚空腹饮补骨脂酒15毫升。另用补骨脂30克，加入75%的乙醇100毫升中，浸泡5~7天，用双层纱布过滤，得暗褐色滤液。取滤液煮沸浓缩至30毫升。用浓缩补骨脂乙醇搽涂白癜风处，晒太阳10~20分钟，每天1次，连用半个月以上。(《家庭中医药800问》)

无花果叶治白癜风

◎ 鲜无花果数个，无花果叶100克。制法：取成熟的鲜无花果，每天空腹吃3个；另取鲜无花果叶水煎，浓缩成30毫升。用法：用棉球蘸擦涂白癜风处，同时晒太阳10~20分钟。(《家庭中医药800问》)

按：苏联科学家从无花果叶子中分离出一种光敏性物质，能使皮肤在紫外线的作用下产生色素，从而起到治疗白癜风的作用。无花果为桑科植物无花果的果实。其果汁含微量元素铜和抗癌成分。本方曾治疗2例白癜风女性患者，均在1周内收到显著效果。

白斑补肾汤治白癜风

◎ 黑芝麻15克，沙苑子15克，白蒺藜15克，女贞子15克，覆盆子10克，枸杞子10克，熟地10克，川芎10克，白芍10克。用法：诸药水煎去渣，取滤液，当饮料饮用，每日1剂，连饮3个月，本方有补肾促进黑色素生成的作用。根据中医“黑色属肾”的理论，用补肾法治疗白癜风临床

证实有效。(《皮肤病千家妙方》)

白灵片（酊）治白癜风

◎ 白灵片（酊）：中成药，白灵片每次 4 片，每日 3 次，温开水送服；同时外搽白灵酊，每日 3 次。共用 3 个月为 1 个疗程。

补骨脂治白癜风

◎ 口服或外用 8- 甲氧沙林 1~2 小时后进行局部长波紫外线照射，从小剂量开始，逐渐增加。如治疗 2 个月无效应停药，如有色素斑点沉着应继续治疗半年至 1 年。中药补骨脂是一种光感性物质，片剂用于口服，注射剂供肌内注射，也可煎服（每日 20~30 毫升，水煎分 2 次空腹服）；还可以补骨脂 100 克加酒 500 毫升，浸泡 1 周后外搽患处。(《百病外治 500 问》)

补骨脂乙醇液外搽治白癜风

◎ 补骨脂 20 克，骨碎补 15 克，黑芝麻、石榴皮、白芷、菟丝子各 10 克，制法：75% 乙醇 100 毫升，密封浸泡 1 周即成。用法：使用时用消毒棉签蘸药液外搽皮损处，每日 2~3 次，涂搽后再在阳光下活动 10~20 分钟，30 天为 1 个疗程，连续 3~5 个疗程。(《中国中医药报》第 1728 期）

复方补骨脂酊治白癜风

◎ 补骨脂 30 克，菟丝子 20 克，栀子 20 克。用法：75% 乙醇 200 毫升，浸泡 7 天滤取汁，外用。主治：白癜风、皮肤白斑病。(《中医皮肤病学简编》)

复方密陀僧散治白癜风

◎ 用雄黄、硫黄、密陀僧、黄丹、生南星各等量。用法：共研为细末，干扑，或用生姜蘸药粉外搽，每天数次。(《百病外治 500 问》)

复方乌梅酊治白癜风

◎ 乌梅 60%，补骨脂 30%，毛姜 10%，浸泡于 80% ~85% 乙醇中，药物与乙醇的比例为 1 : 3 : 1，周后取滤液外搽，每日 3~4 次。(《中华皮肤科杂志》2004 年第 11 期）

三季红酊治白癜风

◎ 三季红（即夹竹桃）200 克。用法：浸入 75% 乙醇 800 毫升中，浸 7 日后过滤，取液外用。(《皮

肤病千家妙方》）

药条灸治白癜风

◎ 蕲艾、五倍子、全蝎、当归、川芎等药，研粗末，卷制成中药药条，点燃后对准患部灸治，每次 10~15 分钟，以局部微感灼痛为度。(《皮肤病千家妙方》)

专家 zhuan jia 温馨提示

坚持治疗，愈后巩固一段时期有助于防止复发。进行期慎用刺激性药物，勿损伤皮肤，避免机械性摩擦，衣服宜宽大适身。注意劳逸结合、心情舒畅，积极配合治疗。平时尽可能少吃维生素C，因为维生素C能使已形成的DOPA醌还原成DOPA，从而中断了黑色素的生物合成。另一方面，维生素C既会减少肠道吸收铜离子，又能降低血中血清铜氧化酶活性，从而影响酪氨酸酶活性，平时宜多进食豆类及其制品。注意室外锻炼身体，适度接受日光浴。

第 5 章　皮肤科疑难病秘验精方

神经性皮炎（牛皮癣）

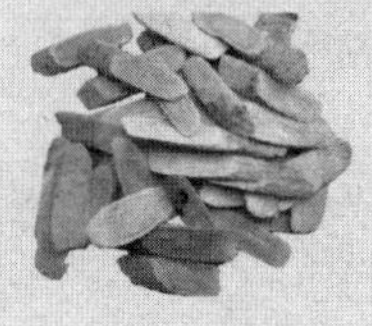

单方 · 秘方 · 经验方 · 食疗方 · 外用方

神经性皮炎与中医的“牛皮癣”“摄领疮”等相类似，规范的病名是慢性单纯性苔藓。其特点是皮肤有局限性苔藓样变，伴有阵发性瘙痒。皮损好发于颈项部、四肢伸侧，尤其是肘、膝及踝部背侧、骶尾部，亦可发生于外阴及头皮部，常为对称性。皮损局限者称局限性神经性皮炎，最为多见。本病的病因目前不十分清楚，但常与失眠、多梦、焦虑、烦躁等神经、精神因素相关。另外，搔抓、局部摩擦、日光照射、饮酒、吃辛辣食物以及其他机械性、物理性刺激也是诱发因素。

中医对本病早有认识。《诸病源候论·摄领疮候》中说：“摄领疮如癣之类，生于颈上，痒痛，衣领拂着即剧，云是衣领揩所作，故名摄领疮也。”《外科正宗·顽癣》中说：“顽癣乃风、湿、热、虫四者为患……牛皮癣如牛项之皮，顽硬且坚，抓之如松木。”中医治疗，初发者多以搜风化湿、清热止痒为主，病久者多以养血祛风润燥为基本原则。

加减全虫方治泛发性神经性皮炎

◎ 全蝎 9 克，生地 15 克，当归 12 克，赤芍 9 克，白鲜皮 15 克，蛇床子 9 克，浮萍 6 克，厚朴 9 克，陈皮 6 克，炙甘草 9 克。用法：水煎服，每日 1 剂，每日服 2 次。功效：活血散风止痒。主治：泛发性神经性皮炎，汗出当风，风邪客于肌肤。(《赵炳南临床经验集》)

复方乌蛇散治神经性皮炎

◎ 乌蛸蛇、白鲜皮、丹参、金银花、地肤子各 30 克，荆芥、防风、蝉蜕、苦参、赤芍、连翘各 20 克，浮萍、紫草各 15 克，甘草 10 克。用法：共研细末，每次吞服 6 克，每日 3 次。功效：祛风除湿，凉血解毒。主治：神经性皮炎（牛皮癣），银屑病。(《浙江中医杂志》2008 年第 8 期）

乌蛇祛风汤治神经性皮炎

◎ 乌梢蛇 9 克，蝉衣 6 克，荆芥 9 克，防风 9 克，羌活 9 克，白芷 6 克，黄连 6 克，黄芩 9 克，银花 9 克，连翘 9 克，甘草 6 克。用法：水煎服，每日 1 剂。功效：搜风清热，败毒止痒。主治：慢性荨麻疹，皮肤瘙痒症，泛发性神经性皮炎，扁平苔藓，结节性痒疹。(《朱仁康临床经验集》)

四物消风饮治神经性皮炎

◎ 生地 9 克，当归 6 克，荆芥 4.5 克，防风 4.5 克，赤芍 3 克，川芎 3 克，白鲜皮 3 克，蝉蜕 3 克，薄荷 3 克，独活 2.1 克，柴胡 2.1 克，红枣肉 2 枚。用法：水煎，去滓服，每日 1 剂。功效：调荣滋血消风。主治：神经性皮炎，赤白游风，滞于血分发赤色者。症见皮损色淡或灰白，肥厚粗糙，素体虚弱，心悸怔忡，失眠健忘，气短乏力，女子月经不调，舌淡，脉沉细。(《医宗金鉴》卷七十三）

复方黄连搽剂治神经性皮炎

◎ 川黄连 50 克，花椒 25 克，加入 70% 乙醇适量浸泡 3 天后，取药汁外搽患处，每天 3~4 次。(《中医临床备要 · 基本篇》)

巧用斑蝥治神经性皮炎

验方1　斑蝥醋

◎ 斑蝥、生半夏、白狼毒各等份。制法：共为细末，用适量的米醋调成糊状。用法：涂抹患处，每天可轻涂 1 次，涂抹后发疱即止，以防过度损伤。(《家庭医疗用药小百科》)

验方2　斑蝥硫黄膏

◎ 斑蝥6克，硫黄、雄黄、樟脑各10克，乌梅肉5克，地塞米松片1.5毫克，扑尔敏（氯苯那敏）片40毫克，二甲基亚砜10毫升，凡士林适量。制法：先将斑蝥、乌梅肉、雄黄、硫黄、地塞米松、扑尔敏分别研末过100目筛，共置乳体中充分研磨混合备用。用法：外涂患处。（《百病外治500问》）

验方3　斑蝥砒霜糊

◎ 斑蝥粉2份，砒霜1份。制法：将2味药混匀，加白醋调成糊状。用法：涂敷患处约半小时，刺破所起水疱，吸干液体，涂消炎药膏。主治：神经性皮炎。（《家庭医疗用药小百科》）

验方4　斑蝥芒硝膏

◎ 斑蝥5克，芒硝30克，儿茶、硫黄、枯矾各20克，轻粉5克，冰片10克。用法：将上药分别研成极细粉末混匀，用凡士林调成膏状，敷患处，每日1次。需注意的是，斑蝥有剧毒，内服宜慎，应严格掌握剂量，体弱及孕妇忌服。外用则不宜大面积使用。（《中国中医药报》第3576期）

雄巴膏治神经性皮炎

◎ 雄黄3克，巴豆（去外壳）30克。用法：一起捣碎混匀，用4层纱布包扎后搽患处，每次1~2分钟，每天3~4次。用至痒感消失。若患处出现红肿、水疱，停药3~4天，可自行消退。如1次未愈，还可反复使用。（《中医临床备要·基本篇》）

熏药疗法治神经性皮炎

◎ 苍术、黄柏、苦参、防风各9克，大枫子、白鲜皮各30克，松香、鹤虱草各12克，五倍子15克。用法：共研为细末，用纸卷药末成纸卷，点燃烟熏皮损处，每天1~2次，每次15~20分钟。有除风祛湿、杀虫止痒之功。（《中医临床备要·基本篇》赵炳南经验方）

药酊疗法治神经性皮炎

验方1　徐长卿酊

◎ 徐长卿、苦参各50克，75%乙醇适量。用法：密封浸泡5~7天。使用时局部常规消毒后用棉签蘸药液外搽患处，每日早、晚各1次，连续7~10天。（《家庭中医药800问》）

验方2　蟾蜍酊

◎ 取活蟾蜍1只，95%乙醇300毫升，密封浸泡2周后，去除蟾蜍，取药液备用。用法：局部常规清洗后，用棉签蘸药液外搽患处，每日1~3次，以愈为度。（《皮肤病千家妙方》）

药醋疗法治神经性皮炎

验方1　黄柏醋

◎ 黄柏 50 克，食用醋精 200 毫升，密封浸泡 5~7 天。使用时局部常规消毒后用棉签蘸醋液外搽患处，每日早、晚各 1 次，连续 7~10 天。(《皮肤病千家妙方》)

验方2　苦参醋

◎ 苦参 200 克，陈醋 500 毫升，密封浸泡 5~7 天。使用时局部常规消毒后用棉签蘸药液外搽患处，每日早、晚各 1 次，连续 7~10 天。(《皮肤病千家妙方》)

中成药外用治神经性皮炎

◎ 先将皮损处用生理盐水棉球清洗后涂敷硫黄软膏，然后将消毒纱布外敷包扎，每日换药 1 次，2 周为 1 个疗程，一般轻者 1 个疗程即可治愈，重者 2~3 个疗程可见明显疗效，或局部常规清洗后拭干，而后将伤湿止痛膏均匀贴于患处，抹平，3~4 天换药 1 次。轻者 12~20 天后可愈，皮损厚者 16~30 日可愈。为缩短病程，可先在患处抹上水杨酸酒精或激素类软膏，然后再贴敷。(《家庭中医药 800 问》)

药物灸方治神经性皮炎

◎ 硫黄 15 克、水朱砂 4.5 克，樟脑 4.5 克，麝香 1.5 克。用法：分别研为极细粉末。先将硫黄在铜器内烊化，入朱砂、樟脑，搅匀，离火后立即加入麝香拌匀，取出摊于玻璃上，覆盖另一块玻璃板，将药压成薄片，剪成 0.2~0.3 厘米的小粒（约如米粒大），密贮备用，灸治时取药粒置于皮损表面，每粒药相隔 0.5~1 厘米，一次点燃施灸。待药粒燃尽后，立即连灰置在皮肤上。皮损面积小者只灸 1 炷，不必复灸，每 3~7 天灸治 1 次。主治：神经性皮炎。皮损面积大者可多放几粒药粒。(《家庭医疗用药小百科》)

专家 zhuan jia 温馨提示

为了防治神经性皮炎，在日常生活中，患者生活要有规律，尽量避免焦虑、烦躁、睡眠不佳、紧张劳累等；要尽量避免饮酒、喝浓茶浓咖啡、吃辛辣食物等；应避免局部摩擦，不要过度搔抓、洗烫及日晒。

第 5 章 皮肤科疑难病秘验精方

银屑病（白疮）

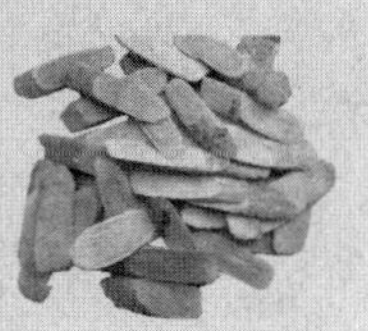

单方 · 秘方 · 经验方 · 食疗方 · 外用方

银屑病是一种易发的慢性炎症性、增生性皮肤疾病，其病因迄今未明。临床局部治疗：静止期常用硫柳膏、争光霉素软膏、黑豆馏油软膏、去炎松（曲安西龙）尿素软膏等，洗净患处外涂；小面积损害可贴肤疾宁膏。进行期可选泼尼松冷霜、硫黄冷霜、氧化锌软膏、0.025%维A酸霜或硼酸软膏等涂擦患处。新药他扎罗汀凝胶，对治疗局限性斑块状银屑病具有较好疗效。治疗的难点在于，病因不清，发病机制复杂，目前采用的各种药物和方法，虽可使病情缓解，但不能根治。

银屑病中医称“松皮癣”“白疕”“干癣”等，治疗总以祛风、养血活血、消炎解毒为法。运用中医药治疗，对缓解病情减轻症状均有较为明显的疗效。

凉血活血汤治银屑病

◎ 生槐花30克，生地黄30克，丹皮15克，白茅根30克，紫草根15克，赤芍15克，鸡血藤30克。用法：水煎服，每日1剂，分2次服。功效：清热解毒，凉血活血。主治：银屑病，风燥血热证。症见皮损鲜红，且不断出现新发皮疹，刮去红斑表面鳞屑可见发亮的薄膜，点状出血，有同形反应。伴心烦、口渴、大便干、尿黄、舌红苔黄或腻，脉弦滑或数。（《中医研究》1995年第6期）

病案举例： 李某，男，26岁。周身泛发红斑，瘙痒，脱皮，反复发作3年，近期加重。查见周身红斑上覆银白色鳞屑，揿掉鳞屑，基底部鲜红，呈筛状出血渗液。舌质鲜红，苔少，脉数。诊断为牛皮癣血热证。方用凉血活血汤加减：板蓝根30克，金银花30克，白茅根30克，丹皮12克，紫草根15克，生槐花30克，生地黄20克，地肤子15克。5剂后症状明显改善。效不更方，连服1个月余，皮损全部消失，随访3年未复发。

“克银一方”治银屑病初起

◎ 土茯苓30克，忍冬藤15克，北山豆根10克，板蓝根15克，草河车15克，白鲜皮15克，威灵仙6克，甘草6克。用法：水煎服，每日1剂。加减：大便干加大青叶10~15克；皮疹红而热口干加生地15~30克，丹皮15克；尿黄加白茅根15克。功效：清热凉血，祛风解毒。用于银屑病初起，躯干及四肢，头皮甚至面部，散发红色斑丘疹，小如粟米、大如蚕豆。日久可以扩大成片，有的可相互融合，此时颜色鲜红或肉红色，表面鳞屑不多，有“同形反应”，痒而不甚。全身症状可见咽干口渴、咽痛，大便干，尿黄，舌红苔黄或黄腻，脉弦滑。（《朱仁康临床经验集》）

按：此方于20世纪80年代已研制成丸剂（蜜丸及水丸），商品名“克银丸”，为我国第一个卫生部级批准上市的中成药。此丸药适用于进行期及初步稳定期的寻常型银屑病。

“克银二方”治银屑病血虚风燥证

◎ 生地30克，元参15克，丹参15克，麻仁10克，大青叶15克，北山豆根10克，白鲜皮15克，草河车15克，连翘15克。用法：水煎服，每日1剂。加减：皮屑多而燥痒者加石斛、玉竹；血虚兼有瘀者（皮损黯红而干，舌黯红或黯紫）加郁金、三棱、莪术。功效：清热解毒、养血润燥。用于病变稳定期，皮疹平扁淡红，表面干而脱屑，时有痒。(《朱仁康临床经验集》)。

加味土槐饮治寻常型银屑病

◎ 土茯苓20克，槐花20克，紫草15克，茜草15克，大青叶30克，板蓝根30克，丹参30克，生地20克，牡丹皮15克，赤芍10克，白鲜皮30克，地肤子20克，苦参15克，刺蒺藜15克。用法：水煎内服，每2日1剂，外搽凡士林润肤安抚，每日2次。1个月为1个疗程，3个疗程后观察皮损面积、颜色及鳞屑变化并复查肝肾功能。功效：凉血解毒，活血消斑，清热利湿。主治：寻常型银屑病，临床以反复发作的红斑鳞屑性皮肤病，表皮过度增生和真皮慢性炎症反应为特征，以红斑基底上覆银色鳞屑，刮除鳞屑蜡样光泽、薄膜现象，筛状出血为诊断要点。(《云南中医中药杂志》2011年第5期)

桃红四物汤加减治关节型银屑病

◎ 桃仁15克，红花15克，当归12克，川芎10克，白芍12克，没药12克，白花蛇10克，全蝎6克，银花15克，连翘15克，蒲公英20克，防风15克，威灵仙15克，牛膝15克，黄芪15克，炙甘草12克。用法：水煎服，每日1剂，分2次服。功效：活血化瘀，散风通络。主治：关节型银屑病，又称为银屑病性关节炎。主要为非对称性外周多关节炎，以手、腕、足等小关节特别是指（趾）末端关节多见，亦可累及脊柱。受累关节红肿疼痛、有晨僵、活动受限及畸形变，甚至强直。重者大小关节均可累及。(《河北中医学院学报》1996年第2期)

病案举例：张某，男，40岁。患银屑病3年，双手近端指关节、指掌关节，跖趾关节均有多处肿胀变形，活动受限，面色苍白，乏力，皮肤瘙痒，舌质红，苔白，脉浮，余未见异常。予活血解毒散风之剂，上药服7剂后，皮损大部分消退，关节肿痛减轻，效不更方，继服原方7剂，皮损全部消退，患部遗留色素沉着斑，关节肿痛全消。又嘱再服上方20剂，以巩固疗效。随访未见复发。

渗湿解毒汤治脓疱型银屑病

◎ 白鲜皮15克，虎杖15克，赤芍15克，槐花15克，白蔻仁15克，紫丹参30克，蚤休30克，生苡米30克，豨莶草30克，威灵仙10克，白僵蚕10克。用法：上药煎水口服，30剂为1个疗程，一般连服1~3个疗程。功效：清热渗湿、解毒凉血。主治：脓疱型银屑病。（《陕西中医》1995年第5期）

病案举例：刘某，女，40岁。10年前于四肢、两腿内侧、腋窝部出现红斑及小脓疱。3天前发高烧后四肢及前胸后背出现红斑疹、小脓疱。现见头部、胸、腹背及四肢广泛性脓疱疹，表面糜烂，痂皮有轻度渗出液，斑疹基部肿胀，色红浸润，部分表皮有黄色脂性落屑。脉象沉滑，舌质红苔薄黄。诊为脓疱型银屑病。服上方20剂后皮损明显好转，渗出液脓痂减少，部分脓疱消失并露出红色基底，表面无糜烂，舌体淡红，舌苔淡白，脉弦缓。仍遵上方连服15剂，亦未产生新皮疹，原有皮损基本消退。在上方加合欢皮15克，生黄芪30克，玉竹15克，连服20剂，皮损全部消失。

百部药浴治银屑病

◎ 百部120克，苦参120克，蛇床子60克，雄黄15克，狼毒75克。制法：上药共研粗末，装入纱布袋内，用水2500~3000毫升，煮沸30分钟。用法：用软毛巾擦洗患处，或洗后再加热水浸浴。用于治疗银屑病、神经性皮炎、皮肤瘙痒症（瘾疹）、阴囊湿疹、荨麻疹等。（《赵炳南临床经验集》）

侧柏叶浴治银屑病

◎ 侧柏叶200克，苏叶200克，蒺藜秧400克。用法：上药共研粗末，装入纱布袋内，用水2500~3000毫升，煮沸30分钟。以软毛巾蘸汤洗，或洗后加热水浸浴。（《赵炳南临床经验集》）

大风子浴治银屑病

◎ 大风子（碎）、大胡麻（碎）、艾叶、苦参、地肤子、蛇床子各80克，狼毒75克，木槿皮90克，苦杏仁60克。用法：上药用纱布包好，加水5000毫升，泡1小时左右，在铁锅内煎煮30分钟。当药液温度在40℃左右时，药浴患部，每日1次，每次30~60分钟。（《皮肤病千家妙方》）

硫黄花椒散治银屑病

◎ 硫黄50克，花椒50克，鸡蛋5个，香油适量。用法：将鸡蛋壳一头打开，去蛋白留蛋黄，硫黄与花椒等量混合，分别装入鸡蛋内，和蛋黄搅匀，置火上慢慢焙干，连同蛋壳一起研成粉末，用细筛筛过后去渣，加香油调成糊状，外搽。（民间验方）

中药敷脐治银屑病

◎ 升麻9克，葛根30克，赤芍10克，生地30克，大风子9克，甘草9克，水牛角粉9克，冰片6克。用法：共研为细末，过120目筛，装瓶密封备用。用时将药粉填满脐眼，外贴肤疾宁胶布固定。24小时换药1次，7次为1个疗程。有人用此法治疗银屑病106例，总有效率为92.44%。(《百病外治500问》)

三联疗法治银屑病

◎ 即紫外线照射加浴疗及外用药物。适于冬季稳定期病例，夏季进行期病例不宜应用。方法为先行水浴(清洁液)，然后照射紫外线，最后外用黑豆馏油软膏(由低浓度逐渐增加)，每天1次。(《皮肤病千家妙方》)

耳穴埋药法治银屑病

◎ 取艾叶炭、血余炭、野菊花、马齿苋、地榆、苦参、蛇蜕、大枫子、乳香、没药各等份，煅后合研细末。在耳部的肺、心穴部位常规消毒后，划一长2~3毫米小口并使之微有出血，随即涂以上述药末，覆以无菌棉球并固定之。7天割治1次。5次为1个疗程。如皮损瘙痒而影响睡眠者，可配合用神门穴。(《皮肤病千家妙方》)

光化学疗法治银屑病

◎ 光化学疗法适用于久治不愈的寻常型银屑病及脓疱型银屑病患者。方法为口服8-甲氧沙林(每千克体重为0.6毫克)或外用0.1%~0.5%的补骨脂酊剂。服药后2~3小时或外用后1~2小时进行光疗。开始用最小量，隔日1次，随着皮肤色泽加深，光敏感性降低，再逐渐加大剂量。当皮损消退95%左右时，应逐步改为每周1次→每2周1次→每3周1次。注意：光敏感者、严重器质性疾病患者、少儿及孕妇禁用。(《中医临床备要·基本篇》)

专家 zhuan jia 温馨提示

饮食强调3大忌口：一忌饮酒，二忌海鲜、鱼虾，三忌辛辣刺激性食物。多食富含维生素类食品，如新鲜水果、蔬菜等。治疗期间消除精神紧张因素，避免过于疲劳，注意休息。居住条件要干爽、通风、便于洗浴。平时使用外用药应从低浓度开始，用药前尽可能地去除鳞屑。

第 5 章　皮肤科疑难病秘验精方

梅　毒

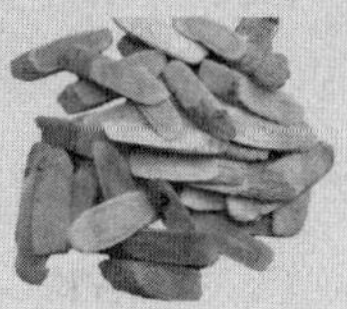

单方 · 秘方 · 经验方 · 食疗方 · 外用方

梅毒是苍白螺旋体通过性接触而引起的一种全身性慢性传染病。梅毒主要通过皮肤黏膜直接接触传染，占获得性梅毒的95%，这其中因性接触传染占皮肤黏膜直接接触传染率的95%~98%。

现代习惯把一期梅毒和二期梅毒称为早期梅毒。一期梅毒的典型症状是硬下疳，又称梅毒初疮。梅毒螺旋体进入人体后，经过2~4周的潜伏期，即在外阴部发生红斑、浸润、结节，很快破损，形成无痛无痒的溃疡，基底和周边都比较硬，同时伴有腹股沟淋巴结大。男性患者多发生于龟头、冠状沟，女性患者多发生于大小阴唇、阴蒂及子宫颈等处，亦有发生于唇、舌、乳房等处者。由于自觉症状较轻，患者常常忽视。二期梅毒多从硬下疳出现后的4～12周转入。表现为多形性皮疹，常对称分布于躯干和四肢近端屈侧皮肤，红色或紫红色，皮疹表现光滑或附有鳞屑，不痒不痛，全身淋巴结稍肿大，但无压痛；有些患者于外生殖器或肛门周围出现表现湿润的扁平湿疣；有的出现头发不规则脱落为虫蛀样，称梅毒性脱发；也有些患者有梅毒性关节炎、骨髓炎等症状。

我国1505年在广东省首先发现和记述梅毒病例，当时民间称为“广疮”，以后统称为“梅毒”。梅毒属中医“霉疮”“杨梅疮”的范畴，为经典性病，目前占性传播疾病第4位。中医对梅毒的病因、病理的认识，其核心部分是“毒”。梅毒的发病是由房事不洁，性接触传染以及性外传染，感受淫毒、疫毒所犯，蕴热化火，内伤脏腑，外攻肌肤所致。梅毒如果能做到早发现、早诊断、早治疗，疗效是很好的。梅毒的治疗，自1943年美国人首先使用毒霉素以来，至今仍是临床上最理想的药物。梅毒的治疗原则：应明确诊断，及早治疗、剂量足够，疗程规则，疗程后应定期观察，传染源及性伴应同时检查治疗。

下疳主治方治早期梅毒

◎ 龙胆草10克，连翘15克，生地15克，泽泻10克，车前子15克，黄芩10克，土茯苓30克，甘草3克。加减：大便秘结加大黄6~9克；淋巴结肿大加夏枯草15~30克。用法：每日1剂，水煎，分2次服。适用于一期梅毒硬下疳，如阴部下疳，患处红肿、糜烂、溃疡、小便赤涩、大便干结、口干口苦、舌质淡红苔黄腻，脉滑数，证属肝经湿毒者。（明·陈实功《外科正宗》治下疳主治方）

土茯苓合剂治梅毒下疳初起

◎ 土茯苓60克，金银花20克，威灵仙10克，白鲜皮10克，苍耳子10克，甘草6克。用法：每日1剂，水煎，分2次服。功效：清热利湿解毒。用于下疳初起，如赤豆坚硬或焮肿，破后溃疡内翻，色紫红，疮口凹陷，腐臭不堪，久不收口，可伴发热、头痛、烦躁、口干、咽痛，舌质红、苔黄，脉濡数。临床经验证明用土茯苓合剂治下疳初起有良效，并适用于已经用足量西药而梅毒血清阳性固定不变者。(《中西医结合性病治疗学》)

杨梅一剂散治梅毒下疳

◎ 麻黄 3 克，金银花 10 克，防风 10 克，威灵仙 10 克，羌活 10 克，皂角刺 10 克，白芷 6 克，蝉蜕 5 克，穿山甲（代）10 克，大黄 6 克。用法：每日 1 剂，水煎，分 2 次服。加减：倘伴有咽喉红而干者可加牛蒡子 10 克，马勃 10 克；杨梅疮色淡，时隐时现者，加生黄芪 30 克，玄参 10 克。本方选自清代祁广生的《外科大成》，功能清泄肺脾，解毒消疮。适用于一、二期梅毒下疳见于非生殖器部位者，如发于手指、口唇、乳房等处．杨梅疮小而干，体质壮实，有发热、恶寒、大便燥结者。(《中西医结合性病治疗学》)

七贴方治杨梅疮

◎ 防风、金银花、皂角刺、蝉蜕（去头、足）、连翘、白鲜皮、五加皮、荆芥、穿山甲（代，炒）各 3 克，生地、木瓜（去心，忌铁）、僵蚕（炒）各 4.5 克，皂荚子 7 个，薏苡仁 9 克，土茯苓 120 克。制法：用水 1000 毫升，煎至 500 毫升，去滓。用法：食后约 1 小时分 2 次温服。功效：祛风解毒，利湿消肿。主治：杨梅疮。注意：治疗期间忌牛、羊、茶、酒、醋、房事。(《景岳全书》卷六十四)

二苓化毒汤治杨梅疮肤烂疼痛

◎ 白茯苓 30 克，土茯苓 60 克，金银花 60 克，当归 30 克，紫草 30 克，生甘草 6 克。用法：用水、酒各半煎，去滓，温服。10 剂为 1 个疗程。功效：化毒利水。主治：杨梅疮，遍体皆烂，疼痛非常。(傅青主《青囊秘诀》)

二生汤治杨梅疮黄水泛滥

◎ 生黄芪 90 克，土茯苓 90 克，生甘草 9 克。用法：水煎，去滓，温服。据称：连服 4 剂，疮渐红活；再服 4 剂，疮尽干燥；又服 4 剂痊愈。功效：补气托里，解毒祛湿。主治：杨梅疮，遍身生疮，黄水泛滥，臭腐不堪。(《辨证录》卷十三)

乙字化毒丸治梅毒筋骨疼痛

◎ 牛黄、丁香、牙皂各 1.5 克，琥珀（须择体坚燥者用之）、郁金、生生乳各 3 克，朱砂、雄黄、月月红、白鲜皮、乳香、穿山甲（代）各 4.5 克，制大黄 6 克，僵蚕 12 克。制法：上为细末，用神曲末 15 克打稠糊，入药捣匀为丸，如梧桐子大，另研朱砂为衣。用法：每晚空腹服 9 丸，人参汤送服；

炒米汤亦可。兼用煎剂调理，病去药减，如余邪未尽，药不可撤。主治：梅毒结于肝胆二经，筋骨疼痛，转侧艰难，手不能举，足不能步，或颈项发块破烂。禁忌：百日内不能大劳大怒。（《疮疡经验全书》卷六）

土茯苓酒治杨梅结毒

◎ 土茯苓 240 克，乳香 9 克。制法：用初出大瓷壶一把，以可容烧酒 7500 毫升为度；盛酒，与土茯苓、乳香，隔水煮一昼夜取出，坐地上二三日出火毒。用法：早、晚任意饮之。功效：利湿解毒，活血止痛。主治：杨毒疮结毒，遍及肢体，毒流筋骨，昼夜疼痛，肉腐骨朽。（《疡科选粹》卷六）

解毒至宝神丹治杨梅结毒

◎ 人参、三七（微火焙）各 6 克，滑石 9 克，珍珠（生用）、真血琥珀各 1.2 克，生甘草（晒燥）3 克。制法：上药各研极细末，和匀。用法：每次 0.6 克，加至 0.9~1.2 克；人小者 0.3 克，加至 0.6 克，用萆薢 9 克，煎汤调。功效：清热解毒。主治：杨梅结毒。（《冯氏锦囊·外科》卷十九）

土萆薢汤治杨梅疮

◎ 土萆薢（即土茯苓）60~90 克。制法：以水 600 毫升，煎取 400 毫升，去滓。用法：不拘时候，徐徐服之。若患久或服攻击之剂致伤脾胃气血，以此一味为主，外加对症之药，无不神效。功效：祛湿解毒。主治：杨梅疮。（《景岳全书》卷六十四）

梅毒速愈丸治梅毒

◎ 血竭花 9 克，大蜈蚣 1 条，轻粉 6 克，全蝎 3 克，山蜂房 9 克，槐花 12 克，僵蚕 4 个，大枣 120 克。用法：前 7 药共为细末。大枣煮熟，搽去皮核，将药面合在一起为丸，每丸重 6 克，每晨服 1 丸，服后用生石膏 210 克煎水漱口。另用金银花 250 克，土茯苓 250 克，共为细末，每次 9 克，每日 3 次，服后以解轻粉之毒，不再复发。功效：解毒，活血，散结。主治：梅毒。（《河北省中医中药集锦》）

大解毒汤治梅毒发疮

◎ 土茯苓、川芎、通草、忍冬、茯苓各 27 克，大黄 3.6 克。制法：以水 300 毫升，煮取 200 毫升，去滓。用法：温服，每日 1 剂，煎服 2 次。功效：利湿解毒。主治：梅毒发疮，骨节疼痛，下疳腐烂，不问新久难愈者。（《名家方选》）

中西医结合治早期梅毒

◎ 土茯苓60克，马齿苋60克，忍冬藤30克，半枝莲30克，黄柏30克，滑石30克，萆薢15克，苦参15克，生甘草6克。用法：每日1剂，水煎服，15天为1个疗程。同时配合西药治疗，Ⅰ、Ⅱ期患者予苄星青霉素，每侧臀部各120万单位肌内注射，每周1次，共2次；Ⅱ期复发梅毒则用3次。对青霉素过敏者改用红霉素或四环素，每日2克，口服，连用15天。治疗结果：分别于治疗后4周复查，血清不加热试验（USR）均转为阴性。(《陕西中医学院学报》1991年第2期)

七神散治咽喉杨梅结毒

◎ 黄柏（蜜涂，炙9次，研末）3克，僵蚕（新瓦焙燥，为末）3克，孩儿茶（研末）1.5克，制乳香1.5克，制没药1.5克，冰片1.5克，人中白（煅末）3克。制法：上为极细末。用法：吹患处。功效：清热解毒，散结利咽。主治：杨梅结毒在咽喉者。(《外科证治全书》卷四)

三黄三白酒治梅毒侵及筋骨

◎ 黄柏6克，黄芩6克，车前子6克，独活6克，丁香6克，红娘子6克，山甲珠（代）6克，皂角刺6克，川黄连6克，龙衣（蛇蜕）6克，鹤虱6克，生地黄12克，土茯苓30克，白花蛇30克，地骨皮30克，牛蒡子9克，木通9克，白芷9克，大黄9克，天花粉9克，黑丑、白丑各18克，大枫子肉12克，斑蝥（去头足）21克，蜈蚣（去头、足）2条。用法：先将斑蝥、红娘子以糯米少许同炒至米黄为度，去米不用，拣取斑蝥、红娘子。白花蛇去鳞，合上药共研为细末，用酒1000毫升，浸药15天备用。用法：每日2次，每次30毫升，早晚分服。适用于患梅毒未根治，毒侵筋骨，周身骨节疼痛者。(《皮肤病性病独特秘方绝招》)

芎归二术汤治杨梅疮

◎ 白术、苍术、川芎、当归、人参、茯苓、薏苡仁、皂角刺、厚朴、防风、木瓜、木通、穿山甲（代，炒）、独活各3克，金银花6克，甘草6克，猪精油60克，土茯苓15克。用法：加水900毫升，煎至一半，据病服之。功效：清热解毒，益气养血，祛风除湿，舒筋活络。主治：杨梅结毒，已成未成，筋骨疼痛，步履艰难及杨梅疮溃后腐肉臭败，不能生肌收敛者。(《外科正宗》)

梅毒外治秘验精方选

验方1　白杏膏

◎ 轻粉3克，杏仁7个（去皮）。制法：共捣烂。用法：将疮去痂，先抹猪胆汁，后涂药。功效：

败毒祛腐。主治：杨梅疮。(《古今医鉴》卷十五)

验方2　紫草油

◎ 紫草20克，黄连10克，黄芩10克，地榆10克，野菊花10克，蒲公英10克，苍术5克，土茯苓15克，植物油500克。用法：油用文火烧热，将药倒入煎至黄色（不可熬焦），滤去药渣装瓶备用。用法：将纱布浸药油敷疮面，上盖纱布包扎，每日换药1次。该药有消炎、干燥疮面、促进表皮生长的功效，可用于硬下疳的外用治疗。(《华东六省皮肤科学术会议论文汇编》)

验方3　地龙粉霜丹

◎ 粉霜（为轻粉的精制品）6克，蚯蚓粪（火焙干）30克，百草霜9克，轻粉6克，黄丹（飞过）9克，生甘草6克，冰片6克，黄柏（炒）9克，胡粉6克。制法：上药共研为细末。用法：掺患处。功效：拔毒敛疮，泻火燥湿。主治：翻花杨梅疮。(《洞天奥旨》卷十)

验方4　红粉

◎ 水银、白矾、火硝各33克，朱砂10克。制法：以锅煨热取起，入白矾，一沸；见清，入硝，一沸；见清，入朱砂，一沸；见定则取出研末，入锅内，下水银，盖碗，封打如法。下疳，嚼细茶罨三次，次掺之即愈；杨梅喉疳，用新笔蘸粉点之即愈；杨梅粉毒，用麻油120克，黄蜡30克融化成膏，离火候温，入红花3克搅匀。用法：绵纸摊贴，每日1换。功效：攻毒杀虫，祛腐生新。主治：一切顽疮，杨梅、喉疳、下疳。(《外科大成》卷一)

梅毒食疗秘验精方选

验方1　土茯苓糕

◎ 土茯苓（去粗皮，为细末）500克，白蜜500克，糯米粉500克。制法：上药和匀，蒸糕。用法：食糕，并以茯苓煎汤服，当茶点吃。每日2~3次，不拘量食。功效：利湿解毒。主治：杨梅疮毒。禁忌：不可饮茶水或以茶水送服。(《万病回春》卷八)

验方2　将军丸

◎ 公猪肉丝180克，净轻粉12克，麻油360克。制法：先将公猪肉剁成烂泥，再把净轻粉研成细末如面，然后把轻粉与肉泥和匀，揉搓成绿豆大小的丸，放入麻油内炸至黄色为止。用法：成年人每次服7丸，晨起空腹时白开水送服。小儿1—9岁，每次3~4丸；10—15岁，每服5丸，均为每日1次。10天为1个疗程。临床报道，用此方治疗早期梅毒只需半个疗程，晚期1个疗程。共治120例，全部治愈，康氏反应全部转阴。(《实用中西医结合泌尿男科学》郑文兴经验方)

专家 zhuan jia 温馨提示

注意生活细节，防止传染他人。早期梅毒患者有较强的传染性，晚期梅毒虽然传染性逐渐减小，但也要小心进行防护。自己的内裤、毛巾及时单独清洗，煮沸消毒，不与他人同盆而浴。发生硬下疳或外阴、肛周扁平湿疣时，可以使用清热解毒、除湿杀虫的中草药煎水熏洗坐浴。早期梅毒患者要求禁止房事，患病2年以上者也应该尽量避免性生活，发生性接触时必须使用避孕套。如果患者未婚，那么待梅毒治愈后方允许结婚。二期梅毒发生时会出现全身反应，此时需要卧床休息。患病期间注意营养，增强免疫力。患病期间不宜怀孕。如果患者发生妊娠，治疗要尽早开始。是否保留胎儿，应根据孕妇的意愿执行。

第 5 章 皮肤科疑难病秘验精方

淋　病

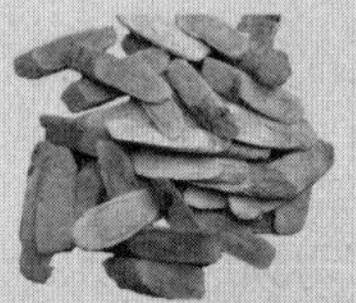

单方 · 秘方 · 经验方 · 食疗方 · 外用方

淋病是由淋病双球菌引起的泌尿道生殖器官黏膜的炎症性疾病，是目前世界上发病率最高的性传播疾病。属中医“淋证”“淋浊”“膏淋”“赤白浊”“毒淋”“花柳毒淋”的范畴。中医学认为，此病是淫乱染毒或房劳淫欲过度，肾阴耗损，阴虚生热，湿热、湿毒下注所致。

淋病在中医临床上可分为湿热下注证、湿热瘀阻证及肾气虚弱等3型。

1. **湿热下注证者**　即早期无合并症的淋病。发病急，尿道肿胀，尿道口红肿，有黄色脓液流出，尿频，尿急，尿痛，女性白带骤增，脓样腥臭，外阴奇痒。可伴有发热，局部淋巴结肿大，饮食不香，舌红、苔黄腻，脉弦数。治宜清热利湿，解毒通淋。

2. **湿热瘀阻证者**　即病程超过1个月以上的慢性淋病，脓尿减少，但小便涩痛，小腹胀痛，严重者尿道狭窄、输精管梗塞。伴心烦口渴，渴不欲饮，失眠多梦，头晕头痛，舌黯红或有瘀斑，苔黄腻，脉沉细滑或细涩。治宜清热利湿，活血化瘀。

3. **肾气虚弱证者**　病程较长，晨起排尿有隐痛，或有白色分泌物，伴有腰酸腿软，会阴部或少腹部冷痛憋胀，头晕耳鸣，疲乏无力，不孕不育，手足不温，失眠多梦，阳痿不举。舌红少苔或舌淡苔白，脉细数或沉细。治宜温补肾阳，化瘀利湿。

立效散治淋病

◎ 瞿麦穗30克，生姜5片，甘草6克，连须葱头茎、灯心草各50根。用法：将瞿麦穗、甘草共研细末，和匀，分2份，与其他3味药合煎，随时饮用。治淋病小便灼痛。(《本草纲目》)

毒淋汤治淋病

◎ 金银花18克，海金沙9克，石韦6克，牛蒡子（炒，捣）6克，甘草梢6克，生杭芍9克，三七（捣细）6克，鸦胆子（去皮）30粒。用法：上药8味，先将三七末、鸦胆子仁开水送服，再服余药所煎之汤。功效：清热、解毒、利湿。用于花柳毒淋，或兼白浊，或兼溺血。(《医学衷中参西录》上册)

二鲜饮治淋病

◎ 鲜茅根（切碎）120克，鲜藕（切片）120克。用法：煮汁常常饮之，旬日中自愈。若大便滑者，茅根宜减半，再用生山药末30克，调入药汁中，煮作茶汤服之。用于证属湿热而偏于热灼淋痛者。(《医学衷中参西录》)

除湿消淋汤治淋病

◎ 土茯苓30克，鱼腥草30克，紫花地丁30克，赤芍15克，败酱草30克。用法：水煎服，每日1剂。功效：清热利湿，解毒通淋。主治：淋病属湿热蕴毒型，尿道肿胀、疼痛，有较多黄色脓液从尿道口溢出，可伴有发热，局部淋巴结肿大，舌红、苔黄腻。(《常见病内治小方》)

自拟消淋汤治女性淋病

◎ 龙胆草9克，车前子3克，泽泻、柴胡各6克，黄柏、黄芩、萆薢、土茯苓、椿根皮、墓头回各15克，碎米荠、六一散（布包）、鱼腥草各30克。用法：每日1剂，水煎，头煎内服，二煎作熏洗及阴道冲洗，先采用蹲位反复进行阴道冲洗，尔后卧床，抬高臀部，使药液在阴道内保留15分钟，7天为1个疗程。加减：合并滴虫感染加用灭滴灵（甲硝唑）0.2克，每晚1次，冲洗后置入阴道内；有尿道刺激症状者加木通15克，车前子增至15克；阴虚加知母9克，或生地15克；瘙痒重加茵陈15克，苦参9克。结果：51例淋病患者中，42例1个疗程，8例2个疗程，1例3个疗程治愈，有效率为100%。(《妇科情报资料》1992第5期)

导赤银花土茯苓汤治花柳毒淋

◎ 生地 12 克，土茯苓 12 克，银花 12 克，淡竹叶 10 克，木通 10 克，甘草 6 克，栀子 6 克。用法：每日 1 剂，水煎 3 次共得煎液 600 毫升，分 3 次服完。以 5 天为 1 个疗程。加减：如发热者，加青蒿、柴胡；呕吐者加藿香、半夏；尿血者，加白茅根并重用栀子；水肿者，加车前草。主治：花柳毒淋及湿热淋证。(《成都中医学院学报》1989 年第 2 期)

土茯苓汤治淋病

◎ 土茯苓 60 克，苦参、蒲公英、鱼腥草、石韦各 30 克，金银花、瞿麦、萹蓄各 15 克，车前子 10 克，甘草 10 克。加减：尿频、尿痛较重加金钱草 30 克，滑石 20 克，败酱草 30 克，牛膝 15 克；若病程较长、倦怠乏力等气虚者加党参 15 克，黄芪 15 克，白术 10 克，茯苓 15 克。用法：每日 1 剂，水煎，早、晚分 2 次服。12 例患者经治疗 6~30 天全部治愈。(《湖南中医杂志》1993 年第 3 期)

酢浆克淋汤治淋病

◎ 酢浆草 30~45 克，金丝草、败酱草各 20~30 克，白芷 12~30 克，穿山甲（代，炒）、木通各 10 克，车前子（布包）15 克，蒲公英 30 克，甘草 3 克。加减：热毒炽盛加紫花地丁、金银花；肾阴虚加生地黄；气虚乏力加黄芪；脓多加龙胆草；血尿加白茅根、茜草；睾丸胀痛加川楝子。用法：每日 1 剂，水煎分 2 次服，7 剂为 1 个疗程。外洗方：鲜车前草、马齿苋、酢浆草各适量水煎，洗前阴，每日 1~2 次。临床报道，用此法共治疗 200 例，治愈 151 例，占 75.5%；好转 40 例，占 20%；无效 9 例，占 4.5%。(《新中医》1993 年第 3 期)

五神汤治淋病

◎ 茯苓 10 克，车前子 15 克，金银花 15 克，牛膝 10 克，紫花地丁 20 克。用法：水煎服，每日 1 剂。功效：清热解毒，利湿通淋。主治：淋病属湿热蕴毒型，尿道肿胀、疼痛，有较多黄色脓液从尿道口溢出，可伴有发热，局部淋巴结肿大，舌红苔黄腻。(《外科真诠》)

五淋散加味治疗淋病

◎ 赤茯苓 30 克，赤芍 30 克，甘草 12 克，茵陈 12 克，滑石 12 克，竹叶 9 克。用法：每日 1 剂，水煎服。加减：尿道炎症重者，加龙胆草、泽泻、黄柏、柴胡、金银花、蒲公英；湿热下注，气化不利，合八正散；热毒内炽，气血壅阻，加金银花、车前子、乳香、没药；久治不愈，加菟丝子、生地黄、山药、山茱萸、杜仲。共治 20 例，服 8~15 剂，症状完全解除。(《四川中医》1994 年第 10 期)

治淋汤治淋病

◎ 苦参、红藤、败酱草各30克，黄柏、萆薢、白头翁各15克，赤芍、丹皮、木通各10克，甘草5克。加减：小便热痛加龙胆草、栀子；血尿加生地黄、小蓟、白茅根；发热恶寒加金银花、淡竹叶、连翘；便干加大黄。用法：水煎服，每日1剂，10日为1个疗程。同时用蛇床子、苦参、黄柏各30克，白芷20克，明矾15克，煎水冲洗外阴，每日3次。治疗1~3个疗程，共治30例，显效17例，有效10例，无效3例。(《中级医刊》1995年第6期)

加味萆薢分清饮治淋病

◎ 萆薢25克，乌药15克，益智仁15克，石菖蒲15克，茯苓25克，甘草梢15克，丹参30克，金银花100克，连翘20克。用法：每日1剂，早、晚水煎分服。功效：清热解毒，利湿化浊。适用于花柳毒淋属湿热蕴甚者。据临床报道，用本方治疗淋病62例，治愈56例，无效6例，治愈率为90.3%，时间最短7天，最长15天，平均治疗9天。(《吉林中医药》1990年第2期)

加味补中益气汤治淋病

◎ 黄芪20克，炙甘草6克，党参12克，当归9克，陈皮9克，升麻6克，柴胡6克，白术12克，桔梗9克，薏苡仁30克，蒲公英30克，土茯苓30克，苍术12克，芡实15克。用法：水煎服，每日1剂。功效：健脾益气，清化湿浊。治淋浊日久，脾气下陷，尿道轻微灼痒，尿内有丝状物，晨起尿道外口被少许分泌物糊住，尿后尿道疼痛，小便频数，每于劳累之后加重，头晕神疲，倦怠乏力，面色少华，纳差食少，舌质淡，薄白苔，脉细弱。(《实用中医性病学》)

民间单方治淋病

验方1　车前草

◎ 每日取新鲜车前草10~20棵煎水，大量饮服，很快见效，半个月为1个疗程，一般1~2个疗程即可明显好转。

验方2　马齿苋

◎ 取马齿苋（鲜者加倍）150克。每天1剂，水煎早、晚分服，连服10天为1个疗程，服1~3个疗程即可显效，经此方治疗淋病12例，均痊愈。

验方3　败酱草

◎ 取败酱草50克，加水2000毫升，煎30分钟，去渣，分4次内服，每6小时1次。另取败酱草100克，加水2000毫升，煎30分钟，去渣，待凉，分2次冲洗前阴，每天1剂，半个月为1个疗程，一般1~2个疗程即可痊愈。

验方4　鲜小蓟根

◎ 鲜小蓟根（洗净，锉细）30克，用水煎3~4沸，取清汤1大茶盅饮之，每日宜如此饮3次。功效：凉血止血。主治：花柳毒淋兼血淋。

专家 zhuan jia 温馨提示

一旦患淋病，应积极治疗，否则不仅会殃及他人，也会给自身造成不孕不育之害。预防是关键，具体应做到以下几点：①患者应多休息、禁止剧烈运动及性生活，禁食刺激性食物和酗酒。②内衣内裤应煮沸灭菌。③出差、旅游最好不用公共浴巾、浴盆，不穿他人内裤，洗澡时应淋浴。④杜绝不正常的性生活。⑤发病后要彻底治疗。⑥若患病以后30天内接触过性伴侣，应劝其前来就诊。⑦患者所使用的敷料、手纸应立即焚烧。

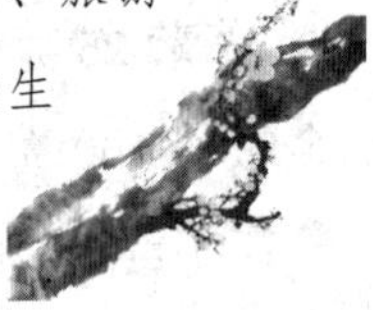

第5章　皮肤科疑难病秘验精方

肛门尖锐湿疣

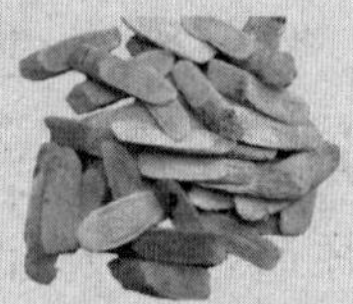

单方·秘方·经验方·食疗方·外用方

肛门尖锐湿疣属性传播性疾病。中医称“肛门臊疣”“臊瘊”“千日疮”，多由于湿热邪毒下注肛门皮肤黏膜，蕴久成毒而生。

容易造成肛门尖锐湿疣的主要病因是直接性接触，如肛交。另外，痔经常发作、大便干燥、加之有肛交行为，肛门内尖锐湿疣发生的概率会比普通患者高一些。痔的发作会降低局部皮肤的抗菌能力，增加尖锐湿疣的感染机会，而肛交非常容易擦伤直肠处的皮肤黏膜，有时候这种皮肤黏膜的擦伤并不是大家所理解的“流血”。要知道即使是一些非常微小的皮肤裂口也会给病毒造成可乘之机。

生殖器疣的治疗方法可分为三类，即化学疗法、外科疗法和免疫疗法。中医治疗尖锐湿疣疗效颇佳，加之尖锐湿疣生于体表，中药外治能直达病所，经临床验证的诸方药也确有良效。

根叶煎剂治尖锐湿疣

◎ 板蓝根、大青叶各30克，金钱草15克，大黄12克。用法：以上诸药用水浸数小时后慢火煎熬半小时。取其汤液一半口服，另一半和药渣用以熏洗或湿热敷患处，可反复加温应用2~3次。每日1剂。对疣体较大者，为加速治愈可用激光或手术刀切刮块疣体，然后用“根叶煎剂”治疗。7日为1个疗程。功效：清热解毒，凉血消肿。主治：肛门尖锐湿疣。(《中国男科秘方全书》)

江氏加减四妙汤治尖锐湿疣

◎ 苍术10克，板蓝根30克，莪术10克，牛膝10克，薏苡仁20克。用法：水煎服，每日1剂。功效：清热解毒。主治：肛门尖锐湿疣及生殖器疣属湿热内蕴型，肛门或阴器生疣，阴部潮湿，小便黄赤，苔黄腻。(《四川中医》1992年第3期；江海燕经验方)

扶正汤治尖锐湿疣

◎ 生黄芪30克，枸杞子20克，桑椹子20克，郁金10克，丹参15克。用法：水煎服，每日1剂。功效：补益正气。主治：肛门尖锐湿疣及生殖器疣属正虚邪恋型，疣目反复出现，易受外感。据临床研究，本病患者体内辅助性T细胞耗竭，T_4/T_8比值倒置。药理研究则证实，此五味药具有提高T细胞效能的作用。(《中药方剂免疫》)

金钱草汤治尖锐湿疣

◎ 金钱草30克，车前草10克，皂角刺10克，土茯苓30克，金银花30克，连翘10克，夏枯草10克。用法：水煎服，每日1剂，10剂为1个疗程。外用湿疹散：代赭石40克，枯矾5克，冰片5克。共研成细末，分装成10~20克1包，干扑患处或用茶水调涂。功效：清热解毒化湿。主治：湿热下注，蕴而为毒，致生尖锐湿疣者。(《云南中医杂志》1988年第5期)

中药熏洗治尖锐湿疣

验方1　消疣外洗方

◎ 木贼草、香附、乌梅、红花、大青叶、千里光、黄柏各30克。用法：每日1剂，煎水外洗患处。(《中西医结合性病治疗学》)

验方2　消疣熏洗方

◎ 艾叶、大黄、蛇床子、苍术、板蓝根、黄柏、徐长卿、马齿苋各20克，明矾15克。用法：每日1剂，煎水，先热熏患处，待凉后，再用干净纱布蘸药液擦洗疣体，每天2次。(《中西医结合性病治疗学》)

验方3　肛门湿疣方

◎ 百部12克，蒺藜30克，苦参、蛇床子、黄柏、苍术、地肤子、五倍子、芒硝各15克，白矾、花椒、木贼各10克。用法：加水4000毫升，武火煎沸后再煎30分钟，去渣，将药液坐浴熏洗，每日2~3次。适用于肛门尖锐湿疣。(《山东中医杂志》1995年第1期)

验方4　祛疣汤

◎ 苦参、蛇床子、百部、木贼草、板蓝根、土茯苓各50克，桃仁、明矾各30克，川椒10克。用法：水煎2次，浓缩取汁1000毫升，先熏后洗患处，每次30分钟，每日1剂，7天为1个疗程。(《新中医》1993年第11期)

中药湿敷治尖锐湿疣

验方1　明矾液湿敷方

◎ 明矾500克，加水1000毫升，煎后去渣，湿敷患处15~20分钟，每天2~3次，10天为1个疗程。同时内服龙胆泻肝汤（龙胆草、柴胡、车前子、木通、生地黄、栀子、黄芩各10克，泽泻12克，当归尾、甘草各6克），每2日1剂，水煎分4次服,5剂为1个疗程。(《云南中医杂志》1991年第5期)

验方2　苦参豆根煎

◎ 苦参50克，山豆根、木贼草各20克，桃仁15克，丹皮12克，三棱、莪术各30克。用法：布包浸20分钟后，煎30分钟，用药熏蒸，继以湿敷患处8分钟，反复3次。每天熏蒸2次。(《中医药学报》1992年第3期)

坐药法治尖锐湿疣

◎ 白花蛇舌草、土茯苓各60克，苦参、香附、木贼草、生苡仁各30克。用法：加水3000毫升，煎40分钟，取汁先熏洗后坐浴至凉为止，每天1剂，早、晚各1次(第二次用药时重新煎沸20分钟)。主治：肛门湿疣。对属阴道湿疣者，将药液150毫升浓煎至50毫升，用消毒棉球蘸药擦洗阴道，后用带线棉球浸药放入阴道内，2小时后取出。(《皮肤病千家妙方》)

中药外搽剂治尖锐湿疣

验方1　疣搽剂

◎ 取鸦胆子油5毫升，独头蒜汁15毫升，麻油10毫升，冰片6克。用法：混合搅拌均匀后备用。涂搽患处，每天3~4次，7天为1个疗程。(《湖北中医杂志》1994年第5期)

验方2　疣灵搽剂

◎ 板蓝根、苦参、生香附、木贼草、露蜂房各250克。用法：共置容器内，加水5000毫升，煎1小时至药液2000毫升，加陈醋500毫升。每瓶装50毫升，避光备用。先用干棉签将患处擦干，局部用0.1%新洁尔灭消毒，再用棉签蘸药液外搽患处，每日3~5次，2周为1个疗程。(《江苏中医》1991年第2期)

验方3　湿疣膏

◎ 黄柏、苦参各30克，马齿苋45克，大枫子、白果仁各10克，苦杏仁、川椒各5克。用法：水煎成稀糊状，再加入轻粉1.5克，调匀。中药汤剂熏洗后，局部涂敷本品。(《山西中医》1993年第2期)

验方4　湿疣方

◎ 蛇床子40克，硼砂、川椒、血竭、蜈蚣各30克，黄柏60克，雄黄、明矾、轻粉各20克，冰片15克。用法：上药研末过筛，经高温消毒后，每次取适量药面用醋调成糊状涂敷患处，并在涂药时，用手轻轻地揉搓局部5~6分钟，使局部产生麻、赘、痛等感觉。每日1~2次，10日为1个疗程。(《内蒙古中医药》1992年第1期)

中药涂敷治尖锐湿疣

验方1　木贼草膏

◎ 木贼草200克，水煎后滤出液，再加热成糊状，将纱布条在药液中浸泡2天后，取出敷于患处，每天最少用3次，疗程3~4周。适用于疣体大小不超过豆粒者，超过豆粒大可先做切除或电灼后再用。(《中国中西医结合杂志》1992年第6期)

验方2　消疣糊剂

◎ 金钱草150克，木贼草100克，三棱60克，败酱草80克。用法：第一、二煎均加水1500毫升，分别过滤取液250毫升和200毫升。将二煎药液共浓缩至200毫升，加糯米粉20克，碱30克，石炭酸（苯酚）1毫升，95%乙醇200毫升，浸7天成糊状，涂敷患处，每日2~3次，7天为1个疗程。(《新中医》1994年第5期)

验方3　加味二妙散

◎ 苍术、黄柏各12克，土槿皮、百部、白鲜皮、紫草、雄黄、狼毒各10克，鸦胆子、生马钱子各5克。用法：上药共研为细末，加凡士林调成糊状，局部涂敷，每天1次，连用7天。(《中国中西医结合杂志》1992年第10期)

验方4　复方粉霜丹

◎ 粉霜、轻粉、黄柏、生甘草各6克，密陀僧、老黄丹各9克，冰片5克。用法：共研细末，混匀，用凡士林调成25%软膏，避光保存。用法：局部点涂阴道中，每日2次。用此方治外阴尖锐湿疣8例，2周后痊愈7例，好转1例，未见不良反应。(《浙江中医杂志》1994年第7期)

坐浴搓擦法治尖锐湿疣

◎ 板蓝根（或大青叶）、马齿苋、土茯苓、败酱草各20~30克，苦参、蛇床子、白鲜皮各10~15克。

用法：共放入2000毫升冷水中浸20~30分钟，煮沸15~20分钟，去药渣，温度适宜时坐浴20~30分钟，中间可再次加热。同时以手指缠纱布或小毛巾，搓擦病灶，以有轻微疼痛感为度。每日2次，5天为1个疗程。(《中医函授通讯》1993年第4期)

中药粉散剂治尖锐湿疣

验方1　黄柏青黛散

◎ 炒黄柏、青黛、滑石各等份。用法：研成极细粉末，直接涂撒于尖锐湿疣局部。(《皮肤病千家妙方》)

验方2　尖锐散

◎ 黄芪、黄柏、苦参、木通、薏苡仁各15克。用法：研细过筛，直接将药粉用竹板敷于患处，轻轻用力摩擦使药粉与患处贴紧。每次用药0.5~1.0克，每日2~3次，10日为1个疗程。(《新疆中医药》1993年第3期)

专家 zhuan jia 温馨提示

患者应杜绝肛交不正当性行为；避免不洁性生活，要洁身自爱；为预防间接感染，提倡不用公用毛巾、浴巾、不在共用的浴缸中沐浴。一般地说，尖锐湿疣患者在治疗期间应禁止性生活。尖锐湿疣患者尤其是在疣体未完全消退时应禁止性交，以防加重病情、尖锐湿疣扩散或传染给他(她)人。若经治疗，尖锐湿疣损害消退后月余，尖锐湿疣无复发且无新发损害者性交时应使用避孕套预防传染，并控制性生活频度。治疗期间患者要注意休息。特别是要注意精神放松，避免过度紧张、疲劳；避免劳累；注意加强营养，多食富含蛋白质和维生素类食物。尖锐湿疣患者的生活用品要单独使用。尖锐湿疣患者的生活用品，特别是内衣裤、毛巾、盆等应单独使用，并做好消毒处理，以防传染。

第 5 章　皮肤科疑难病秘验精方

肛门瘙痒症

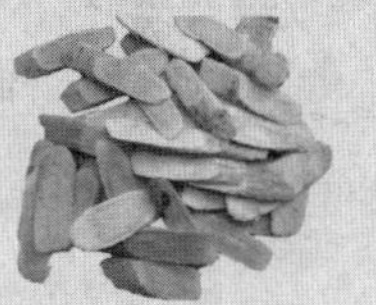

单方 · 秘方 · 经验方 · 食疗方 · 外用方

肛门瘙痒症是一种常见的局部瘙痒症。肛门部有时有轻微发痒，如瘙痒严重，经久不愈则成为瘙痒症。它是一种常见的局限性神经功能障碍性皮肤病。一般只限于肛门周围，有的可蔓延到会阴、外阴或阴囊后方。

肛门瘙痒多与肛门及直肠疾病有关，或继发于肛门、直肠疾病之后。真菌性感染、神经性皮炎等皮肤病都可引起肛门瘙痒。嗜食辛辣食品，也可刺激肛周皮肤，诱发瘙痒。内衣过紧，或穿化纤内裤，也能导致肛门瘙痒症。儿童肛门瘙痒症则以蛲虫病居多。淋巴瘤、糖尿病、维生素A和维生素D缺乏、阻塞性黄疸等全身性疾病也是造成肛门瘙痒的重要原因。

本病在《五十二病方》中称为“朐痒”。《诸病源候论》称之为“风瘙痒”。中医学认为，肛门瘙痒多为心经有火，血热生风；或气血两虚，血虚生风，肝风内生，风胜则痒；或由湿热内蕴，风邪郁久，化热化燥所致。

肛门瘙痒的一般处理方法是，肤湿润者，可用枯矾粉干撒患处，每日3次。也可用痱子粉，肛门局部外搽，早、晚各1次。皮肤干燥者，可用黄连膏或青黛膏外敷，每日3次。或黄柏30克，百部30克，煎水热敷肛门局部。或地肤子30克，蛇床子30克，煎汤热敷。0.5%~2%炉甘石洗剂(水粉剂)加樟脑或薄荷、麝香草酚等，具有局部降温消炎、干燥、止痒等作用。

苦蛇汤治肛门瘙痒症

◎ 苦参30克，蛇床子15克，石榴皮15克，明矾15克。用法：水煎洗患处，每日1~2次。如有蛲虫，可用百部30克煎汤灌肠。(《中国中医药报》第2651期)

苦蛇地肤汤治肛门瘙痒症

◎ 苦参20克，蛇床子15克，地肤子12克，防风15克，花椒18克，五倍子15克。用法：将上药水煎2500毫升，滤渣倒入盆内，待药汁不烫手时，坐浴患部，边泡边洗20分钟左右，然后卧床休息片刻。1剂煎2次，每日坐浴2次，一般用药2~7天。(《中国中医药报》第3718期)

百部二黄汤治肛门瘙痒症

◎ 百部20克，大黄10克，黄柏10克，苦参30克，地肤子15克，蛇床子15克，白鲜皮15

克，蝉衣12克，土茯苓30克，荆芥10克，花椒10克，白蒺藜20克，艾叶20克。用法：将上药加水约2500毫升，煎20分钟，将药液倒入盆中（如药液太少可适当加开水），趁热熏蒸，待水温降至适宜时，臀部接触药汁，坐浴15分钟，每日1剂，早、晚2次熏洗，一般3~7剂可治愈。（《家庭医生报》2004年第9期）

苦参柏苓汤治肛门瘙痒症

◎ 苦参30克，黄柏30克，土茯苓30克，地丁30克，乌梢蛇30克，黄连15克，地肤子30克，蛇床子30克，红花10克，苏木20克，冰片2克。用法：水煎，坐浴外洗，每日2次，每次15~30分钟。每剂药可用2日。上方适合所有肛门瘙痒。（《中国中医药报》第2577期）

蛇床子汤治肛门瘙痒症

◎ 蛇床子、白鲜皮各32克，苦参30克，大枫子15克。用法：加水浓煎成600毫升，坐盆熏洗。适用于单纯性肛门瘙痒。

苦柏三子汤治肛门瘙痒症

◎ 苦参、黄柏、苍术、蛇床子、地肤子、白鲜皮、五倍子、大黄、荆芥、防风各30克，枯矾60克。用法：上药加水1500毫升，浸泡2小时后，煮沸，先熏后洗，每日2次，水凉为止。每剂药熏洗3天，洗后用太宁膏涂患处，口服抗生素3~5日，禁食辛辣刺激性食物。（《医学信息·下旬刊》2009年第10期）

止痒洗方1号治肛门瘙痒症

◎ 桑白皮35克，土茯苓30克，蛇床子20克，苦参20克，黄柏20克，地肤子20克，丹皮20克。用法：上方诸药加水3500毫升左右，水煎30分钟，先用蒸汽外熏，待药水不烫时，坐浴30分钟，每日2~3次，1周为1个疗程。注意事项：治疗期间注意保持肛门皮肤清洁干燥，忌食辛辣刺激性食物，忌烟、酒，按时排便，保持大便通畅。（《中华现代皮肤科学杂志》2000年第6期）

按：肛周瘙痒症是一种常见的局限性神经功能障碍性皮肤病。一般仅限于肛门周围，有时亦可蔓延至会阴部。有医家称之为“谷道痒”，中医学认为，“无风不作痒”，因此本病不外乎有风。“风”有风热、风湿、血虚生风之别，而临床以风热加湿为多见。常因风胜夹湿，湿热下注，客于肌肤，壅遏于肛周所致。所以治疗当用祛风清热，燥湿止痒之法。止痒洗方中桑白皮祛风清热泻肺，利湿止痒，因为肺与大肠相表里，肛门为大肠之端，泻肺即可泻大肠之热；以苦参、蛇床子、地肤子清热燥湿，杀虫解毒；以黄柏、土茯苓清热利湿，使湿热自小便而出；丹皮配桑白皮即可助桑白皮清表之热，又可清血分之热。诸药合用，共奏祛风清热燥湿止痒之功效。本方使用方便、疗效可靠、安全无毒，临床观察此方对原发性肛门瘙痒症的治疗效果优于继发性肛门瘙痒症。因此，对继发性肛门瘙痒应该着重治疗原发病。

止痒洗方2号治肛门瘙痒症

◎ 苦参30克，地肤子15克，蛇床子30克，苍耳子15克，黄柏30克，梅片（冲）2克。方解：苦参、地肤子、蛇床子、苍耳子祛风清热燥湿止痒；黄柏泻火解毒、清热利湿；梅片清热防腐。诸药合用，共奏清热燥湿、祛风止痒之功。用法：上药用纱布包好，加水2000~3000毫升，水煎后冲入梅片2克，先用蒸气外熏，待水不烫时，坐浴20~30分钟，每日2~3次， 1周为1个疗程，一般治疗2~6个疗程。适应证：适用于风胜夹湿、湿热下注阻于肛门周围皮肤之肛周瘙痒症。注意事项：治疗期间注意保持肛门部皮肤的清洁干燥；忌食辛辣等刺激性食物，禁烟、酒；尽量按时排便，保持大便通畅。(《北京中医药大学学报》1995年第1期)

中药熏蒸治肛门瘙痒症

◎ 苦参30克，地肤子15克，白鲜皮15克，蛇床子15克，五倍子15克，黄柏15克，枯矾10克。用法：将上述药物浸泡5~10分钟后入蒸馏锅。患者取左侧卧位，用熏蒸喷头对准患处，距治疗部位25厘米，喷头呈汽雾状开始治疗，每次熏蒸25~30分钟，每日1次，7次为1个疗程，必要时1周后行第2个疗程。(《中华实用医药杂志》2004年第1期)

按：中医学认为，肛门瘙痒症由风湿、热邪客于肌肤，或湿热下注、或血虚生风化燥、浸淫肌肤所致。方中苦参、黄柏具有清热燥湿、解毒泻火之功效，地肤子、蛇床子、五倍子、白鲜皮可清热利湿、祛风杀虫止痒，枯矾敛湿止痒，各药并用具有清热燥湿、解毒清火、祛风止痒之功效。笔者采用熏蒸治疗，将中药经汽化后形成具有活性的分子微粒，通过特制的装置对准患处实施治疗，改传统熏洗为熏蒸，从而提高治疗效果。

地蛇洗剂治疗顽固性肛门瘙痒症

◎ 地肤子、蛇床子、五倍子、苦参各15克。用法：将上药煎熬后去渣倒入盆内，先熏洗后坐浴约30分钟。每日1次，一般10次为1个疗程。必要时1周后行第2个疗程。(《中国肛肠病杂志》2001年第9期)

按：地蛇洗剂方中地肤子具有清热驱风之功效，富含皂苷及维生素类物质；蛇床子燥湿杀虫止痒，有收敛抑制渗出等作用；苦参能驱风杀虫止痒；五倍子含丰富的鞣质，亦有很强的收敛作用。4药合用，共奏消炎杀虫祛风止痒之效，故对顽固性肛门瘙痒症有明显疗效。总有效率为97.7%。

除湿止痒汤治肛周湿疹及肛门瘙痒症

◎ 苦参30克，白鲜皮、地肤子、蛇床子、槟榔、龙胆草、粉丹皮、黄柏、大黄、枯矾、防风各15克，冰片、花椒各10克。用法：水煎坐浴，每日2~3次，7天为1个疗程，一般2~4个疗程。适

用于急性肛门湿疹、慢性肛门湿疹，肛门瘙痒症。(《中国肛肠病杂志》2001年第9期)

按：肛周湿疹和肛门瘙痒虽是不同的疾病，但都有共同的症状，即肛门痒。中医学认为，本病主要因风、湿、热邪客于肌肤，或湿热下注、或血虚生风化燥、浸淫肌肤所致。笔者采取异病同治的方法，抓住主要症状进行治疗。方中苦参、黄柏、龙胆草、大黄具有清热燥湿，解毒泻火之功效；地肤子、白鲜皮、蛇床子、槟榔能清热利湿，祛风杀虫，止痒；粉丹皮清热凉血；防风增加祛风作用；枯矾敛湿止痒，配冰片加强其清热止痛作用。以上诸药共奏清热燥湿、解毒泻火、祛风止痒，凉血收敛之功效。

中药外治顽固性肛门瘙痒症

◎ 地榆30克，蛇床子30克，雄黄30克，冰片3克。用法：上药共研为末，用凡士林250克调拌为软膏，以除湿止痒，备用。另取苦参30克，川椒15克，百部15克，五倍子15克，地肤子15克，将上药用水煮沸30分钟，取汤置盆内，趁热熏蒸10分钟，待药汤温凉坐浴，然后用毛巾擦干，涂上软膏，每天早、晚各1次。适用于顽固性肛门瘙痒。(《健康天地》2007年第11期)

按：方中苦参、地肤子、蛇床子祛风清热、燥湿止痒；五倍子敛酸除湿止痒，地榆凉血解毒；川椒、百部、雄黄解毒杀虫止痒。诸药合用，共达清热燥湿、解毒止痒之效。同时，采用局部熏蒸坐浴，可使局部皮肤血管扩张，促进血液和淋巴循环，使新陈代谢旺盛，局部组织营养得到改善。加上外涂软膏，减少渗出，解毒止痒，进而达到促进与提高疗效的目的。

自制苦冰酊止痒酊治肛门瘙痒症

◎ 取苦参10克，冰片4克，浸于75%乙醇约100毫升中，浸泡2~3天，待其色黄透明即可使用。以棉签蘸直接涂患处，可很快止痒，每天酌情涂抹次数不等。适用于肛门瘙痒症、异位性皮炎、神经性皮炎、皮肤瘙痒症、湿疹、丘疹性荨麻疹、痒疹等引起的瘙痒而无皮肤创面损伤者。(《中国中医药报》第3262期)

榧黄散治蛲虫引起的肛门瘙痒

◎ 榧子(去壳取肉，焙)、生大黄各等份。用法：上药各取等份，研末，开水冲服，口服3次，每次剂量为(年龄+1)×0.4克，连服1周。主治：小儿蛲虫病。临床症见：轻者肛门瘙痒、睡眠不安；重者不仅可见肛门瘙痒，还可见精神烦躁、夜眠不安、饮食不振、形体消瘦、面色萎黄，甚则恶心欲吐，腹痛，尿频，遗尿，时常可见粪便有虫，晚上在肛门周围亦常可见到蛲虫从肛门爬出。

病案举例：周某，女，7岁。平素肛门经常瘙痒，睡眠不安，饮食异常，腹痛时作，大便时常见到白色细线头虫，形体消瘦，面色萎黄，舌淡红、苔薄白，大便镜检蛲虫卵(+++)。诊断为蛲虫病，治宜杀虫止痒，予榧子(去壳取肉)、生大黄各35克，研末水冲，口服3次，每次3克，连用1周。药后大便溏薄，日行2次，1个月后肛门瘙痒已除，饮食大增，睡眠转佳，大便镜检蛲虫卵转阴，病告痊愈。(《黑龙江中医药》1991年第5期)

按：本方药用简单，具有杀虫止痒的功效。方中榧子肉味甘、性平，补中有消，杀虫消积而不伤气，毒性小，为一味有效而安全的驱虫药。大黄泻下而达到使虫体排出体外的目的。本方为散剂，较之汤剂有服用简单、携带方便的优点，易于被小儿接受。

百楝煎治蛲虫引起的肛门瘙痒

◎ 百部 50 克，苦楝根皮 30 克，冰片（后下）3 克。用法：前 2 味药加水浓煎成 120 毫升，再加入冰片搅匀，坐盆熏洗。适用于蛲虫引起的肛门瘙痒。如果加用祛蛲虫的内服方，效果更佳。方为：槟榔、百部各 15~30 克，大黄（后下）、甘草各 6~10 克，煎水晨间空腹服，连服 2 天。（经验方）

按：蛲虫病是小儿常见病，成年人也可感染。对小儿蛲虫病应积极防治，要养成孩子良好的卫生习惯。饭前、便后洗手，不吃未洗净的食物；勤剪指甲、勤洗澡、勤换衣被；纠正儿童吮手指的不良习惯。若发现小儿患了蛲虫病，应及时治疗。肛门周围可用2%的白降汞（氧化氨基汞）软膏或10%的氧化锌油膏涂抹止痒；驱虫可用蛲虫软膏外用或口服肠虫净；或用槟榔30克研细，加水500毫升，煎至100毫升，加蜂蜜适量，空腹服，每日1次，连用2~3天。

中药灌肠治蛲虫引起的肛门瘙痒

验方1　大蒜灌肠液

◎ 取大蒜 1 个，5~10 克，去皮捣汁，加温开水 50 毫升。直肠灌注，每晚 1 次。一般 3~4 次即愈。亦可用脱脂棉花蘸此汁塞入肛门。（《妙用大蒜治百病》）

验方2　百部灌肠液

◎ 百部、川椒各 30 克，苦参 50 克，明矾 5 克。用法：煎取药汁 150 毫升，瓶贮备用。每晚取 30 毫升，睡前作保留灌肠，连用 5 天。（《家庭中医药 800 问》）

塞肛疗法治蛲虫引起的肛门瘙痒

验方1　明矾塞肛

◎ 临睡前取适当大小明矾 1 块塞入肛门，次晨取出。在取出之明矾块周围可见一层蛲虫汇集于上，连用数次，至虫净为止。（《中医治验·偏方秘方大全》）

验方2　蛲虫粉

◎ 百部 15 克，苦楝皮 30 克，鹤虱 15 克。用法：上药共研细末，装入胶囊后备用。每晚用温水洗净肛门后，将 1 粒胶囊纳入肛门内，保留至次日自行溶化，连续 5 天为 1 个疗程。（《家庭中医药 800 问》）

药物外涂治蛲虫引起的肛门瘙痒

验方1　雄黄疗法

◎ 雄黄适量，用艾绒或艾叶包裹，点燃，每晚熏肛门1次。或以雄黄粉直接撒在肛门周围。或取雄黄3克加麻油、凡士林，调匀后涂于肛门周围。(《中医治验·偏方秘方大全》)

验方2　大蒜疗法

◎ 大蒜头2瓣，去皮，捣烂如泥，加菜油少许调匀，每晚涂在肛门周围。或用大蒜头30克，槟榔15克，苦楝皮30克，煎汤熏洗肛门。(《家庭中医药800问》)

验方3　食醋疗法

◎ 用好食醋适量，涂肛门外。或用棉球蘸米醋，塞入小儿肛门中留置过夜，次晨取出。(民间验方)

专家 zhuan jia 温馨提示

肛门瘙痒应该早治疗，早治效果好。能够找出病因、去除病因，是最理想的治疗。不论何种原因引起的肛门瘙痒，都应该注意以下几点。

◇保持肛门的清洁卫生，尽可能要每晚清洗肛门。

◇清洗肛门宜用温水，不可用太热的水，一般不必用肥皂。

◇内裤宜勤换，不要穿人造纤维织制的内裤。

◇保持肛门干燥。

◇肛门瘙痒时不可用手抓，不用过硬的物品擦肛门，痒的时候可涂止痒霜或激素药膏。

◇如因瘙痒而影响睡眠，可在临睡前服赛庚啶1片。

◇注意劳逸结合，保持心情愉快，防止过度紧张和焦虑不安。

◇多吃蔬菜水果，不吃或少吃刺激性食物，如辣椒、浓茶、咖啡、高度酒等。过敏体质者应少食用易致过敏的食品，如鱼、虾等，避免接触引起过敏的化学物质。

剥脱性唇炎（唇风）

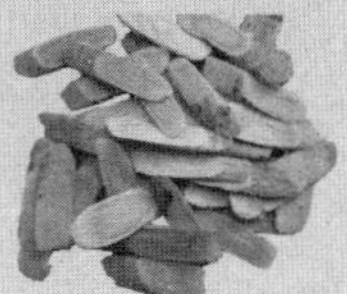

单方 · 秘方 · 经验方 · 食疗方 · 外用方

剥脱性唇炎属于慢性复发性疾病，原因不明，与日光照射、外用药物及某些不良习惯（如舐唇、咬唇等）有关。临床表现为唇缘皮肤红肿疼痒，日久破裂流水、结痂，自觉疼痛，反复发作，多发生在下唇。本病属中医学的“唇风”范畴，如《诸病源候论》紧唇候记载“脾胃有热，气发于唇，则唇生疮，而重被风邪、寒湿之气搏于疮，则微肿湿烂，或冷或热，乍瘥乍发，积月累年谓之紧唇，亦名渖唇”。《医宗金鉴·外科心法要诀》中说：“唇风多在下唇生，阳明胃经风火攻，初起发痒色红肿，久裂流水火燎疼。”说明本病多由脾阴不足，胃腑蕴热，郁久化火，火邪熏蒸唇舌，伤阴化燥所致。

本病易反复发作而成为慢性，好发于儿童和青年女性，西医尚缺乏有效的根治手段。中医治疗本病以清泄脾胃火热或脾胃湿热为主，局部无红肿者须健脾利湿。治疗时宜内服与外治并用。

泻黄饮子治唇风

◎ 白芷、升麻、枳壳、黄芩、防风、半夏、石斛各 30 克，甘草 15 克。用法：上药切碎。每次 12 克，加生姜 5 片，水煎服，每日 2 次。功效：祛风清热。主治：唇风，口唇干裂，或肿者。（宋·严用和《严氏济生方》卷五）

芍药汤治唇风

◎ 赤芍、栀子、黄连、薄荷（后下）各 3 克，石膏（先煎）10 克，连翘 5 克，甘草 1.5 克。用法：水煎服，每日 2 剂。功效：清热活血消肿。主治：脾经火热，口唇生疮（慢性唇炎），局部肿痛，燥裂，或有流黄水者。（《东医宝鉴》）

健脾除湿汤治慢性唇炎

◎ 白术 15 克，茯苓 15 克，山药 30 克，草豆蔻 10 克，生薏苡仁 30 克，生扁豆 30 克，萆薢 10 克，枳壳 15 克，黄柏 15 克，芡实 15 克，桂枝 10 克，天花粉 10 克。加减：口干渴者加沙参 20 克，石斛 15 克。用法：每日 1 剂，10 剂为 1 个疗程。1 个疗程未愈者可继续下 1 个疗程的治疗，2 个疗程之间间隔 3 日。服中药期间停用其他各种治疗。功效：健脾利湿消肿。主治：唇风（慢性唇炎），下唇肿胀、渗液、脱屑，日久不愈者。（《中医杂志》1983 年第 4 期）

唇风饮治慢性唇炎

◎ 防风 9 克，荆芥穗 9 克，薄荷 6 克，连翘 12 克，焦栀子 9 克，黄芩 9 克，生石膏 9 克，白术 9 克，白芍 6 克，当归 9 克，滑石 9 克，薏苡仁 12 克，甘草 6 克。用法：水煎服，每日 1 剂，每日服 2 次。功效：散风，清热，除湿。主治：唇风因脾胃湿热，复受风邪，风热相搏，结于口唇而发。（齐强经验方）

泻黄散合增液汤治剥脱性唇炎

◎ 生石膏 15 克，栀子 6 克，藿香 6 克，防风 6 克，生地黄 10 克，玄参 10 克，麦冬 6 克，甘草 3 克。用法：上药用清水浸泡 1 小时，第 1 煎沸后 10 分钟滤出，第 2 煎 20~30 分钟滤出，2 煎合一，每日 1 剂，早、晚分服。加减：热盛加连翘、黄芩；痒甚加牛蒡子、僵蚕；便秘加生大黄；颌下淋巴结肿痛加金银花、桔梗、浙贝母。功效：泄热润燥，散风止痒。主治：唇部黏膜结痂、裂口、干燥、疼痛。（《山东中医杂志》1998 年第 9 期）

玄花麦蚕汤治剥脱性唇炎

◎ 玄参 25 克，菊花、麦冬、生地黄、蒺藜、僵蚕各 20 克，金银花、蝉蜕、连翘、黄芩、桔梗各 15 克，甘草 6 克。加减：若热毒偏重者加大青叶；风热偏盛者加薄荷；唇干裂甚者加玉竹、石斛。用法：每日 1 剂，水煎服。以 5 剂为限。同时用紫草油外搽唇部。功效：养阴生津，润唇止痛。主治：唇风，唇部红肿干燥，疼痛发痒、喜用舌之唾液润添唇部，严重者如无皮之感，唇燥干裂，裂纹深细，裂口出血或水液，患处遇及辛辣食物痛掣及心。（《新中医》1999 年第 10 期）

病案举例：徐某，女，36岁。1995年11月16日诊。入秋则发下唇部红肿干燥，喜用舌润，过冬则自愈。病已2年，口服中西药效果不显。半月前又发此病，在某门诊静脉滴注青霉素2天，效果欠佳。经人介绍来诊。诊见：全唇红肿干裂，裂口细深，血渗唇外，唾频润唇，唇痒，辛辣刺唇掣痛及心，脉沉细数。治以滋阴润唇，清热解毒。处方：玄参25克，菊花、麦冬、生地黄、蒺藜、僵蚕各20克，金银花、蝉蜕、连翘、黄芩、桔梗各15克，甘草6克。3剂，每天1剂，水煎服。并配合外搽紫草油。11月21日二诊：唇肿消，裂口愈，痒止，舌活动自如、苔微黄而薄，脉沉细数。效不更方，续服原方2剂以巩固疗效，随访3年未发。

生血润肤饮加减治慢性唇炎

◎ 天冬 15 克，生地 15 克，熟地 15 克，麦冬 15 克，当归 15 克，黄芪 15 克，黄芩 15 克，桃仁 10 克，瓜蒌仁 10 克，升麻 4.5 克，红花 10 克，五味子 10 克。用法：水煎服，每日 1 剂。功效：养血润燥。适用于慢性唇炎属血虚风燥型，症见口唇皲裂，出血，燥痒，脱屑，面白无华，纳呆，口渴，

便秘，目花头晕。舌淡，脉细无力。本证以较裂、脱屑为特征。(《沈氏尊生书》)

中药内服外用治剥脱性唇炎

内服方　双解唇风汤

◎ 生地25克，元参15克，石膏10克，麦冬15克，甘草10克，金银花20克，桔梗20克，牡丹皮10克，藿香20克，知母20克，丹参15克，蒲公英30克。用法：以上药浓煎30分钟，两煎取汁100毫升，口服，每天2次，7剂为1个疗程。

外治方　湿敷法

◎ 黄连10克，黄柏5克，茵陈20克。用法：加水50毫升，浸泡30分钟，煎水湿敷，每天3次，每次15~30分钟，连用5~7天。

主治：剥脱性唇炎，局部表现为口唇黯红、微肿、反复脱屑，屑呈乳白色布及全唇，不易拭去，观之似口唇黏满糠麸，表面干燥，无痛，寒冷干燥季节可伴发皲裂、渗出及疼痛。病变仅损害口唇黏膜，与口周皮肤界限清晰。临床资料，本方治疗剥脱性唇炎30例，痊愈23例，显效5例，好转2例。(《中华现代中西医杂志》2005年第12期)

外治妙方治慢性唇炎

验方1　桃仁脂膏

◎ 桃仁20~30克。制法：将桃仁捣烂如泥，少许猪油和之，置于干净瓶中备用。用法：温水洗净患处，用棉签涂上脂膏，每日2~3次，3~4天为1个疗程。功效：养血活血，滋润肌肤。主治：慢性唇炎，唇裂。(《四川中医》1990年第7期)

验方2　蜈蚣大黄油

◎ 蜈蚣（烘干，研末）5条，生大黄6克，麻油5毫升，熟鸡蛋黄2个。用法：将熟鸡蛋黄放入麻油中炸黑弃去焦炭，再放入生大黄炸黑弃去焦炭，油内放入蜈蚣粉，调匀即可。外用搽唇，每日3~4次，忌辛辣食物。功效：清热泻火，解毒生肌，祛风润燥。用于唇风疗效显著，轻者3~5次即愈，重者可连用1周。(《中医外治杂志》2000年第2期)

验方3　唇风煎

◎ 白鲜皮15克，蛇床子10克，木槿皮10克，地肤子30克，苦参30克。用法：每日1剂，置砂锅内煮沸约10分钟，离火之后去除药渣待温。将患唇浸泡于药液内，每次浸泡15分钟；或用消毒纱布浸透药液敷于唇部。两种用药方法轮流使用，但以唇部直接浸泡在药液中为主。本方对健康皮肤及黏膜基本无刺激性。功效：清热解毒，燥湿祛风。主治：以渗液、糜烂、痂皮为主要表现的湿烂型慢性唇炎。(《中医杂志》1980年第6期)

验方4　紫归油

◎ 紫草、当归各15克，麻油100克。用法：用麻油小火熬，去滓，出火气。以棉签蘸油，频频润之。功效：凉血活血，清热解毒。主治：茧唇。唇上起白皮，小疱渐肿渐大，如蚕茧，或唇下肿如黑枣，燥裂痒痛者。(《外科证治全书》卷二)

专家 zhuan jia 温馨提示

本病的自身护理及预防十分重要。首先要改正不良习惯，勿舔唇、咬唇或揭唇部皮屑；其次要减少烟酒刺激，少食辛辣厚腻之品，避免烈日暴晒。平素口唇常以油脂或护唇膏润之，常服健脾、利湿之品，如薏米、芡实、荸荠、赤小豆等煎汤饮。

第 6 章　五官科疑难病秘验精方

口腔扁平苔藓（口蕈）

单方·秘方·经验方·食疗方·外用方

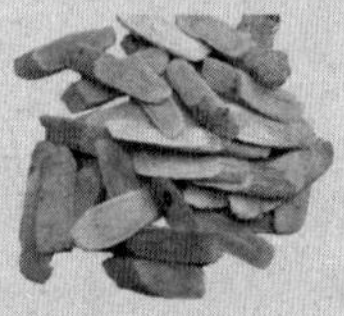

扁平苔藓是一种常见的慢性口腔黏膜病，病程很长，可达10年以上。扁平苔藓对药物治疗较顽固，不易根除且容易复发。表面长期溃烂的患者，偶有恶变倾向。发病原因与精神因素、疲劳过度及内分泌功能紊乱等有关。它的表现是在口腔黏膜表面出现白色的网状条纹或放射状线纹。白红线纹之间的黏膜发红，一般无自觉症状或稍有粗糙感觉，也有患者感到发痒。常易发生在唇、舌、颊黏膜和牙龈等处，有时扁平苔藓的表面溃烂，可感到疼痛，特别是在进食时为甚。本病患者以女性较多，年龄多在20—40岁。

本病属于中医“口蕈”“乌癞风”或“紫癜风”范畴。中医治疗以清热泻火，健脾利湿和养阴润燥为主，局部可涂口腔溃疡膏、蛋黄油和青黛散等。

乌蛇驱风汤治扁平苔藓

◎ 乌梢蛇10克，蝉衣6克，荆芥、防风、白芷、羌活各10克，黄连8克，黄芩、金银花、连翘各10克，生甘草6克。用法：每日1剂，水煎服，每日服2次。功效：搜风剔邪，清热解毒。主治：扁平苔藓以及慢性荨麻疹、泛发性神经性皮炎、皮肤瘙痒症、结节性痒疹等顽固瘙痒性皮肤病。(《朱

仁康临床经验集》）

按：扁平苔藓属于中医“口蕈”“乌癞风”或“紫癜风”范畴，临床上典型损害可见多角形表面常有光泽之紫红色扁平丘疹，其大小从针头大至黄豆大小不等，往往多发，皮疹成片呈苔藓化。此病多由风湿蕴聚，郁久化毒，阻于肌腠，气滞血瘀所致。治疗原则以搜风燥湿、清热解毒为主。故本方组成有以下3个特点：一是用虫类药搜剔隐伏之邪，乌蛇甘平无毒，善行走窜，《开宝本草》谓其“治诸风顽疾，皮肤不仁，风瘙瘾疹，疥癣”；蝉衣甘寒灵动透发，《本草纲目》谓其“治皮肤风热，痘疹作痒”，两药配伍，相辅相成，以搜剔隐伏之邪；二是重用风药疏风透邪，荆芥、防风、白芷、羌活辛能散透，辅助乌蛇、蝉衣使久郁之邪复从肌表外驱；三是配用黄芩、黄连、金银花、连翘以清解郁热；甘草既能调和诸药，亦有清热解毒之功效。诸药相合，配伍默契，功效颇著。

凡属风邪久羁，郁久化热之证，舌质红，苔黄而腻者均可使用本方。临证使用，可随症加减。一般连服3个月左右可愈。临床验证数例，均获痊愈。除按上法服用外，同时加3煎药汁外用擦洗患部，每日1~2次，每次擦洗20~30分钟，可缩短疗程，提高治疗效果。

湿热瘀化汤治扁平苔藓

◎ 生地15克，玄参10克，白芷10克，蒲公英10克，桑叶10克，石斛15克，连翘10克，白花蛇舌草21克，红花9克，赤芍10克，旱莲草10克，海藻15克，昆布15克，生苡仁20克。用法：水煎服。每日1剂，每日服2次。功效：清热除湿，活血化瘀。主治：舌体糜烂型扁平苔藓。（《千家妙方·下》李冬青方）

按：舌体糜烂型扁平苔藓，系由慢性非感染性炎症所致，病程可达数年以上。其糜烂面多出现膜性损害，经久不愈，应提防恶变。舌为心之苗，手少阴之别系舌本，足少阴之脉夹舌本，足厥阴之脉络舌本，足太阴之脉连舌本，散舌下，故舌与内脏关系密切。本方中桑叶清肝；连翘泻火散结；蒲公英清热解毒，配白芷散结消肿止痛；白花蛇舌草清热渗湿；红花、赤芍化瘀止痛；生地、玄参清热凉血，养阴液；生苡仁渗湿排脓；旱莲草养肝益肾，海藻、昆布消炎软坚，促进病理改变得以恢复和炎性渗出物的吸收。合而用之，共奏清热除湿，活血化瘀之功。

清肝解毒汤治扁平苔藓

◎ 银花、蒲公英、野菊花各30克，连翘、紫花地丁各10克，龙胆草、青蒿、车前子、牡丹皮、玄参、甘草各12克，黄连、灯心各6克，白术、麦冬各15克。用法：水煎服，每日1剂，10日为1个疗程。功效：清肝泻火，解毒活血。主治：口腔扁平苔藓，口腔黏膜以两颊为主有充血、糜烂、白色花纹等变化者。（《北京中医学院学报》1990年第3期）

养阴泻热汤治扁平苔藓

◎ 生地15克，玉竹15克，麦冬12克，玄参15克，生石膏30克，竹叶12克，赤芍12克，大黄6克，莲子心6克。用法：水煎服，每日1剂。功效：养阴润燥，清热活血。主治：口腔扁平苔藓阴虚燥热型，见口干舌燥，频频饮水，大便干结者，舌红少苔，脉细数。(《中医杂志》1986年第8期)

加味丹栀逍遥散治扁平苔藓

◎ 牡丹皮10克，栀子10克，赤芍10克，白芍10克，当归20克，茯苓10克，白术10克，生黄芪15克，薏苡仁30克，陈皮5克，黄芩10克。用法：水煎服，每日1剂。加减：若局部糜烂较盛者加地肤子30克；白鲜皮10克；患者性急易怒，则加香附10克，郁金15克；局部充血明显，患者手足心热，可加地骨皮15克，青蒿15克。功效：疏肝理气，健脾渗湿。主治：口腔扁平苔藓，见局部黏膜糜烂，或有充血者。(《中医杂志》1988年第10期)

经验方治口腔扁平苔藓

验方1　内外合治方

◎ 内服方：党参20克，黄芪30克，黄连10克，干姜8克，白术15克，茯苓15克，丹参15克，桃仁12克，甘草6克。用法：水煎服，每日1剂，分早、晚2次服。漱口方：菊花、紫花地丁、金银花各15克，五倍子、黄柏各9克，木棉花12克。加水煎煮20分钟，去渣取汁，待冷却后含漱，每天5~6次。适用于口腔扁平苔藓。(《中国中医药报》第3895期)

验方2　黄芪二参汤

◎ 丹参、黄芪各30克，当归、党参、元胡、泽兰各12克，白术、五灵脂、生蒲黄各10克，莪术15克。用法：每日1剂，水煎，早、晚分服。适用于口腔扁平苔藓。(《家庭医生报》总第1122期)

外治妙方治口腔扁平苔藓

验方1　苔藓1号散

◎ 青黛2克，炉甘石2克，儿茶2克，冰片1克。用法：上药共研细末，用时取少许撒敷于口腔黏膜患处。对局部充血、糜烂者有效。(《中医杂志》1986年第8期)

验方2　苔藓2号散

◎ 吴茱萸30克。用法：将上药研细末，用醋调，做成直径为5厘米的圆饼，每晚临睡前敷于足心涌泉穴，次日清晨取去。能通络降火，口腔扁平苔藓。(《中医杂志》1986年第8期)

专家 zhuan jia 温馨提示

由于有极少数病例可能因为延误治疗而发展成口腔癌，所以这个病也被世界卫生组织定义为癌前病变。尽管如此，患者也不必太过紧张，因为癌前病变尚在良性的范围内，只有延误治疗或治疗不当，才有可能转变成癌。所以一旦患病，一定要找开设有口腔黏膜病专科的医院，进行及时、规范的治疗，尽早控制病情，定期追踪检查。

第 6 章 五官科疑难病秘验精方

复发性口腔溃疡（口疮）

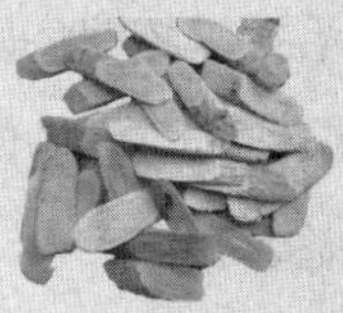

单方 · 秘方 · 经验方 · 食疗方 · 外用方

复发性口腔溃疡是一种口腔黏膜发生小而疼痛的溃疡。多与精神紧张、内分泌失调、营养缺乏、感染、遗传、免疫功能异常、消化系统疾病等因素有关。中医学认为，本病的发生，外因以热毒为主；内因多为情志内伤，饮食不节，房室劳倦所致。

治疗口疮要分虚实，辨脏腑，辨病与辨证相结合，才能取得较好疗效。口疮临床见证颇多，其中以心脾蕴热和虚火上炎最为多见。若患者是青年，口疮剧痛，犹如火灼，便干尿黄，为实热实火，治当以清热泻火、解毒止痛为主；若患者年老体弱，或女子血虚之体，口疮隐隐作痛，咽干舌燥，烦热或五心烦热，舌红少津，为虚热虚火，治宜养阴生津，清降虚火。

黄连升麻散治口疮

◎ 黄连 23 克，升麻 45 克。用法：上药共研细末。每次取 3~4 克，含服或开水冲服，每日 2 次。功效：清热解毒。适用于口疮伴口气热臭者。（《千金要方》卷六）

玄参莲枣汤治口疮

◎ 玄参 90 克，牡丹皮、炒枣仁各 30 克，丹参 15 克，柏子仁、莲子心各取 9 克。用法：水煎服，每日 1 剂。功效：滋阴降火，养心安神。适用于心阴不足，唾干津燥，口舌生疮，渴欲思饮，久则形容枯槁，心头汗出者。（《辨证录》卷八）

史方奇经验方治口疮

◎ 银花20克，连翘15克，生石膏15克，板蓝根15克，野菊花12克，黄芩12克，射干12克，厚朴12克，酒大黄6克（重者改生大黄3克，泡开水对服）。用法：水煎服，每日1剂。加减：小便黄赤又热痛者，可加萹蓄、瞿麦各15克。功效：清胃火，除脾热。适用于复发性口疮，见于年轻体壮，素嗜烟酒，满口烂斑色红，甚则腮舌俱肿，口干脉洪者。(《古今名医临证金鉴·五官科卷》近代四川名医史方奇经验方)

肾气丸加减治口疮

◎ 制附片（先煎30分钟）15克，肉桂3克，熟地20克，山茱萸12克，山药30克，牡丹皮10克，茯苓12克，泽泻10克，苍术10克。用法：水煎服，每日1剂。功效：温补脾肾，引火归源。主治：口腔溃疡属脾肾阳虚型，症见口舌生疮，溃疡面色白，周围不红，数量少，久治不愈，伴四肢不温，口干喜热饮，腰背酸痛，尿频清长，大便溏，舌淡苔白腻，脉沉弱。(《国学中医研习·中医临床备要》)

知柏地黄汤加减治口疮

◎ 知母6克，黄柏9克，生地30克，地骨皮15克，山药5克，泽泻10克，山茱萸10克，野菊花15克，连翘12克，升麻6克，砂仁3克，桑寄生30克。用法：水煎服，每日1剂。功效：滋阴降火，清心安神。主治：口腔溃疡属虚火上炎型，症见溃疡颜色鲜红，数量多，形状不一，大小不等，疼痛昼轻夜重，伴心悸心烦，失眠多梦，健忘，眩晕耳鸣，腰膝酸痛，咽干口燥，小便短黄，舌红苔薄，脉细数。(《国学中医研习·中医临床备要》)

丹栀逍遥散加减治口疮

◎ 当归20克，白芍20克，生地15克，淡竹叶10克，茯苓12克，牡丹皮10克，山栀10克，柴胡10克，麦冬10克，五味子10克，玄参10克。用法：水煎服，每日1剂。功效：养血益阴，潜降虚火。主治：口腔溃疡属血虚阴亏型，症见口舌溃烂多发生于月经前后，伴月经先期量多，五心烦热，口干喜饮，舌淡苔薄白，脉细数无力。(《中医诊治100病》)

滋阴疗疮汤治口疮

◎ 生地、熟地各15克，北沙参15克，山萸肉10克，山药10克，牡丹皮15克，泽泻15克，茯苓20克，知母10克，黄柏10克，麦冬15克，当归10克，生黄芪15克。用法：水煎服，每天1剂，连服10~15剂为1个疗程。功效：养阴生津，滋阴降火。用于肝肾不足，虚火上扰证。表现为口疮反复发作，疼痛不堪，溃疡表面覆盖白苔，中间基底部凹陷，四周略隆起，色不红，气短乏力，烦热颧红，口干不渴，小便短赤，舌尖红苔少或有裂纹，脉略细数。(《中医诊治 100 病》)

珠黄散治口疮

◎ 珍珠、黄柏、儿茶各 5 克，青黛、雄黄各 10 克，冰片 1 克。用法：上药先分别研细，再混合研成极细。用时以棉签蘸药少许，涂于溃疡面。每日 2~3 次。(《五官科病实用方》)

按：方中以珍珠拔毒收口生肌；黄柏清热燥湿，泻火解毒；青黛解毒清肝；雄黄燥湿杀虫；儿茶收敛口疮，生肌止痛；冰片清热散火止痛。诸药相配而成清热解毒，散火敛疮之剂。据《四川中医》(1989年第2期)报道，用此方治口疮30例，其中21例在3~5日内痊愈，4例症状减轻，2例无效。

含漱疗法治口疮

◎ 黄芩 10 克，竹叶 10 克，麦冬 15 克，金银花 10 克，菊花 10 克，青果 10 克。用法：泡水含漱，每天 1 剂。曾有人报道用细辛煎液含漱法治复发性口腔溃疡，可取得较好疗效。细辛煎液的制备及用法：每天取细辛 10 克，加水 100 毫升，煎煮 5~10 分钟，取液 60 毫升，分 3 次口含、漱口，每次 10~15 分钟，漱后吐出，不可吞咽入胃，溃疡面愈合后即可停药。(《国学中医研习 · 中医临床备要》)

中药散剂治口疮

验方1　溃疡散

◎ 茄子 100 克，地龙 25 克，猪头骨 30 克，侧柏叶 20 克，灯心草 15 克，冰片 10 克。制法：采经霜打后的茄子（个小者为佳品）切片晒干或烘干，研细；地龙、侧柏叶焙黄研末；猪头骨放炉灶内煅透，灯心草直接用火烧成炭后共研细末；再取冰片用乳钵研细，加入诸药混匀同研为细末后，过筛装瓶备用。遇口腔溃疡者可直接取药粉涂撒溃疡面，一般经上药治疗 5~6 天可愈。

验方2　黄瓜霜

◎ 老黄瓜 1 条。用法：切去一小段，掏尽黄瓜子后，装入芒硝，再将切下的一小段盖上，悬挂在阴凉通风处，5 天以后，可见黄瓜表面附着一层霜，每天用毛笔将黄瓜霜扫下来，装入瓶中。用时先将口腔溃疡面用金银花与甘草煎成的汤洗净，然后将黄瓜霜撒于患处，每天 3~4 次。

验方3　明矾蜘蛛散

◎ 明矾 60 克。用法：放入砂锅内加热熔化，并放入活蜘蛛 6 只，待白矾全部成为枯矾时离火，剔除蜘蛛，放乳钵内，加冰片 1.5 克，共研细末，吹患处。

验方4　猪苦胆霜

◎ 猪苦胆 1 个。用法：于猪胆上部剪一开口，将明矾末沿口塞入，塞满为度，用线将开口扎紧，悬挂于屋檐下自然晾干，待猪胆表面出现一层白霜时（至少 1 年）取下，研成极细末，装瓶备用。用时取少许涂患处，每天 3 次。

治疗口腔溃疡的中药散剂较多，可供选用的还有中成药冰硼散、锡类散、牙疳散、口腔溃疡散、桂林西瓜霜、珍珠散、双料喉风散等。

膜剂与喷雾剂治口疮

◎ 复方儿茶散喷粉剂：儿茶 60 克，煅人中白 45 克，黄连 18 克，青黛 18 克，冰片 9 克，穿心莲 9 克，薄荷 6 克。共研细末，贮于喷粉器中（置阴凉处）每天喷 5~6 次。据临床观察，此方治复发性口疮及急性疱疹性口炎均有良效。此外，中成药膜剂有口腔溃疡药膜、蜂胶口腔膜等；喷雾剂有金喉健、口腔炎喷雾剂等，可直接喷洒于溃疡面。

敷涌泉法治口疮

验方1　吴茱萸散

◎ 用吴茱萸粉末 12 克，以醋或茶或酒调成糊状，每晚睡前分贴两足心涌泉穴，连用 3~5 天。敷涌泉法能引热下行，有促进口腔溃疡愈合的作用。

验方2　吴萸细辛膏

◎ 取吴茱萸、细辛各等份研末，以 30% 二甲基亚砜调成软膏，装瓶备用。每晚临睡前洗净双足，擦干，取药膏如蚕豆大置伤湿止痛膏中心，贴于双足涌泉穴，每天换药 1 次，一般用药 4~5 天有显效。

验方3　硫黄硝石散

◎ 用生硫黄、硝石各半，以水、面适量，调敷双足心。

此外，还可用明矾 100 克，溶入热水中泡足，每晚 1 次，每次 20~30 分钟。

专家 zhuan jia 温馨提示

复发性口疮患者应避免精神紧张，饮食上以清淡为主，多吃蔬菜，少食生冷、辛辣、醇酒厚味之品；保持大便通畅是治疗口疮的关键，口疮患者服药后大小便通畅，火热下行，引起口疮的实火与虚火随大小便排出，口疮自然会愈合。本病系自身免疫性疾病，当抵抗力低下时易发作，所以，当您有其他慢性病（如消化性溃疡、贫血、迁延性肝炎等）时，应积极予以治疗，同时注意休息，保持口腔卫生，补充适量维生素，以减少复发。

第 6 章　五官科疑难病秘验精方

病毒性角膜炎（聚星障）

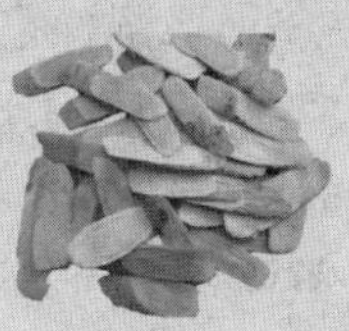

单方 · 秘方 · 经验方 · 食疗方 · 外用方

病毒性角膜炎可由多种病毒引起，临床上常见的病毒性角膜炎有单纯疱疹性角膜炎和带状疱疹性角膜炎等。

单纯疱疹病毒性角膜炎的临床表现主要是起病前常有感冒或其他发热病史，自觉畏光、流泪、疼痛、异物感等，混合充血，角膜知觉减退，角膜荧光素染色呈阳性显绿色。点状浸润型病变表浅，局限于角膜上皮层。树枝状溃疡型病变波及浅基质层，溃疡呈树枝样分布于角膜。地图状基质层型病变波及基质层，溃疡面如地图，角膜基质层水肿，自觉刺激症状加重，睁眼困难，继发虹膜睫状体炎，出现角膜后沉着物及房水浑浊。本病病程冗长，极易复发，为眼科常见而治疗棘手的疾病之一。

本病属中医“聚星障”“混睛外障”“气翳”的范畴。多因肝经风热，肝胆热毒蕴蒸于目，热灼津液，瘀血凝滞而致；后期可因热久伤阴，阴虚火旺引起。

银翘荆防汤治角膜炎

◎ 银花 20 克，板蓝根 20 克，蒲公英 20 克，连翘 10 克，荆芥 10 克，防风 10 克，柴胡 10 克，黄芩 10 克，桔梗 10 克，薄荷 6 克，甘草 5 克。用法：水煎服，每日 1 剂，分 2 次温服。主治：单纯疱疹性角膜炎。角膜炎就是黑眼珠上长了个“白星”，患者感到疼痛，怕光流泪，视力减退。本方是针对浅表型单纯疱疹性角膜炎而设，方中重在祛风清热，用荆芥、防风、银花、连翘之类，使邪从表散；如病程日久，或反复发作者。在热毒已清后，应注意扶正祛邪，采用益气健脾、滋阴养血、退翳明目等法治疗。（《辽宁中医杂志》1990 年第 10 期）

龙胆草汤治病毒性角膜炎

◎ 龙胆草 6 克，甘草 9 克，知母 9 克，玄参 12 克，防风 12 克，荆芥 12 克，黄芩 12 克，黄精 12 克，天花粉 12 克，绞股蓝 12 克，银花 15 克。用法：水煎服，每日 1 剂，分 2 次温服。并用药渣煎液熏洗眼部，每日 3 次，每次 20~30 分钟。主治：病毒性角膜炎。（《浙江中医杂志》1995 年第 9 期）

按：此病重在调整机体免疫力。故用黄芩、银花、龙胆草、甘草、天花粉、绞股蓝清热解毒和抗病毒，其中天花粉、黄芩、绞股蓝免疫调节的作用较为显著。再配合板蓝根注射液直接作用于局部治疗，共奏清热解毒、抗菌消炎和抗病毒、增进机体免疫力的作用。

病案举例：王某，女，53岁。双眼患病毒性角膜炎反复发作1年余，常用病毒唑（利巴韦林）、无环鸟苷眼药水滴眼，未见明显效果。现双眼红肿疼痛，怕光，流泪，视物模糊。检查：视力右眼0.5，左眼0.06；左眼球结膜混合充血明显，角膜外侧呈地图状浑浊，周围浸润水肿并侵入瞳孔区，荧光素染色阳性，角膜后可见少量KP，右眼球结膜轻度混合充血，角膜荧光素染色阳性、呈点状。诊断：双眼顽固性病毒性角膜炎。给予上法治疗5天后，自觉症状好转。继用15天后，刺激症状明显减轻。1个月后检查：视力右眼1.0，左眼0.6；双眼角膜染色阴性。左眼外侧角膜留有少量斑翳，再予消朦眼膏点眼巩固，随访1年未复发，视力增至右眼1.0，左眼0.8。

金黄汤治病毒性角膜炎

◎ 金果榄10克，黄精18克，密蒙花6克，谷精草8克，急性子9克，菟丝子9克，枸杞子13克，炙甘草5克。用法：水煎2次服，每日1剂，每日服2次。第3次加入杭菊花9克，蒺藜12克，水煎后熏洗患眼，每晚1次。功效：清热解毒，清肝补肾，明目退翳。主治：病毒性角膜炎属实证热证者。（《江西中医药》1988年第1期）

清毒明目饮治病毒性角膜炎

◎ 紫花地丁20克，蒲公英20克，金银花20克，菊花12克，赤芍12克，决明子12克，车前子12克，柴胡9克，薄荷6克，木通6克，蝉衣6克，黄精（或太子参）15克。用法：每日1剂，并用复煎药液熏洗眼部，每日2~3次，每次15~20分钟。功效：疏散风热，清热解毒，淡渗利湿，泄肝明目。主治病毒性角膜炎证属风热表实，脾虚湿热，肝胆火毒者。（《辽宁中医杂志》1986年第1期）

聚星散治病毒性角膜炎

◎ 防风20克，荆芥20克，柴胡15克，谷精草20克，丹参20克，黄芪30克，党参20克，玄参20克，板蓝根20克，大青叶20克，海藻30克，白芷20克。用法：水煎服，每日1剂。功效：清热散风，化痰解毒，益气养阴。主治：病毒性角膜炎，证属肝气郁滞，内有痰火，外受风热毒邪者。（李永才方）

银翘散加减方治病毒性角膜炎

◎ 银花12克，连翘12克，桔梗9克，薄荷3克，荆芥6克，蒲公英12克，竹叶9克，炙桑皮9克，甘草5克，芦根15克，桑叶12克，菊花9克，木通3克，黄芩9克，胆草6克。用法：水煎服，每日1剂，每日服2次。功效：疏风清热。主治：病毒性角膜炎证属肝经风热，上攻于目者。（庞万敏方）

消单粉治单纯疱疹性病毒性角膜炎

◎ 炉甘石 60 克，硼砂 15 克，冰片 5 克，珍珠 5 克，珊瑚 5 克，麝香 1 克，犀牛黄 1 克，黄芩 30 克，银花 30 克，秦皮 10 克，栀子 10 克，防风 10 克。用法：方中炉甘石、珍珠用豆腐包煮，而后用黄芩 30 克，银花 30 克，秦皮、栀子、防风各 10 克，煎汤后水飞；珊瑚用火煅，然后将上述各药和匀共研细末，装入密闭瓶内备用。用法：用牙签尖端取消单粉少许点于内眦角，自觉眼部清凉舒适为佳，每日 4 次。主治：单纯疱疹性病毒性角膜炎。(《辽宁中医杂志》1997 年第 8 期)

抗病毒滴眼液治病毒性角膜炎

◎ 千里光 100 克，板蓝根 200 克，金银花 100 克，野菊花 50 克，鱼腥草 50 克，芦根 50 克。用法：上药加水煎至 1000 毫升，反复过滤，加尼泊金防腐剂，调 pH6~7，灭菌装瓶备用。滴患眼，每日 1~3 次，7~10 日为 1 个疗程。主治：病毒性角膜炎。(《中国中医眼科杂志》1995 年第 3 期)

按：野菊花、银花、千里光、板蓝根、鱼腥草、芦根具有清热解毒、凉血明目、去腐生肌的功效，将上述药物配伍制成滴眼液复方制剂，取其有广谱抗菌和抗病毒作用，并能增强机体免疫力。

专家 zhuan jia 温馨提示

对于病毒性角膜炎患者来说为了避免出现严重后果，患者在接受治疗的同时，应注意在饮食上面的一些禁忌，比如忌酒、忌羊肉；也要注意用药不可偷工减料，药量要根据医嘱足量给予，只有病被治愈后方可遵医嘱停药，患者使用某种抗病毒药效果不满意时，可在医生指导下换用其他类型的抗病毒药；另外不要包扎眼睛以免使结膜囊温度升高。

提醒注意，眼部忌热敷。因为人的角膜每天大部分时间（睡眠除外）均处于较凉爽的环境中，已经习惯了，如果在其患病时突然对其施以较高温度的处置，无异于火上浇油，使其遭受高温缺氧的摧残而加重病情。

第 6 章 五官科疑难病秘验精方

耳鸣、耳聋

单方·秘方·经验方·食疗方·外用方

耳鸣、耳聋的发生原因很多，除先天性耳窍失聪外，多因急性热病，以致邪热蒙窍，或因痰火，肝热上扰，以及体虚久病，气血不能上濡清窍所致。多与肝、胆、脾、肾诸脏功能失调有关，尤与肾关系密切。本病的发生，可以归纳为风、火、痰、虚四个方面，一般急性发病者，多由风、火、痰而致，病位多在肝胆；慢性发病者，多因虚而发，病位主要在肾。

耳鸣、耳聋，起病有新久，病证有虚实，一般暴起新病多实，渐起久病多虚。实证多因风热、痰火，病在肝胆，治宜疏风清热，泄火化痰；虚证多因精亏气陷，病在脾肾。治宜滋填肾精，补脾升阳。

耳聋左慈丸治肾虚之耳鸣耳聋

◎ 熟地黄 240 克，山茱萸、淮山药各 120 克，丹皮、泽泻、茯苓各 90 克，煅磁石 60 克，石菖蒲 45 克，北五味 15 克。用法：炼蜜为丸。每服 9 克，淡盐汤送下。功效：补肝肾，通耳窍。主治：肾虚精脱，耳鸣耳聋。症见耳鸣声音细小，耳聋日久，伴头晕、腰酸，舌红苔少，脉细数者。（《重订广温热论》卷二）

摄阴煎治老年性耳鸣耳聋

◎ 磁石 30 克，地黄、首乌、龟甲、鳖甲各 15 克，山茱萸、白芍、山药各 6 克，五味子 4.5 克。用法：上药水煎 2 次，去滓，食前温服。功效：补益肝肾，滋阴潜阳。主治：高年元阴虚损，风阳上扰，耳鸣、耳聋者。（《外科证治全书》卷二）

益肾散治肾虚耳聋

◎ 磁石（火烧醋淬 7 次，研细，水飞）12 克，巴戟天、大川椒（开口者）各 30 克，沉香、石菖蒲各 15 克。制法：上药研为细末。用法：每服 6 克，用猪肾 1 只细切，加葱白、盐各少许同药和匀，湿纸重裹十层，煨令香热，空心嚼，以酒送下。功能：补肾通窍。主治：肾虚耳聋。（《仁斋直指》卷二十一）

解毒闻声汤治药物中毒性耳聋

◎ 甘草6克，黑豆15克，骨碎补10克，紫草6克，菊花10克，百合10克，菖蒲6克，路路通6克，磁石10克，荷叶10克。用法：水煎服，每日1剂。功效：解毒通窍。治疗药物中毒性耳聋，适用于病程较短者。(《陕西中医》1984年第1期)

补中益气汤加减治疗耳鸣

◎ 黄芪30克，党参15克，白术15克，炙甘草6克，陈皮10克，当归15克，柴胡12克，升麻15克，木香10克，石菖蒲15克。用法：水煎服，每日1剂，早、中、晚3次分服。气虚明显者党参、黄芪加量；肾阴虚明显者加生地、枸杞；心烦郁怒者加钩藤、黄芩。2周为1个疗程。用于中气不足型耳鸣。临床治疗36例，治愈20例（55.56%），好转12例（33.33%），无效4例（11.11%），总有效率为88.9%。(《云南中医中药杂志》2011年第6期)

按：现代医学认为，耳鸣、听力下降是由于内耳微循环障碍、缺血、缺氧所致，改善内耳微循环，纠正组织缺血、缺氧状态，促进内耳组织修复是治疗耳鸣的关键。由于引起耳鸣的因素很多，难以做出正确的病因、病位诊断，即使诊断明确，病因治疗有时亦极为困难。因此，尽管治疗耳鸣的方法很多，但迄今为止，尚无特殊有效的方法。辨证论治是中医的独特优势。临床上，除了最常见的肾虚耳鸣，心、肝、胆、脾、胃、肺的病理改变都可以导致耳鸣。故临床中除运用滋肾与升清、清肝泻火与通窍的方法治疗耳鸣外，而对于非年老体弱而耳鸣又见明显虚象者，可辨证为中气不足之型，中气得健则耳鸣自消。补中益气汤方中，黄芪补中益气，升阳固表止汗，辅以党参，炙甘草、白术益气健脾，合主药以益气补中，佐以陈皮理气和中。当归养血，更用少量升麻、柴胡，以升提下降之阳气。石菖蒲气味芳香，辛温行散之力较强具有开窍之功效，木香，辛、苦、温，行气止痛具有行气之功效，全方合用益气升阳，并能调补脾胃，中气健则耳鸣自消。

补肾活血汤治耳鸣耳聋

◎ 熟地9克，杜仲3克，枸杞子3克，补骨脂9克，菟丝子10克，当归3克，没药3克，山茱萸3克，红花1.5克，独活3克，淡苁蓉3克。用法：水煎服，每日1剂。功效：补肾活血。主治：肾受外伤，两耳立聋，或肾精亏虚之耳鸣、耳聋。(《伤科大成》)

参蒲散治气虚耳聋

◎ 菖蒲、人参、甘草、当归、木通、骨碎补（去毛）各9克。制法：上药为末。用法：每次3克，温开水调服，每日2次。外用牙皂、菖蒲末塞耳中。主治：气虚耳聋。(《嵩崖尊生》卷六)

补肾活血通窍汤治小儿中毒性耳聋

◎ 淫羊藿 10 克，骨碎补 10 克，黄精 10 克，何首乌 10 克，龟甲 20 克，川芎 20 克，石菖蒲 10 克，葛根 20 克，僵蚕 10 克，磁石 30 克，水蛭 4.5 克。用法：上药水煎、浓缩后经干燥，制成每包含生药 3 克，每次服 1 包，每日 3 次，3 个月为 1 个疗程。或水煎服，每日 1 剂。功效：补肾活血，通窍聪耳。主治：小儿药物中毒性耳聋。(《中西医结合杂志》1989 年第 7 期)

突聋汤治空发性耳聋

◎ 葛根 30~60 克，当归 18 克，石菖蒲、红花各 15 克，远志、白术各 10 克，板蓝根 30 克，柴胡 6 克，泽泻 12 克，桂枝 6~12 克。用法：水煎服，每日 1 剂，12 剂为 1 个疗程。功效：健脾升阳，活血通窍。主治：突发性耳聋。(《安徽中医学院学报》1990 年第 1 期)

外治妙方治耳鸣耳聋

验方1　细辛散

◎ 细辛、石菖蒲、木通各 3 克，全蝎 2 克，丁香少许。用法：共研为细末，用棉球裹少许塞耳内，或用黄（白）蜡稍熔化，趁热将药粉捏成细条状，纳于耳中，待纳入药物化后再换药，至听觉恢复为止。

验方2　椒目菖蒲膏

◎ 椒目、石菖蒲、磁石各等份。用法：共研末，将黄蜡或松脂熔化，裹药捏细条，纳于耳内，每日换 1 次。

验方3　毛桃巴豆锭

◎ 毛桃仁 2 粒，巴豆仁 2 粒，大生地 3 克，细辛 1 克。用法：先将毛桃仁用开水泡一会，剥去仁衣后和巴豆仁同捣如泥，用草纸数层包裹，微火上烘热数次将油吸去。再和生地、细辛同捣如泥，做成 2 个小锭，并以针将锭穿通备用。将药锭用脱脂棉花薄裹，塞在两耳孔，每天换药 1 次，以耳不发鸣为止。

验方4　甘遂草乌散

◎ 甘遂、生草乌各 2 克，麝香少许。用法：研末，用棉球裹塞耳中，每日换 1 次。

验方5　甘遂锭

◎ 甘遂根 1 块，生甘草 9 克。用法：先将甘遂削成圆锥形锭，锭后端比耳孔稍大一些，以温开水将锭润透并用脱脂棉花包裹，同时，将甘草用水适量煎浓汁，待温备用。先将甘遂锭塞入患耳孔内，待半小时后患者以甘草汁含口中，先叩齿数次，再将药汁吐出，如此频频缓漱缓吐，连续数次，可复聪，治耳暴聋。

验方6　鱼脑石散

◎ 鲜黄花鱼的鱼脑石10块，冰片1克。用法：将上药共研极细末。用时将药粉少许，放在细竹管一端，或放在细纸卷的一头，将有药的一端对准耳孔，轻轻吹进耳内。主治：实证耳鸣、耳聋。

巧用药酒治耳鸣耳聋

验方1　益肾明目酒

◎ 覆盆子50克，肉苁蓉、川牛膝、续断、巴戟天、远志、五味子各35克，山茱萸30克，优质白酒1000毫升。制作：将上述各味药共研成末，装入纱布袋，放入坛中，加入酒后密封。春、夏季密封5天，秋、冬季密封7天，然后加1000毫升凉开水，和匀备用。用法：每日早、晚空腹各服1次，每次温饮10~15毫升。功效：补益肝肾，聪耳明目。(《药酒验方选》)

验方2　大豆酒方

◎ 大豆（拣）500克，鸡屎白（捣炒）250克。制法：上2味，先炒大豆声绝，入鸡屎白，取白酒2000毫升浸之，浸5~7日滤去滓。用法：每次15~20毫升，每日3次，温服，厚衣盖取汗。主治：治耳聋。(《普济方》)

验方3　牡荆子酒

◎ 牡荆子（微炒）250克，白酒500毫升。制法：将牡荆子入酒内浸泡7日后服用。用法：每服20~30毫升，每日服2次。主治：年久耳聋。(《圣济总录》)

验方4　菖蒲浸酒方

◎ 菖蒲15克，木通20克，磁石（捣碎，水淘，去赤汁）90克，防风（去芦头）、桂心各20克，牛膝（去苗）30克。制法：上为粗末，用生绢袋盛，以酒1瓶入药，浸7日。用法：每日食前暖一小盏服之。主治：虚劳耳聋。(《普济方》)

食疗妙方治耳鸣耳聋

验方1　菊花脑马蹄汤

◎ 菊花脑嫩头100克，马蹄片50克，盐、味精适量。用法：常法加水煮汤，频频饮服。每日服1~2剂，连服5~7天。功效：清肝泄热。适用于肝火上炎，耳鸣如潮，兼见头痛、眩晕、面红目赤、口苦咽干、烦躁易怒、大便秘结、尿黄、舌质红、苔黄。

按： 菊花脑味甘辛、性凉，具有散风清热、平肝明目的作用。所含的菊苷，有抗感染、解热、降压、强心、抗氧化等功效。马蹄又名荸荠，性寒味甘。具有清热、化痰、消积、抗菌等作用。宜于高血压、肝火上炎者食用。故本品不适合于虚证耳鸣的人服食。

验方2　陈皮二仁茶

◎ 陈皮 50 克，杏仁 100 克，桃仁 25 克，生姜 10 克。用法：杏仁浸泡去皮，陈皮、生姜切丝，桃仁捣碎。加水煮熟，加少量食盐调味，即可饮服。功效：消痰下气。适用于痰气壅结，耳鸣声低沉，头晕沉重，耳朵闭闷。兼见胸脘满闷，口苦，大、小便不畅，舌质红、舌苔黄腻。

按： 方中陈皮即橘皮干燥而成，有理气、健胃、燥湿、祛痰的作用。杏仁消痰下气，利胸膈气逆。桃仁主治咳逆上气，消心下坚硬，活血化瘀。杏仁与桃仁配伍于陈皮，可加强陈皮消痰理气的作用。痰气壅结耳鸣者多见于肥胖者。

验方3　莲子参枣汤

◎ 莲子 25 克，太子参 50 克，大枣 10 枚，冰糖 10 克。用法：莲子用温开水泡发，太子参切小片段。四物一起入锅，加水煮至莲子、大枣熟软，即可去参渣饮服。每日 1 剂，分数次饮服，连用 7 天。功效：益气健脾。适用于脾胃气虚，耳鸣耳聋，劳累后加重，伴有倦怠乏力，纳少腹胀，便溏，脉虚弱。

验方4　乌鸡膏粥

◎ 乌鸡脂 50 克，粳米 150 克。用法：加水相和做羹粥，入调味品调和，空腹服食。本方原载于《寿亲养老新书》，主治：五脏气壅，肾气亏虚，肾精不足之耳鸣、耳聋。更适宜于老年人。调味可用细盐、白糖、葱、姜、味精等。功效：滋肾填精。适用于肾精亏损，耳鸣声细小如蝉鸣，耳聋逐渐加重，夜卧更甚。常伴头晕目眩，腰膝酸软，舌红少苔、脉细数。

验方5　鲤鱼脑髓核桃粥

◎ 鲤鱼脑髓 100 克，核桃仁 50 克，粳米 150 克，细盐、白糖、葱、姜、味精等适量。用法：先以粳米加水常法煮粥，半熟时加入鲤鱼脑髓、核桃仁，煮至核桃仁酥软、米花粥稠时即可加入调味品服食。每日 1 剂，早、晚分服。鲤鱼脑髓粥原载《寿亲养老新书》，有补肾益精生髓功效，对老年人耳鸣有效。添加核桃仁后，壮腰补肾、生精养髓之力更强。

验方6　山楂红糖饮

◎ 生山楂 50 克，红糖适量。用法：山楂打碎，加水煎汤，加红糖适量温服。经常服用。适用于气滞血瘀之耳鸣耳聋，常伴头晕头痛，心烦急躁。此类耳鸣往往属于耳动脉硬化、神经性传导阻滞耳鸣耳聋。

验方7　二花佛手片

◎ 玫瑰花 50 克，桂花 30 克，佛手片 500 克，山楂（切片）100 克，蜜、糖适量。用法：将以上诸品混匀，腌制，约10天后即可服用。每次用5克，口含咽津，嚼咽下。每日服3次。吃完可再腌制连服。适于低音调耳鸣，听觉减退，鼓膜内陷、浑浊。

验方8　菖蒲炖猪肚

◎ 将九节石菖蒲60克，葱500克，盐12克放入洗净的猪肚内，两头扎紧，然后放入砂锅内炖至适度，去菖蒲食之，2~3天食完为宜。适用于气虚、肾虚之耳鸣耳聋。

验方9　磁石猪肾汤

◎ 用磁石50克，猪肾1对，煎水服。用法：磁石用布包煎水，猪肾去筋膜切碎，然后取磁石水煮猪肾，加葱、姜、豉、椒调味，分次空腹服。磁石能补肾、聪耳明目、安神；猪肾能补肾滋阴。用于肾虚型耳鸣耳聋，症状为耳鸣由微渐重，夜间尤甚，以致失眠、听力下降、头晕眼花、腰膝酸软、遗精、舌红少苔等。

验方10　白果枸杞子饮

◎ 白果10克，枸杞子30克。制法：将白果、枸杞子用水共煎服。用法：每日2~3次。功效：补气益精，适用于肾虚耳鸣患者。

专家 zhuan jia 温馨提示

患者首先应调整心态，不要把耳鸣太在意，不要过度紧张，应及时接受医生的诊治。平时注意寒温，增强体质，预防风热外邪侵袭，调畅情志，以防郁怒伤肝。避免劳倦，节制房事，以免伤精耗气。在诊治过程中积极配合治疗，并且可积极主动发挥其他业余爱好来分散自己对耳鸣的注意力，调整生活节奏，多培养一些兴趣点。避免在噪声环境下长时间逗留或过多地接触噪声，避免或谨慎地使用耳毒性药物。戒除烟酒，生活作息有规律，睡眠不宜过长（中青年7~8小时，老年人6小时睡眠即可）。由于耳鸣起因较慢，病程都在非常短的时间内发生，故治疗一般也需要较长的时间。因此，患者在配合治疗过程中要有恒心，不要轻易放弃。耳鸣、耳聋的护理，主要是禁止挖耳，保持耳道清洁。

第 6 章 五官科疑难病秘验精方

梅尼埃病（耳眩晕）

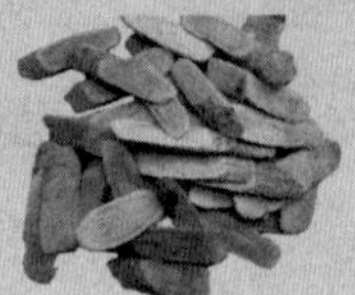

单方·秘方·经验方·食疗方·外用方

梅尼埃病为内耳膜迷路积水所致，临床表现以发作性眩晕伴耳鸣、恶心、自发性眼震为特征，因梅尼埃氏于1861年首次报道而得名。中医新近称梅尼埃病为“耳眩晕”。

耳眩晕是因耳窍有病，功能失调，而引起的眩晕，属中医学“眩晕”的范畴。其特点是眩晕突然发作，自觉天旋地转，身体向一侧倾倒感觉，站立不稳，但神志清楚，多伴有耳鸣耳聋、眼球震颤、恶心呕吐等症状。不过，必须指出眩晕之病因复杂，不特见于耳部病变，尚可出现于各科多种疾病，临床上必须予以鉴别。

耳眩晕以内伤为主，多属风、火、痰、虚为患，与肝、脾、肾三脏关系密切。临床上，本证以肾、脾之虚居多，然有风火、痰浊等不同因素之兼杂，故应明辨虚实，察标本缓急而治之。

建瓴汤治梅尼埃病

◎ 生淮山药30克，怀牛膝30克，生赭石24克，生龙骨18克，生牡蛎18克，生地黄18克，生杭芍12克，柏子仁12克。用法：磨取铁锈浓水，煎上药，每日1剂。功效：平肝潜阳。适用于肝阳上亢所致耳眩晕。(《医学衷中参西录》)

杞菊地黄汤加减治梅尼埃病

◎ 枸杞子12克，菊花12克，熟地黄12克，山茱萸12克，怀山药12克，牡丹皮9克，茯苓12克，泽泻12克，白芍12克，炙首乌12克，石决明18克，牡蛎18克，甘草6克。用法：水煎服，每天1剂。功效：补肾滋阴，填精益髓。用于髓海不足型眩晕。临床表现为素有耳鸣，眩晕屡发，头胀且痛，听力减退，眩晕，耳鸣，健忘，双目干涩，视物昏花，腰膝酸软，多梦遗精，舌淡，脉细数。(据《医级》卷八方化裁)

归脾汤加减治梅尼埃病

◎ 炙黄芪15克，党参15克，白术12克，茯苓12克，当归12克，远志9克，龙眼肉12克，酸枣仁15克，陈皮9克，合欢皮12克，白蒺藜12克，炙甘草6克。用法：水煎服，每天1剂。功效：益气养血，健脾安神。用于上气不足型眩晕。症见眩晕，动则加剧，面色苍白无华，唇甲色淡不泽，

心悸少寐，神疲少言，舌质淡白，苔薄白，脉细弱。（据《正体类要》卷下方化裁）

五味子合剂治梅尼埃病

◎ 五味子10克，当归10克，酸枣仁10克，龙眼肉10克，山药10克。用法：水煎服，每日1剂。主治：内耳眩晕症。眩晕反复发作，耳鸣、发作时恶心呕吐，心慌出冷汗，脉细濡。注意：肝阳上亢、肝火亢盛、痰浊蒙遏者，不宜使用本方。（《方药传真》干祖望经验方）

真武汤加减治梅尼埃病

◎ 附子（先煎）6克，白术12克，桂枝9克，茯苓12克，生姜6克，白芍12克，细辛3克，川椒6克，益智仁12克，巴戟天12克，甘草梢6克。用法：水煎服，每天1剂。功效：温肾壮阳，散寒利水。用于寒水上泛型眩晕。症见眩晕时心下动悸，咳嗽咳痰稀白，精神萎靡，畏寒肢冷，夜尿频多，腰膝酸软，舌质淡有齿痕，苔白润，脉沉细弱。（据《伤寒论》方化裁）

天麻钩藤饮加减治梅尼埃病

◎ 天麻10克，钩藤15克，生石决明18克，栀子12克，黄芩12克，杜仲12克，牛膝9克，桑寄生12克，夜交藤15克，茯神12克，甘草6克。用法：水煎服，每天1剂。功效：平肝息风，滋阴潜阳。用于肝阳上扰型眩晕。症见眩晕每因情绪波动，性情不舒，烦恼时加重，急躁易怒，面红目赤，口干口苦，舌质淡红，舌苔薄黄，脉弦。（《头痛眩晕千家妙方》）

半夏白术天麻汤加减治梅尼埃病

◎ 半夏12克，白术15克，天麻12克，陈皮12克，茯苓12克，代赭石30克，竹茹9克，甘草6克，生姜6克，大枣5枚。用法：水煎服，每天1剂。功效：健脾燥湿，涤痰息风。用于痰浊中阻型眩晕。症见眩晕而见头重昏蒙，胸部痞闷，恶心呕吐，口淡无味，少食多寐，舌苔白腻，脉濡滑或兼弦。（据《医学心悟》方化裁）

泽泻赭石汤治梅尼埃病

◎ 泽泻30克，代赭石30克，半夏15克，夏枯草15克。用法：水煎服，每日1剂。用于痰浊内阻型耳眩晕。症见眩晕而见头重昏蒙，胸部痞闷，恶心呕吐，口淡无味，少食多寐，舌苔白腻，脉濡滑或兼弦。（《中医药学报》2000年第6期）

止眩汤治梅尼埃病

◎ 制半夏15克，陈皮10克，竹茹10克，远志10克，茯苓50克，浮小麦30克，葛根30克，生龙骨30克，泽泻20克，丹参20克，甘草3克，生姜6克。用法：每日1剂，水煎分2次服，连服7天为1个疗程。主治：耳源性眩晕，症见发作性眩晕，耳鸣或耳聋，恶心呕吐等，反复发作。(《广西中医药》1994年第6期)

按：中医之眩晕，历代医家多责之痰饮。近代医学则认为系内耳膜迷路积水所致。故本方选用泽泻、茯苓淡渗利湿、化痰除饮，以半夏、陈皮、竹茹、生姜燥湿化痰止呕，辅以生龙骨、远志、浮小麦镇惊、宁心安神，可调节自主神经功能紊乱；再以丹参、葛根活血祛瘀，增加脑血流量，改善微循环。全方标本兼治，共奏燥湿化痰、止吐止眩之功。

镇眩汤治梅尼埃病

◎ 泽泻30克，白术15克，茯苓15克，代赭石15克，钩藤15克，半夏10克，天麻10克，甘草10克，荔枝草30克。用法：清水煎煮，每日服1剂。主治：耳源性眩晕。症见旋转性眩晕，伴恶心、呕吐、耳鸣、重听等，或见眼球震颤。(《广西中医药》1995年第2期)

按：眩晕多属本虚标实之证。医家云："无虚不作眩""无痰不作眩"。肝肾不足、气血亏虚为病之本；风、火、痰、瘀为病之标。针对发作期间剧烈的旋转眩晕和恶心呕吐的主证，本方采取了"急则治标"的原则，首选泽泻利水渗湿，这既是《金匮要略》中治"支饮冒眩"之主药，也合于近代医学中关于本病为内耳膜迷路积水的病理描述。配以白术、茯苓、甘草扶脾益胃、健运脾阳，以阻断生痰之源；半夏燥湿化痰、和胃降逆以止呕；天麻、钩藤平肝息风；代赭石性寒重坠、平肝降逆；荔枝草为海南民间医治眩晕症流传已久的单方。诸药相配，具镇肝息风、扶脾益胃、涤痰降逆之效。应注意在眩晕缓解期间，应以治本为主，用六君子汤之类，以巩固疗效。

眩晕丸治梅尼埃病

◎ 当归、五味子、淮山药、酸枣仁、龙眼肉各等份。用法：上药共研细末，过80目筛，蜜制为丸，每丸重5克，每日服3次，每次2丸，温水送下。(《中医治验·偏方秘方大全》)

泽泻白术饮治梅尼埃病

◎ 泽泻50~70克，白术20~30克。用法：加水500~700毫升，浸泡30分钟，文火煮沸15分钟过滤，药渣再加水200~300毫升，文火煮沸10分钟。合并2次滤液，少量频服。加减：若呕吐剧烈者，可加法半夏15克。本方经临床验证疗效满意，1个疗程3天，一般1个疗程可好转或痊愈。(《头痛眩晕千家妙方》)

外治妙方治梅尼埃病

验方1　磁石塞耳方

◎ 灵磁石10克。用法：研为细末，分成2份，用纱布包裹，塞于双耳中，每日1~2次，每次1小时，连续5~7天。可平肝潜阳，适用于肾虚眩晕。

验方2　敷脐方

◎ 黄芪、五味子各10克。用法：研为细末，加清水适量调为稀糊状，外敷于肚脐孔处，敷料包扎，胶布固定，每日换药1次，连续3~5天。可健脾益气，适用于上气不足所致的眩晕。

验方3　药枕方

◎ 夏枯草、荷叶、竹叶、蒲公英、菊花各50克。用法：研为细末，装入布袋中，当枕芯用，连续1~2个月。可清热平肝，适用于肝阳上亢所致的眩晕。

验方4　敷百会穴方

◎ 蓖麻仁、生半夏各等份。用法：共捣成膏状，外敷于百会穴处，敷料包扎，胶布固定，每日换药1次，连续2~3天。可化痰除湿，适用于痰浊眩晕，一般用药30分钟后眩晕可明显减轻。

验方5　敷涌泉方

◎ 吴茱萸20克，肉桂2克。用法：共研细末，米醋调匀，捏成饼状，于睡前贴敷于双足心涌泉穴，次晨取下，连续3~5次。或取吴茱萸适量，研为细末，用米醋或凡士林适量调为膏糊状外敷双足心涌泉穴，每日1换，连续10~15天。可引热下行，适用于眩晕耳鸣，烦躁多梦，颜面潮红。

食疗妙方治梅尼埃病

验方1　独活鸡蛋

◎ 独活30克，鸡蛋6个。用法：加水煎煮。蛋熟后去壳再放入煎煮15分钟，去药汤与药渣，单吃鸡蛋，每日1次，每次2个，3天为1个疗程，连用2~3个疗程。

验方2　荔枝草猪肝

◎ 荔枝草（干品）30克，鲜猪肝适量。用法：加水浸过中药，文火煎煮2次，每次半小时，合并2次煎液，晚间顿服。3天为1个疗程，一般1~2个疗程即可好转或痊愈。

验方3　明矾绿豆丸

◎ 生明矾、绿豆粉各等份。用法：研末，用饭和丸如梧桐子大，每日早、晚各服5丸。常服，用于痰浊中阻型较佳。

验方4　黄瓜藤大枣汤

◎ 黄瓜藤 100~150 克（鲜品 200~300 克），大枣 7 枚，白糖 1 匙。用法：将黄瓜藤去叶洗净，剪成寸段，与大枣同置罐内，加水 800 毫升浸泡 1 小时（鲜品加水量少，不需浸泡），文火煎沸 20 分钟，取药液 150 毫升，第 2 煎加水 500 毫升，煎取 150 毫升，两煎混合，加白糖，早、晚分服。取微汗，连服 7 日为 1 个疗程。

验方5　白果散

◎ 白果干 30 克（有恶心呕吐者，加干姜 6 克）研细末，分成 4 等份，温开水送服，早、晚各 1 次，一般 1~2 剂即可痊愈。

验方6　黄芪羊脑汤

◎ 黄芪 40 克，入砂锅内加水煎取浓汁，再放入羊脑 1 只，武火烧开后加黄酒 2 汤匙，放入适量的葱、姜，炖至烂熟，吃羊脑喝汤。每日 1 剂，连服 7 天为 1 个疗程。

专家 zhuan jia 温馨提示

患者平时避免过度疲劳，心情要开朗，生活有规律，以减少复发机会。发作期间，要卧床休息，注意防止起立时因突然眩晕而倾跌。卧室应保持绝对安静，减少噪声，光线尽量暗些，但空气要流动畅通，不宜过于温暖。不宜多饮茶水和食用过咸食物。

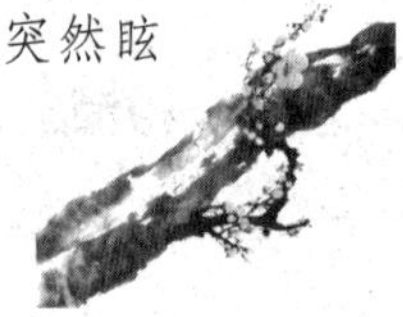

第 6 章　五官科疑难病秘验精方

过敏性鼻炎（鼻鼽）

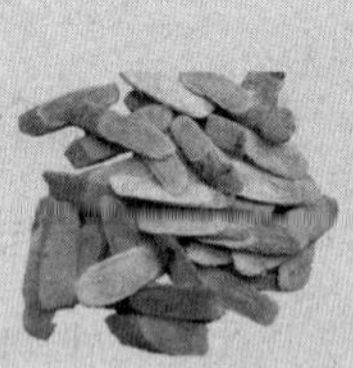

单方 · 秘方 · 经验方 · 食疗方 · 外用方

过敏性鼻炎又称变态反应性鼻炎，是耳鼻喉科的常见病、多发病。它的典型症状是突然发作性鼻痒，打喷嚏，流清水样鼻涕，鼻塞。临床分两类：长年发作者称常年性（或持续性）变态反应性鼻炎，也称常年过敏性鼻炎；季节性发作者称季节性（或间歇性）变态反应性鼻炎，也称季节过敏性鼻炎。过敏性鼻炎是一个全球性疾病，据有关资料报道：目前发病率为 10%~25%。并且过敏性鼻炎还常伴有过敏性哮喘，即所谓的“一个呼吸道，两个疾病”。过敏性鼻炎对人类健康的危害较大，故应引起高度重视。

中医所指的“鼻鼽”（鼽：鼻流清涕之意）“鼽嚏”与过敏性鼻炎的症状极为相似。

中医对本病的治疗是通过整体辨证，调节脏腑功能入手，达到治疗的目的，有较好的疗效。根据临床症状，即鼻痒、喷嚏、鼻涕、鼻塞、畏寒、怕热等，结合局部检查，即鼻黏膜的苍白水肿、充血、瘀血（紫暗）涕色清稀或黄稠等，分辨患者的个体差异，不同季节等，进行辨证论治，疗效持久，无不良反应，在治疗上有一定的优势。

脱敏1号治过敏性鼻炎

◎ 黄芪、白术、红枣各10克，防风、辛夷各5克，甘草6克。用法：水煎服，每日1剂。15天为1个疗程。功效：益气固表。主治：变态反应性鼻炎，肺气不足，卫表不固，遇冷即易发作者。（《五官病千家妙方》）

温肺止流丹加减治过敏性鼻炎

◎ 黄芪12克，防风9克，桂枝9克，鱼脑石12克，白芍12克，麻黄5克，细辛3克，辛夷12克，白芷9克，五味子9克，诃子肉9克，甘草6克。用法：水煎服，每天1剂。功效：温补肺脏，祛散风寒。主治：过敏性鼻炎属肺气虚寒型，阵发性鼻痒，喷嚏，流清涕，早、晚易发，遇风（寒）即作，怕冷，易感冒，面色淡白，气短，咳嗽痰稀，鼻黏膜苍白水肿，舌质淡，苔白，脉细。（《国学中医研习·中医临床备要》）

加减玉屏风散治过敏性鼻炎

◎ 黄芪30克，白术10克，防风10克，柴胡15克，党参15克，五味子10克，乌梅15克，菖蒲10克，郁金10克。用法：水煎服，每日1剂。功效：补气固表。临床报道，本方治过敏性鼻炎疗效显著。（《上海中医药杂志》1987年第1期）

加减：若鼻塞者，打喷嚏频繁，鼻涕多水样，鼻黏膜肿胀明显，酌加辛夷、苍耳子、麻黄、细辛，并重用柴胡、防风；若鼻黏膜潮红充血，鼻涕白，加黄芩、丹皮；若兼脾虚、纳呆、腹胀、便溏或小儿患者，佐以茯苓、山药、红枣；若兼肾虚、腰膝酸软或伴气管哮喘、动则气短不续，加淫羊藿、补骨脂、冬虫夏草、核桃仁、紫河车等。

按：据报道，应用本方加减治疗变态反应性鼻炎200例，对照组健康者共91人。所有病例均未用抗组胺、β肾上腺受体刺激药及皮质类药物。观察治疗前后血清IgE、IgG，IgA，cAMP / cGMP，鼻黏膜超微结构变化以及与对照组鼻黏膜血流量的对比。结果表明，补气固表治疗能提高变态反应性鼻炎患者的IgG水平，抑制IgE，调整环核苷酸，促进局部血流量以及改善鼻黏膜细胞及细胞器的形态和功能，消除局部免疫复合物沉积。

小柴胡汤治过敏性鼻炎

◎ 柴胡、黄芩、人参、半夏、炙甘草、生姜片各 9 克、大枣（擘）4 枚。用法：水煎温服，每日 1 剂。

加减： 鼻痒，喷嚏严重者，加辛夷花、菊花；流清涕较多者，加苍术、升麻；鼻甲肿胀明显者，加白芷、薄荷；鼻腔充血，炎症反应严重者，加黄连、川芎；有鼻甲息肉样变者，加桃仁、葛根；伴有副鼻窦（鼻旁窦）炎症者，加丹参、黄连；伴头痛者，加川芎、藁本；伴有眼痒、流泪及春季卡他性结膜炎者，加黄芪、菊花、防风；伴支气管哮喘者，加桑白皮、桔梗；伴耳鸣、耳闷、耳聋者，加当归、泽泻、菖蒲。

按： 此为《伤寒论》方，自古为和解名方，清人柯琴喻其为“少阳机枢之剂，和解表里之总方”。本方为少阳病而设，具有清解胆热，益气祛邪，和胃降逆之功，以往来寒热、口苦咽干、胸胁苦满、舌苔薄白、脉弦为辨证要点。近代有人以此变应性鼻炎有效。

据《河南中医》1995 年第 5 期报道，以小柴胡汤加减治疗变应性鼻炎 65 例。常规煎服。连服 4 周。结果：治疗组显效 34 例，有效 25 例，无效 6 例，总有效率为 90.8%；随访 2 年（59 例），复发 7 例（11.9%）。对照组（口服扑尔敏，每日 3 次；用苯麻液滴鼻，不用其他全身性药物）显效 29 例，有效 21 例，无效 15 例，总有效率为 76.9%；随访 2 年（50 例），复发 16 例（32.0%）。两组疗效比较有显著性差异（$P < 0.05$），两组复发率比较亦有非常显著性差异（$P < 0.05$），小柴胡汤疗效明显优于扑尔敏。此外还提示：小柴胡汤具有抗变态反应，抗感染和调整患者免疫功能，减轻鼻腔炎症反应的作用。

芪术汤治过敏性鼻炎

◎ 北黄芪 30 克，白术 12 克，防风 10 克，党参 15 克，茯苓 15 克，甘草 8 克，苍耳子 12 克，辛夷 12 克，白芷 12 克，杭菊 12 克，木通 12 克。用法：用水 3 碗半浸药，煎至 1 碗半。每日服 2 次，早、晚服。同时于鼻腔内涂碧云散（《医宗金鉴》方；川芎、鹅不食草各 30 克，细辛、辛夷各 6 克，青黛 3 克。上药共研细末，凡士林调涂），每日 3~4 次涂入鼻中，每次 0.1 克，涂药时，仰卧于床上，分别将药涂于两侧鼻腔，涂药时停止呼吸，以免将粉喷出或吸入。涂碧云散后，即引起喷嚏流清涕，1 分钟内消失，应坚持上述内外治法，2 周后，开始见效。（《中医诊治 100 病》）

补肾温肺汤治过敏性鼻炎

◎ 淫羊藿 20 份，细辛 10 份，黄芪 30 份，紫河车 3 份，防风 10 份，白术 10 份，五味子 5 份，山茱萸 10 份，荜茇 10 份，大枣 5 份。用法：共研细末，制成胶囊，每次 2.1 克，口服，每日 3 次，20 天为 1 个疗程。临床观察，用此方治疗过敏性鼻炎 100 例，在观察期间不得使用其他抗过敏药物。对照组 100 例给予息斯敏（阿司咪唑）10 毫克口服，每日 1 次，两组对比结果显示：中药治疗组远

期疗效优于对照组。(《内蒙古中医药》2010年第24期)

中药内服外用治过敏性鼻炎

◎ 麻黄6克，桂枝6克，细辛3克，辛夷花10克，黄芪15克，白术15克，防风10克，黄芩10克，生姜12克，甘草3克为基本方，每日1剂，分2次服用，7日为1个疗程。有解表散寒，益气宣肺之功。

外用辛夷橄榄油。配方是：辛夷花（去壳取心）5克，苍耳子（烤箱内干燥后去壳）5克，细辛5克，鹅不食草5克，黄芩5克。用电动粉碎机粉碎，过细筛，浸泡于20毫升橄榄油内，1周后启用。用法：滴鼻或用棉签涂鼻孔，每日6次，7天为1个疗程。(《家庭用药》2008年第3期)

吹鼻给药法治过敏性鼻炎

验方1　碧云散

◎ 鹅不食草15克，川芎15克，细辛3克，辛夷花3克，青黛1.5克。用法：研成细末，吹鼻，每日数次。(《百病外治500问》)

验方2　复方辛苍散

◎ 辛夷、苍耳子、白芷、丝瓜络各100克，绿矾50克，薄荷60克。用法：诸药研成细粉，过120目筛，将细粉装入胶囊内，每次取适量用鼻吸入或将药粉吹入鼻腔，每日3次，每次0.1克，10日为1个疗程，隔3~5日再行第2个疗程，一般用药4~6日后，症状即可减轻。(《中药外用治百病》)

中药熏洗法治过敏性鼻炎

验方1　桑菊苍耳煎

◎ 桑叶9克，菊花9克，薄荷(后下)5克，蔓荆子10克，苍耳子10克，川芎6克，辛夷6克，白芷9克。用法：每天1剂，水煎2次，趁热熏洗鼻腔（头上盖毛巾，使热气聚集于内，熏后，用消毒纱布蘸药水清洗鼻腔），每次10~15分钟。可连续15~20天。(《百病外治500问》)

验方2　辛夷银花汤

◎ 辛夷15克，金银花15克，蒲公英10克，紫花地丁10克，防风10克，蝉蜕5克，黄芩10克，牡丹皮8克，菊花8克，白鲜皮10克，白附子8克，桂枝8克。用法：将药物煎取500毫升药液，趁热用药液蒸汽熏鼻，熏蒸时患者应尽量深吸气使药蒸气进入鼻腔内。待药液温后可用其冲洗鼻腔，每天可熏洗3次左右。(《百病外治500问》)

中药闻吸治过敏性鼻炎

◎ 桔梗、杏仁、防风、荆芥、羌活、藁本各10克，蝉衣、细辛、辛夷各8克，牛蒡子、薄荷各12克，生姜3片，葱白、甘草各6克。用法：水煎后将药液入水壶中，鼻孔对准壶嘴闻吸，每次15分钟，每日3次，连续3~5天。(《家有好医生·科学用药有问必答》)

贴穴法治过敏性鼻炎

◎ 斑蝥研为细末，用蜜调为药膏，取绿豆大1粒贴印堂穴（两眉之间），外套塑料小圆圈，并用胶布固定。一般可敷8~24小时，至局部有烧灼疼痛感时揭去。此时可见局部起一小水疱，待水疱自行吸收后，再做第2次治疗。3次为1个疗程，必要时隔1周再行第2个疗程治疗。(《中国民间疗法》1999年第7期）

按：印堂穴位于督脉，将斑蝥膏敷贴于此穴，可借助斑蝥膏发泡对印堂穴产生的刺激作用，通过督脉经络的传导，散发阳经之气，直达病所，而使气血得通，营卫和调，邪气得祛，起到宣肺通鼻窍的治疗作用。应用时，注意防止药膏进入眼睛，起水疱后不要自行弄破，以防遗留瘢痕。

搐鼻法治过敏性鼻炎

◎ 苍耳子3克，辛夷1.5克，藿香3克，王不留行3克，研末搐鼻。亦可用鱼脑石3克，冰片0.6克，青黛1.5克，研末搐鼻。(《中国民间疗法》1999年第7期）

按：过敏性鼻炎病在上焦，用鼻搐法亦有捷效。本法可使药物直接通过鼻黏膜吸收，进入血液循环而起作用，同时药物刺激鼻黏膜，通过神经传导，使延髓呼吸中枢兴奋，出现反射性喷嚏，而将鼻腔内分泌物排出。注意鼻吸药粉之时，口中宜含水一口，且用力不可过大，以免引起呛咳。

塞鼻法治过敏性鼻炎

◎ 辛夷200克，粉碎后入蒸馏瓶中，加水过药面，蒸馏3~4小时，取出蒸馏液用分层漏斗分层，取得辛夷挥发油3毫升，芳香水500毫升，芳香水内加0.5%的尼泊金防腐，加0.9%的氯化钠调至等渗过滤，取滤液加上原挥发油，用5%的吐温助溶分装于小瓶中，高压灭菌后备用。用时将药棉浸湿塞入鼻腔，保留15~20分钟后取出，每日1次，7次为1个疗程，亦可用于滴鼻。(《中药外用治百病》)

专家 zhuan jia 温馨提示

经常参加体育锻炼，以增加抵抗力；注意不要骤然进出冷热悬殊的环境；常做鼻部按摩，如长期用冷水洗脸者更佳；已知道致敏源者，尽量设法避免接触。季节性的每届发作时间，提前1周进服鼻窦康胶囊及鼻窦康雾化复合剂以预防。

发作期间，要注意保暖。每当喷嚏之前，急按摩迎香穴，按摩到该处发热时为度。保持心情舒畅，树立战胜疾病的信心，以积极态度预防和治疗本病。

介绍一则简易鼻部按摩法：先将两手鱼际互相摩擦至发热，然后以双手鱼际按于鼻两侧，沿鼻根至迎香往返摩擦至有热感时为止。继而再由攒竹向太阳穴推，至局部有热感时为止。每天2~3次。亦可用两手中指于鼻梁两边擦20~30次。

第 6 章　五官科疑难病秘验精方

慢性鼻炎（鼻渊）

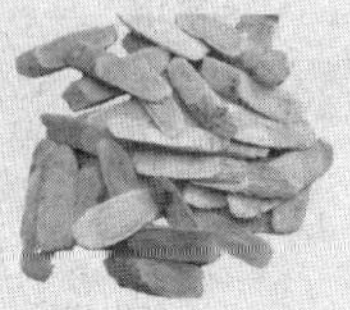

单方 · 秘方 · 经验方 · 食疗方 · 外用方

慢性鼻炎是鼻腔黏膜和黏膜下层的慢性炎症，属中医“鼻渊”的范畴。慢性鼻炎患者经常会出现鼻塞，流清水涕，鼻痒，喉部不适，咳嗽等症状。

慢性鼻炎若表现为鼻黏膜的慢性充血肿胀，称慢性单纯性鼻炎。单纯性鼻炎以间歇性两侧交替性鼻塞为主要症状。若发展为鼻黏膜和鼻甲骨的增生肥厚，称慢性肥厚性鼻炎。肥厚性鼻炎鼻塞较重，多为持续性。下鼻甲组织增生肥厚，对血管收缩剂不敏感。肥厚性鼻炎表现为持续性鼻塞流涕，有时流脓性分泌物，或黄水与脓性分泌物交替出现；头痛以前额为甚，伴嗅觉减退、耳闷感、听力下降等。萎缩性鼻炎表现如鼻内干燥，咽干，鼻塞，鼻腔有臭味，嗅觉消失，且呈反复发作性鼻出血、头痛、耳鸣等。

宣肺散治慢性鼻炎

◎ 柴胡、黄芩、紫菀各 6 克，白芍 30 克，当归、麦冬各 15 克，茯苓、白芥子各 9 克，甘草、款冬花各 3 克，紫苏叶 3 克，辛夷 1.5 克。用法：水煎服，每日 1 剂。功效：宣肺清热。主治：肺经郁火不宣，致成鼻渊，鼻塞不通，浊涕稠黏，病已经年者。现代用于治慢性鼻炎。（《辨证录卷三》）

按：方中柴胡散郁火；黄芩、麦冬清肺热；当归、白芍和营血；紫菀、款冬、紫苏、白芥子宣肺气，化痰浊；更用辛夷擅通鼻气；甘草以和诸药。肺经郁火得散，气血调和，肺气宣畅，则鼻渊自愈。

清肺汤治慢性鼻炎

◎ 桑白皮10克，地骨皮10克，炒黄芩10克，生地20克，豨莶草12克，麦冬12克，桔梗5克，甘草5克，牡丹皮10克。用法：水煎服，每日1剂，15剂为1个疗程。适用于干燥性鼻炎，慢性鼻炎反复发作。(《江苏中医》1996年第3期)

病案举例：李某，男，27岁。两鼻干燥，灼热，时常出血已年余。在当地医院多次治疗无效。就诊时查血常规正常。局部检查见两鼻腔黏膜暗红、干燥，右鼻中隔黏膜糜烂，结痂，且糜烂面较大而深，似旋涡样，未见明显出血点。舌质红，苔薄，脉弦数。诊断为干燥性鼻炎。中医辨证为肺经燥热，上灼鼻窍。治宜清泻肺热，佐以润养。方用清肺汤加蒲黄、藕节。服药15剂，诸症消失而愈，随访至今未复发。

鼻渊4号方治慢性鼻炎

◎ 苍耳子10克，白芷6克，龙胆草10克，辛夷12克，黄芩12克，细辛6克，川芎10克，桔梗10克，生地6克。用法：水煎服，每日1剂，每剂药液不少于400毫升，早、晚各服1次，7日为1个疗程。适用于慢性肥厚性鼻炎属肝胆湿热型。症见鼻塞，流黄脓涕，嗅觉减退，伴头痛头晕，口苦，脘腹胀闷，小便黄，舌红苔黄腻，脉数。(《北京中医药大学学报》1995年第2期)

按：鼻窦炎，辨证以实热居多，虚寒较少，初起多为肺经风热，日久化为肝胆湿热，上犯肺窍。本方以龙胆草清肝利湿，少佐生地养阴柔肝；黄芩清热燥湿，苍耳、辛夷、细辛、白芷排脓通窍，川芎活血利窍，桔梗载药上行。诸药共奏清肝化浊、宣肺通窍之功。

五苍饮治慢性鼻炎

◎ 金银花12克，野菊花12克，蒲公英12克，紫花地丁12克，苍耳子15克，天葵子10克，白芷10克，辛夷10克，薄荷10克，川芎10克，赤芍10克，黄芩10克，甘草10克。用法：每日1剂，水煎浓缩为300毫升，分2次服。主治：慢性鼻窦炎。

按：据报道，用本方治疗慢性鼻窦炎166例，其中痊愈83例；有效76例，总有效率95.8%。组方时既注意了辨证施治，又结合了现代医学对本病的认识。如银花、野菊花、蒲公英、地丁、天葵子、黄芩、苍耳子、辛夷宣肺排脓，现代研究证明它们对多种细菌、病毒有抑制或杀灭作用；苍耳子、甘草可对抗组胺而具抗过敏作用；赤芍、川芎活血行瘀止痛，实验证明它们对多种革兰阴性杆菌有抑制作用；薄荷通利鼻窍，清除分泌物。全方具抗菌消炎、控制变态反应、提高机体免疫功能的作用。

病案举例： 陈某，男，40岁。自述10年来经常头痛，流脓涕，量多，鼻塞，嗅觉消失，遇风或寒冷则脓涕骤增，症状加重，历更数医，先后使用抗生素、激素、抗过敏药，鼻炎片及滴鼻净等罔效。诊见鼻流浊涕，黄稠若脓，味臭，鼻黏膜慢性充血，肿胀肥厚，中、下鼻甲肥大，中鼻道及嗅裂有脓性物，X线片提示：双上颌窦黏膜增厚并有积脓。诊断：慢性化脓性鼻窦炎，遂用上方，5剂后症状锐减，涕变黄稠，加败酱草10克，蒲公英加至20克，继服5剂，诸症悉除，为巩固疗效，再服5剂获愈，随访6年余未复发。（《甘肃中医》1997年第1期）

扶正通窍汤治慢性鼻炎

◎ 防风 10 克，辛夷 10 克，前胡 10 克，桔梗 10 克，天花粉 10 克，薏苡仁 15 克，白芷 10 克，黄芩 10 克，黄芪 10 克，白术 10 克，赤芍 10 克，牡丹皮 10 克，甘草 10 克。用法：水煎，每日 1 剂，分 2 次服。适用于慢性鼻炎。（经验秘方）

鼻炎丸治慢性鼻炎

◎ 柴胡 10 克，薄荷 10 克，菊花 10 克，蔓荆子 10 克，防风 10 克，荆芥穗 10 克，黄芩 10 克，桔梗 10 克，川芎 10 克，白芷 10 克，枳壳 10 克，牛角 100 克，细辛 5 克，龙胆草 5 克，辛夷 15 克。用法：上药共为细末，炼蜜为丸，每丸重 3.5 克，每日服 2~3 次，每次 1~2 丸，孕妇慎服。适用于慢性鼻炎属风寒伏郁化热，肺热不宣，重蒸清窍者。（《五官病千家妙方》）

民间单验方治慢性鼻炎

验方1　通窍苍耳散

◎ 白芷 30 克，薄荷、辛夷各 15 克，炒苍耳子 7.5 克。用法：上药共研为细末。每次服 6 克，每日 2 次。饭前用葱汤或凉开水送服。适应证：慢性鼻炎。

验方2　杞根甘草茶

◎ 鲜枸杞根 90~120 克，甘草 9~12 克。用法：水煎。代茶饮，连用 1 个月。适应证：慢性鼻炎。

验方3　刀豆根散

◎ 老刀豆根适量，焙干研细末。每次服 10 克，每日 2 次，黄酒送服。适应证：慢性鼻炎。

验方4　丝瓜藤丸

◎ 丝瓜藤若干。用法：切碎、晒干、焙焦，研为细末，炼蜜为丸，每丸 6 克。口服，每次 1 丸，每日 3 次。适应证：慢性鼻炎。

外治妙方治慢性鼻炎

验方1　薄荷通窍煎

◎ 薄荷、牛蒡子、蝉衣、菊花、柴胡各20克，黄芩、生地、连翘、鱼腥草各15克，辛夷、细辛、苍耳子、白芷各2克，生甘草6克。用法：水煎后闻吸，每次15分钟，每日3次，10日为1个疗程，连续2~3个疗程。用于慢性肥厚性鼻炎。(《百病外治500问》)

验方2　辛夷花滴鼻液

◎ 辛夷花100克。用法：水煎1次余300毫升，去渣，过滤，加入适量防腐剂，装瓶备用，每日3次，每次1~2滴。用于慢性鼻炎。(《中医耳鼻喉科学》广州中医学院编)

验方3　复方鹅芩滴鼻液

◎ 鹅不食草90克，黄芩90克，金银花90克，辛夷90克，白芷90克，川芎60克，细辛45克，甘油300毫升。用法：前7味中药水煎，滤取药液，加入甘油，配制成1000毫升液体，瓶装滴鼻。用于慢性鼻炎。(《实用中西医结合杂志》1993年第6期)

验方4　归芍雾化吸入剂

◎ 用当归、赤芍、银花、红花、贝母、桔梗、黄芩各等量，加水煎煮，取药液制成灭菌水溶雾化剂，10毫升为1治疗单位。通过雾化管将药液吸入鼻腔，每次15分钟，每天1~2次，10天为1个疗程。用于慢性萎缩性鼻炎。(《百病外治500问》)

验方5　玄参二乌熏吸剂

◎ 玄参、川乌、草乌、白芷、金银花、柴胡、薄荷、钩藤各15克。用法：同放入砂锅内，加水2000毫升，煎至1000毫升，倒入面盆中趁热先以鼻部熏吸；后洗头部，早、晚各1次。连续5~7个疗程后以千柏鼻炎片或藿胆丸等内服巩固疗效。用于慢性萎缩性鼻炎。(《百病外治500问》)

验方6　双乌祛浊汤

◎ 制川乌、制草乌、金银花、薄荷、柴胡、钩藤、玄参、白芷各15克。用法：上药加水文火煎30分钟后取头汁，浓缩药汁至500毫升，电炉上置放盛药汁小盆，边热边用鼻呼吸30分钟，剩余药汁复入药渣供第2次煎用，每日2次。一般4次为1个疗程。适应证：慢性鼻窦炎。(《浙江中医杂志》1998年第1期)

验方7　加味苍玉散

◎ 炙黄芪6份，白芷6份，苍耳子6份，炒白术3份，防风3份，辛夷3份，菖蒲1份，细辛1份，冰片1份。用法：上药共研极细末，备用。每次以0.5克，药末分别吹入鼻腔。每日用药3次，5日为1个疗程。适用证：小儿鼻窦炎。症见鼻流浊涕，鼻塞，或见头晕头痛。(《广西中医药》1990

年第5期）

验方8　加味托里消毒散

◎ 辛夷15克，苍耳子15克，白芷15克，地龙15克，银花15克，连翘15克，川芎10克，蝉蜕10克，石菖蒲10克，皂角刺10克，桔梗10克，黄芪20克，甘草6克，薄荷6克。用法：每日1剂，每日服3次，每煎200毫升。煎好药汁后立即倒入保温瓶中，瓶口盖上厚纸板，中剪两孔，孔大小约0.5厘米，间距1厘米，用鼻孔对纸孔（远近适宜），反复呼吸10~15分钟。然后将药汁服下。7日为1个疗程，可治疗2~5个疗程。主治：慢性鼻窦炎。症见间歇性鼻塞、流浊涕、前额胀痛等。（《安徽中医临床杂志》1997年第6期）

简便外治方治慢性鼻炎

验方1　中药熏蒸方

◎ 生麻黄、辛夷、苍耳子各3克，川芎1.5克，葱白1节。加减：风寒型加白芷3克，风热型加薄荷1.5克。用法：上药加凉水浸泡30分钟，煮沸后取药液趁热作蒸汽吸入，早、晚各1次，每次10~15分钟。一般用药1~3剂可治愈。对慢性鼻炎用药10剂左右，能收到消炎止痒而通畅鼻窍的功效。

验方2　二花汤

◎ 菊花10克，茉莉5克。用法：用沸水冲泡，饮用。或用此2味药煎沸时蒸气出后熏鼻窍。本方具有芳香通窍的功效，适用于鼻渊鼻塞明显者。

验方3　通窍散

◎ 鱼脑石粉9克，辛夷6克，细辛3克，冰片0.9克。用法：共研细末，每日3次吹鼻。适于慢性鼻窦炎者。

验方4　搐鼻散

◎ 梅花冰片2克，生硼砂4克，薄荷9克，檀香2克。用法：上述药物同研为细面，取少许置指上，按于鼻孔，吸入，每日每孔3次，交替使用。若用后鼻孔发干，可先涂些香油后再吸。主治：慢性鼻炎。

药枕疗法治慢性鼻炎

验方1　白芷通窍枕

◎ 白芷100克，荆芥60克，防风60克，薄荷60克，苍耳子60克，辛夷花60克，桂枝30克，细辛15克，川芎30克，白檀香20克。用法：以上药物共研成粗末，做成一个药物枕头，每晚当睡枕用。主治：慢性鼻炎，打喷嚏，流清水鼻涕者。（《五官病千家妙方》）

验方2　桑菊苍耳枕

◎ 桑叶60克，白菊花60克，薄荷60克，苍耳子60克，辛夷花60克，藿香60克，白芷60克，丹皮30克，陈皮30克，冰片10克。用法：以上药物共研成粗末，做成一个药物枕头，每晚当睡枕用。主治：慢性鼻炎反复发作，鼻塞流黄稠鼻涕者。(《百病外治500问》)

专家 zhuan jia 温馨提示

患者应戒烟、酒，注意饮食卫生和环境卫生，避免粉尘长期刺激；避免长期使用鼻腔减充血剂，该类药物有可能造成“药物性鼻炎”；积极治疗急性鼻炎，每遇感冒鼻塞加重，不可用力抠鼻，以免引起鼻腔感染。平时应注意锻炼身体，参加适当的体育活动；注意气候变化，及时增减衣服。应尽量避免出入人群密集的场所，并注意戴口罩。

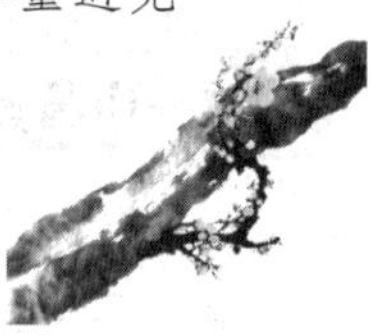

本病的病程较长，一般以中药治疗为首选方法。鼻塞较严重者则可采用冷冻、激光、封闭、硬化剂等法。治疗过程中宜配合体育疗法。

第6章　五官科疑难病秘验精方

慢性咽炎（慢喉瘖）

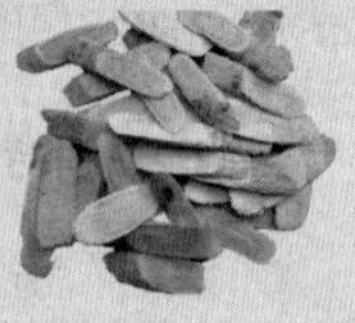

单方 · 秘方 · 经验方 · 食疗方 · 外用方

咽炎是咽部黏膜、黏膜下层及淋巴组织的炎症。按病程有急性、慢性之分。慢性咽炎是临床常见病，以咽喉部发干、发痒、干咳、异物感为主症，往往迁延日久，缠绵难愈。慢性咽炎的发病原因很多，如急性咽炎反复发作和邻近器官疾病（慢性扁桃体炎、牙龈炎、慢性鼻炎、慢性鼻窦炎）等都可引起。外因如气候寒冷干燥，工作环境中的空气被粉尘、化学气体污染，烟酒和辛辣饮食长期刺激以及由于职业因素而用嗓过多的人都易患慢性咽炎。此外，长期生活不规律、疲劳、精神紧张，可使身体抵抗力下降，细菌和病毒容易反复感染，也会引起慢性咽炎。

慢性咽喉炎的主要症状是咽部不适，干、痒、胀，分泌物多而灼痛，易干恶，有异物感，咳之不出，吞之不下。以上症状尤其会在说话稍多、食用刺激性食物后、疲劳或天气变化时加重。

慢性咽炎属中医“慢喉瘖”“音喑”的范畴。中医学认为，咽喉为肺胃的门户，如肺胃有蕴热，火热上炎，气血结于咽喉，可见局部慢性充血，黏膜干燥而发病。另外肾水不足，虚火上炎，咽喉干燥，打鼾，久而也可发为咽炎。中医治疗咽炎是以中医辨证理论为基础，并且以滋阴增液、滋养肺肾、清热化痰、润喉利咽为主要治疗目的。

甘桔元射汤治慢性咽炎

◎ 甘草、桔梗各6克，玄参、射干各3克。用法：以水500毫升，煎至300毫升，温服，每日1剂。功效：养阴清热，利咽开音。治疗喉痹、喉喑病程较长，阴液不足，虚火上炎，见咽喉干燥、声音嘶哑等症者。对慢性咽炎较适用。(《四圣悬枢》卷三)

玄参甘桔汤治慢性咽炎

◎ 玄参、麦冬、生地、牡丹皮、桔梗、川贝母、青果各10克，薄荷、蝉衣、生甘草各6克。用法：水煎，频频饮服。此方适用于慢性咽炎伴阴虚干咳者。(《养生大世界》2003年第4期)

滋阴清热汤治慢性咽炎

◎ 玄参15克，牡丹皮15克，桑叶15克，浙贝母15克，生地20克，生石膏20克，麦冬9克，白芍9克，薄荷6克，甘草6克，马勃6克，牛蒡子6克。用法：每2日1剂，分3次徐徐服下。连服4周为1个疗程，戒辛辣之品。主治：慢性肥厚性咽炎（阴虚火炎型）。症见反复咽痛不适、隐痛，常发出“吭、喀”的声音，咽有异物感，吞之不下，吐之不出，胸闷胀痛。舌质红，脉细数。咽部检查见慢性充血，肥厚、淋巴滤泡增生。(《江苏中医》1997年第2期)

化瘀通咽汤治慢性咽炎

◎ 川芎12克，当归15克，红花10克，桃仁10克，苏木10克，黄芪15克，桂枝6克，柴胡10克，枳壳10克。用法：每日1剂，水煎服。先浸泡药物30分钟，用武火将药煮沸后，再续用文火煎10分钟，滤出药液300毫升，加水再煎出200毫升药液，将2次煎出的药液混合均匀，分3次服用。15剂为1个疗程。主治：慢性咽炎。自觉咽中不适，有灼热，异物感，干咳。咽部黏膜弥漫充血，咽后壁滤泡增生。舌黯红，脉细涩。(《吉林中医药》1995年第3期)

按： 慢性咽炎，多迁延不愈，日久成瘀，局部检查可见血瘀之象。故本方采用川芎、当归、红花、桃仁、苏木大队活血药物以化瘀通络；桂枝、柴胡温经通络；黄芪、枳壳补气行气以助血行。全方并无常见滋阴利咽之品，而能收利咽之效，乃治病求本之故也。

生地玄参甘草汤治慢性咽炎

◎ 生地15克，玄参12克，生甘草10克，黄芩10克，连翘15克，桔梗10克，牛蒡子10克，马勃6克，僵蚕15克，麦冬12克，板蓝根15克，薄荷6克。用法：水煎2次取汁500毫升，兑匀，早、晚各服250毫升，3剂为1个疗程，用药1~2个疗程。用本方治疗慢性咽炎的总有效率100%，

其中痊愈率为95.0%，显效为4.0%，有效率为1.0%。(《中国社区医师·医学专业》2011年第29期)

知柏地黄汤治慢性咽炎

◎ 生地、山茱萸、山药各12克，茯苓、泽泻、牡丹皮、知母、黄柏、玄参、石斛各10克。用法：水煎，每日服3次。慢性咽炎相当于中医的“虚火喉痹”，其病因病机为肺肾阴虚导致的虚火上升、咽喉失养。治宜滋养肺肾、清热化痰、润喉利咽。此方适用于慢性咽炎肺肾阴虚者。(《养生大世界》2003年第4期)

血府逐瘀汤加减治疗慢性咽炎

◎ 当归、生地、红花、川牛膝各10克，枳壳、赤芍、甘草各6克，柴胡、川芎各5克，桃仁12克，桔梗15克。用法：水煎服，每日1剂，10剂为1个疗程，视病情服1~3个疗程。临床观察，服药最少者12剂，最多者46剂，26例服药20~30剂。服本方治疗慢性咽炎的总有效率为94.29%。

加减：性情郁闷或情郁则加重，兼气郁者，柴胡加至15克，再加香附、青皮、旋覆花；咳吐稠痰，咽后壁黏液性分泌物多，苔白腻，兼痰浊者，合二陈汤并去生地之滋腻，痰浊化热而咳痰黄稠，口苦口干、苔黄腻，咽部充血明显者加黄芩、瓜蒌皮、桑白皮；兼痰气凝结，咽部堵闷不适者，合半夏厚朴汤；时常感冒，少气神疲，纳少便溏，兼脾肺气虚者，加黄芪、党参、白术；冬天易发，畏寒肢冷、夜尿频多、神疲面白，咽部充血不甚，舌淡嫩兼肾阳虚者，合桂附地黄丸；咽干痛喜润，形瘦干咳，咽部呈“羊皮状”，舌红少苔，兼肾阴虚者，合六味地黄丸，虚火上炎者，加知母、黄柏；兼肺肾阴虚者，合百合固金汤。(《川北医学院学报》1999年第3期)

二至导赤汤治慢性咽炎

◎ 女贞子、旱莲草各15克，生地、竹叶各10克，生甘草6克。用法：水煎，分多次饮服。此方适用于思虑烦劳，引动心火，而见咽部不适，舌尖干赤者。(《养生大世界》2003年第4期)

经验方药治慢性咽炎

◎ 金银花15克，桔梗15克，胖大海10克，麦冬15克，陈皮15克，玄参15克，甘草10克。用法：上药水煎2次，每次20分钟，每日2次口服，每日1剂，坚持服用，效果很好。(《中国中医药报》第2549期，郑君荐方)

外治妙法治咽喉炎

验方1　含漱法

◎ 用鲜螃蜞菊60克(干品30克)，水煎后加入每餐食用醋的1/4的食醋漱口，每日2~3次，连用3日；配合山豆螃蜞汤内服疗效更佳。若为风寒喉痹（咽喉淡红不肿、微痛、吞咽不顺，或咳嗽、音哑），可用苏叶60克煎水含漱，或作蒸汽吸入。

验方2　吹药法

◎如喉康散、双料喉风散、桂林西瓜霜、冰硼散、锡类散等，可任选一两种，吹于咽部患处，每天3～4次。不妨试用七厘散：半支药粉喷吹咽后壁，每天2次。另取七厘散每次0.3克，每天2次口服。对慢性咽炎年深日久，咽部黏膜瘀血肥厚者，疗效尤佳。

验方3　外敷法

◎用伤湿止痛膏外贴于天突穴（位于颈部，当前正中线上胸骨上窝中央）处，每天换药1次，连续3天。或取喉症丸20～30粒，研为细末，用白酒适量拌为稀糊状，置于伤湿止痛膏中央，敷于喉结两侧，每天2次，连续3～6天。亦可取紫金锭10克，三七5克，共研为细末，用米醋适量调为稀糊状，敷于颈前喉结上方凹陷处，敷料包扎，胶布固定，每天换药1次，连续3～6天。

妙用药茶治慢性咽炎

验方1　罗汉果茶

◎ 罗汉果1个。用法：将罗汉果切碎，用沸水冲泡10分钟后，不拘时饮服。每日1~2次，每次1个。功效：清肺化痰，止渴润喉。主治：慢性咽喉炎，肺阴不足、痰热互结而出现的咽喉干燥不适，喉痛失音，或咳嗽口干等。《食物中药与便方》谓："演员、教师、广播员等需保护发音器官者常以罗汉果切碎，泡水代茶饮有效。"

验方2　橄榄茶

◎ 橄榄2枚，绿茶1克。用法：将橄榄连核切成两半，与绿茶同放入杯中，冲入开水，加盖闷5分钟后饮用。适用于慢性咽炎，咽部异物感者。

验方3　大海生地茶

◎ 胖大海5枚，生地12克，冰糖30克，茶适量。用法：上药共置热水瓶中，沸水冲泡半瓶，盖闷15分钟左右，不拘次数，频频代茶饮。根据患者的饮量，每日2~3剂。功效：清肺利咽，滋阴生津。用于慢性咽喉炎属肺阴亏虚者，如声音嘶哑，多语则喉中燥痒或干咳，喉部黯红，声带肥厚，甚则声门闭合不全，声带有小结，舌红苔少等。对于肺阴不足、虚火夹实之慢性喉炎而兼大便燥结者，用之最宜。

验方4　橄榄海蜜茶

◎ 橄榄3克，胖大海3枚，绿茶3克，蜂蜜1匙。用法：先将橄榄放入清水中煮片刻，然后冲泡胖大海及绿茶，闷盖片刻，入蜂蜜调匀，徐徐饮之。每日1~2剂。功效：清热解毒，利咽润喉。主治：慢性咽喉炎，咽喉干燥不舒，或声音嘶哑等属阴虚燥热证者。

验方5　二绿女贞茶

◎ 绿萼梅、绿茶、橘络各3克，女贞子6克。用法：先将女贞子捣碎后，与前3味共入杯内，以沸水冲泡即可。每日1剂，不拘时饮服。功效：养阴利咽，行气化痰。对肝肾阴虚，虚火上浮，气郁痰结之咽痛不适，咽喉异物感，饮之有良效。

验方6　桑菊杏仁茶

◎ 桑叶10克，菊花10克，杏仁10克，冰糖适量。用法：将杏仁捣碎后，与桑叶、菊花、冰糖共置保温瓶中，加沸水冲泡，约盖闷15分钟后，即可当茶水饮用，边饮边加开水，每日1剂。功效清热疏风，化痰利咽。

验方7　双根大海茶

◎ 板蓝根15克，山豆根10克，甘草10克，胖大海5克。用法：共置保温瓶中，用沸水冲泡，盖闷20分钟后即可当茶水饮用。也可加水煎煮后，倒保温瓶中慢慢饮用，每日1剂。有清热、解毒、利咽的作用，适用于慢性咽炎咽喉疼痛明显者。

验方8　马鞭草绿豆蜜茶

◎ 鲜马鞭草50克，绿豆30克，蜂蜜30克。用法：将绿豆洗净沥干，新鲜马鞭草连根洗净，用线扎成2小捆，与绿豆一起放锅内，加水1500毫升用小火炖1小时，至绿豆酥烂时离火，捞去马鞭草，趁热加入蜂蜜搅化即可饮汤食豆。每日1剂，分2次服，连服数日。

验方9　清音茶

◎ 胖大海5克，蝉衣3克，石斛15克。用法：水煎代茶饮。功效：养阴润喉，利咽治喑，适用于慢性咽炎伴有声音嘶哑者。

验方10　山楂利咽茶

◎ 生山楂20克，丹参20克，夏枯草15克。用法：使用时，先用清水洗去浮尘，然后加水煎30分钟后，滤取药汁，每日数次，当茶频饮。功效：活血散结，清热利咽。适用于慢性咽炎而咽部淋巴滤泡增生明显者。

验方11　咸橄榄麦冬茶

◎ 咸橄榄4个，麦冬30克，芦根20克。用法：将这3味药加水2碗半，煎至1碗，去药渣，分数次服用。功效：养阴清热、生津润燥。尤其适宜慢性咽炎患者服用。